新按摩学

诚毅◎著
南芳 周德会◎整理

“按摩”

U0867529

中医古籍出版社
Publishing House of Ancient Chinese Medical Books

图书在版编目（CIP）数据

新按摩学 / 张诚毅著 ；江南芳，周德会整理．
北京 ：中医古籍出版社，2025．3．（2025.6 重印）-- ISBN 978-7-5152-2987-4

Ⅰ．R244.1

中国国家版本馆 CIP 数据核字第 202548RZ92 号

新按摩学

张诚毅　著　　江南芳　周德会　整理

策划编辑　张　欢
责任编辑　吴　頔
封面设计　蔡　慧
出版发行　中医古籍出版社
社　　址　北京市东城区东直门内南小街 16 号（100700）
电　　话　010-64089446（总编室）010-64002949（发行部）
网　　址　www.zhongyiguji.com.cn
印　　刷　北京市泰锐印刷有限责任公司
开　　本　880mm×1230mm　1/16
印　　张　40.25
字　　数　321 千字
版　　次　2025 年 3 月第 1 版　2025 年 6 月第 2 次印刷
书　　号　ISBN 978-7-5152-2987-4
定　　价　280.00 元

周序

詹黄张按摩学已传承五代，前后百余年，以其前三代主要传承人之姓为派名

第一代是有如神龙不见首尾的詹龙清道人。

1920 年夏末，有年约 70 岁的道装老人路过新都、简阳、金堂三县交界的石板滩镇，忽生重病，行动艰难。有好心人指点：“金堂那边石板滩合兴场，河边有个开小旅店的老板黄大嫂，虽也家境不好，却最敬老怜贫，你去找她吧？”黄大嫂即是黄万香，果然接待了他，让他免费住宿，还为他请医调养，一月得愈后，道人说：“我叫詹龙清，来自峨嵋山，拟去武汉看弟子，不意病倒，承蒙无偿救治。出家人讲究因果，你给我布施，我应还以布施。我愿传你一套医术，既可救人，又可以之谋生。”黄答：“我不识字，学不了。”詹告以此按摩术，不识字也可学，耳朵听，跟着做，就能学。詹龙清留其处，带着黄行医，口讲手做，约三年，武汉来人沿途多方寻觅，找到詹祖师把他接走。临行，詹对黄说了三句话作为最后嘱咐。第一句，“艺无止境”；第二句，“择人而传，首先要心好，你黄万香无文化，资质也仅中等，但心好，所以传你”（黄老满 60 岁后才传第一个弟子李云秋。后李云秋在北京成为名医，给宋庆龄女士治过病，她很满意）。第三句话是评黄老学得技术水平是“上龙虎”，即上了龙虎级，尚待进一步努力成龙成虎。詹祖师走后，再无消息。

第二代是不识字的按摩专家黄万香。

黄万香，女，1889 年生于四川金堂县福洪乡，20 岁嫁邻近的合兴场上一名叫刘理照的。刘不成材，黄在河边开小旅店维生，以素性敬老怜贫闻名。詹祖师走后，她先是继续在故乡行医，后去茂县行医，再转成都。解放初个体开业，效果特异，逐渐知名。后由市卫生局礼聘，让她在其所组建的春熙南段针灸按摩门诊部担任医生。求治者多是半夜排队挂号，市民无论老少皆称之为黄专家。四川省、成都市级医院及一些大厂矿附属医院皆派人去学，私人拜门者亦复不少，常有弃原学的点穴按摩、小儿推拿而改向黄老学习的。华西医大也曾专车接她去讲学。她缺乏书本文化，所用、所传基本上是詹祖师所传，故在 1963 年前后累计三月余，每晚用两个小时，由黄老谈、其儿子刘崇贵补充，张诚毅

老师记录并代为总结，取得一致意见，最终汇成一册。黄老多数时间是在治慢性病，通用方案是：全身按摩加重点。全身按摩以詹祖师所传为主，其套路既不同于现市场服务行业的全身保健按摩，也不同于老式的循经、点穴按摩。同是一个部位，手下用力的轻重，以及用力方向或直或横或斜的变化与深浅程度，即使当面看着，也不易弄清楚。这套特殊套路既发挥了按摩不同于扎针的优势，以通为用为重点攻病打下基础，又带有检查性质，从全身找不摩不痛、越摩越痛之点（以痛为俞）。对手法质量要求则是“快、准、重、透”；手法较快，效果较快；手下位置要准，轻重和用力方向要准。詹、黄手法是阳刚型，本就偏重，常刺激敏感的以痛为俞之点，患者都易感到重、透，这是詹、黄按摩的一大特色。

第三代为两张一任。张毅，四川资中羊市滩人。贫苦农民出身，曾被国民党抓壮丁，逃脱后读高中时靠为教师主厨维生，四川大学毕业，初随十八军西行，后留西康省银行。西康撤省后到雅江县银行任秘书长代行长。因需治高血压心脏病，他滞留成都，遍访名医，最后敬信黄老医术。虽未正式拜门，但作为黄、刘的老病员，极留心了解黄、刘二人手法。张诚毅、任天华向黄老拜师后，黄老将所学一一转告。张毅曾与张诚毅同室住成都西门外，成天共研讨，为己为人治病出手按摩，天天总结。手法方面，张毅主创较多：防治感冒各点，由他先提出，张诚毅总结；向心性摩送（张毅称其为反推）消炎肿，最初由张毅试用有效；调心两处，亦由他在自己身上试验有效。拨月窟筋与上臂外侧麻筋，也由张毅指出黄老两个不传之密。詹黄张按摩学的“张”，含有他的重要成分。由于自我按摩保命，在当时没有降压药的情况下，张毅多活了十年。黄、刘、张毅先后去世后，与张诚毅合作者只剩下任天华，也是张诚毅的妻子。任天华，绵竹人，1929 年 12 月生，中师毕业，经济师，执业医师。也与张毅、刘崇贵是好友。1961 年与张诚毅同拜黄老为师，因上班，不能常在成都，一些成就由二张转授。但她首建了群众性研究小组，扩大了影响；在向心性摩送和截放动脉手法方面有所创发。任天华于 2010 年 11 月去世，享年 81 岁。张诚毅，四川安岳县人，1926 年 10 月出生，四川大学本科毕业，曾在地方党委宣传部主管文化、卫生、群众宣传、学校与理论教育工作，后曾在金堂一所中学任党、政领导。1990 年底离休于一个文物研究单位，共产党员，行政正处级，技术职称，文博副研究员。幼随教书为业之父读书，曾由其父亲教过些粗浅中医常识，传过他儒家静坐功，用民间中医内外科验方给他治好过一些病。读川大时，张诚毅曾拜高僧能海为师学过佛家静坐功。1955—1957 年因病在成都，历经大医院名家治疗无效，服华西医院名老中医贺鼎言处方，入口见效，遂坚信中医，并与贺成为好友，决定自学中医之后，贺建议：“广泛学各家优点，并宜注意草药、针灸、按摩、挑筋、埋线诸法同学，宜懂得现代解剖、生理、病理、病名。”病人嫌病多，医生嫌技少。张从其教，读《内经》《难经》《伤寒》《金匮》《温病》诸书。订阅当时全部中医刊物，拜见过那时能找到的名中医，同草医上山学采五六百种草药，试过挑、割、穴位注射诸法，最后专注于黄氏按摩，在黄老弟子中他的学历与社会地位最高，颇受重视。经多年考察，黄万香认为张诚毅可信，又有其子刘崇贵极力推荐，故特许三人一起总结詹黄两代经验。后张诚毅遵祖师詹师的嘱言“艺无止境”，五十多年不断学习、试验、改进，遂成为该派集大成者。

第四代专职传人有：刘修利、夏光荣、周德会。刘修利，解放军某部专职按摩医生，现也退休。以“背诊法”闻名，曾在军内获科研奖。夏光荣，重庆市江津区中医医院主任中医师，渝州针灸学会推拿委员会委员。周德会，1991年10月起，拜张诚毅、任天华为师。1992年，金堂县詹黄张按摩研究会开设的按摩门诊部正式开业，周德会上午跟师学习，下午在门诊部开始接诊病人，直到1995年底离开研究会门诊自己开业。虽然离开了老师的门诊部，但会随时回到老师处请教、学习。2005年，因机缘巧合，受聘到金堂县中医医院名医馆工作，后又调到金堂县中医医院康复科工作至今。

第四代传人人数众多，都非常优秀，如金堂的王毅，她是20世纪60年代就开始利用业余时间跟着任天华老师学习，退休后做专职按摩到今天。吴红梅、张竞、唐文能、唐雪梅等，都是很早就开始跟着老师学习按摩并以此为终身职业，且在当地都有很大的知名度。江南芳，张诚毅老师最后一个拜师弟子，也是老师最喜欢的弟子之一。其他弟子来学习专业按摩，都是为了挣钱，为了生活。只有他是因为爱好，并且是辞掉原有收入丰厚的工作来学习。来金堂后，每天晚上他到老师处学习，老师经常会有意考他很多基础知识，他从来没让老师失望。在手法的学习上，他也是精益求精，老师本叫他一直跟随我学习，但在他的要求下，老师又让他自行抽空去另外几个师姐、师妹、师弟处观摩学习。我没时间教他时他会一直在自己身上练习。有时一个手法他可以一口气练习两三个小时，不停地找手下的触感，不停地找下手角度和力度。我有空的时候，他会在我身上练习并让我给他指出不足的地方。老师本想让他留在金堂继承他的专业研究，但后面因为种种原因，他离开了金堂。

张诚毅老师以传授自我按摩为主，非专职传人人数更多，多系退休老人。如张义梅（重庆医大药学教授）及其丈夫王光华（主任医师）双双拜门，喜得不受药害的自疗和疗家人之法，屡屡获效。张忍才，成都市老干局干休所退休干部，按摩技师，任几所老年大学按摩班教员。杨楷模，女，退休干部，曾任某高科技推广所负责人，又曾任青羊区老年大学按摩班教员。其丈夫患重病，经成都几家医院专家皆漏诊致无效，最终由张诚毅老师指导，由她按摩而愈。李白珩，退休中学教师，由他带动发展成青白江新按摩学研究会，以80岁高龄，作为一个地区老人延年益寿的重要指导者。曾清兰，曾任中学教导主任，已退休，曾任青白江新按摩科学研究会常务副会长，为该区技术推广的重要负责人。

此书得以顺利出版，首先要感谢和张诚毅老师只有一面之缘的武国忠老师！是他的爱才惜才，是他的无私付出，是他的热忱帮助，才使这本书得以与世人见面。衷心地感谢武老师！

感谢江南芳师弟！此书稿是当时张诚毅老师赠与他的，只有我一个人知道此事。他本可以独享，但经不住我的再三请求，加上武老师的助力，也是因为感恩张诚毅老师对他的偏爱，最终他答应把此书稿拿出来和大家共享。真的非常感谢他！感谢他的付出！非常抱歉的是，此书稿因为存放的时间太长，那时的纸张也不是太好，经此一事，书稿基本报废。对爱书如命的江南芳师弟来说真的是痛彻心扉，也一并给他说声抱歉！

真诚地感谢出版社的李社长，是他的鼎力相助，是他的海纳百川，才让此书在贵社得以出版，真的非常感谢！最后，愿得此书的人都能从书中吸收自己想要的东西！也愿张诚毅、张毅、任天华老师的大爱能生生不息，永世传承！

周德会

江序

癸巳年，偶得恩师“概论”一册，阅之甚是惊喜，得知此派传承有自，体系完备，技术独特。既异于传统经穴按摩，又有别市面保健按摩，也突破我对按摩只治颈肩腰腿痛之认知。经多方努力，得缘恩师请教，与恩师交谈甚欢，师心情大悦，道现如今甚少有年轻人喜好按摩如此之深。在与师交流中，我表明拜师学艺之心意，师始拒绝之，说：“吾年事已高，徒众甚多，汝仅学三五月，社会多个按摩匠而已，对吾及本门无甚大意义与价值。”经我再三表明拜师学艺之决心，恩师或被我之诚心打动，说：“汝来拜师也可，但须应吾条件者三，一者必须跟师两年，时间不够学不透；二者吃得苦，有恒心，需把本门技艺全部继承，不得半途而废；三者担起本门技艺发扬光大之重任，勿只安心做按摩匠。此三条尔若决心做得到则来，做不到勿来，望尔慎重考虑之。”

甲午年春，我安排好身边事务，到成都金堂拜见恩师，恩师拉住我手说：“汝终到来！以为汝被吾之三条件吓到不来！既来之，则表明汝已下定决心，那就定下心来好好学习。”就这样，白天随师兄、师姐练习手法，晚上亲听恩师教诲，每每至深夜。时光飞逝，随师近两年，某日恩师手捧一册手稿，对我说：“此稿乃吾及张毅多年之心血，世仅一册，是对汝师爷黄万香按摩之总结，并有所发展，但不离黄氏之本真，此稿今交汝手，汝乃为师除夕弟子，望汝珍藏之，暂勿示人，恐有纠纷，因身边弟子及至亲，都未曾得见此稿，望汝勤学苦练，努力钻研，把本门技艺发扬光大。”我双手接稿，内心既激动又惭愧，激动是承蒙恩师厚爱，授此秘籍，惭愧是我生不才，资质鲁钝，虽经恩师耳提面命，口授身传，终是领悟不深，何担光大之重任？

本门手法以拨、揉为主，以拨麻筋、截放动脉、向心性摩送静脉等手法为辅。拨、揉时，手吸附于皮肤，使皮下浅层组织与深层之间动，皮不红，内动外不移。拨麻筋，产生之生理电流冲向四肢末梢和大脑，不仅能改善四肢功能，而且通过改善脑之功能来间接改善全身。截放动脉，可以增强血流速度及血流量，使毛细血管扩张用以生热祛寒，冲开下游血管及冲走血管壁之废物。向心性摩送静脉，可使静脉血管内造成负压，病处之组织液回流该血管，从而祛瘀生新、消肿、消炎、止痛，对非中毒性软组织伤病效果奇佳。

詹黄张按摩学，突出部位按摩，特点是大面积加重点，以大面积按摩调动人体积极因素，去支持重点部位按摩。取治重点是信息反应点，既有压痛信息反应反馈点，又是变形信息反应反馈点。压痛点既作为诊断点，又作为治疗重点，点面结合，循环操作，面起面收。实效最重要，经过几代人，上百年之实践，证明本派按摩，不论用于自我按摩，或被动按摩，均可起到防病与治病效果。不但能治一般常见病，也能治一些疑难杂症，对感冒及感冒引起、触发、加重之呼吸、消化、循环等系统多种疾病，还有头昏、头痛、失眠、梅尼埃病、颅内出血后遗症、胃肠炎、消化不良、老年视力衰退、急慢性鼻窦炎、不闻香臭、牙龈发炎及神经性牙痛、腮腺炎、急慢性咽喉炎、久咳不愈、慢性顽固性呃逆、慢性便秘或腹泻、坐骨神经病、胆道蛔虫、风湿、颈肩腰腿痛、肩周炎等疾病与症状均有良效。

此书稿得以出版，首要感谢周德会师姐，师姐自18岁起，就一直随恩师夫妇学习本门技艺，后又在金堂县中医院工作，临床经验丰富，是恩师之嫡传弟子，手法也得到恩师“柔而透，细且全”之认可。在恩师众多弟子中，恩师非常看重与信任周师姐，并让其担任詹黄张按摩研究会常务副会长兼秘书长，本门大小事务，恩师均与其商讨，我在金堂学艺时，恩师指定周师姐代师传艺，并说由周师姐教我是最佳人选。还要特别感谢的是武国忠老师，武老师是北京著名的孔伯华医馆之首席专家，也是当代道家仙学泰斗胡海牙先生之入室弟子，又是意拳（大成拳）创始人王芗斋之女——王玉芳先生之入室弟子，得意拳桩功之真传。我本私心自秘，欲独享其珍，武老师在周师姐处得知我有本门法脉秘籍，多次来电沟通，希望我独享不如众享，为中医文化传承尽一份责任，又忆起先师再三嘱托发扬光大之重任，思虑良久，才决定出版此书！望有缘得此书者，珍惜之！

江南芳
2023年6月5日于顺德容桂

编辑说明

前后传承百余年的詹黄张按摩流派，创始于峨眉道人詹龙清，传承于成都医疗按摩名医黄万香，形成流派体系于张诚毅。詹黄张按摩学流派突出部位按摩，讲求离点不离线，重视信息点，病理反射点的取治。在同伴协助下，张老吸收多家经验，于理论研究与实践中大力发展创新。现今手法经过反复组合发展为精粹实用的按摩手法，适应病种大为扩展。从按摩定义，按摩发展史规律，按摩对人体保健与治疗的法则，操作程序等都进行了系统化、科学化的研究与总结。

本书为“詹黄张按摩流派”传承人张诚毅先生编纂的《新按摩学》手稿影印，共44稿。全书分三部分，上篇讲述的是新按摩疗法的概述；中篇讲述的是基本知识与治疗各论；下篇讲述的是按摩理论新篇。文末有作者对按摩中“通路法”的漫谈及按摩口诀，且配有张老先生亲手绘制的插图。

手稿难免有误笔和个别楷书异体字，或不顺畅的地方，但不会影响读者的理解，故未作批注。由于写作年代较远，也会有与当今按摩学有出入的地方，但为反应当时张先生对于该按摩流派的全部思想，故不进行删减。

新按摩学

張训毅

新按摩疗法资料（44种）的总说明

回忆从1970年起与修文同志共同探讨以来，这份资料几乎写了三年。在此以前，应该说还有准备阶段。如从1964年为黄子秀母子整理资料算起，则已有九年。如再从开始接触学习按摩的1962年算起，则将近十一年。中间即使有再紧张的其他事情，或病倒在床上，也没有完全间断过。

花了这么长的时间，总算把主要想写的写出来了。今天在最后一字落笔时，我长长的舒了一口气。也算为人民作了一点事，努了一点力，完成了一部份心愿。在探讨与写作过程中，所遇到的困难，是难以尽述的。别人的冷嘲、热讽，医药、按摩内行的不信任，自己唯物辩证法理论水平、政治水平，和医学基本知识与按摩临床经验的太差，都是困难。特别是长期久病，精力难支，常常头昏脑胀，苦思数日不能理出头绪，或想得到写不出，常执笔半日不能写出两句。此外，由于我既反对右，也反对极左，几年来受到以刘贼、林贼为根子的政治压力，也曾经是极为严重的。但是，在任何困难情况下，我想到了毛主席，想到了在毛主席像前宣的誓，也经常在梦中梦见毛主席的亲切微笑，我鼓起了勇气，我心情愉快起来。无产阶级文化大革命提高了我不少认识，也更使我体会到在各个战线上加强对错误路线斗争的重要性和必要性。近几年来以解放军为首的对新医疗法的创造、提倡、推广，修文同志的干劲，亲人任

订号：72—67 货号：37—241（文化72.9）

天华同志和老战友徐南洲同志的鼓励，都对我起了推动作用。

花了这么多时间与精力，写作的质量到底如何呢？连我自己也不满意。由于大部是腹稿，以致行文啰嗦，语句重复，用词不当，尚需改变的。更其主要的是：对矛盾论、实践论学得差，导致个别论点的错误。对医学基本知识太差，导致某些论述的错误。以及由于认识的不断发展，和与怀文同志的某些分歧，导致前后某些论点的不一致。此外，还有些想说的话，想写出的一些自己临床体会，也还没有写出。但是总的说来，我自以为路线方向是对的，对错误观点的斗争立场是坚定的，破资产阶级之旧、立社会主义之新的勇气是足的。的确根据毛主席的教导，对中西医学、按摩学提出了些新的看法。今后，我愿意在此基础上，以马、列主义、毛泽东思想为指导，作出新的努力，以补足缺陷，纠正错误，进一步创新，永远前进。

以下，我对全部资料再从几方面作些说明。

（一）关于新按摩法的产生及命名

应该说，新按摩法的产生，并不开始于怀文同志或怀文同志和我两人。按摩术已在旧社会压抑了两千多年，劳动人民还是在不断创造、发明的。全国解放以后，有了更大的发展，其最著名者，如赵正山搜集的民间简易推拿法、江静波搜集的指针法、黄善论的治白喉法、黄子秀的全身按摩法、王雅仪的

订号：72—67 货号：37—241（文化72.9）

脏腑图点穴法，陈幼涛的新推拿法，谷岱峯的保健按摩法，都对按摩防病、治病的范围和方法，有相当发展。这些是我们搞新按摩法所接受的按摩遗产。

按照毛主席自力更生的教导，我们由完全被动接受治疗的两个老病人，改为努力钻研按摩术，由外行成为比较内行，用以治自己的病，并帮别人治些病。在研究与实践过程中，以矛盾论实践论为指导，完全彻底为人民服务为动力。古为今用、洋为中用、推陈出新，改旧按摩法为新按摩法，这是我们搞新按摩法的思想情况。

"实践出真知"，只有在实践中积累了丰富的经验，才能提出新的东西。这方面，主要是依靠临文同志由非常高的干劲所积累的宝贵经验。我也作了部分补充，把经验提高到原则上加以总结，并回过头来指导实践，这方面我作得较多，临文同志也提出了些有益的意见。大体说来，我们俩人是互相促进的。

关于新按摩法的提出过程，大略如下：

1962年夏初，我在成都某医院住院治病，与临文同志在一起。他与我原在四川大学是同年级不同系的同学。解放后，他去西康及雅江作银行的业务工作，我去金堂党委宣传部门，以后到学校作政治工作。此时又相逢在一起，他是三期高血压，併发双目白内障，一目失明。我患严重神经官能症，性神经官能症，以后併发肝病、肺病、脾病、胃肠病等。两人

订号：72—67 货号：37—241（文化72.9）

均因试过中、西各种疗法效果欠佳，急意自己学点医疗技术，自力更生，不再消极地完全把命运交给医生。两人都在成都名按摩医生黄子斋的儿子处接受按摩治疗，觉得按摩治病简廉、安全、效果好，而治疗内外诸病，范围相当广，效果好。于是都向医生偷经学艺，并找了些按摩书看，在自己身上按摩和给病友按摩，取得良效。到至1965年止，修义同志通过自己摸索，治感冒有特殊效果，治失眠也有相当疗效，广泛为人施治，并将经验告诉我。我由于在黄子斋母子两人处求治较久，学得治胆囊炎、胆道蛔虫、胃肠痛、腹泻、痔疮、妇科病、失枕、脊柱结核等，又从有关资料学得法治咳喘阻喉、治白喉。又从临床实践中发现四川一般病人多夹慢性感冒，凡遇门诊又陆续学了推拔手法，治颈、胸、腰椎突出，止鼻血等，也先后告诉了修义同志。1965年以后，与修义同志很少见面，因治病关系，先后参观了北京、重庆的一些按摩医生的治疗，自己也治过一些人，教过重庆、成都、通江等地的朋友、亲属用按摩治病，均有一定效果。但是，我这段时间响应毛主席号召，投入了无产阶级文化大革命，久病常病之身，精力不继，虽没有[illegible]效按摩，搞按摩的时间不够多，有段时间单纯养病，空闲时间多一点，我又花了较多的时间在中医和草药方面，还学了扎针、拔罐、挑法，专门致力于按摩，所以没有多少新经验，说不上创造发明。1970年又在成都与修义同志互谈，从我所听到的和实际看到

订号：72-39 货号：37-241（文化72.6）

的。发扬陈文同志在按摩方面，有惊人的进展。治感冒、神经官能症、胆囊炎、胆道蛔、胆结石、胃肠病等的经验都有了发展。治泌尿生殖系统病，包括向称难治的慢性肾炎，抓小腹腹股沟会阴等处，得到突破；治口腔病，包括列为不治之症的病口牙松动，从口腔内着手，得以攻克；治一切病，抓大面积近心端，形成通路治的雏形；治危重病，主张先保护要害部门，急救心力衰竭，抓神门通里一线，取得显效；跌损瘀肿、外科缝合伤疤痕，均获良效；头部按摩补充了黄帝内经的不足，取部位较黄帝内经更为简明；手法速度也快，见效快，合乎这几项，可以说是他的创造。尤其是在三期高血压垂危之身，不顾性命危险，为人按摩，产生大汗淋漓气喘吁吁，其精神值得佩服。为此，我提出应总结提高，首先帮助他从政治上进一步提高觉悟，学习毛主席著作，总结思想发展过程，肯定进步，指出不足，批判仍然存在的缺点错误。然后以唯物辩证法观点帮助总结他已有的经验，提高到可指导一般的原则上。肯定他有高水平的东西，也指出他不足，相互鼓励坚持下去，为革命而治下去，鉴于陈同志系活不了多久的情绪，总结时，他写作有困难，我因病不能起床，乃由我口述他记录了概述部分，这是1970年最早的一个稿子。此后，由于陈文同志的实际行动，对我起了促进作用，我治病之暇，很少再搞中草药，也致力于按摩的研究、推广。我吸收了他的经验，结我自己的体会、经验，加以

订号：72—39 货号：37—261（文化72.6）

变化运用，也不断将自己的新体会、学习心得告诉他。从此，他的情绪也更高，思想的理路更加明确，较之从前更有了跃进。程根焕、倪宝敏两个干部，特别是宣传按摩的热情，相当惊人。我们作了分工，我主要搞总结，临床的时间就比他少得多。我搞总结也有很多困难，第一是知识不足，逼着我翻了些资料，有关的学了些东西。从运用唯物辩证法和掌握基本知识方面有了一定提高。因此，就进一步更多的提出一些创新性的看法，改进、发展了若干原有的看法。在运用于实践方面，结合新的理论与知识，也有许多不同于自己从前和不同于怀义的作法。在临床上，一般效果还不错，还没有碰上过没效的。第二是病魔缠身，有时较好，有时严重，一般写上一两页，头昏脑胀，半天写不上几句，一个字会想一两个小时。有时半夜忽然清醒地写想出一点，就起来写几句。这份资料，可以说是苦挣出来的。1971年病最严重的几个月，每天只吃一两米稀饭，仍然每天写点。怀义同志代为煮饭、按摩治疗，作了细致的照顾。我们认为这个按摩法的主要优点，与其说是在技术方面，不如说是在于简便、易效、便于群众性推广的战略意义。从1971年起就大力作普遍性的推广。我们两人都向一些业务学习的同志作了个别的或共同的传授。我先后介绍他到金堂、重庆我的朋友处推广，他自己在成都城中一些单位搞了试点。有一些成效，并增加了经验。

怀义同志和我，在理论和技术方面，是不自私的。互相交流，也全部告诉学习的人。至于愿不愿意接受，则在于个人了。怀义同志和我互相促进，互相帮助，但意见分歧却仍然是很多的。经常争得面红耳赤，大吵大闹。至今为止，从理论到实践，意见统一了一大部分，也有相当大一部分，并没有统一。将这本资料中以我为主所写的上下篇和以怀义同志为主写的中编，加以对照，就可看出未解决的分歧。还有没写上去的分歧。我们认为，在科学上的骄傲是不容许的。无所成就时的自卑，有所成就时过份自信，只相信自己的经验，不相信不承认人家的经验，是错误的。主观唯心主义、经验主义、机械唯物主义、保守等等，那怕它的成分小，也是不能容忍的。对此，我坚持应有的原则，不让步。好在，争论了争论，完全是同志式的，不影响战斗友谊。

关于对这个按摩法的命名，最初我根据怀义同志手法与效果快速的特点，建议名为"快速按摩法"，怀义同志同意了。以后觉得快速两字不能概括它的主要特点，建议改为"新按摩法"，怀义同志也同意了。以后张南洲同志指出，新与旧是相对而言，既主要用于自我按摩，不如名为"自我按摩疗法"。怀义同志照改了，我也认为有道理。然而自我按摩的书，已出版了不止一种，同时仍然不能突出这个按摩法与之相比较的主要特点。我们认为今后不如改名为"调动内部积极因素防病、治病按摩法"或"群众性普及按

订号：72-39 货号：87-241（文化72.6）

摩防病治病法。因为这两点才是我们写的这个按摩法最核心的特点。

由雅江县革委文卫组印的修文同志写的简介资料，是用的《新按摩法——快速按摩法》；由其他单位印的修文同志写的简介资料，是用的《自我按摩疗法》；我写的简介资料，除《传统按摩口诀及说歌》、《按摩治病法》《急性病按摩疗法》《全国各部位按摩学基本手法》外，综合性简介资料，我们定名为《综合性普及按摩防病治病法》。至于这本按摩资料，我们共同，仍叫做《新按摩法》。虽说新，但是相对的，事物其日日有新的发展，不能“新”得离谱吧。以后这个资料经再改写后，拟改名《调动内部积极因素防病、治病按摩法研究》或《按摩学研究》，因为研究性质的东西，占了最大的比例。

(二)对各编内容的一些说明。

(1).上编，由修文同志和我共同讨论，由我执笔写出。事实和经验主要是修文的，也渗入了我的。总结提高主要是依我的意见，也渗入了修文的。

㈠.内容包括为何和为什么学习按摩和改造按摩。新按摩法的主要原则和优点。

㈡、关于如何学习按摩，是用的修文同志的事实。我的学习情况也差不多，只不过害的病不同罢了。

㈢无论我的意见或修文的意见，随着学习和实践的进展，我都作了一些改正或发展，见于下编。

订号：72—39 货号：37—241（文化72.6）

主要有下列几点：

(1)"打通有关通路"的"打通"二字欠妥，改为"加强"也欠妥，因为对通路功能，并非都是"打通"或"加强"，故改为"调整有关通路功能"。

(2)"加强机体本身战斗力"的提法是对的，有时写为"加强有关脏器功能"，欠妥。写成"调整有关脏器、系统、组织的功能"，也是对的。因为，并非（但仍有病）对有关脏器的功能都需要加强。

(3)对温法、清热法，有新的解释。

(4)对按摩的机械作用，力学，热和电的作用的认识，有发展。

(5)按摩治同一个人的几种病的先后安排，不似如上编编述的那样繁琐。

(6)对压痛点、变形点等阳性反应点的找法，提出了更多的原则，新的看法。有些与修义有分歧。从而，有些重点、开始按摩处，也有分歧。与中编对比，更显著。

(7)对经络有了新的解释，重要性增加了。对神经也有新的解释。与中编对比，也可看出其差异。

(8)对新按摩法的核心特点，辩证性与调动内部积极因素、治病（包括调整有关脏器、系统、组织与有关通路的功能）两者，强调得更为突出。

(9)对按摩的作用、优点作了更详细的描述，对其他疗法的不可偏废，也作了更多的强调。

(2)、中编，由修义同志写成初稿，由我修改。

订号：72—39 货号：37—241（文化72.6）

㈡第一二三章，其实都是基本知识，应列入上编或单独成为一编。修文不同意，仍其旧。第一章生理解剖知识，修改最多，基本上由我重写。附图，大部对按摩的用处不大，因为按摩是按摩的体表，所附的图表现不出体表位置与内部器官位置的关系，我主张不附入，另绘，修文同志不同意，仍其旧。只好用文字说明。然而遗漏很多，修文的原来提纲也是如此。后来他在治疗各章中作了些补充。第二章基本手法，其间付编后修文写的，我未作修改，只在第三编作了些补充。第三章门合，修改很少：因为是介绍修文的经验他不同意，即不能修改。只有少数，经过争论同意了，作了些修改。因为内容太多，不能一一，不便于此详述。大体说来是：

[I] 有很多病种不必介绍，本来也未治过，又无可靠方案。有的病种可以介绍，虽未治过，都有把握，又很重要。

[II] 附图中，有些穴位位置不准确。

[III] 触诊和治疗所取的位置和重点，有不少。大体说来，我的方案要宽些，经络特殊穴作用得多些，从经络和生理作用考虑去取要多些，是原则性大些。在下编我有原则性的说明。

[IV] 对某些病的疗效和疗程期限，我们认为不应写得那样死板。

㈢、分病论治各章，按人体部位分类，我们认为符合按摩治病的特点，修文同志的意见很好。旧编列于新编前，是我的意见。因为治旧病难于新病，先繁后简，序述起来省力。

订号：72-30 货号：37-241（文化72.6）

(3)、下编完全用我个人的名义写，尽量发挥我自己的意见，不受限制。违反讲义问去要求为他的手法作注的原理，並明显提出了一些分歧。其实是对他真情的爱护与支持。代这作了更多的发挥，缺点错误作了应作的纠正。该编共有各自成篇而又互相联系补充的五篇文章。

㈠、主要目的是以下析反映在医学领域内的两种哲学思想的斗争为纲，着重研究医学领域中一些世界性的原则问题。突出辩证性措医学的问题，调动人体内部积极因素是防病、治病的根本原则问题。从而阐明按摩及有关其他治疗方法的作用，作出比较。企图探索並为建立新按摩学及按摩治病原理打下基础。並对经络、神经及各种已知未知的生理解剖的研究的推进，提出新的看法，探索其发展的道路，提供一些意见。

有人认为这一编是资料汇编，是不符合事实的。

㈢、第一、二两篇着重阐述新按摩法的核心特点。第二篇着重研究按摩的作用。“针灸”原理是个新问题，也提了相当篇幅。驳斥了一些报刊发表的文章的论点，也支持了一些论点，並提了一些大胆的看法。

按摩治那么多的病，使许多按摩医生都不相信。所以对按摩的作用论述得多，也是按摩治病、防病及诊病的原理的阐明所必须。

订号：72-39 货号：37-261（文化72.6）

（三）这个下编大胆的新意见最多，引起争论的问题也必然多，对于学术立场观点和革命的勇气，我有自信。我希望通过争论，纠正我的错误，补足我的缺陷。也希望通过争论，符合唯物辩证法的那些新论点在斗争中得到发展，希望新的医学得以很快成长，而我也贡献了一分力量。希望自己在斗争中也得到锻炼，那就是我极大的幸福，我没有白费气力写资料。

（四）下编，也附带介绍了一些具体经验，除自己的、继父的而外，还有中医的、西医的、新医疗法的。我们为符合按摩疗用的，不应不发掘，故有点牵一些。但在整个这一编中，份量不多，不是主要部份。

陈城毅 一九七二年十一月四日于番城

订号：72—39 货号：37—241（文化72.6）

新按摩疗法资料（草稿）

目录

上编：新按摩疗法概说

订号：72—67 货号：37—241（文化72.9）

第三节：调动机体内部积极因素，是防病治病的根本办法

调动内部积极因素是按摩治病的主要根据（27）。人体内部有可供调动去战胜疾病的积极因素存在（27）。调动内部积极因素战胜病敌，是战略佈署（28）。

第四节、加强机体本身战斗力与加强和打通有关通路，是调动内部积极因素的两大法（29）

两者不可分割（29）。含义（30）。

第五节、防治方案，先后、主、次宜当（30）

治病求因，一病多因，一因多症，先因、后因，主因、次因（31）。急则先治标，缓则先治本，标本均急则同时进行。按摩可以本为重点同时治多种病（33）。注意保护要害部门（33）。主动进攻，才能保卫生命（34）。迟治不如早治，治不如防（34）。

第六节、基本手法要求：快准重透（36）

速度快、见效快、学习快（36）。认病准、部位准、手法准（36）。以透为中心的重（36）。手法服务于治病原则（37）。三大基本功（37）。按摩的力学要点及理化作用（37）。

第七节、按摩为主配合其他，注意饮食动静得法（38）

扩大按摩为主的治疗范围（38）。食物宜忌问题（39）。关于配合其他疗法（38）。动的哲学及动静关系（40）。

第八节、时地特点注意，隐蔽病症宜察，病位不错不漏，按摩疗效必大。（41）

误诊的三种原因（41）。诊病法之大要及触诊的重要意义（42）。注意人时地特点，注意四川病人的类风湿、感冒（43）。注意隐蔽病症（43）。病灶位置不错不漏，按摩效果必大。（46）

第四章：加强内部战斗力与通路法的十三个要点（46）。

首先确定病灶位置和病的大体性质。——第二步，以病灶区为重点，从近的端开始进行大面积按摩。——再其次，以病灶附近区域为重点进行按摩，在某些情况下，病灶本身也是刺激重点。——再次，刺激压痛点、变形点、麻部、其他有关神经。——以下，致病选择直接刺激有关内脏、器官、某些特效穴位、淋巴腺、某些特殊部位，及温法、全身按摩法。——急救不必按此顺序。——最后分析疗效，总结经验教训。——思想工作贯穿于全过程。

三、新按摩疗法的优点

第五章：优点（55）。

适应症广、效果好、安全、无副作用（55）。简单、经济、随时随地可用（55）。形成群众运动的战略意义（56）。发挥优点的必须条件（56）。

订号：72—57 货号：37—241（文化72.9）

中编：基本知识与治疗各论

一、基本知识

第一章：人体各器官的解剖位置、生理作用及其与按摩的关系。

第一节：人体体表部位名称及其与按摩防病治病的关系。(59)

第二节：人体肌肉及其与按摩防病治病的关系（附骨骼、皮肤）。(65)

第三节：人体胸腹腔器官及其与按摩防病、治病的关系（附颈部器官）(69)。

甲状腺、甲状旁腺(71)。颈总动脉(71)。软喉(71)。肺(72)、心(72)。肝(72)。胆(73)。胰(73)。脾(74)。胃(75)。十二指肠(76)。空肠、回肠(77)。大肠(77)。阑尾(79)。肾上腺(80)。肾(82)。输尿管(83)。膀胱(83)。尿道(84)。卵巢、输卵管、子宫(84)。女外阴(84)。男外阴(84)。腹股沟(85)。会阴(87)。脐(88)。

第四节：人体血液、淋巴循环器官及其与按摩防病治病的关系。(89)

第五节：颈部与按摩防病治病的关系。(93)

第六节：神经系统与按摩防病治病的关系(97)。

与按摩的一般关系(97)。脑(101)。脊髓(104)。脑神经(104)。脊神经(107)。交感神经(109)。副交感神经(111)。

第二章：按摩的基本手法。(115)

概说(115)。

第一节：如何用手。(118)

第二节：点按压法的基本特点、作用和手法变化。(121)

第三节：拿捏的基本特点和作用。(123)。

第四节：揉的基本特点、作用和手法变化。(124)。

第五节：拨法的基本特点、作用和手法变化(126)。

第六节：搓的基本特点、作用和手法变化。(128)。

第七节：推的基本特点、作用和手法变化。(129)。

第八节：拍打法的基本特点、作用和手法变化。(131)。

第九节：活动关节的12个常用手法。(131)。

第三章：人体分段"部位通路法"

第一节：概述(133)。

第二节：头颈部通路法。(135)。

第三节：胸肋部通路法。(137)。

20×25=500

订号：72—67 货号：37—241（文化72.9）

二.治疗各论.

订号：72—67 货号：37—241（文化72.9）
20×25=500

订号：72—67 货号：37—241（文化72.9）
20×25=500

订号：72—8 货号：37—241（文化72.9）

订号: 72—67 货号: 37—241 (文化72.9)

下编 反映在医学领域内的两种哲学思想的斗争

——按摩理论新探——

调动人体内部积极因素是防病治病的根本原则

(一)、变化着的人体内部积极因素(326)

内因是变化的依据——从变化中去认识与对待内外因——内外因可以相互转化——内外因都有积极因素和消极因素——一因可同是积极与消极两方面——去外因消极因素，用外因积极因素，助内因积极因素，除内因消极因素——正为内因积极因素，邪为内外因消极因素。

(二)、一切防病治病手段，服务于人体内部积极因素(328)

1. 从因的方面看(328).

2. 从作用方面看：针灸、按摩、拔罐、指压、气功、补药、泻药、杀生物病原药、解毒、免疫菌苗、外科手术(328—330).

3. 人体自身的防治能力：阿米巴运动与整个防御体系——既有物理性又有化学的(331).

4. 医疗手段对人体内部积极因素能起的作用：环境卫生，预防性接种，修复功能与组织损伤，临时性消炎、排除病因、补充营养，发动去根除疾病，手术切除局部门保护主要积极性，脾胃为后天之本，精神因素。(332).

(三)、两种哲学思想在对待人体内部积极因素这一问题上的反映。(333).

人非植物与牲畜而是革命者，不能任凭医生，病人有权过问医疗技术(333). 广大群众当医生(334). 从手术疗法到非手术疗法(335). 非麻醉性腹痛(335). 对发炎的认识(336). 动的、战斗的哲学(336). 对八法的新理解(336). 医疗手段都有副作用(337)、临床对病因重要性的证明(337)、内因、外因、积极因素、消极因素的主次(338). 内部积极因素各种各样，互相依存、制约。(338).

按摩的作用琐谈

一、与各种疗法比较(341).

第一章、与药物疗法比较(341)

①、与人体内部积极因素的关系(341).
②、比简便、直接、迅速(341).
③、比理化作用(342).

移位、复位——管道通畅——循环功能；——营养缺乏病——对生物性病原——解毒——物理性损伤——对皮肤关节——消炎——对神经

第二章、与外科手术疗法比较(350).

第三章、与其他物理疗法比较(350)

①、与扎针、捶打、按眼、挑治、牵引等其他机械刺激法比较(351)

附：手针、鼻针、舌针、背针、足针、耳针、埋针、梅花针、埋线疗法、埋珠疗法，埋肾上腺疗法、埋针疗法，穴位注射、空气法，磁珠疗法(352)、穴位经刺激疗法(353)、刮痧(354).

挑治、割治、截根疗法(354)、放血疗法(354)、牵引疗法(355).

订号：72—67 货号：37—241 (文化72.9)
20×25=500

②. 与电疗、光疗、声疗、热疗等比较。(355)

热疗的作用(355). 电疗的作用(356). 声疗(358). 光疗(360).

③. 与一些综合性物理疗法的比较(361).

牵引、磁针、电针、按摩前用红外线照射、蜡疗、矿泉疗(361)。

④. 与一些理化性综合疗法的比较(361)

穴位充氧、穴位埋植药物、动物组织穴位埋藏、挑治、电灸法、药物按摩、药汤薰疗、药物熨敷、药浴、药敷加热、热药水汤浸、药蒸气吸入、中药直流电导入。(361)

第四章：结语(362)——总结与理化、手术疗法的比较

①. 对各种疗法的共同要求。(362)

办法好为好——古为今用洋为中用——唯物辩证法地看待新鲜事物的发展——多快好省.

②. 按摩最大的优点——简、廉、便、宽、广、灵活、不受布用、最宜于群众性推广。(363)

③. 没有万能的技术。(364).

二、几种与按摩同性质的体育运动的防病治病作用比较。(365)

(一). 坚持动的哲学. (365).

(二). 体育运动及按摩的两种主要方法(365)

①. 主动运动与被动运动(365).

②. 以活动躯干四肢为主，以活动经络、神经为主，以活动内脏为主和全身内外综合性运动的区别及其比较。(367)

(三). 一些主要体育运动及按摩，只能互相配合，不能偏废。(368)

三、按摩与环境卫生工作的关系及按摩与饮食调节的关系。(368).

调动人体内部积极因素，搞好环境卫生，注意调节饮食为保健防病治病的三要素，缺一不可。而尊重自然又高于此三者。

四、按摩的物理作用

第一章：磨擦作用。

①. 磨擦的作用——生热、生电、去污、刺激神经加强细胞活力(371).

②. 几种不同情况的磨擦(371).

皮肤、肌肉、韧带、骨与骨互相磨擦，关节面磨擦，磨擦神经，内脏相互磨擦，舌磨擦口腔.

第二章：旋转、收展、摇摆、上下、屈伸作用。(372).

①. 四肢、脊柱关节.

②. 眼、舌、口腔.

第三章：机械性的扩大作用(373).

第四章：机械性拉长、拉直作用。(373).

第五章：机械性的移位作用。(373).

订号：72—67 货号：37—241（文化72.9）

①、骨科复位.
②、脱臼复位.
③、移位的挤压作用.

第六章.人工浅表创伤作用.(373).

第七章.分离作用.(373).

第八章.震动作用.(373).

①、各种震动作用
拍打,蹬腿和上肢,提蹬,立抖,跑步、散步.

②.震动的作用:
下降内容物,分离粘连,复位的特殊手法,活血,磨擦,震散硬物.震动法的要点.

第九章.对体液流速的挤压作用.(374).

第十章.对管腔内容物的挤排作用.(375).

第十一章.波动作用(腹部的两种波动手法)(375).

第十二章.弹动作用(375).

弹动的对象——单向拨、来回拨、提弹、抓弹、滑拿弹,绕拨.——弹动所起的作用——着力点.

第十三章.回弹作用的运用.(376).

第十四章.热、电等其他物理作用.(377).

五.按摩对经络、神经的作用.(377).

第一章.经络与神经的关系(377).

第一节.两者都有实践根据,都不完善,需要改造,而不是谁改造谁的问题.(377-378).经改造后,两者统一起来(不是合并)成为新的经络学说或新的神经学说.(378~380).

第二节.经络包括神经、射感路线、体液循环路线、各种未知通路,各个官能天机能,各个官能体制约的关系(378)

第三节.神经与生理电的若干问题.(380~384).

不同的刺激是如何具体引起生理电的变化(380),生理电传导的方向不同于外电,传导的途径有多种选择,例如:为什么有的有久病(382).两种生理电的斗争(383).生理电的控与调节作用(383).人体本来带电,本来就有电流(383).生理电的不仅存于神经,生理电与神经之间的关系到底如何?(383).

第四节.经络学说的来源及其评价.(384~388)

(1).不能仅凭神经系统.特别是现有的神经学说来说明全身统一协调的情况.(384).

(2).中医理论是在临床实践的基础上而不是解剖学的基础上.其主要特点是综合分析病人全身表现加以归类治疗.(385~386).

订号: 72—67 货号: 37—241 (文化72.9)

[三]、经络学说的来源探讨。——针灸按摩之功的感觉路线、血循路线、截瘫、效果和反应效果的部位、病理的机制、病位等等路线与部位，小细解说。一些的解剖知识。——核心是临床实践。(386～387)

[四]、从经络学说来源评价经络学说的优缺点。——它是的实践——概括全面——所连脏腑——路线不一定全部——数目也不一定是那样多——重要的是不多。(388)

第五节、从现有的神经、经络学说看，循行通路也不是简单的单一的传入传出和循环。(388～391)

从神经看——从经络看——从体液循环看——从各器官先天机能看

第六节、关于人的全身从个别细胞、个别器官，到各个不同系统、不同组织构成大大小小许多个我们已知未知的循行通路的假想，及其假想的证明。(391～394)

第七节、对十二经奇经八脉的数字及其分布的不合理部分的改革意见及其根据。(394～401)

第八节、驳否认经络存在的十五条论点(401～420)

[I]"中医解剖知识太差"(402)

[II]"找不到解剖实体"(402)

[III]"针感路线与古人所说不符"(403)

[IV]"从针响速度与截肢病人的幻觉证明仅仅是大脑皮层细胞的兴奋扩散感觉所反映出的一种幻觉"(404)

[V]"针刺的效果，是由于网状结构的作用"(407)

[VI]"穴位下有神经通过或在神经附近"(407)

[VII]"耳穴与神经分布一致"(408)

[VIII]"麻醉了穴位神经及截瘫病人无针感"(410)

[IX]"痛不痛都是神经的感觉"

[X]"按神经走刺激定即可收效，任意点刺激也可收效""手术涉及的神经多少，针感效果越好"(412)

[XI]"放血疗法也是以刺激神经为主"(416)

[XII]"古代经络学说本来就以高级神经中枢为中心"(417)

[XIII]"经络循行周而复始，很像血液循环"(418)

[XIV]"十二经皆连内脏，经气来源于内脏，故经络机能仅仅是脏腑机能路线"(418)

[XV]"按摩推拿不引起体液变化，只能刺激神经"(419)

第二章、按摩是怎样刺激神经的？效果如何。

第一节、按摩是怎样刺激神经的。(420)

手法——刺激点——与时间的关系——生理电的变化。

第二节、按摩刺激神经引起的变化(422)

[I]生理电流对神经的冲激。

[II]改变神经的营养状态、代谢情况。

20×25=500

订号: 72—67 货号: 37—241 (文化72.9)

[三] 神经本身适应能力的增强。

[四] 打破恶性循环。

[五] 对神经兴奋、抑制的调节。

[六] 对该神经支配的组织的影响。

[七] 应在神经清醒的情况下进行按摩。

[八] 徒手按摩对神经的功效和其他方法对神经的功效的比较。

第三章：到底在什么部位与病敌作斗争并完成斗争任务，其他部位、中枢神经也要进行，但主要的部位应该是在病灶部位。(427)

第一节：按摩扎针不仅通过生理器、神经起作用，作用也不仅在于止痛，可治多种病。(428)

第二节：按摩扎针不仅止于临时性的止痛，而是能够除造成痛的病因和后果，根除疼痛。(428)

第三节：痛感的产生是由于物质变化引起，引起变化的物质不限于神经、生理器。(429)

第四节：传导路线多种多样，不一定非经过神经、非经过中枢神经不可。(430)

第五节：将按摩扎针的止痛作用限于在脑中提高痛阈，实际上是把它当作与药物麻醉相同的方法，降低了意义，混淆了两种根本不同的体系。(430)

第六节：其他关于按摩、针刺用于手术镇痛的其他有关问题。(431)

[一] 同时产生镇痛以外的多种作用，各作用又彼此互相影响，共同完成战斗任务。(431～433)

[二] 由此可以肯定镇痛作用的产生不是简单地理解为在脑中提高痛阈。(433)

[三] 对"通与不通的斗争"的补充意见。(九六)(433～439)

第七节：脑和神经系统肯定要参加斗争，并且有重要作用，只不过不是唯一的，也不是最后决定战斗的战场，战场在病灶区。(439)

第四章：按摩扎针的镇痛作用(补充说明)(440)

第一节：适用于多种急、慢性痛症。(440)

第二节：是由于对全身功能调整所起的综合作用，绝对不是麻醉，不是镇静抑制，不限于脑细胞，不限于生理器。(440)

第三节：论"强弱关系""先入为主""占位优势"。(441)

订号：72—67 货号：37—241（文化72.9）

第五章、按摩对经络的作用。(444)

第一节、对针感路线

第二节、对回穴、奇穴……等特殊循行区

第三节、神经、体液、脏腑、各器官机能……分见于有关部位。

六、按摩对神经、针感路线以外的组织的作用。(445)

第一章、作用的取得(445)

(一)、各方面的协同作用

(二)、不止机械能一种。

(三)、比针灸的作用多。

第二章、对人体各组织共通的作用。(446)

(一)、机械能、热能、电能适用于各组织(446)

(二)、对于人体各组织总的作用(446)

(三)、由于三个范围，按摩作用于人体所起的作用决不限于某一组织。

(四)、对各种组织物理性能的改善(447)

(五)、对所有细胞基本性能的作用。(447)

(六)、加强全身新陈代谢，改善各组织营养，调整各组织的运动。(448)

(七)、加强人体的防御功能和免疫过程。(448)

细胞吞噬异物能力——抑制性防御能力——网状内皮系统防御功能，——白血球吞噬能力——淋巴结的吞噬功能——胆汁的杀菌力和中和能力——皮肤、皮下黏膜的防御功能——全身与抑菌能力——解毒排毒能力，排泄多余的营养物质的能力——不用菌苗、不害同类病的免疫能力——自发的发生抗体能力，自发的调节能力，代偿能力——改变毒质去除敏感——修复损伤能力——神经系统本身的防御——血管壁的防御力——血脑屏障防御力

(八)、调节人体各组织的生长。(453)

未成年人组织的生长——成年人损伤组织的修复——不正常生长的限制与抑制——使老年人的各组织不萎缩或减缓速度。

第三章、对体液循环的作用。(454)

(一)、改善管道腔体的物理性能。

(二)、粘度、流速与回弹作用

(三)、改善造血功能。

(四)、调整心速、体液流量，血管的舒缩，血压升降。

(五)、使毛细血管开放。

(六)、促成营养物转为能量，O_2、CO_2交换，肝糖回收合成、储存，运走代谢废产物。

(七)、调整内外分泌腺的量和浓度。

(八)、增加红血球、白血球、各种酶的量和浓度。

(九)、对水、矿物质、维生素的吸收、排泄、或合成有良好影响，从而对

订号：72—67 货号：37—241（文化72.9）

持正常的角度也有一定作用。
(十)、消除。
(十一)、解除粘连、障碍。

第四章、对消化系统的作用(455)
(一)、改善器官的物理性能。
(二)、复位，分离粘连，排大小便，排出胃肠中异物，推送饮食，推去瘀血。
(三)、调整蠕动速度。
(四)、增加消化液的量或浓度。
唾液—胃液—胃泌素、胰泌素、胰酶泌素、小肠促泌素、胆囊收缩素—胃液—胰液
(五)、促进小肠上皮细胞的生长与吸收功能。
(六)、加强小肠收缩。
(七)、治肝胆并加强肝胆功能。
(八)、刺激背部消化段、下肢胃肠段，调整消化功能。
(九)、驱除寄生虫。
(十)、消化系统自身的营养的加强。

第五章、对呼吸系统的作用(457)
(一)、加强呼吸道的营养与防御功能。
(二)、扩胸、宽胸，增加肋间肌、膈肌的伸缩、韧性、活力。
(三)、调整支气管、气管的扩张、收缩、分泌、结痰。

第六章、对五官及触觉器官的作用(458)

第七章、对运动器官的作用。(458)
(一)、复位，分离粘连，拉长、压缩肌肉韧带以改善角度幅度。
(二)、改善物理性能。
(三)、供其本身的营养、反应力、防御力、增强。
(四)、恢复损伤，消除增生，消肿、排脓。
(五)、改善皮肤状况。

七、按摩可使药物发挥更为有效的作用。(459)
治药按摩—加强消化吸收运输—解除药性—消除药物的副作用。

八、按摩的诊病作用。(459)
第一章、概说(459)
(一)、定义—将按摩治病的方法用于诊病(459)
(二)、原理(459)
(三)、意义(462)
[一]、优缺点(462)
[二]、对按摩治病的意义是决定性的(462)
[三]、对其他治病方法的诊断工作有重要意义。(463)

订号: 72—67 货号: 37—241 (文化72.9)

第二章 从十五个方面去寻找按摩诊病的反应点(465)

20×25=500
订号：72—67 货号：37—241（文化72.9）

上肢本身病变，偏歪点、少商、寸口、曲池、内外关、调心线、眼点、咽喉点、心点、胸痛点、肩点、腰腿点、合谷、转减穴。(493)

(十四) 深入体内检查(504)

口腔、剖腹探查、阴道探查、肛门直肠触诊。

(十五) 火力侦察

(一) 第一次按摩作全身按摩，即全身火力侦察。

(二) 每次按摩前的系统检查。

(三) 按摩进程中不断反复检查。

第三章、找间接反应点的十一个方面——包括找压痛、痠胀以及神经反射力异常，变形点，变温点，滑度湿度、硬度异常点，脉搏变化等。(507)

(一) 病人主诉症状部位及其附近。

(二) 神经路线。

(三) 体液循行路线。

(四) 针感循行路线。

(五) 俞募、郄、八会穴。

(六) 藏象。

(七) 耳鼻口舌及颈、手、胸、背穴。

(八) 对称部位。

(九) 结构直接相联接的组织。

(十) 其他特殊经验反应点。

(十一) 查效果。

漫谈"通路法"！

第一章 通路法的提出过程和它的主要特点。

第一节 以病灶为基点的大面积按摩(510)

第二节 从近心端开始，止于病灶附近的适当部位的大面积按摩，及从远心端向近心端推法。(512)

(一) 不是简单的活血化瘀，也不叫气血流法。

(二) 近心端包括近心脏与近中枢神经。

(三) 近心端的起点，根据病情需要，生理解剖位置与

订号：72—67 货号：37—241（文化72.9）

人体形态自然区别。

[IV] 对管道组织的按摩方向问题。

[V] 以病灶为重点，不一定从病灶附近开始，也不是限于以病灶为中心的周围一片。

第三节 各个系统都有通路法。(516)

各体表部位、段通路法，各组织系统通路法，及二者的关系。

第四节 通路法与重点按摩的有机联系(518)

[I] 分段部位通路法与各组织系统通路法的联系。

[II] 大面积按摩与重点按摩的联系，定义、内容与公式。三种情况下用大面积按摩。

[III] 大面积按摩与重点按摩的先后次序的灵活性。

[IV] 关于定数目的意见。

第五节 通与不通的辩证统一。及通是万物的主导方面。(514)

[I] 各细胞、各器官、各组织的通与暂时不通。

[II] 以通解决过于通及如何对待可以转移的病。

[III] 关于以不通为通——正通和不通，动脉切压，手术切除，拔罐与割治。

第六节 通路法与加强人体内部积极因素的关系。(523)

[I] 调动人体内部积极因素是治病、防病的总原则，而此二者是调动人体内部积极因素的两大要素。

[II] 加强有关器官功能的积极性是更为根本的，并不包括通路法。

[III] 但通路功能与通路法的提出仍是重要的。——通路是器官生存的必要条件：营养，转运或转化的来路、去路，支持通路，制约与被制约道路，排毒、解毒、排代谢废物的通路，过于通。

[IV] 凡病都有不通、欠通、过通等因素存在。——思想不通，物理、化学性损害，生物性病原。

[V] 从治疗方面看，通路法对虚实之症均有重要作用。按摩按触面宽，必要时要有加强元功能与加强通路的作用。

第七节 关于通路和通路法的几个其他重要问题(535)

[I] 通道通路与通路之间的联系关系。(535)——联接同一器官的通路不止一条——神经、淋巴结线、血管运用友好。——一个通路系统由若干小的、支的通路构成。——通路的功能是多种多样的。(535) [II] 通路中通过的东西是多种多样的。[III] 通路中的不正常情况也是多种多样的。536 [IV] 通路中通过的物质的作用也是多种多样的。537 [V] 影响通路功能的有多方面的因素。537 [VI] 因此通路法的内容是是多种多样的，不限于打通、加强，应以调整手法多种多样，作用的对象多种多样，用的多种多样，果是多种多样。(538)

订号：72—67 货号：37—241（文化72.9）

第十章."通路法"的提出的重要意义.(538)

第一节.比较中医的治病八法.

第二节.比较按摩的固有的通经活络、活血化瘀，痛者不通，通者不痛.

第三节.重要意义.

保健按摩口诀及注释

(一).概说.
(二).准备.
(三).上肢部.
(四).颈部.
(五).肩部.
(六).目鼻区.
(七).头发及头部.
(八).耳部.
(九).口腔部.
(十).背部.
(十一).胸腹部.
(十二).调气活腰.
(十三).下肢部.
(十四).结尾.

订号：72—67 货号：37—241（文化72.9）

上编：概论

第一章：我为什么要学习按摩疗法。

(一). 决心与自己的不治、难治之病作斗争

我虽出身于中农家庭，也种过地，但少自长期受资产阶级教育，脱离劳动人民，对无产阶级革命事业是一无所知。解放后在毛主席、共产党的关怀教育下，参加了革命工作，不断改造世界观，才开始能为党和人民作一些工作。可是，刚参加工作了十一年，忽然病了，而且一发就病，就是三期高血压、双目白内障等被认为是不治、难治之病。于是悲观失望，急医急[illegible]间，读到了毛主席的教导："既来之，则安之……对于疾病是有坚强的斗争意志……但不要着急……"既看到伟大领袖对我们的亲切关怀，又从而明白只有以坚强的意志与疾病作斗争，才是唯一的出路。工作是战斗任务，医病也是战斗任务。加以本家、本单位组织领导的关怀和同志们的鼓励，更鼓动我与自己的不治难治之病作斗争。

(二). 中国医药学是一个伟大的宝库

有了斗争的决心，还需要适当的斗争办法。最初只迷信西医，认为中医不科学。经西医五官科、内科一般医生们至专家医久治无效，并被告知全世界均无法治疗！悲观之余，改而试求中医，因疾与神经性疾病，却有好转，有点信心。后来读到毛主席关于"中国医药学是一个伟大的宝库"的指示，才恍然大悟。由我国劳动人民几千年积累创造的中医之可贵，[illegible]了解。以后，又得知中医不但服药可以治病，不服药的针灸、推拿等治病也有良效，又看到了希望。我从矛盾论中找到了答案：既然外因仅仅是变化的条件，内因才是变化的根据，那么各种医疗手段都不过是促成机体内部机能由病态向健康转化的外因条件而已。药物通过化学作用可以作为条件，针灸、按摩、推拿等通过物理作用当然也可以作为条件，物理能与

货号：37—241(文化71.8)

化学能、本可互相转化，而机体功能会为二种能的综合变化。通过此时我找到一个成都较有经验的按摩医生为我治疗，进一步取得疗效，更增强了信心。

（三）、自力更生，变外行为内行

找到了有效的战斗武器，还有个方法使用的问题。最初是把希望完全寄托在医生，特别是名医。虽取得一定成绩，也出现不少问题。第一，经常乘车子、跑医院、排队挂号，吃大剂药、贵药，花钱费时，不得安地消耗精力，于国家于自己都不好。第二，名医门庭若市，看病手续又相当麻烦，不能创新。到一段时间后，我的病情又停滞不前，且见倒退。问医生为什么，有的表示不耐烦，有的无把握地说："慢慢来"，有的干脆说："这种病西医和中医都无法。"这种停止、悲观、无所作为的论点，明显是错误的。为什么跟在封、资、修的科学成就屁股后面爬行，而不敢攀登别人没有攀登过的高峰呢？正因为许多医生和我一样，世界观没改造好，常停步不前。第三，我是一个有主观能动性的人，而且是受毛主席教导的革命者，为什么却像有病的植物和牲畜一样，只会被动地接受医生的治疗呢？从毛主席关于自力更生的教导和实践中的教训，使我认识到原来的态度肯定是错误的。

鉴于这些原因，我决心自力更生与疾病作斗争。但我对医学一无所知，能钻进去吗？毛主席教导说："我们能够学会我们原来不懂的东西。"生而知之是唯心论，不知不能也是唯心论。外行与内行没有绝对的界限，可以互相转化。我能由一无所知转化为可以作一定的人民服务工作，当然也可以转化到掌握一定医疗技术这个战斗武器。由于与按摩接触较多，发现其有不停的、疗效好、适应性广，就决定学按摩。开头，不能说什么改进，只是从已故成都名按摩医生黄万中处"偷学"，并与病友共同研究，试用于自身。经过一段时间，也就掌握了基本技术，并进一步突破了不少陈规旧矩。对自己的病，虽仍未能根治，却减轻了不少

货号：37—241（文化71.8）

种各种症状。如我的白内障，因高血压不能开刀，西医也无办法。结果以按摩为主，保住了一只眼睛。同时，三期高血压，引起全身性症状，随时有死亡危险，每天尤为担心。西医要我低盐、低糖、低蛋白、低脂肪，再加营养不足，身体愈拖愈虚，症状有增无减。中药、针灸，各期无大效。后用自我按摩为主，而头晕、头胀、头痛、喉痛、眼睛发黑、腰腿步履迟缓解决。食量、消化力大增，糖、蛋白、脂肪等各种营养品也能吃，得以不出现副作用，增强了体力。特别是高血压影响心脏，造成左心大，下肢水肿，心跳加剧，心脏异常（仅能维持很短的时间）胀痛难受，日夜在呻吟，去医院抢救都来不及，我几次发作，都能用按摩及时解决了。病情救我离死亡不少，我就这样地活下来了。是毛主席挽救了我，我高呼毛主席万岁。

（四）、对革命有利的事，都是份内的事

为自己按摩治病有效，几个相好的病友相互按摩也有效。我还敢不敢用来为更多的人治病呢？又产生了问题。第一，我的任务是治自己的病，不是帮别人治病，何必多管闲事。按摩是体力劳动，我又是久病老病，能吃得消吗？不危及自己的生命么？第二，懂得的太少，缺乏专业知识，帮别人治病不一定有把握。第三，我不是医生，即使治病有效，会不会有人说我不务正业，别有企图？第四，按摩是不会出事故的，但病人由于自己不慎，或同时误用其他医疗方法，或由某些病情的必然发展结果，而导致恶化，会不会反而怪我，怕人家告状呢？第四、人们习惯于药物治病，不吃药，靠一摩就能治好各种功能性、细菌性病毒性内外疾病，一般病人、西医、乃至许多中医都不相信，即使要给人治，也难免要碰钉子。第五，自己是男同志，如病员是女的，按摩会不会有[illegible]语？总之，怕多事头，怕本职份外的事，怕担风险。又是老三篇教育了我，使我认识到：凡是革命工作，凡是对革命有利的事，都应是份内的事。群众运动是推动革命工作的基本方法，医药卫生也不能只靠少数专业人员，而我也是

货号：37—241（文化71.8）

群众中的一份子，有责任。干革命就不怕担风险，为革命而死重于泰山。不应计较个人的一切。立场坚定，态度正确，就不怕什么错误。战略上藐视敌人，战术上重视敌人，就可由不知到知，由学习到创新，帮助新生事物的成长。

在此后的实践中，虽然也碰到过不少问题，都由于按毛主席的教导，得以克服。而且使我进一步体会到，任何一项革命工作，都是着于场对主观、客观的斗争，绝对没有什么单纯技术工作。而且由于自己担负了一种革命责任，并于实践中有所进步，精神更加焕发，身体也较好地坚持下来了。

第二章：用辩证唯物主义观点，改造旧按摩法

(一).历史唯物主义地认识旧按摩法

我国古代医学资料，对按摩的记载，极其贫乏，使人无法了解全貌。大概说来，按摩应该是劳动人民最早创造发明的医疗办法之一。劳动生活中，外部有所损伤，内部有所不适，就摩一摩、揉一揉，于是病情得到改善乃至全愈，这是很自然的事。久而久之，就积累了许多经验。随着社会发展，分工细致，有专业医生出现，他们也继承与运用按摩治病。史记载战国名医秦越人就擅长此法。封建社会极盛时期的隋唐，按摩被列为国家医院主科之一，可见封建统治者对按摩也曾相当重视。但是，任何东西到了剥削阶级手里，都会变质。一切按剥削阶级利益安排。医学自不例外。服务对象是剥削阶级，被当作牛马的劳动人民只是在某种范围内为适应其时劳动力剥削的需要时，才给以作一点可怜的治疗。因此，其指导医药的理论是唯心主义的，适应剥削阶级的安排的医药工作规章制度也是以剥削阶级为核心的。这就必然地多方面限制着医药技术的正常发展，并损害劳动人民的需要。其中，尤以按摩技术受害为最深。在百家争鸣的战国时代之后，按摩曾作广泛应用于内外诸科，可见于伤寒金匮。

货号：37—241(文化71.8)

肘后·千金·外台·局方诸书记载。实践证明按摩不仅适用于儿科·骨科，也适应许多内外科病。但到了北宋后由于封建统治者有意加以限制，与自汉以来所用以作"统一思想·实施礼教"有关。但汉唐封建帝国还比较强盛，元代述"国威煊赫"，比较地说，封建礼教还没有那么严格，同时对外战争频繁，金创损伤甚多，而按摩为治金创不可缺少之手段。这就是为什么隋唐把按摩列入国家医院专科，并一度把金创跌扑也包括在内的原因。自宋代起，封建统治太趋没落，内忧外患，一蹶不振。为了维持其摇摇欲坠的统治地位，更加加强推行封建礼教·理学，什么身体发肤受之父母不敢毁伤，男女授受不亲，饿死事小、失节事大等戒律，推行到极点。但尽管他们自己男盗女娼·乌七八糟，而作统治术的礼教则常全面加强。这个要在人身上摩来摩去治病的按摩术，自然被视为大逆不道而加以进一步排斥打击。应用受到更大的限制，研究者更少，原有经验也逐渐~~失传~~失传，或资料毁损。其后，经封建统治之世，礼教有加无减，按摩乃受压益甚。元代时间很短，明代虽曾一度列为专科，很快取消。明代帝国也非常衰弱。清代帝国初年一度强盛过，但为了维护满人贵族对全国广大人民非常困难的统治，禁锢思想，加强礼教，较前尤甚。按摩术不可能有什么重要发展。鸦片战争以后，中国沦为半封建半殖民地，崇洋之风渐盛。中医被视为不科学而加以排斥，按摩更不待言。故从宋以后，按摩用于内外各科，处于进一步倒退地位。地主、资本家老爷太太，吃饱了叫了修脚人捏筋捶背，作为一种消遣享受而已，是不被医家看待的。骨伤科虽离不了按摩，保留了一部分，但仅作为辅助手段，不视为专门技术。小儿年龄小，比较少受些礼教限制，按摩又较用药治小儿病安全，故小儿推拿得到些发展，有几个封建知识分子写了专书，如《小儿按摩经》、《推拿活婴秘旨全书》、《推拿广意》、《外科医镜》《厘正按摩要术》等。但仍逃不脱药物治疗的框框。总的说来是：应用范围小、

货号：37—241(文化71.8)

范围的应用也技术推广有限。例如几本小儿推拿书，不仅数量少，而且内容互相抄袭者不少。再者，就是这些仅剩下的东西，也非常不被重视，包括中医在内的许多大夫，一般都不懂，也不愿意懂，认为不足道，上不得台面。对于其他按摩手法治儿科、骨科各种疾病，以外的许多内外杂病更会摇头。甚至一些按摩医生自己也自卑，或认为治不了更多的病。故有人仅凭现存几本小儿推拿书和某时期由封建政府一度列为专科，就认为唐、宋、元、明、清对按摩（推拿）有很大的发展，是不符合历史的真实的。

应该补充一点是，针灸也是作用于人体表的，在旧社会也是受限制的。为什么在当时比按摩应用广泛。是由于按摩用途并不如针灸广？答曰不然。其原因是针灸作用于人体是间接的，以针或艾为媒介。而按摩则用双手直接作用于人体，所受封建礼教就大得多了。

历史就是阶级斗争史，剥削阶级对按摩手法压制、歧视，劳动人民却千方百计保留、发展。我们所刮痧、扯痧、揪痧、掐法、拨筋、接骨、捏脊、拿问、五常头枕、拍打法、揉摩法等等，仍广泛流传于民间。此外，理发、浴室工人多少懂之，用以附带服务或谋生，练武术者用以自我保健或治跌打损伤，僧侣道士用以养身，受到广大群众欢迎。这些手法不仅用以治小儿病、骨科病，也用于若干内外杂病及保健。这些手法不见于正规医学史籍，但唐宋明清道部中都有不少记载，如列阴共神秘遁影，可知按摩一直流传于民间并受到使用。这些手法，一般说来比较零碎，但很可贵。而且据今所知，也有比较成套的，如济南谷诚等的保健按摩、俗名之推仆的胀附围点穴法，成都黄子六的全身按摩法，河南陈丰涛的新推拿十八法，赵正山整编的简易推拿法，均对很多内外科疾病有很好的疗效。南通数位黄老均按摩治白喉的疗效。这些按摩法的来源，有的直接搜集自民间，有的说是祖传或道人传授的，但都是归功于劳动人民的积累与不断丰富。是我们发掘的重点对象。

货号：37—241（文化71.8）

在毛主席、共产党的领导下，推翻了几千年剥削阶级的统治，劳动人民当家作主。为劳动人民所创造、于劳动人民有好处的按摩疗法，当然也翻了身。按摩从不为一般医学者所注的低下地位，提高到与其他各科平起平坐，按摩医生的政治地位，也从下九流上升为革命医务工作者。有些省办按摩学校，有的办按摩门诊部，一些大医院设按摩科。按摩书籍一一出版，新发掘整理的经验也不断出现。一些人运用现代科学给按摩的作用作了一定解释，更是向前推进。但是由于大叛徒、内奸、工贼刘少奇对抗毛主席的革命医药卫生工作路线，歧视中医和推行爬行哲学，不为广大贫下中农着想，以致阻碍按摩的改造发展工作。据我们所见，当前相当普遍存在下列问题，需要大力改进。

1. 理论方面——按摩是中医的一项，首先应以中医理论为指导。中医理论是中国劳动人民几千年来与疾病作斗争的经验总结，其有很多宝贵经验和朴素唯物主义因素，应该吸取。但是，中医理论产生于小农业和手工业的基础上，缺乏现代生物学、解剖学、生理病理学、物理学、化学作为进一步认识之具，特别是没有现代工业无产阶级的先进理论——马列主义、毛泽东思想为之指导，其中必然有很多错误、不合理的成份。其整个体系都有待于从新改造。再者，古代中医理论，均通过封建知识分子之手总结成书，这就渗入了许多剥削阶级唯心主义的反动东西，必须剔除。加之虚伪玄虚，解释新理论，概念含糊，也必须改造。同时，现代医学科学经过资产阶级知识分子之手，也有许多唯心的东西，必须剔除，才能应用于中医。必须按照毛主席的教导，去糟粕、取精华，使洋为中用、古为今用，推陈出新，是中医也是西医面临着的历史任务。现在这项任务进展得差，不能不也阻碍着按摩的发展。

再者，按摩作为中医的一项，与中医其他科有共同之处，也还有不同之处，因而还该有自己的理论。然而即使古代中医很少见有的理论

20×25=500

货号：37—241(文化71.8)

而言，按摩的理论又最差，几乎说不上构成一套。近代比较注意按摩的人，大都跟在旧针灸理论后面打转转。殊不知按摩与针灸既有许多共同之处，却有许多不同之处，这些照搬一套本不完备的旧针灸理论所能解决。同样，有人对按摩作用仅简单地用一些现代生理学知识加以解释，只能解释一些现象，这不能完成按摩理论的更新。据我们的实际经验，大体说来，按摩实践的指导，不但需要中医的脏腑、经络学说、阴阳表里虚实寒热八纲辨证的精华，也必须要神经、循环、消化、呼吸、内分泌、肌肉、运动等机体的解剖、生理、病理知识。而按摩的力作用于人体不同部位，究竟可引起内因的何种物理的、化学的、生物性的复杂变化，又需要对力学、生物化学、生物学有相应的理解。而统一的整体，则需要马列主义、毛泽东思想。这是一项艰巨的工作。

2、与封建宗派主义作斗争的问题——封建宗派主义、资产阶级的自由竞争思想，影响于医学界甚巨。中西医结合，现在是社会主义，但人的思想改造并跟上，一些人有了改进，一些人仍旧习未除。刘少奇的公私溶化论、白专道路、专家包办、爬行论，成为此种思想的防空洞，继长所。据我们所见，中西医互看不起，中西医与针灸按摩互看不起，中医、西医、针灸、按摩各自内部又互相看不起，大有人在。单就按摩而言，各家师传：小儿推拿、骨科按摩、气功按摩、点穴法、指针法、全身按摩法、单纯的机械按摩法、西医按摩法……等等，五花八门，各行其是，派别纷纭，以己之长攻人之短，故步自封，抱残守缺，传子自秘，有些绝招不肯拿出来，宁愿带入棺材。学徒三年，徒仅得皮毛。如此等等，问题相当严重存在。改造，是一场严肃的斗争。

3、必须扩大按摩治疗范围——如前所述，有些人为历史习惯所局限，以为按摩不吃药治不了病或治不了大病。还有人曲解经络学说，以为按摩只能作用于十二经筋、十二皮部，通不了内脏，治不了内脏的病

货号：37—241（文化71.8）

存的按摩医生和病人，各限于自己仅有的经验，不加以发展，以之为标准，以为只能治某几种自己治过的病，其他的不能治，画地为牢。有的人，仅凭想像，以为发烧、出血的病，再一刺激，岂不发烧出血更凶吗？极度虚弱的病人，再一按摩岂不是更为衰弱吗？给孕妇按摩，岂不是把胎儿弄掉吗？以致用之不得。还有人被这种其实不存在的吓倒，以为一般中西医不能治或难治之病，按摩怎么能治。如此以来，将按摩的治疗范围划框定圈，维持般禁忌与不适应。事实上历史进展不已，什么事物都是发展着的，生产没有到顶，按摩治疗范围也远不会到了顶，也不可能到顶。从理论上讲，物理能导致化学能，按摩可以代替药物引起机体的各种理化性质变化；人体是一个整体，内外可以互相影响；十二经络内连脏腑外通肢体，按摩体表可以影响内脏，人体本身具有调整、防御、修复能力，调动其积极因素即可，不必一定服药；虚极虚弱者，只是按摩手法要适当的问题，不是不能按摩的问题。从事实上讲，如前所述，许多人的经验，已用按摩治好很多内外等病。我们的实践证明，已治有效的已达二百数十多种；包括前述一般认为的若干按摩禁忌症。我们当然也不是按摩万能论者，不可能有什么万能的技术。我们认为：按摩对任何人都有保健作用，只要手法适宜，绝无坏处。对某些病能主治，对某些是必不可少的辅助治疗手段，但不能主治，对某些病来说则完全可不用按摩。但总的说来，比起一般按摩治疗范围，远远达到按摩能治的范围。必须扩大，而这种扩大，也是一场斗争。

4. 发展临床经验，改进技术，提高质量——如前所述，我国旧有的按摩术，已积累了不少临床经验，表现出了一定优越性，但缺乏足够的解剖的、生理的、病理的、物理的、化学的知识基础，唯物辩证法的分析、认真整理，提高的认识基础。因而经验零碎，有很大局限性。在经验范围内的病，可以治好，但不能借助于理论去推断不在经验范围以内的，就盲目性很大，

貨号：37—241(文化71.8)

甚至束手无策。已有经验教训不能很好总结提高。没有的经验，不能迅速有效的创造。有那么点总结材料，不是就事论事，就是硬套旧理论加以想当然的解释。有的医生，由于保守思想作怪，乾脆不愿总结出自己的经验和接受别人的经验。关于具体操法方面，按我们所见，有的手法过于繁复，多达百余套；有的花时间太多，不论局部或全身按摩，每一人次起码半小时至两三小时；有些解释，故弄玄虚，弄得得复杂、神秘，难以理解和掌握其规律；由于对内外因的关系，按摩的机制不明，对人体各种组织的形状、生理、相互关连、作用不清，对于不同部位不同病症，所取的手法就不够准确；由于不能掌握各种的诊断方法，辨证施治方法，对较复杂的几种病症就不能作出充分的可靠的判断，制订出和及时修改按摩治疗方案，很多时候依靠并不准确的其他中西医的诊断、病人的主诉和自己的想当然。总之，不便宜，不符合多快好省原则。

这些问题，必须解决。

5、与对按摩的错误看法作斗争的问题——如前所述，由于历史影响，按摩最少为人所知和运用。一般人习惯于药物治疗，不得已时才半信半疑找针灸，又不得已时才有可能半信半疑找按摩。封建残余思想，使有些人总认为在人身上摩来按去有点不好。按摩在很大程度上受到习惯性的歧视。按摩仅凭一双手，一般不用其他工具。符合节约原则

貨号：37—241(文化71.8)

原则：人人可以学会，自己治自己的病，符合自力更生精神；应用可便，符合广大农村、边远地区需要，符合备战备荒为人民的战略方针。但是刘少奇的修正主义医药卫生工作路线，贪大、崇洋、崇古、崇书本，影响所及，按摩这种不花钱少花钱、人人可掌握的土办法，反而不为很多人们使用了。刘少奇的修正主义医药卫生工作，又把重点摆在城市，城市有公费医疗，不掏腰包可以看病的人数多。不是公费医疗的，一般也比农村富裕，而对经济条件差的广大农村却不管。这就使按摩这种简便节约有效的疗法，缺乏更多的在最需要这种疗法的农村与边远地区推广和被认识的机会。而城市有钱看病的人，又多瞧不起或不相信这种疗法，或怕痛、怕刺激，或自己按摩费事，而不作按摩，宁愿吃药。有的人相信按摩，也又认为只能保健不能治病。所以有的单位规定不能报销按摩费。

这些旧惯性的错误看法，必须得到改变。

6 关于按摩队伍的加强问题——毛主席教导我们说："武器是战争的重要因素，但不是决定因素，决定因素是人不是物。"所以按摩的改进、提高、推广，最重要的还在于从根本上改善按摩技术掌握者的政治情况。

原有的专业按摩医生队伍，有不少表现政治上好的，也有业务经验的，是应该使用依靠的。但普遍存在政治思想的提高、世界观的改造问题。比如，主

货号：37—241(文化71.8)

观点应性传统思想个人长(?)地位观念等，都相当普遍的存在。此外，有些人江湖气息、不懂装懂、一知半解，更需改造。应该特别指出的，过(?)很有历史不清乃至明显的坏人，无孔不入乱按乱拿、非法行为的情况，这不能归罪于按摩技术的本身，任何战线都可能混入败类，那是阶级斗争的必然反映。这说明整顿按摩队伍及其他革命队伍的必要性。

从事按摩业务的人，远不如其他医务工作的人多，数量质量均不能满足需要，有经验的老医生也逐渐减少。如何培养工农兵的接班人，扩大和充实按摩队伍，增设专科与门诊，从政治路线上、业务质量上、人员及业务数量上均加以改变，是非常重要的。

按摩是较其他医疗技术更为易懂易学易运用的。在群众医疗中迅速推广，将发挥非常大的作用。这是扩大按摩队伍的主要办法之一。

新按摩法的特点之一是：大多数疾病的防治，可以自我按摩为主，故不仅专业与半专业的医务人员可学，几乎人人可学，用以治自己和家中人的病。像广播体操(或打拳)那样，掀起群众性的普及运动，这是我们认为扩大按摩队伍最根本的办法，将对社会主义建设有很多好处。是贯彻医疗方面两条路线斗争的重要方法之一。

所有的按摩者的共同问题是：要用马列主义毛泽东思想武装自己的头脑。

(二)、高举总路线伟大红旗

(1)、鼓足干劲，克服种种困难，进行发掘研究——思

货号：37—241(文化71.8)

想从没有们提示。我决心发掘改进按摩术。但总了解得太一点，觉得自己本身的知识太少，需要从头学起。于是产生一连串困难。根据毛主席教导，知难而进，逐步有所克服。

第一是身体方面：年龄大，手足欠灵活，记忆力差，高血压引起头昏头痛，心动过速，肢体麻木，水肿等等，都导致看书和临床的困难。看不上半个钟头的理论书，就不知所云，只见白纸黑字。写几句学的文章，表达不清，字句欠通。按摩半个病人，即大汗淋漓，气喘难受，心中一急，更吃不得睡不得，血往上冲，上汗下冷。但按摩手法划分、生理学、病理学必须学，不然一窍不通，如何发掘改进呢？理化知识，虽学的已忘记，不忘记的也无实际用处，也必须多行温习。实践才能充实知识，必用于临床，才会有所体会。经常以"下定决心，不怕牺牲，排除万难，去争取胜利"鼓舞自己。实在肢体不听使唤时，停一下又干。又坚持用自学得的按摩术自己防治。这样，终于坚持下来了。

第二是有经验的按摩医生，一般都比较保守，不愿传授。我自己假为病员去遍找成都市的按摩医生按摩，以求体会一二。又找其他病员打听他们的体会。个别关系较好的按摩医生，在三年五年中，也可通过一些机会得到他们直接讲一两点可靠的经验。为此，逐渐摸索到一些东西。

第三是资料缺乏，不好买或借。有些书一大本，提老框框的，不切实用。按摩专用书，小儿为多，成人的

货号：37—241(文化71.8)

少，每每读而带神秘感的东西，一目了然的少。解剖生理、病理书，一般不开写，是要将某一脏官的立体透视位置、相关脏官关系、生理病理关系，需要对照若干本。某些问题，事实上古代和现代医书都还没有答案。已有答案的，各书又常不统一。自己又没进行过实际人体解剖，没有绘图能力。现代书更缺乏解释按摩作用的。只好尽可能去分析、组合、判断，逐步找机会解决疑问。

第四：实践出真知。首先是在自己按摩，但还不够。给别人按摩，别人以为我不是医生，不相信，还得耐心劝说。

第五：自满是进步之敌。当自己什么都不懂的时候，容易兢兢业业，当有了点成绩时，容易自满，固步自封，给自己造成困难。我经常记住"谦虚谨慎，戒骄戒躁"的教导，又经常以接受同志们的批评，不唯心，不自贵，以此保持进步前进。

第六：研究按摩的目的，不为个人名利，也不只为个人替别人治病，个人力量有限。我们迫切的愿望是即时得到群众性的推广。经过发了若干篇文章，深深体会到是多么不易，甚至是一场严肃而复杂的斗争。不相信的，讥刺的，虚见不解，相信的，又多不为推广努力。这引起我许多过虑。但我相信在社会主义条件下，凡有利于党和人民的事业，终于都会得到应有的推广。我愿作出持续不断的努力。

(2).在准快二字上下功夫

貨号：37—241(文化71.8)

要快才能多，速度慢、见效缓的按摩法，不符合总路线精神。我们第一方面速度快，每分钟动作200次以上，每人次时间1～5分钟，个别特殊者十分钟。第二方面见效快。急性病一至几次好，慢性病也可缩短疗程。用一般手法一二年始能痊愈者，缩短为一二三月。

多有二义：一是单位时间内治疗的人次多，一个体力健壮的按摩医生，每日可治七八十人次。二是适应病的范围广。苏联有经验的，我们要治，苏联人无经验的，我们要闯出经验。实践结果，按摩效佳或有效的内外各科疾病已达二百多种，不但大大闯破按摩的旧范围，也部分地闯破了中西医难治或不治之病。据我们的经验，按摩有特点手法特点部位和无特点病，有主治、辅治、必用、不必用之分，而无绝对不适应之病。大可进一步发展，探索。

（3）要好要省——见效快，疗程短就是好和省了。省还包括：㈠按摩疗法不花钱，不用工具，省财力物力。㈡新按摩法有去繁琐指法与繁复手法，㈢用力233而速，省气力。㈣自我按摩或家庭按摩为主，省专业人员，省路程候时间。㈤一学就懂，省不必要的麻烦。

唯其好，才能省。好，主要指疗效好，即应包括认证准，选择部位准而恰当，选择手法种类、轻重、着力方向都适宜。并首先是要作病员的思想工作。总之是因时制宜，达到目的的手法好。

貨号：37—241（文化71.8）

(4) 多样并举

一.古代按摩与现代按摩经验,中医知识与西医知识,各家各派的经验与自己摸索的结果,都予以重视。学习、收集、研究、总结、去粗取精,加以补充。

二.外科病与内科病,化脓性病与非化脓性病,出血病与非出血病,传染病与非传染病,常见病与非常见病,易治与难治和所谓不治之病,功能性病与器质性病,先天病与后天病,原发病与继发病,本病与后遗症,男与女,幼与少,青壮与老年,都列入按摩治疗范围内,予以研究、试治。并分别取得一定成绩。

三.政治统帅业务

四.内因为主,外因配合。

五.以动为主,动静结合。

六.按摩手法:轻重结合,垂直与斜向用力结合,点与面结合,治本与治标结合;物理能与化学能结合,神经功能与其他器官功能结合,局部按摩为主,必要时用全身按摩。

七.双手为主,必要时用工具配合;按摩为主,食物跟上,必要时针灸、药物、手术配合;触诊为主,其他中西诊断法配合。

八.按摩的推广:可教一技,可教多样,可全面传授;可教多人,可教一人,专业人员,半专业人员可学,一般人业余均可学;随时随地均可教可学。

九.适合农村,也适合城市。

(三) 实践出真知

货号:37—241(文化71.8)

知识从实践中得来，实践就是斗争，首先要与自己作斗争，实践从自身开始。以前我对如何用毛泽东思想指导医疗技术工作是一无所知的，在学习主席著作发掘改造按摩疗法中，我才有了切身的体会。我从自己与别人的治病过程中，才逐步相信和认识了按摩疗法；我从对按摩技术的发掘改造与推广过程中，才进一步认识到任何革命技术工作的发展，都是尖锐的政治斗争；我是由医生在自己身上摸，自己在自己身上摸，相好的几个同志相互摸，才逐渐弄清哪些病，用哪些部位；什么手法；什么方向，什么节奏，就深透有力而不伤肌；对很多病的治法的创新，也是由于自身的实践。如高血压、血的降、头昏头痛，心慌心跳，心绞痛，老胃病，鼻塞、流清涕、四肢麻木，腹胀、腹泻、积食、胃痛、牙痛、舌痛、咽喉痛、咳嗽等等。实践不能盲从，不能自满，不能满足于零碎的经验，要知其所以然，要目的明确，要虚心求问，要经常总结提高。一个总结，要以二论作指导。实践是为检验真理，是取之不尽，成功的精益求精。一个总结要以老三篇作指导。

（四）群众是真正的英雄

群众是真正的英雄，群众路线是根本的路线。只有依靠群众，向群众学习，才有可能完成对按摩疗法的发掘、改造、推广。我本人由于主观条件，在与群众结合方面还很差。但就仅有的一些收获讲，也认识到是完全与群众的帮助分不开。

货号：37—241（文化71.8）

1.如前所述，我的本事，主要经验归功于历代劳动人民的积累，也是向群众学习的途径之一。也向现有的按摩医生学习，他们的绝大多数是革命群众的一部分。不管有名无名，只要有一点长处，也学。即使是个学徒，也让他按摩，细心体会他的心得。外地医生总结的经验，如陆宇涛的彭雅鉴十八法、赵正山的简易按摩法，我也尽量请教。北京有医生来成都铁路医院传授捧打法，我也学。

2.群众中流传许多不完全是按摩经验，如拿、问、刮、背、提、掐、扯、扑，我尽量学习。民间流传的针、挑、拔罐、单方之类，凡与按摩有可借鉴之处，我也学。

3.西医一般不懂按摩，但其诊断方法、解剖、生理、病理知识，对按摩有很大用处，我也学。向熟识的医生们学。

4.不懂按摩的中医，其辨证论治的基本理论对按摩有不少指导意义，我也学。

5.一些志同道合的病友、朋友，我们经常一起互相研究讨论，彼此探讨道理，纠正缺点，得到很大的帮助、启发。不止技术性的，尤其是思想上的、政治路线上的。在总结提高方面，也得到不少具体帮助。

6.我也向常给我学过的人学习。有用的技术是全国人民共同的财富，应公之于众。新按摩法又特别适用于群众性推广，因之，我经常教其他同志按摩，而他们学了之后，往往又有所创造，我再虚心学回来。如铁路工人分二处党支之人同志彭雯

货号：37—241（文化71.8）

向我学得按摩术后，治好了自己的十几种病。其中的痔疮，我就没有教过，也没有治疗经验。我又向他学。这种例子不止一个。

7. 搞新按摩法，碰了不少钉子。又是革命群众，不断给我肯定成绩，指出缺点，多方面鼓舞我前进的勇气。

第五节：向解放军学习

我虽在病中，伟大的无产阶级文化大革命运动，同样使我受了很大教育，加深了路线斗争觉悟，提高了为革命而改造旧按摩法、发展、推广新按摩法的勇气。1970年以来，得读有关解放军改造旧医疗法、创造、推广新医疗法取得空前成绩的资料，给了我更多的启发。正是在这个基础上，我进一步实践、试验、总结、推广新按摩法，在许诚毅同志的帮助下，写出了这份资料。

第三章：新按摩法的防病治病原则

新按摩法的防病治病原则，可以概括为下列十数句话：

无产阶级革命感情，唯物辩证法观点方法。注意机体整体关联，明确矛盾发展转化。调动内部积极因素是根本，调整有关通路以消除病邪。方案先后、主次宜当，手法快准柔透方佳。按摩为主配合其它，注意饮食动静得法。时地、个体特点注意，凡轻微病症宜速。凡病皆宜早治，防先于治更佳。病位不错不偏，按摩效果必大。

第一节：无产阶级革命感情

1、医生必须有无产阶级的革命感情：——医生的革命者，要有无产阶级革命者的勇气，敢于推陈出新，攀登前人没有攀登过的高峰，要敢于批判封、资、修的学术观点，要扫除一切个人名誉地位金钱观念，全心全意为人民服务，要对病员有革命的阶级感情，急其所急，痛其所痛，设身处地地想；要在技术上无所保守，公开自己的经验教训，并虚心接受别人的经验教训。

订号：72—67 货号：37—241（文化72.9）

2. 病员应该有无产阶级的革命感情——病员是革命者，是为革命治病而不是为活命。是有革命乐观主义的精神，建立战无不胜的信心；要把治病作为一场革命战争来打，顽强地与疾病作斗争；要有革命者对新生事物的敏感，相信和参加新医疗法的创造、发展。我常遇到一些病人，在未解决其思想疙瘩之前，或在未使其相信按摩可以治病之前，是很难奏效的。相反的情况是，另外一些病员同志，对疾病作斗争的态度坚决，情绪乐观，相信新按摩法，不但治他自己的病疗效快，而且很快他自己也学会了按摩法，成为新按摩法的推广者，并有所发展创造，如棉纺二厂党员工人彭金宝、761部队伤员王同志。

3. 发挥医生与病员双方的积极性——医生搞的不是单纯技术性的工作，病员是人，是革命者，不是机器，不是植物或其他动物。所以，医生不应把病员当作被修理的机器；病员不要把自己当作完全被动的受治者；应是真诚的同志关系，是对疾病共同战斗的战友。应发动双方的积极性，共同打好战斗。这里不是仅仅指的一般的相互关心，而且包括互相鼓励、互相帮助教育。还必须包括医生和病员都有权过问战斗方案，即实质性的技术问题。不能让医生包办，搞得神秘化。我们主张：病员可以和应该了解和掌握和必要的医疗技术。如果是危病情也应让病人本人知道，不应该是愚昧的隐瞒，而应该是积极地发动起病员来共同想法战斗，让病员自觉地投入战斗。而且这样也隐瞒不住，反而起副作用。那是不把病员作为战斗的革命者看待，病员自己也不把自己作为战斗的革命者的结果。

京号：37—241(京化71.8)

第二节 唯物辩证法观点、方法

——整体观念、矛盾统一及互相转化的原则——

本节要点：机体是一个矛盾统一整体。内外病变可以互相反应。病处与未病处可以互相影响。病变可以转移。健康与疾病互相转化。内外因可以互相影响。人体有普遍性与特殊性。万象在不断运行。诊断方法、治疗措施在不断发展。不利与有利互相转化。

人体各部分是"互相联结、互相促进、互相渗透、互相依赖"的，也是"互相排斥"、"互相斗争"、"互相对立"的。当机体某一部分发生疾病变化时，也绝不会孤立地存在，必然互相影响、互相反应、互相转化。此外，疾病的发生、发展及其在治疗过程中，均要受到各种外界条件的影响，促成内在因素的相应变，内因的变化，也导致与外因的关系的改变，而健康与疾病两者的本身就是经常互相斗争、互相转化的。在这些变化复杂的情况中，我们的任务就是要由表及里、由此及彼、去粗取精、去伪存真，准确地认清疾病，恰当地找出治疗方法，以促成由疾病向健康方面转化。具体说来，有以下几点，应予注意。

1. 内外、彼此互相反应——此处的病变可以在彼处有反应，内脏的病变可以在体表找到反应点、反应物。这就是为什么能在其他非病灶部位找到病灶反应点，能从体表找到诊断和治疗内脏疾病的部位的原因。按摩的突出办法之一就是寻找体表压痛点、变形点以诊断和治疗。这也是为什么一些病人的自觉症状部位并非病灶所在部位而是病灶反应部

资号：87—241（文化71.8）

位的原因之一，诊断时必须注意。

2.病处与未病处，可以互相影响，可以转化——某一部位的病不仅影响本部位的功能，也可以扩延（一般说来必然要影响到相关部位的功能，甚至全身的功能；某一部位的病也可能转移至相关部位，甚至全身；全身和某些相关部位又可以支援有病部位战胜疾病。所以我们在治疗中要经常注意整体关系、症状因果关系、发展变化的可能性，预防和治疗牵连而引起的疾病，调动有关方面的积极因素去抵抗疾病。

3.健康与疾病处于经常斗争与互相转化中——人体经常与外界生活、工作环境中的细菌、病毒、不良气体、矿物质、有害食物等作斗争，即使环境搞得再好，也难以绝对避免这种斗争。何况还有日晒雨露、过冷过热等自然气候的影响，所以斗争的各种形式本身就是生死的斗争，也经常与自己体内的可能致病因素如代谢废物、细胞的自然衰老、功能不正常等作斗争，还有经常性的政治思想、精神因素的斗争，这种斗争是影响全身的机能。故无时无刻不在斗争中。斗争不胜利则转化成病，甚至死亡。我们的任务在于：在未病前，帮助其战胜疾病及其他侵害，不许侵入，即各种预防性手段；在已病后，帮助其战胜疾病，排除病因，使向健康方面转化，即各种治疗方法。

4.内外因互相影响——在治疗过程中，还要了

京字：37—241（文化71.8）

断受到外因的影响，影响外因，但为“主体”于门供病情向好的或坏的方向转化。同样，在治疗过程中，内因也在不断变化，相应地引起疾病及外界因素的关系的变化，加强抵抗或削弱抵抗能力，吸收有利因素或不利因素。所以我们在治疗过程中，要经常注意分析研究病人的也包括医生的生活起居情况和思想情绪、机体功能、节、内中情况的内外变化。为什么说也要注意医生的？医生有无疾病变化、体力变化，特别是思想情绪的变化，也会产生影响治疗的。

5. 人体有普遍性与特殊性——人的生理情况大致相同，却没有任何两个人完全相同，解剖位置、功能也常常不完全一样。例如，受刺激的神经、韧带、内脏器官等等，各人的位置，又常常不一样。同一手法用相同的刺激量，不同的人的反应与效果也不一样。针灸的个体差异性，也说明了这一点。同样，同种类的病，病况大致相同，但也没有任何两个人完全相同。症状的轻重、病灶的变化、相关器官的变化、器质、功能的变化都会有不同。各人的思想状态、工作、生活环境，致病因素与治疗过程中所继续受的内外影响也会有不同。至于症状相同而病因病灶不同，更不待言。所以，在针对具体的人治病时，确定思想工作、配合手法、按摩部位、手法等的方案，要仔细分析一般与个别、普遍与特殊的差异，不可千篇一律。

實导，37—241（文化71.8）

6、诊病治病的按所在不断发展变化中——从无到有、从少到多、从不知到知再到多知、从不能到能再到多能，这是认识与实践发展的必然规律。所以，不一定有名的病才能治，先天性的病也不能治；不一定是病程短的病才能治，老病、多年定型的病也完全不能治；不一定是慢性病也非疗程长不可，而急性病也有可能需要疗程较长的。难治之病可能变成易治，不治之病也可能变成可治。已有的中西医诊断方法，未必是完全科学，已有成效的治疗方法，未必是善了。通过几年中西医结合诊断设备治疗方法治愈多年定型的老病及被认为不治、难治之病及缩短疗程方面，我们已取得些临床效果而进一步证实了上述说法。但是，我们所作的，仅是开始实践的非常非常有限。这必须大家共同进一步努力。

7、不利与有利条件也是互相转化的——主要于积极因素化不利条件为有利条件或充分利用条件去战胜不利条件。这本身也是一个战斗过程。例如：老伤、细菌性病毒性、传染性疾病，有出血或化脓性伤口的病，老、弱、孕妇的病，头部门诊许多人错误地认为按摩禁忌症或不适应症，除了历史性的不了解按摩的效能的习惯性原因而外，也由于这些病对按摩来说，确有一定不利条件。不过他们把不利条件看得太死太绝对，而又没有或很少看到有利的条件，因而作出错误的之所作为的悲观失

登号：37—241(文化71.8)

理的结论。他们不明白任何工作都存在有利和不利两个方面，关键在于如何扬长避短化不利为有利或以有利解决不利。按摩用的是双手，不是药物，不能直接消炎、消毒、杀菌，这是不利。但按摩可以想设法加强机体的功能，增加嗜中性白血球、巨噬细胞等抗体的数量和吞噬能力去消炎、杀菌、消毒，或引起体内的其他机能变化，自动起化学性的解毒作用，并加强细小排泄道路，使之排出体外。痈疖化脓的伤口，不宜直接刺激，但按摩如不刺激伤口，而按摩其周围远心端及有关部位，轻手法适度，则既可对伤口起消炎、消毒、杀菌、排脓去瘀的作用，又可因加强了机体内在功能而促成其愈合。这就是善于利用有利解决不利。其实伤口本来也并非绝对刺激不得，动手术开口割去痈疖或化脓组织，不是比按摩一下刺激得更利害吗？我们问题是在于如何刺激。胃肠溃疡的伤口在内层而不在外层，按摩的力透过腹壁刺激溃疡区，手并没有接触内层溃疡面，对腹壁也只压到胃的外层，只要手法恰当，有很大好处而且成为必要。这也是化不利为有利，利用有利解决不利。大出血，因为按摩术不能止血，小出血可以用压迫止血法，如有的同志介绍，拿揉血海及其对侧，止内脏出血有效。一般慢性出血，若用适当的按摩方法，可以使凝血物质增加以达到止血，并对伤口起消炎、消毒、杀菌、促成愈合的作用。故按摩治疗急胃、肝炎、肾炎、胃肠炎症及溃疡症、疮毒、外伤处出有很好的疗效。按摩小腹可能损伤胎儿，但如孕妇有病非治不可，我们可以避开小腹胎儿所在及合谷之类的敏感部位，给孕妇却病保健，则不仅不伤胎儿，反而有保胎作用。我们用按摩治好一个患慢性阑尾炎、胃病的孕妇。老幼病人，更不成问题可以按摩。总之，与中医的扶正、驱邪、汗吐下法并无二致。其他如治久病、先天病、难治不治之病时，也同样存在以有利解决不利，化不利为有利的问题。久病的不利条件是病程固而体虚，有利条件是：久病未死，说明其身体内有相当抵抗力和存在自力更生的基础，而且其病也必非危急之症；先天性病在先天是定了型，不易改变，但是定了型的东西也非绝对不能改变。经过若干万年进化而来的人类，一般说来，即使先天缺陷，也不是都没有器官发生的一点基础，只要办法对头，仍可能使其发生、成长；所谓难治不治之病，大多数是缺乏已有的治疗经验，并非真正不可能治。只要弄清其病因，认识其规律，自会可治。而治，大有发展的余地。

8. 方案要不断修订——一次认识未必是全正确，各种内外条件又在不断变化，所以认识的一次完成论是形而上学的，是反动的。治病方案也与作战方案一样，依必时修正要修改，乃至不止一次地进行修改，不断有所发现、发展。

第三节：调动机体内部积极因素，是防病治病的根本办法。

资号：37—241（文化71.8）

1. 按摩能治病的主要原因，根据在于能调动机体内部积极因素——外因是变化的条件，内因才是变化的根据，外因必须通过内因才能起作用。包括药物疗法、手术疗法在内的各种医疗手段，都必须通过机体内因才能达到治疗目的，故不仅按摩才是这样。而按摩不用药物，仅凭一双手就是治好多种疾病，尤其是以此点为最重要最根本的根据，即是通过各种手法刺激机体的有关部位和穴道部位，从而调动机体内部的积极因素去战胜疾病恢复健康疾病。正如各国的革命，主要是依靠各国自己的马列主义政党领导革命人民干，而不是靠外援为主一样。

2. 人体内部有可供调动去战胜疾病的积极因素存在——地球上，从无机物到有机物，从有机物到猿猴类及禽兽动物，从猿又到人，是经过几十万年发展演化而来，在发展演化成为人类的过程中，为了适应内外环境，机体淘汰了许多不适用的组织和不合理的组合，形成了适应性非常大的机构，所以人类机体的构造是很巧妙的。本来就具有维持生命发展延续、繁殖的能力，也有抵抗外界各种侵袭机体的细菌、病毒及机械力、化学物质损害的能力，还有自动调整内部不平衡、互相支援、互相制约的能力，即维持内部矛盾统一的能力。生病，是侵袭的力量超过了抵抗的力量，或者是内部能力的衰竭，即中医所谓正邪之争，正不胜邪，或正气衰微。这

京贸号：37—241（京化71.8）

又有两种情况。一种是：正气已全部衰竭，非死不可。从生到死是发展的必然规律，任何人不能抗拒，各种医疗手段都是无能为力的。或者是非全体机能衰竭，而是某些维系生命的要害部门已经死亡，无法恢复其功能；调动积极因素也无用武之地，或已无主要的主力可调动，从而导致整个生命的死亡。这也是真正的必死之症，不在治疗范围之内。另一种情况是，机体的某部或某几部虽因其能力不足以抵抗侵袭力和调整内部一般有损伤或功能失调，不能自行抵抗和消灭疾病，但其本身并未丧失更生和恢复的可能性，其相关的主要部门或主要部门尚可加强功能，有足可调。因此，可以通过治疗手段以加强与调整内在机能去支援它克服疾病，达到更生和恢复的目的。加强与调整内在机能，也是调动内部积极因素。当即调动任何人本来都具有的抵抗能力及调整平衡和维持平衡统一的能力，只不过在某种情况下，不够强、不够通，需要加强与打通之而已。以上两种情况，以后一种情况居多，故可治之病居多。故治愈病例多于不治病例，更多于危亡病例，出生率大于死亡率。很多常被认为不治之病，都是可治的，而且在逐步被解决中。毛泽东思想伟大红旗举得愈高，可治的范围及疗效也就愈大。

3. 调动内部积极因素去消灭疾病及恢复正常之功能，是所有治疗方法中的战略性作用。一切诊断，

贸导：37—241（京化71.8）

是对该体的伤害；各种按摩手法相当于各种克敌制胜的武器。调动机体内部积极因素去抵抗消灭病因，才是战略体系，一切均以此为中心着想。每一个阶段、每一次的按摩法，又是这个战略体系中的各个战役安排。有些病，原发病因~~虽已消除，病因造成的各种障碍尚未全~~消除了，即当作战斗结束。有些病，原发病因虽已消除，病因造成的各种障碍尚未完全消除，或又有新的病因侵入，均应经常继续调动内部积极因素去帮助恢复正常或消除新的病因。这种情况也是很多的。如若干种发病的遗传之素。还有一些疾病，经过中西各种药物长期治疗，尚仍无效，其未见效之主要原因之一是机体内在力量经过长期战斗后疲乏了，处于消极状态，即形成抗药性与惰性偏向（抗药性是战斗疲乏后的消极状态，惰性偏向是病久与长期战斗疲乏后产生惰性影响的表现）。这时，通过按摩刺激，可以调动内在积极因素，从新调整机体内在力量，打破惰性偏向与相持局面，从而加强战斗的积极性，取得胜利。凡此种种，皆为若干医疗实践所已证明。

第四节 加强机体本身战斗力与打通有关通路，

是调动机体内部积极因素战胜疾病的两大法。

1. "加强"与"打通"二者是互相联系、不可分割的——加强了机体本身的战斗力，才有战胜疾病的基本动力，通过调，打通了有关通路，才能保证机体本身的战斗力不断加强，因人体各部分又互相依存，

貨号：37—261(改化71.8)

单纯加强甚至而不加强互相流通，那种加强是不能持续的。同时，打通了通路，正力才能到达战场，药物能力才能到达病区。而且代谢废物、毒性之物、坏死细胞的病毒之类，才能迅速排出体外。故"加强"与"打通"两者都是必须的。

2. 加强与打通的含义——加强，包括增强(加强内部战斗力的生产来源)和增强战斗力的活跃能力(包括原有的和新产生的)。体弱的人，机体内在的总能力薄弱，只有增强，才有足够的正力可调。"脾胃为后天之本"，开脾健胃，解决能吃、能消化吸收、能运转的问题，是增强的主要方法。也还包括其他一些不以脾胃的功能的加强问题。然后才有足够的战斗力可活跃。体壮的病人，如从全体来说是强壮的，如从局部来说，抵抗不了疾病的侵袭，仍然相对而言是弱的。该局部也需要加强，但从全身来说有正力可调，不过调运的通路不够畅通，正力不好把强盛到足以克敌制胜，不能起分布的支援作用。主要是通过刺激活跃其战斗力，打通其有关通路。打通之路，主要是神经体液、经络通路，还包括其他有关系统的通路。关于加强与打通方法(法)，后面还要专章叙述。

第五节 防治方案，先后主次宜分

本节要点：治病求因，一症多因，一因多症。先因后因，主因次因。急则先治标，缓则先治本，标本均急，则同时进行。按摩不能标本同时进行，中药为主要。防治须护要害门户。主动防止疾病，才能保卫生命。上治未病早治，治未病防。

登号：37—241(文化71.8)

病情往往不是那么单一，而是比较复杂或非常复杂、千变万化。针对临治病多变，要善于透过表象，认清本质，抓住主要矛盾及主要矛盾的主要方面，分清先后主次。这方面值得论述的问题很多，仅就个人体会，写出几点：

1. 治病求因——头痛医头，脚痛医脚的对症治疗，结果是东扶西倒，叫做舍本逐末。故治病必审求因。(一)一个症状可能由多种病因产生。如头昏、头痛，可能由于大脑皮层本身的问题，可能由于脑以外其他病变，可能由于五官及其他内脏病变，可能由于政治思想包袱，可能由于其他思想负担。倘如不问青红皂白，一律断为神经衰弱，必难收功效。我们曾合乎实际地召集了被西医诊断为神经衰弱的达百分之九十以上。但还必须注意，也可能上述几种情况同时存在或其中几种同时存在而引起头昏头痛的。(二)一个病因也可能有多种症状反映。如长期失眠，导致鼻炎、咽喉炎、哮喘及至消化不良、大小便不正常等数十种症状，如分别判断为各种病因加以治疗，而不治其因，则必不能根治。(三)一个病人如有多种病因，宜分清先因与后因，主因与次因。先因，不是全指受病后侵袭的时间先后早迟，而是指此一病侵袭之后，必然产生另一种病或者此一病侵袭之后而于引起的另一种病乘虚而入。总之，先后因之间有个诱导与被诱导的连锁因果关系。后因对其所表现的症状来说是因，对先因来说

货号：87—241(文化71.8)

是果。例如长期患胃肠病，消化不良，于是产生贫血，抵抗力差，而胃病毒又入侵，支气管敏感，生殖功能紊乱，头昏眼花。又由于医治失当，用药错误，引起更多的复杂症状。这就表现了很多症状和导致这些症状的几种病因。其中，胃肠病是先因，功能紊乱敏感是合因。而胃病毒侵医是继发性乘虚而入的合因。治疗方案抓主要矛盾是增强全身性的抵抗力问题。主要矛盾的主要方面是治胃肠病。在这种情况下，先因也就是主因。〔例〕也有几个病因同时侵袭，不可分先后的，或合因的併发并非由于选

資号：37—241（文化71.8）

因先因引起的，这就是看何者对要害部门影响最大，何者对调动全身积极因素最不利，即予以先行扫除或着重扫除。如两者的危害相当，则同时着重进行。

(2). 急则先治标，缓则先治本，标本均急，则同时进行——标，指症状，也指次要的病因；本，指病因或主要病因，也指维持生命来源的主要功能。从战略上讲，治本为主；从战术上讲，则按缓急决定先后，不是全是先本后标。所谓急，有三种情况：一是病灾忍受的痛苦非常大，不管是标是本，先解除难以忍受的痛苦，再从根治。例如各种急性腹痛，先止痛，再从病根治。二是病灾性命危在顷刻，先行急救，再从根治，即中医所谓留命治病。如长期消化不良，发生失血昏迷，先补充血抢急救，再根治消化不良。三是，虽非主病，又无以大痛苦，更不立即危害生命，但严重阻碍机体的整部积极因素的调动，也算一种"急"，必须先扫除此因。例如烧伤虚弱，又遇不当，必须先以治不当为重点。所谓标本均急，指本来极度虚弱的，或先因病发展到严重阶段，又遇其他急性重病，必须两者同时抓。例如噎口痢或本不能饮食之患，腹泻的人，必须止泻与开胃健胃同时进行。至于不属这些特殊的严重慢性病人，一般是着重抓内部积极因素的加强与病因治疗，即缓则治本。

(3). 注意保护要害部门——某些慢病的病灶，本来不在要害部门，不会危害生命，但有可能通过神

货号：37—241(文化71.8)

经、血循、淋巴、胃肠等通路，和要害部门封锁，使用打通道路的通路法以后，定可封锁。当此时候，要全部门的病，是将封锁而来，但由于其他病的影响，容易受外界作病的侵袭。在这两种情况下，都要首先注意保护要害部门。例如全身游走性风湿，有可能封锁到心脏成风心病，封锁到胸内，成风湿性心脏病。我们的办法是先放着四肢不管，而把重点放在头、颈、胸、腹、背腰脊部，让内脏抵抗力增强，对四肢的支援力也加强，然后才回治四肢，即很快痊愈，事半功倍。

主动消灭疾病，才能保卫生命——治病的目的，是为了保卫人的生命。但是，只有积极的千方百计去消灭病敌，才能有效地保卫生命。这一点，对医生和病员思想问题和制订方案，有重要意义。在治病时，要主动地彻底不懈地消灭致病的因素，而不是坐等疾病的侵袭，在已病后，要主动找出攻病敌要害的办法，而不乱用消极性的治疗法解决，或只求不加病。在无法难治不治之病时，不是吃好点、穿好点、准备延时间坐以待毙，而是千方百计战斗，即使死了，也取得一定经验教训。

迟治不如早治，治不如防——㈠无论内外各病，消灭于萌芽期，总比发展到中后期而治。㈡无论内外各病，一般抓紧在急性期彻底解决，延迟成慢性或后遗病，能收得效。㈢防病于未病是最好的办法，故以预防为主，包括消灭环境中的致病因素，经常锻炼身体抵抗能力。

20×25=500　　第 34 页

货号：37—241（文化71.8）

萌芽状态中的病变，其力量尚小，影响尚很微。机体功能损害少，容易调动积极因素，病变也容易被消灭。急性病，虽然已比萌芽状态的病难治，而且来势一般较猛，但时间短，摧逆的面仍较窄，对机体各方面的功能影响仍有限，未致十分危险的。其他继发病未来得及侵入，故比起迁延而成的慢性病，容易治，容易治断根，收效也较快。但总的说来，都不如抓好预防，根本不使疾病侵入，不害病或少害病。预防的办法很多；关于按摩防病，后面有专门论述。但那不仅仅是一个按摩预防的问题。比如，消灭工业污染，预防流行性病菌病毒，带动安全措施，消灭职业病，灭蚊灭蝇灭鼠灭钉螺，防治污水、废水、毒气、病毒，改变饲料食物成份，改变气候环境、地理环境、推行体育锻炼（包括广播操、太极拳之类）等等。这需要有几个基本条件。（一）只有建立的社会主义国家，才能搞好这些。封资修国家的公害问题，人民生活营养、劳动保护问题，根本无法解决。（二）还是路线问题，把医疗卫生工作的重点放到农村，大搞赤脚医生、合作医疗站，城市医生下放，中西医结合等等，只有毛主席的革命路线，才能抓这些。（三）必须大搞群众运动，不是单纯专业医药卫生工作人员所能搞好的，更不是少数专家所能搞好的。（四）还有个科学技术发展过程，例公害问题的解决，就是依靠广大革命群众大搞技术革新，变害为利的。（五）还有个生产力发展的问题，社会主义建设，形成大跃进高潮，物质丰富，生活条件才得到更大的改善。

第六节 手法基本要求：快、准、重、透

本节要求：速度快，见效快，学得快。认病准，部位准，手法准。以透为中心的重。手法服务于治病原则。熟习推拿操作法的运用，熟习医学基本知识，熟练掌握基本手法是基本功。按摩与力学要点及转化作用。

1. 快——包括㈠按摩的动作速度快，选择的部位少；重点明确，因而每一个人次的按摩也快，时间短，单位时间内按摩的人次多。㈡见效快，一般都是立即见临床疗效，总的疗程也要缩短。㈢新按摩法学起来快，一两个钟头就可以学会治几种病。

2. 准——包括㈠认识病因准，确定病灶准。㈡选择按摩部位准。㈢运用的手法准。

3. 重与透——㈠新按摩法的手法，一般说来较重，不重就没有足够的刺激量，达不到治疗目的，或者要费时日，拖延疗程。不比传统按摩，反正没有病，轻些也没关系。但这是与其他按摩比较而言偏重，也是有分寸的重，而不是一味的重。比如虚弱部位，太轻不能活血散瘀，太重会使局部受伤出血，必须适度。又如腹部按摩，轻、中、重振幅各有不同，用途各异，视需要而定。㈡重与透分不开，透是为重要透，就是要求刺激的力到达要求达到的被刺激器官，并获得按病情和治疗方案所需要的刺激量。由于需要刺激的器官，离体表的深度各有不同，有无骨骼掩蔽的情况不同，生长的方向不同，所以用力的量，或重或较重，用力的方向或直或横或斜或单向或来复，皆须针对具体情况的情而定。故"重"要落实到"透"字上，因此明确。如使蛮力过重，肌肤受伤而没有透，结果达不到治疗目的。

4. 新按摩手法特点的几点说明——㈠对按摩的基本手法，我们也做了些改进工作，在中编有专栏

章叙述，这里只提快、准、无、透四项基本要求，也就是四个基本特点。我们认为：只有手法人人可以创造，不必那么呆板照搬，不拘千变万化。但总之应不失其基本要求。要注意：无论何种手法，都必须目的明确地与各项治疗原则结合，服从于各项治疗原则，以达到治疗方案中的某种要求，而不是为手法而手法，不是只求花样翻新。㈢我们的实践体会：手法要快准无透，亦即要多快好省，必须要有现代解剖学、生理学、病理学及中医的经络学基本知识，必须要有唯物辩证的分析能力，并多从临床中熟练对各部位、各种病的用指、用掌方法，才有可能因人、因部位、因病、因反应等的不同，而去权或创造最相适应的手法。故唯物辩证分析能力、医学基本知识、熟练手法三者是基本功。㈣各种手法，从物理的力学观点看，最常用的用力方向是垂直用力与斜向用力（垂直用力又最为基本），由此两者结合，加上循行方位的变化和机体部位的不同，又产生多种不同方式。诸如旋转用力，多点内收用力，向深处较大的体积震荡用力，向四周较宽的面积幅度滚动用力，抖动力，侧压力，牵拉力，反搬力，相向合力，相反分力，内动外不动，外动内不动，大动，小动，……等等。再从受力的机体来说，也不是完全被动地受力：由于其并非无生命之物，故受力以后，不但有被动力即有反动力，而且还有各种复杂的、连锁反应性质的变化。比如，肌肉受了指掌的压力以后，不但会有回弹的力，还有受刺激后调整本身的缩动力和加强本身代谢的反应，还会引起不论相应的胃肠道，又引起相应的内脏的物理力的及化学性的变化。神经、淋巴、体液、各内脏器官无机体各有关联系通路、通过食道与呼吸道进入体内的物质等，都参与了变化。这是非常复杂的科学，目前有关书本还不能完善解释，有待于进一步探讨其究竟。总之，从大概的作用讲，不

订号：72—67 货号：37—241（文化72.9）

外，乃以机械性的力直接排除体内郁滞之物（如积食、瘀血、大便、代谢废物、病理废物等）和通过机械的力刺激机体引起机体内部物理的、化学的变等变化以加强内在功能、打通有关通路、排除、抵抗病魔疾病。我们只要明白和掌握手用力及其变化的大概规律，就可以比较灵活地运用，而不为烦琐哲学所迷乱了。按摩不同于其他医疗技术，主要的特点是依靠物理的"力"刺激机体以达到治疗作用。故对于"力"的研究，非常重要。

第七节 按摩为主配合其他，注意饮食动静得法

本章要点：扩大按摩为主的治疗范围。食物宜忌问题。关于配合其他疗法。动的哲学及动静关系。

1. 扩大按摩为主的治疗范围——我们认为现在用按摩治疗的病的种类，远未达到按摩可以治疗的病的种类，故主张扩大按摩治疗范围，大力推广新按摩法。但是我们也不是按摩万能论者，任何技术都有其局限性。按摩能治好的病，若有能更为方便的疗法，也可以不用按摩而用其他。按摩不能治好的病，当然必须用其他疗法。我们认为按摩治疗的病，应该是：㈠非用按摩不可的病。㈡是可不用按摩，但其他疗法不及按摩又快又好的病。㈢不属于上述两种情况，但在时间、地点、经济方面有特殊情况，最适于用按摩者。如地区边远，时间紧迫，急需抢救，手边又无任何工具和药物，或当时没有人懂得掌握其他相应的医疗技术，或做治疗完全花不起，而按摩仅凭一双手，一般急性病与慢性病均适应，又可以一个不花，那么，在这些情况下也就好用按摩。

2. 关于配合其他疗法——适宜于按摩的病，又有三种情况。第一种是单纯用按摩就可以解决的。据我们的经验，这种情况占多数。第二种情况是以按摩为主，也配合其他疗法。这种情况不很多，但有时也必需。如治高血压，我加用草药，治痔的我加用扎针，治胆道蛔虫返蛔后再用驱虫药，

治大结石症要用化石排石药，等等；第三种情况是以其他治疗手段为主，以按摩为必不可少的辅助手段。这种情况我们很少治，故述从略。接骨以骨科为主，后期功能恢复是以按摩为主，所以不讲这种情况。

3、食物宜忌问题——"脾胃为后天之本"，营养的来源，也就是机体内阴根因素的来源。阴阳根因素而外，物质因素就靠饮食吸收运化。对健康的人来说，也要注意饮食适当，不过饱过饿，不油腻酸辣，不偏食，过凉过烫。不过于单纯。粗细荤素蔬菜，要有多种多样。古人现代人对此有很多经验。对有病的人，如果脾胃虚弱，则加强脾胃是首要的治疗事项之一。所谓饥饿疗法，只在某种特殊的情况下，才具有意义，也可使用。此外，针对不同的具体的病，有具体的食物宜忌。即各种的宜与忌，多少的宜忌，在什么时候吃，什么时候不吃的宜忌。某些病，甚至只靠食物来排除，就可治愈，不需其他治疗。这种食物疗法，在我国有悠久的历史，经验很多，规定得很细致。西医对此虽强调得不如中医利害，但也很注意营养配合治疗。有待我们的研究。在我们治自己的病及给别人治病的过程

贸易：37—241（文化71.8）

中，深入的体会到：恰当的饮食，可以使病情向好的方向转化，加强按摩的效果；而不恰当的饮食，可以使病情向坏的方向转化，削弱甚至完全抵消按摩的疗效。~~有时是无效甚至有害的~~。其实食物，本来也就是药物，中药中~~动植物都入药，有很~~不入药的动植物都是食物。既然是药，药吃得恰当与否，当然影响病情。这里有必要提三个问题：㈠哪些可以吃，哪些必须忌？不能贪嘴，吃不对的，即使不想吃的，也要勉强吃，并吃到足够的份量。为革命而治病，为革命而坚持宜与忌。㈡所谓宜与忌的食物，应该是有科学根据的，而且是有临床依据的。对过去仅凭感觉的宜忌或强调某些个人的习惯性宜忌，应加以扬弃。㈢所谓适宜的饮食，应该是符合工农兵特点的，价廉物美的，而不是封资修的那一套。如地主资产阶级研究的补品，什么燕窝、海参、鹿茸之类，资产阶级营养学家研究的每天牛奶、猪肝、鲜蛋、鸡蛋、植物油多少克，才合乎标准，根本不可能，也不应该。㈣对有些食物的宜忌，是相对的而不是绝对的。绝不能用资产阶级医学家的机械唯物论观点对待。例如一些食物，吃了不利于病，不吃不利于身体营养的需要，也削弱抵抗力，抵抗不了病，最终更不利于病。这就需要取其利而防其弊。例如我的高血压，左手坚持的纸，身体吃了很大的亏，后而不按的话，由按摩及早予以防其弊，大大有利于身体。

(4).动的指导（及动静结合）——动，是指治病要配合身体锻炼。

20×25=500

货号：37—241(文化71.8)

有些人一味强调静养卧床休息，是错误的。㈡人体的各组织各细胞无时不在矛盾发展新陈代谢的运动中，~~[illegible]~~治病的过程又是无时不处在正邪的斗争进程中，即机体功能与疾病作斗争的状态中。因此，实际上不可能有绝对的静。所谓的静，只能是相对地比较而言。锻炼，就是有意识的主动的动，加强新陈代谢，帮助驱邪扶正，使矛盾向有利于健康方面发展。按摩本身就是一种动的疗法，不过由医生按摩，是种被动的动，还需要病员主动的动。被视为用"静"的主要疗法——气功，其实并不是真正的静，而是一种特殊的动，包括调整呼吸、引导经络循行的内动。动，是一种战斗的哲学。一味强调静，是剥削阶级麻痹人们斗志的说教。㈢动，有各种形式，动的量有大有小。健康或比较健康的人结合防病，动的量可以大些。虚弱的人，病重的人，动的量应该小些。结合按摩、广播体操、散步、局部部位锻炼，各种体育锻炼方式，视具体情况而各取所需。体力不胜任的运动，以致病情恶化的例子，也有。我们是同样反对的。"有些部位锻炼结合"，并存在辩证的关系。

第八节：时、地、人等条件的关系，凡属病症方面存在部位的错误，按摩的效果不大

本节要点：误诊的三种范围。关于诊断方法的三大重点即诊的要素和结合。结合人时地特点，注意的问题以及误诊的类型。结合此类病症。病灶位置的错误，按摩的效果不大。

这是一个诊断问题，按摩不像治病，但是不好办的。这个问题前面已有提及，后面也还要提到，这里只谈几个结合之点：

1. 误诊的范围——指我们所见闻的，有个别病例之所以久治不愈，以至死亡，并不是手法不好，也不是由于医生没有掌握好结合

文号：37—241（文化71.8）

办法而是由于误诊。其原因：㈠.现在中西医虽有很多诊断办法，但仍均有其局限性，对于若干病的病因依是无法确定。有些被视为比较可靠适用的办法，其实各家学派尚争论不休，尚于未定之中。故必须大胆而科学地创造、发展诊断办法。一味迷信译本文法本本都是不行的。㈡.已有的比较可信的诊断办法，又并非每个医生都掌握了，不懂装懂，自然而于陷入盲目状态。㈢.即使都掌握了，医生的责任心不强，不细致深入，仅凭自己的经验或病人的主诉作出判断，殊不知自己的经验是有局限性的，而病人的主诉只能涉及他自觉的症状，而未涉及未自己察觉的。即使自觉症状，病人也经常诉说有遗漏，只谈自认为主要的，而致忽略实际非常重要的情况。以这些为根据去分析研究，去作判断，就可能会错，以非病为病，以病为非病，或见其次要而未见其主要，见此枝节而未见其根源病因。误诊必然导致误治。

——关于诊断方法的三要及触诊的重要意义——

(2).中西医诊病的方法很多，大概不外乎三要。一要是从病员主诉或其亲人代诉病状，即问诊。二要是由医生的感觉器官直接从病员身上获得。用眼，叫做视诊或望诊，用耳，叫做听诊或闻诊。用鼻，叫做嗅诊或闻诊。用手，叫做触诊，包括切脉、按、压、叩、触摸等等，查其形状、感觉、温度等。三要是通过物理的化学的间接检查办法，以补感觉器官所不及，实际上是人类感觉器官的一种延长办法。如机体大小、位

货号：37—241(文化71.8)

血、髓析、造影、同位素检查等等。这些方法，都是可用的。问题在于还须要不断改进发展。

这里还要特别提到的是，作为按摩治病来说，触诊是常用的检查办法。不用任何工具，简便易行。而且对不少的病，触诊的结果，往往对判断诊治很重要，有极大的实用价值。有时，我们在没有其他诊断方法的帮助下，也不能更准确地确定病名，但可以确定病灶所在部位，按照按摩治病的原则，来进行治疗，即获得相当好的疗效。有时借触诊还纠正了不少中西医的误诊。今后，我们要不应只用触诊，还希望通过各种诊断方法，掌握更多的病情，有利于战斗。触诊包括捏、按压、揉拨、叩、切脉，以审查其皮肤、肌肉、骨骼、韧带、内脏、脉搏等的形状、位置和宽（高、低等）、温度、湿度、声音、速度等等有无异常状态。再结合其他诊断、临床经验，作出判断。关于触诊，我们找压痛点的经验不少。一般从直接部位、有关神经、经络部位及其他经验所压痛点去找。

（3）注意人、时、地特点——中医历来非常注意气候变化、地方特点、人体素质等等，我们的体会，也觉得非常重要。比如，四川气候潮湿，夹风湿与内外损伤合造成夹风湿者尤多，抵抗力差易于受寒感冒，感冒较久可引起各种病症，而病人自己反以为是感冒之类。已婚妇女多有轻重不同的妇科病，而病员主诉往往没有提到。如此等等，均宜注意。

（4）注意隐蔽病症——不为病人和医生觉察和引起注意的隐蔽病症，有两种

货号：37—241（文化71.8）

特况：一是矛盾发展去到突出的地步，二是表面症状有许多假象，主要矛盾可以掩盖着未发现的次要矛盾，次要矛盾也可能掩盖着未发现的主要矛盾。从现象出发，也常犯错误，何况问病发到连现象也没搞清楚，对明显的病也形成了误诊，何况隐蔽的病。病再隐蔽，总有迹象可寻，关键在于细心探求。

(5)病位不精不偏，按摩效果必大。——关于这个新按摩法，对诊断的要求有个特点，即病灶所在部位，一定要弄清楚，才能获得满意疗效。反过来说，只要把病灶所在部位弄清楚了，即使对是什么病名不清，也照样疗效很好。因为同一部位的病，不管是炎症、细菌性、病毒性，还是功能性或其他什么，只要按照新按摩法的主要原则要点进行按摩，既可消炎、杀菌、解毒、排毒，又可恢复功能。总之是通过那些途径去调动机体内在积极因素，克服疾病。只要手法恰当一点，即可完全避免副作用而收良效。例如：已确定病在胃肠，但搞不清楚是炎症或溃疡病或神经症象，按摩时，用治胃肠病通用手法加强与刺激腹部迷走神经以解除可能有的症象，病灶部位用较轻的刺激，以避免可能有的溃疡出血，就万无一失了。其它类推。这是新按摩法能广泛运用的重要原因之一。这里还必须指出几点：(一)这种方法与中西医的药物治疗对诊断的要求都不同。西医用药，必须首先既确定病灶部位也确定病的具体名称，才能有效。中医用药，不一定确定病灶部位，也不

頁号：37—241(文化71.8)
20×25=500

一定确定炎症、细菌、病毒之类的病名。但要根据八纲、脏腑、六经、营卫气血，确定了病的性质，才能有效。新按摩法则可以在既未按照西医的办法确定什么炎症、细菌、病毒、功能性、器质等具体名称，也未按照中医的辨证办法确定病的性质的情况下，取得疗效。但是，必须弄清病灶部位，才好下手。如前所述，按摩作用的路线，是弄清病灶所在部位的有效办法之一。〔二〕应该指出，这是属于低一级的要求。根据我们的经验，初学按摩的人，特别是文化程度较低的同志，一时弄不清也记不住那么多中西医的病理、病名，也可以不管它。只要弄清病灶所在部位，大胆地进行按摩，一般说来对若干病也可以取得相当好的疗效。成都已故著名一指的按摩名医黄万点，就一字不识，更不懂什么中西医名词术语、解剖生理病理之类。但确实能治好不少的病，包括一些难治之病，即是一例。即使有相当文化的、已非初学而且有相当按摩治病经验的人，在某种情况下，无法确定中西医的病名、性质时，也同样可以在确定了病灶所在部位的情况下，用按摩取得良效。从后面各编有关具体治疗各章的论述中可以看出。同一部位的各种病症，其按摩法有很大的一部分是大致相同的，不同的部分较少，不用也有效。但是，如果要求得高一点，最好按中西医的要求，既确定病灶所在部位，又弄清其是什么样的病，则更有把握。特别是对一些复杂的疑难病症，有更有利于帮助

編号：37—241(東化71.8)

思路、分析和处理办法，也便于总结得更细致些。所以我们在后面有关治疗各章中，也列举了各种病名症状，并简要地介绍了些病理，以西医基本知识为主，也涉及一些中医知识。（三）还应该指出，在少数情况下，连病灶部位也还暂时无法确定，只知道症状。这种情况当然应该从诊断方面予以解决。但在未解决前，不能坐等其解决了才着手治疗，于是也就要按对症治疗。好在按摩刺激的面较广、体积又宽，接触面积大，加上全身按摩，则接触面积更大，因而往往疗效也不错。此外，在标本兼治的情况下，既要按照为病根的病灶部位，也要按症状反应部位的对症治疗。凡此，书中都有介绍。

第四章、加强机体本身战斗力与打通有关通路的十三个要点

本章要点：首先确定病灶位置和病的大体性质。第二步，以病灶区为重点的、从近心端开始的大面积按摩。再其次，以病灶附近区域为重点进行按摩。在某些情况下，病灶本身也是刺激重点。以下再考虑刺激反射点、变形点、麻筋、其他有关神经，这也是普遍使用的。再考虑选择直接刺激有关的脏器、某些经络穴位、汗腺、某些特殊部位，及浸浴、全身按摩法。最后分析效果，总结经验教训。思想工作则贯穿于整个治疗过程中。

如前所述，调动机体内部积极因素去战胜疾病，是按摩治病的总体是多方面调动机体内部积极

因素去战胜疾病的两大主要办法即是加强机体本身战斗力与打通有关通路，两者又不可少，是同时进行的。为此，关于如何具体进行"加强"与"打通"，根据我们的经验，提出十三个要点，加以分章叙述，使读者知道在针对具体病人进行按摩时如何着手。关于这个十三个要点，还必须先作几点说明：(第一)调动积极因素，首先应该是调动医生与病员的思想积极因素，这个积极因素应贯彻于整个治疗过程中，不应与各次技术性要求平列，此内容已见前，故未列入十三次中。(第二)下述十三次要点，都是讲的治疗，没有提预防，但对预防也是同样适用的，只要把"病灶区"改为根据不同地区、季节、不同的人确定的"重点预防疾病假发区域"，各个要点均可用于预防了。至于全身性预防，即是全身性"加强"与打通"，也就是全身性保健按摩。(第三)下述十三次要点，实际上包括三个阶段，即施治前的诊断，施治后的分析效果与总结经验教训和施术进行中的操作次序与如何抓要点。操作次序及要点共计十一次，这十一次又不外两种情况，一种是直接刺激需要加强或打通的组织和需要治疗的有病组织，二种是对直接刺激不到而又需要刺激的组织，根据神经、经络、体液方面有关关系，刺激有关组织以影响那些需要直接刺激的部位，即直接刺激与间接刺激两大法，两者实际上是同时运用的，没有只用一种的情况。而当你的病灶区为几处、多数的

贸号：37—241(文化71.8)

起点与中心。

1. 首先确定病灶位置和病的性质——确定病灶位置和病的性质对按摩治病的重要性，前面已经说了。当一个病人出现在按摩医生面前，第一步就是通过问诊、望诊、触诊及其他诊病方法，弄清其症状与病因。至少的也是必需的，主要者是弄清病灶在什么地方，并大体明确是神经性或器质性的，是新伤或旧伤，才能有着手之处。然后与病员共同研究制订战斗方案，共同进行战斗。

2. 第二步是进行以病灶区为重点的、从近心端开始的大面积按摩。如伤系急性性质，则先进行急救。——(一)为什么先要大面积按摩？因为，机体某个部位之所以出现病灶，正由于那里的抵抗力不强，其他地方的支援力不足或支援的道路不畅通。所以只按摩病灶或病灶区不行，必须大面积地加强与打通神经、体液以及加强各细胞的活动力，才会使血充足、血液的来路与病毒、废物的去路通畅。大面积的按摩揉搓，一般在三种情况下运用：一是在按摩开始时，用以为下一步重点部位刺激的准备；二是在刺激压痛点之前用以减痛（详见刺激压痛点一节）；三是在按摩结尾时，用轻松的大面积揉摩按揉以和缓重刺激后的反应并再次加强与打通病灶周围的大面积组织。故大面积按摩不仅用于开始时，但开始必须用。(二)大面积又为什么必须从近心端开始？近心端包括两种含义：一是接近肌肉中枢神经的一端，如治胸腹部病变从趾尖或指尖开始。二是接近心脏的一端，如治脑部、头部的病，是从脖子乃至肩背开始。两者，除头顶部外，大体按摩方法一致，并不矛盾。从近心端开始，目的是更好地影响神经中枢的调节力和加强静脉血液向心脏回流。静脉血液向心脏回流加强了，动脉血液的流动也会相应地加强。从而兼有去瘀生新的作用。体液循环又是以血液循环为主的。关于此点，在中篇述时该一章中还要讲。（三）从近心端开始的大面积按摩，又为什么要以病灶区为终点呢？因为那样才容易影响病灶。不然，全身那么大的面积，到底按哪个大面积，岂不是太盲目吗！（四）属于急救性质的解除剧痛，首先是抓救解或止痛，而不是大面积按摩。处理方法与此不同，所以不能一概而论。

3. 身上某个部位以紧接病灶的部位为重点进行按摩。在某些情况下，病灶本身也是直接刺激的重点。——从近心端开始的大面积"加强"和"打通"以后，要立即紧接病灶的部位或连同病灶本身进行重点刺激，以缩短相接，促成加强对细菌、病毒的吞噬与解除和对瘀血、废物的排除。但要直接而迅速。刺激压痛点与其他有关神经，也很多时候是在病灶附近不远处去找。我们在这里需取穴的是少数部位。例如治疗尿道结石的疼痛，以小腹病灶区及附近的腹沟、盆腔会阴为重点。其余类推。至于对病灶本身刺激与否，则视情况而定。如挫伤合并炎症、恶性炎症

贸号：37—241(文化71.8)

了。所以必须刺激，而对敌的全副跌打作战，就一定不能刺激。体表浅痛可不能刺激，而骨肺内层深痛，则可通过适当手法以力透过腹壁、骨肺表面给以一定刺激，以收去痛生新之效。此外，有些病灶部位为骨骼所掩蔽的，如肺、脑的病，无法直接刺激到，只好用间接刺激法。

以上1—3各要点，对任何病都需要，并按在前的来次序应用。以下4—12之九条，有些是通常必用（如刺激压痛点及有关神经），有的是依临床时诊断情况选择应用。至于此操作次序的安排法，除急救者外，一般都是排在进行了第1、2两项以后，与第3项的先后及是否，按诊断情况而定。

4. 刺激压痛点、变形点以加强内在战斗力和打通道路，并达到用减痛法——所谓压痛点，不是病员自觉的痛点（它则病员自觉的痛点，有时也有压痛，也可能是阿是点，但我们这里指的压痛点），而是医生加以压、揉、按拿反应出来的痛点。这种痛，不同于机械损伤痛，也不同于医生指拿其正常部位的反应出来的痛，而是一种奇特的痛，或奇特的酸痛，或奇特的酸胀感。这种情况，可由与正常部位的压痛之不同相比较而得。肌肉敏带处的变形点，也是指的由医生触摸而得异乎正常的变形点，而不是指病员一般容易自己察觉的瘤子、痞块、骨骼畸形等变形物。一般说来，压、揉、按拿这种变形点也有一定的奇特的酸痛感，故很多时候变形点与压痛点有一致性（痛点部位也多变形，变形处一般也多痛。但是这里所谓的

京字：37-241（京化71.8）

压痛点，变形点，不是病灶，而是机体某部的某种疾病在体表的特殊敏感反应点。可以说，一般的病都可以在体表找到这种反应点。利用压痛点、变形点，不但可以帮助诊断，而且可以治疗许多疾病。这是其他人和我们的临床经验所多次证实了的。其原理可能是由于其与病灶有联络的神经的、体液的、其他未知循行通路的某种内在联系，所以刺激它可以调动相应的内在积极性和调整相应的通路以战胜疾病。压痛点、变形点的位置，可能在与病灶有关的经络、神经路线上，也可能在关系不大的部位，经验正在积累与提高中。

必须指出：刺激压痛点治病时，病人有些痛感，有时难以忍受。应该想办法减痛。㈠新按摩法的速度本来快，可以缩短痛的时间。㈡手法由轻入重，使病员逐渐适应，勿骤然加重；㈢先在压痛点周围推压按揉以活血化瘀，疏通经络，然后再刺激压痛点，则其痛可减轻。不过，要有点痛，正如病员要想战胜敌人，自己也得付出一定代价。长痛不如短痛。事实证明，多按摩几次，就不那么痛了。到那时，按摩轻了，病人还不满意。尤其慢性病是如此。

（5）弹拨麻筋以加强内在战斗力和调整有关通路——麻筋属于运动神经干或运动神经丝及其分枝。即桡侧丝神经、坐骨神经、股神经、胫骨神经的某些节段处弹拨之，有电触样麻感达于四肢末梢，故称麻筋。这种手法常用于很多内外科病。运动神经不直接通达内脏；弹拨麻筋之所以不仅能治四肢病，也能治内脏病，是因为：㈠神经纤维某种受强烈刺激后，可以两侧传导。弹拨麻筋，出现电流一方面向四肢端传导，一方面向高级神经中枢

订号：72—67 货号：37—241（文化72.9）

代谢，加强大脑的机能，促进良性循环，增加抗体与营养液的数量并加强其功能。③通过反向传递使其影响进入内脏，以调整内脏功能和打通通路。这个办法虽似新医疗法的穴位强刺激法，不过不用割开肌肤。弹拨的程度很小，即刺激量弱，视病情需要而定。

(6).刺激其他有关神经以加强内在机能和打通通路——其他有关神经，指除此压痛点以外的与病灶有关的神经。这也是必须的而且不可忽视。按摩着力于人体，除了刺激到皮肤、肌肉、血液、淋巴、骨骼而外，也必然要刺激到遍布于全身的神经，起到相应的作用。此外如：就节段分布神经学说，迷走神经、脑神经对治内脏病，末梢神经敏感压对敏锐迷不能，各中枢对治头目病，三叉神经对治目、鼻、上颌病，等等，均需要常常刺激之。其原理是能加强大脑的机能以改善病状，理由同前；又直接调整有关内脏机能。

(7).直接刺激内脏器官以加强内在机能和打通通路——不但有病的内脏需要用适度的手法直接刺激之，也刺激相关内脏。中枢神经的病，五官、四肢的病，也要直接刺激内脏。因为中枢神经指挥着内脏，各内脏各又反作用于中枢神经，各内脏之间又相互影响。按摩所直接刺激到的内脏，包括透过软腹壁直压到的胃、肠、膀胱、腹腔内生殖器，和侧压到的肝胆脾，透过体表却但不深之骨骼遮隔的肾及附睾、

貨号：37—241(文化71.8)

饮下腺、咽喉等。刺激的目的是活血化瘀，加强其运动、分泌、腺体吸收、代谢、排泄等功能。

(8) 加强汗腺的分泌、排泄——即中医的汗法。机体通过汗腺，可以排泄和全身的水份、废物和热毒。若汗腺不畅通，会引起疾病，或加重疾病。故凡汗腺不通引起的病，或高热退烧，常用汗法。其详细办法见中编的本节治法。至于保健，可用全身按摩法。

(9) 刺激某些经络穴位——我很少用经络穴位。一方面由于不很熟习经络穴位，另一方面我按摩的面积很广，非一二穴位所能包括。但有时也用很少一部份，如：心跳过速用神门速见一线；胸腹疼痛加用内关；胃肠病加用足三里；肝胆病加用右侧的肝胆穴等。

(10) 刺激某些特殊部位——人体的构造非常复杂，现代科学对之仍有许多问题未弄得十分清楚。除解剖学、生理学上的神经、循环、呼吸系统及内分泌系统中的经络系统而外，也许还有其他什么系统与生理机能尚未被认知。因此，有可能的部位，用之治病有效，而用各系统的关系去解释都嫌勉强。如拨动脚内侧大肌（缝匠肌的一部份），对急胃、急性乳腺炎、盆腔淋巴结核、食积与黄疸都有效，尤值得研究。这个问题提在这里商量，我们体会不多。

(11) 温法——中医有所谓寒症，包括范围较广。其中有些症不能用现代医学解释。如寒痹、自觉发冷的肢体冷、虚寒等，而量其体温，并无变化。但确实是

20×25=500
货号：37—241(文化71.8)

病，需用温法解决。我常用的办法是大搓、大揉、弓搓、弓揉、快搓快揉。对神经、循环、汗腺、内呼吸均有加强和打通之功，生温祛寒、止痛，往往立时见效。

(12)必要时用全身按摩——一般说来，全身按摩费时费事，我们很少用。少数病情复杂、品种多，病人极虚，局部按摩无效或效差等情况，我们也常用全身按摩，即全身性加强各器官功能和调整有关通路，详见中编全身通路法。

(13)每次、每阶段、每病例治完毕后，立即检查效果，总结经验教训——㈠新按摩法的特点之一是见效快，不仅可以缩短整个疗程，而且一般说来是每次按摩后立即见效。特别是对很多急性病，几分钟按摩后，即使不是痊愈，也是大大缓解。对慢性病，按摩一次后，起码是有舒松得多的感觉。如果没有这些效果，应立即研究治疗方案是否有问题，包括所确定的部位，所选择的手法，是否合适。即时改弦更张，另订方案。但不要轻易放弃。除确实需要其他办法治疗、必须转找有关医院医生的除外，都不要以不负责任的办法推出去了事。㈡对一般病，最好能首先确定病灶所在部位，疾病性质，那么按摩能不能治，按摩的方案如何，都便于确定，效果也可以预期。在某种特殊情况下，例如说按摩诊病法的经验不能确定病灶部位，当时当地又无其他诊断方法可以配合，或虽有其他诊断配合，也无法确诊，权威、专家等都定为无名病。这种情况，按摩也要治。办法是采取治这类症状的经验手法，看效果，一套不灵，再用另一套。如对原因不明的发热，用感冒退烧手法，无效，再用上、中、下退退烧手法，无效，再用全身退烧手法。因为事物总是不断向前发展，经验也是不断积累，我们用新按摩法治病的具体方案与手法，几乎每月每日，甚至对每人都有不同的改变，原因是在不断根据实践效果，摸索总结每一方案，每一手法的适应性及其变化，不如此，是无法继续提高的，吃老本怎么能行。

第五章 新按摩疗法的优点

(1).适应症广，效果好，又安全，一般不出事故，无副作用。这两点，可列为各种最优秀疗法之一，而无愧色。

(2).作用于人体的部位广泛，运用易于灵活，因而可以用多种方法从多方面去调动人体内部积极因素，防御内外疾病。这一点是一般所谓的优秀疗法所不易作到的。

(3).只凭一双手，简便易行，无需药，不择地可行。适用于战场之地、乡间农村边远地区，也适合于国外隐蔽，有战时有时需往返，需支援，宜急救，宜慢性病，并宜一些尖端病。总之，符合备战需要，符合医疗卫生工作面向农村、面向广大群众，符合节约建国，符合总路线精神。这一点，一般医疗法不能相比。

(4).易学、易懂、易运用，便于推广，便于掀起群众性防治运动。从七、八岁以上起至百岁老人，都可学用，以治几十种病，包括常见病和少数尖端病。而且只需学几天至十天半月。全国可在短期内有成亿的人学

订号：72—67 货号：37—241（文化72.9）

会。这就不光是节约问题，而是具有重大的战略意义。

(二)许多病不去医院，不去单位，不找专业半专业医务人员，自己找穴位，家中人按摩，同事之间按摩即可解决。成仙人成了医生，中国全人类的医疗卫生保健工作，健康状况必将出现新纪元，史无前例的历史时期。

(三)在这种情况下，必将促成各项医疗方法的大发展，创造超国际世界的新医学。

(三)医疗技术是文化的一项，为广大劳动人民所掌握，也就是文化还家，文化翻身的一项重要内容。这是具有阶级意义，也是有助于消灭体力、脑力劳动之间的差别的。

(四)有利于社会主义建设，有利于备战。

(5)这项技术，不但适宜于普及，也适宜于提高。它不但可以用来攻若干尖端病例，它本身的治疗原理，如经络别论，是医学领域至今学者推崇的新的尖端问题，涉及的方面比"针灸"还要广，如加以研究、落实，就会发现许多世界几千年的解剖学、生理学、病理学、治疗学的新领域、新结论，推动世界医学的发展。

新按摩疗法的有的优点（如简便，亦推广）为世行独具，有的优点，其它方法也可能具有，但不如此全面。

但是，这些优点要得到充分发挥，需必须有下列条件：

订号：72—67 货号：37—241（文化72.9）

（1）这个方法具有许多优点的萌芽，但还有待于成熟，必须用马恩列斯毛主席的哲学思想为指导，由广大革命人民加以大力创造发挥。

（2）它只能依赖我国优良的社会制度，即依赖无产阶级领导的工农联盟为基础的无产阶级专政政权的坚强领导、推动。

（3）它也不能一科独进，必须也必然要与各项医疗技术相辅而行，并收相互促进之功，以共同进入新的高度。

（4）它的发展过程必然是一个尖锐复杂的斗争过程，与形形色色的唯心主义机械唯物论作斗争，与习惯势力作斗争，与钻研者自己的错误思想作斗争。

订号：72—67 货号：37—241（文化72.9）

中编：常见病的新按摩疗法

本编根据本人临床经验所介绍对各种常见病的内外各病的预防与治疗的具体按摩法。人体各部位的解剖位置生理作用与按摩的关系，按摩的基本手法，都是按摩防病治病的基本功，故首先简单介绍，列为第一、二章。对人体各部分的运动法，即调动各部位内部积极因素以防病治病的运用法，也是基本功，故列为第三章。第四至十二共九章，分别介绍对各病的具体按摩法。我们的按摩以部位为主，同部位间的器官的各种病病按摩法大同而小异，故采用的疾病分类法不同于一般中西医，而是按主要病灶所在部位分别分为：头颈部的器官疾病、胸腔的器官疾病、腹腔的器官疾病。其余发于全身任何部位的病，则分别为血循、风湿、肌肉萎缩、新旧损伤外科疾病共章。每章有防、有治。对各病的病也列举常见病因症状以备认病与制订方案参考。

这里须指出两点：（第一）是由从这些具体治疗经验中，总结出了上编的各项防治原则与要点，那些原则与要点，又反过来指导具体的各病防治法。但二者毕竟还有差异。凡本编叙述有遗漏处，请参考上编的原则与要点加以补充。（第二）是本编原则与具体方法，皆从本人经验得来，当然并不完善。各人在有了一定基础时，可以改进、创造、发展，勿为框框所局限。

※ ※ ※

貨号：37—241（文化71.8）

第一章：人体各器官的解剖位置、生理作用及其与按摩的关系

按摩治病，是依靠双手刺激机体的某些部位。故不知人体解剖位置、生长情况、生理作用、相互之间的关系、病理关系，则无法确定病灶到底在什么地方，也无法拟出治疗原则与要点确定施治部位、施治手法，也不能随时掌握病情的变化和随其变化改变治疗方案。也不能明确按摩对机体产生的具体作用，也就不会明白为什么许多被视为按摩禁忌的病乃至一般中西医都认为不治难治之病，而经按摩可以治，一句话，就是难以掌握按摩防病治病的主动权。即使有临床经验的按摩医生也很容易局限于自己接触范围内能治的一些病。所以我们在上编中指出：解剖学、生理学、病理学是新按摩法的重要基础知识之一。关于病理，将在具体治疗各章中作一些叙述，本章则根据有关资料及本人体会着重说明人体主要器官的解剖位置、名称、生理作用及其与按摩的关系。并加绘插图，以便对照。由于手边能找到的资料有限，我本身又缺乏专业知识，加以不能写得太细，因而解说与附图都不完善，可能有错误，希有这方面知识的人或书籍作者，指出缺点、错误，自行阅读有关资料。而又由于引用现代医学的解剖与生理等专业知识较多，对一些文化程度较低的读者来说，又可能阅读起来比较困难，那么就请先着重看看附图及阅读有关与按摩的关系的那部分，以便实用。

货号：37—241(文化71.8)

人体体表部位名称图（正面图1）、（背

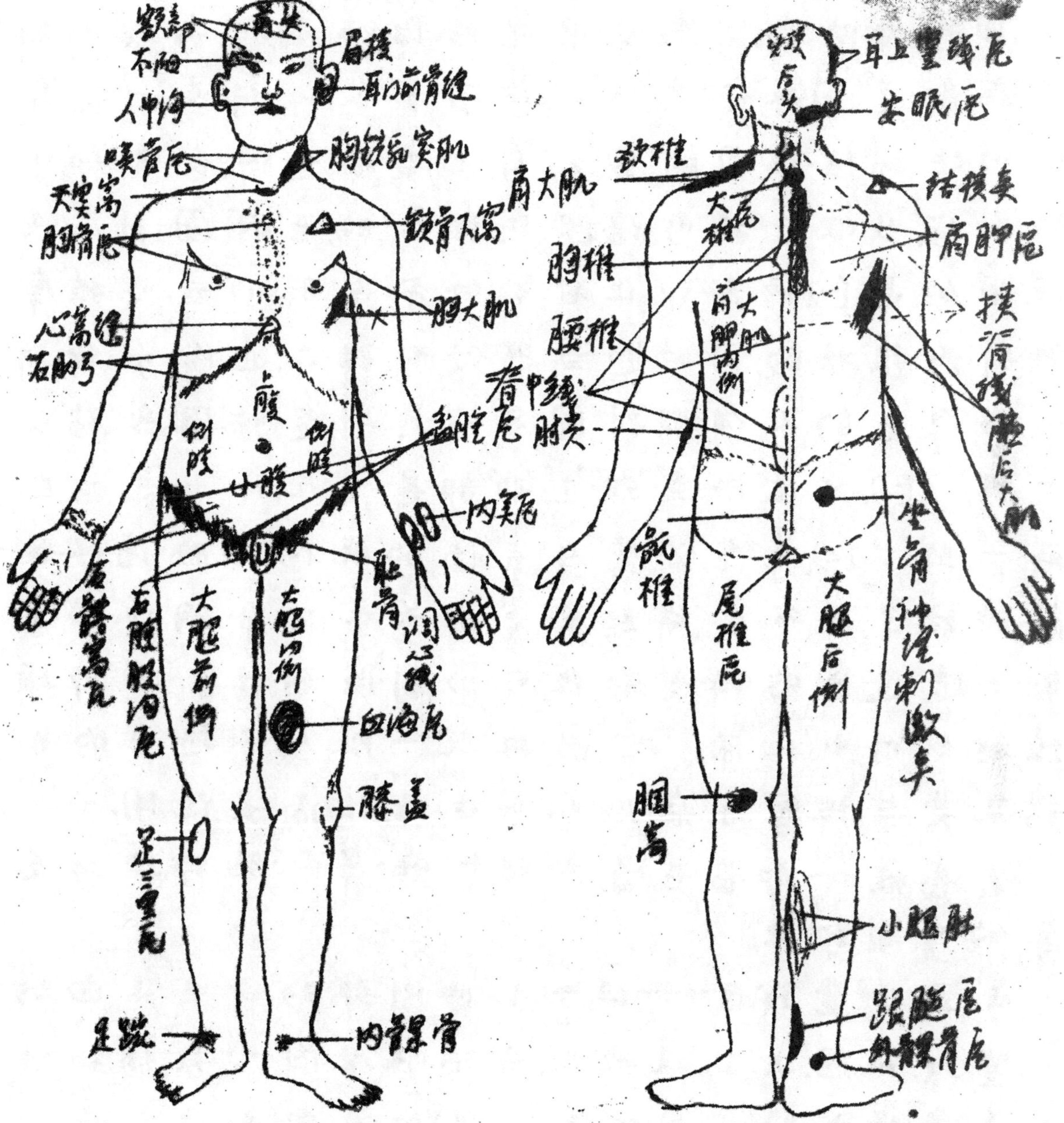

会阴穴（图4）

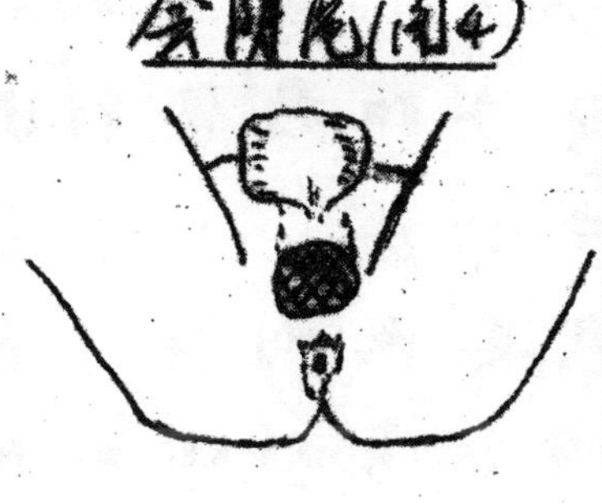

颈部（图3）

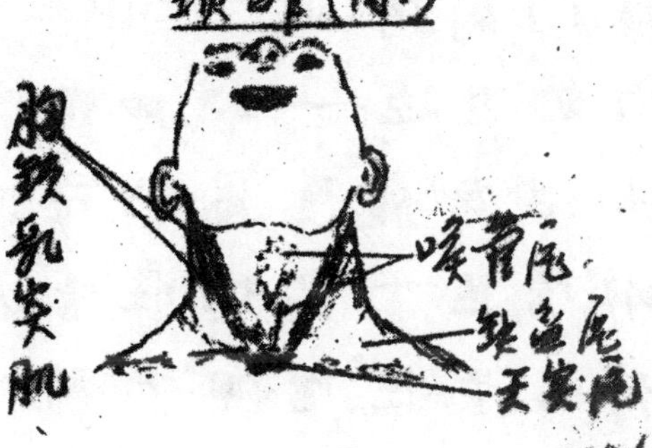

第一节 人体体表部位名称及其与按摩防病、治病的关系

用按摩防病、治病，不论是防治体表的病或内脏的病，都是用双手或器械作用于人体体表一定部位，以达到防、治目的。因之，有必要确定体表各部位的名称，以便于指明论述。所有名称见附图(1)。应该说明的是：(一)体表部位名称的命名，我们是以按摩经验为根据的，同时适当照顾到群众通俗易懂，所以与常见的人体解剖图名称或针灸挂图名称不一样。(二)所说的"点""线""区""部"，都是一片，而不是一点或一线。(三)本节必需与后面的肌肉、内脏、循环、颈筋、神经等各节合併起来互相参看，才能明白按摩的力透过这些体表部位可以刺激到什么内部组织，起到什么作用。下面再就一般人不熟习的名称及其与按摩防病治病的关系，作简要说明：

1. 眉棱——即眉毛骨，为治眼病、鼻病、脑神经病症等的重要部位。

2. 耳上竖线区——位于头两侧部的耳尖上面的一竖线，如图。上下揉搓之，为治喉管内壁炎痛和清上焦热(横膈膜以上叫上焦)的重要手法之一。

3. 耳门前骨缝——即正当耳门前面的那块骨头靠耳门的边边一线。如有耳病和感冒，刺激它，有奇痛感，为治耳病、感冒的重点部位。

4. 喉管区——包括喉管及其两侧整个前颈部，内容物有气管、食管、甲状腺、甲状旁腺、颈动脉、颌下腺

帝机体外方、咽、喉丛神经、迷走神经、膈神经、颈中神经节、颈丛神经等，作为头颈部器官疾病、上焦中焦内脏器官病，均于此区域有压痛反应。为防治头颈部器官、胸腔器官、腹腔上中部器官、上肢等部疾病的主要区域。寒热感冒、上呼吸道感染等，更是常用。

5. 天突区——在喉管下部之前，胸骨柄之上两锁骨交接处。针灸的天突穴，指的这个窝窝，我们按摩时，不是刺激窝之内的肌肉，而是掐拨附着于此处骨上及附近的一些韧带。为预防、诊查、治疗喉部、呼吸系统疾病的重点部位。

6. 锁骨——俗称缺盆骨，《简易推拿法》的宽喉法，即向下反推拨此骨，可以治咽喉梗阻。锁骨上有韧带，对上焦病有一定敏感。掐拨之对上焦病有一定作用。

7. 锁骨下窝——即锁骨边的下陷区，是针灸的云门区。为诊查与防治肺部各种疾病的重点部位。

8. 肋壁区——即夹窝直下一线几肋间。掐拨其肋缝中，对心肺病的诊查与治疗，相当敏感。

9. 心窝缝——在胸盖骨下端以下，相当于剑突部及其两侧肋沿，俗称心窝。诊查与防治肝、胃等病常用之。

10. 盆腔区——包括整个盆腔骨上沿即小腹下边及两侧边的骨头边缘。掐拨时必须掐拨附着于该骨边缘的韧带。为诊查与防治泌尿系统、男女生殖系统疾病的重点区域。

11.右髂窝——其所在部位，可参看胸腹脏器图(7)。右髂窝正当右腹股沟上面，阑尾炎之下。为防治阑尾炎的主要部位。

12.腹股沟区——即小腹与大腿结合处的沟，又叫大腿沟，实即盆腔区的一部份，其治疗作用与盆腔区同。

13.血海区——在大腿内侧的下部，膝内上一大片，见图(1)。为检查与防治男、女生殖系病的重要部位。(男生殖系统病，包括遗精、早泄、阳萎等；女生殖系统病，即各种妇科病)据介绍，血海区还有止内脏出血，治血热湿疹的作用。

14.脐区——即以脐为中心的一片，以掌压、分轻、中、重三种程度揉动，其波动力或压揉力可分别达于胸腔、腹腔有关内脏，防治有关疾病。

15.小腹区——即中医的少腹部位。内有小肠、泌尿、生殖器官。点压、揉可检查和防治疗有关疾病。

16.膀胱区——在耻骨上面、小腹最下面。点、压、揉之治小儿遗尿与小便次数过多。

17.足三里区——小腿前外侧，膝盖骨下沿之下四横指起至八横指止一线，包括针灸的足三里、阑尾穴、下垂等穴。为检查与防治胃肠病的重要部位，也可治一些下肢疾病。

18.承山区——即小腿肚，拿捏之，治胃、肠病有一定疗效。此外，有人用以治急黄疸者有效。

19.调心线——部位的取法是：左手掌向上，从掌右横纹外侧（小指后那一边）起，向上约二寸长一段，相当于针灸穴位的神门、阴郄、通里、神道一线。用重手法点压、揉推，作为防治心绞痛、心跳过速、胸闷、心慌胸难受的主要手法，故称调心线。只用左手，不用右手。

20. 内关区——在腕横纹后两大筋之间约二寸长一段。按摩手法宜重，用点压、推揉，主治心胸病及上腹绞痛，效为重要。

21. 安眠区——自耳垂揉后起至后颈窝大筋外侧止一线，此一线在耳后高骨下，相当于针灸的翳风、医明、安眠$_2$、风池一线。用点压、推、揉，凡失眠、多梦皆有疼痛反应，为医治此两种病的主要部位之一。

22. 结核点——胸一椎旁开四横指左右，肩胛上沿陷中取穴，如图(2)。主治结核病。

23. 大椎区——以颈七椎与胸一椎之间的大椎穴为中心，旁及定喘、平喘诸穴，以掌根压、揉之。主治感冒、喘咳、及上焦以上多种疾病。

24. 脊中线——即脊柱正中棘突一线。按摩不能直接刺激此线督脉各穴，但通过压、推、揉、搬、摇，可以影响内部神经、经络，矫正畸形，主治脊柱损伤、劳伤风湿，对内脏病亦可给与一定影响。又可通过捏脊法，对小儿疳积及成人消化不良、神经衰弱，据别人介绍，均有一定疗效。

25. 肩胛区——即肩胛骨区域，重点在揉拨中线下部的几根韧带。感冒、肩背风湿、乳腺炎、胃病等均有奇痛反应。(据有人经验，胃病反应重点在左肩胛)。亦即治此等病重点之一。又，肩胛骨内、外侧边缘下部，亦有压痛反应点。其主治之病，可能与上述相同，我们正在探索中。

26. 肩胛内侧大肌——为斜方肌的一部分，沿肩胛内上沿而下，夹脊，至肩胛内下缘止。所谓拿闩、拿塞头、扣背板筋，都是指的这个肌肉。据介绍，拿拨之，对感冒、呼吸道病、腹胀、乳腺炎、颈淋巴结核、痼疾等，均有一定疗效。

27. 肩大肌——即肩部大肌群。拿捏之，对肩颈疾病及感冒有一定疗效。

28. 扶脊线——我们用这一线，比华佗夹脊长，大体同于新医疗法的扶脊各穴。从颈一椎起，经胸椎、腰椎至骶椎两侧五分处一线。其中各段作用又有所不同，详见神经部分，因较复杂，此处不重复。

29. 膀胱经线——针灸的膀胱经起足至头，很长。在背上又有两线。而我们按摩用的也就是这里所指的，仅仅是脊柱两侧鼓起的两埂肌肉。从针灸的经络学说讲，此两埂肌肉上，有通连各内脏的有关俞穴，从神经学说讲，此处的神经也可通过反射、交通支通连内脏，故治内脏病揉拨之。

30. 尾椎区——揉搓尾椎骨尖，主治便秘。据成都名按摩医生黄子良谈，拨尾椎两侧细韧带，治痼疾有效。

31. 会阴区——在肛门与外生殖器之间，以揉拨会阴阜中及其周围之韧带为主，特别是外生殖器下的韧带。为治男、女泌尿系统、生殖系统疾病的要点之一。

32. 男外生殖器——包括睾丸、副睾、阴囊、阴茎等部位。治气包卵，于送回并入阴囊之小肿后，常揉捏附睾及其韧带等以活血化瘀、消炎。尿路感染，亦常揉捏阴茎以消炎、止痛。遗精、阳萎，亦可适当刺激之。

33. 背区——指整个背部，大推大揉，可以生温、祛寒、活血化瘀、除风湿。

34. 坐骨神经刺激点——在骶椎侧，骨的圆形陷凹处，有筋。从此处刺激坐骨神经，致足跳为佳。主治下肢疾患。

35. 眉中筋——此筋横连眉头陷中，向上经额内斜行至顶角。为精神神经官能症的主要部位。多于眉中或稍上处弹拨之。亦用以防、治神经官能症及目疾。

36. 太阳区——即以太阳穴为中心的一大片，有三叉神经及面神经。大面积揉拨，为治目疾、感冒、头昏、头痛等所常用。

37. 头顶区——包括正中顶部及前顶。大推大揉，治感冒、头昏、头痛。抽、癫痫、昏厥有良效。

38. 胸三线——即整个胸部，大体分三线按摩。包括正中胸盖骨一线及两侧各一线。正中胸盖骨一线又实际上包括胸骨中线和两边与肋骨接头处两线。从上到下揉拨之，或加往两边分推（即宽胸法，也

全身肌肉示意图

(正面图5)　　(背面图6)

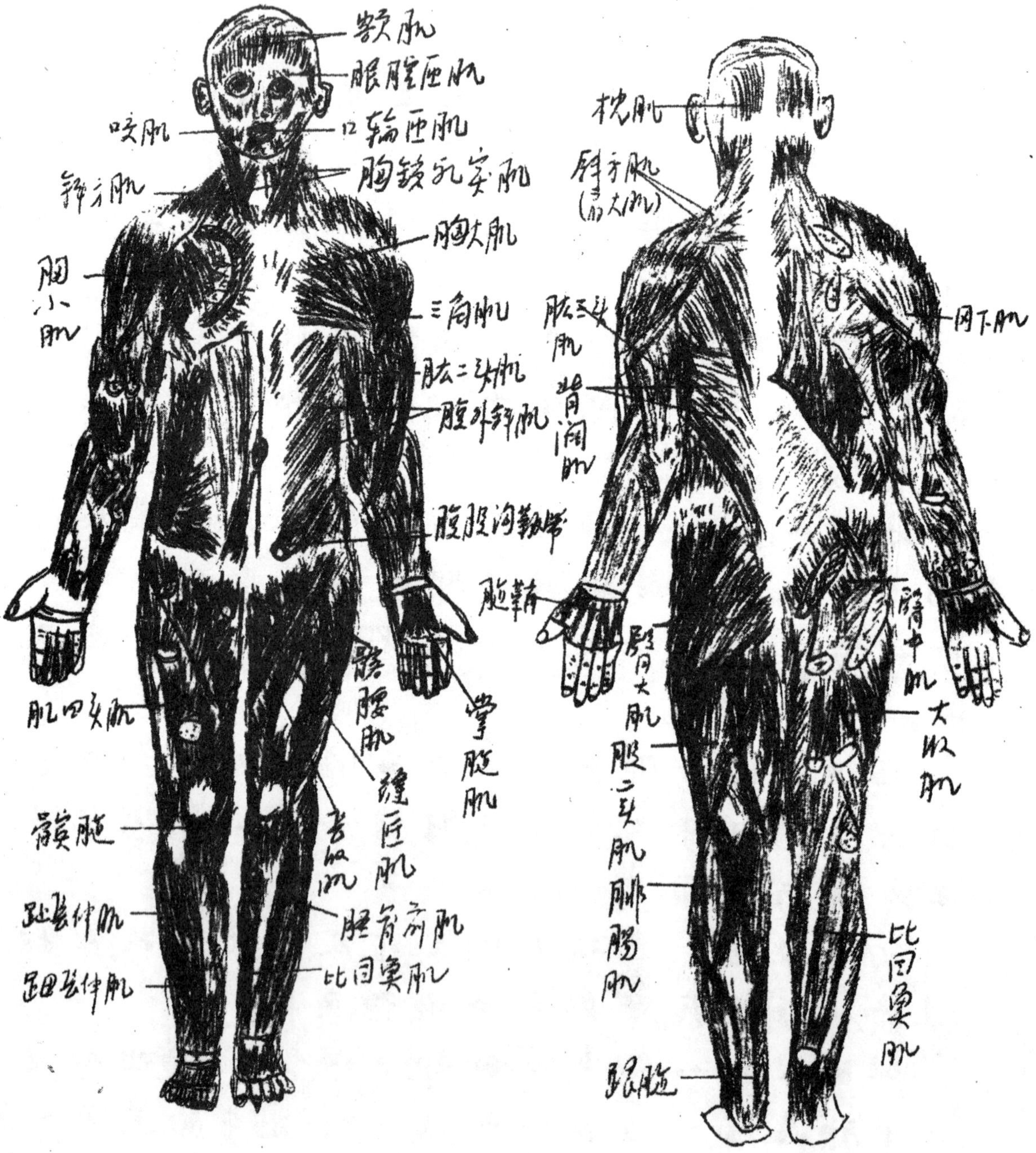

上肢肌肉起止及作用

肌肉				起点	止点	作用
肩带肌			三角肌	肩胛冈及锁骨外端	肱骨三角肌粗隆	外展上臂：三角肌前部纤维助屈和内旋肱骨，后部纤维助伸及外旋肱骨。
			冈上肌	冈上窝	肱骨大结节上部	
			冈下肌	冈下窝	肱骨〃〃〃中〃	外旋肱骨
			小圆肌		〃〃〃〃下〃	
			大圆肌	肩胛骨下角的背面	〃〃小〃嵴	内收及内旋肱骨
			肩胛下肌	肩胛下窝	〃〃小〃〃	
上臂肌	前群		肱二头肌	长头：肩胛骨盂上粗隆。短头：肩胛骨喙突	桡骨粗隆	屈上臂和前臂，并为有力的旋后肌
			喙肱肌	〃〃〃〃〃	肱骨中部偏内	助肱二头肌屈和内收上臂
			肱肌	肱骨下半部的前面	尺骨粗隆	助肱二头肌屈前臂
	后群		肱三头肌	长头：肩胛骨盂下粗隆 外侧头 内侧头 }：肱骨背面	尺骨鹰嘴	伸前臂，并助内收上臂
前臂肌	前群	浅层	肱桡肌	肱骨外上髁上方	桡骨茎突	屈前臂
			旋前圆肌	肱骨内上髁　前臂筋膜	桡骨外侧面中部	〃〃〃，前臂旋前
			桡侧腕屈肌		第二掌骨底	屈腕、手外展、前臂旋前
			掌长肌		掌腱膜	〃〃，紧张掌腱膜
			尺侧腕屈肌		豌豆骨	〃〃，手内收
		中层	指浅屈肌	肱骨内上髁	以四腱止于2～5指第二节指骨底的两缘	屈2～5指的中节指骨，屈指掌关节及腕关节。
		深层	拇长屈肌	桡尺骨上端前面和骨间膜	拇指末节指骨底	屈拇指末节指骨
			指深屈肌		以四腱止于第2～5指末节指骨底	屈第2～5指末节指骨，屈腕
			旋前方肌	尺骨下端的掌面	桡骨下端掌面	前臂旋前
	后群	浅层	桡侧腕长伸肌	肱骨外上髁		
			桡侧腕短伸肌			
			指总伸肌			
			小指固有伸肌			
			尺侧腕伸肌			
		深层	旋后肌	〃〃〃		
			拇长展肌	桡、尺骨背面和骨间膜		伸拇指，助手外展
			拇短伸肌			
			拇长伸肌			
			食指固有伸肌		食指第二节指骨	伸食指

下肢肌起止和作用

肌肉			起点	止点	作用
髋肌	前群	髂腰肌	腰大肌：腰椎侧面和横突；髂肌：髂窝	股骨小转子	屈及外旋大腿，下肢固定时使盆骨和躯干前屈
	后群	臀大肌	髂骨翼外面和骶骨背面	股骨臀肌粗隆	伸及外旋大腿，下肢固定时伸直躯干，防止躯干前倾
					~~外展大腿，前部纤维可内旋大腿，后部纤维可外旋大腿~~
		臀中肌	髂骨背面	股骨大转子	外展大腿，前部纤维可内旋大腿，后部纤维可外旋大腿
		臀小肌			
		阔筋膜张肌	髂前上棘	胫骨外侧髁	紧张髂胫束，屈大腿，伸小腿
		梨状肌	骶骨前面的侧部	股骨大转子内侧面	
		闭孔内肌	闭孔膜内面	转子窝	
		股方肌	坐骨结节	转子间嵴	
		闭孔外肌	闭孔膜外面	转子窝	
大腿肌	前群	缝匠肌	髂前上棘	胫骨上端的内侧面	屈小腿，并使已屈的小腿内旋
		股四头肌	股直肌：髂前下棘 股中间肌：股骨体前面 股内肌、股外肌：股骨嵴的内外侧唇	通过髌骨及髌韧带止于胫骨粗隆	伸小腿，股直肌还可屈大腿
	内侧群	耻骨肌	耻骨支及坐骨支前面	股骨嵴	内收大腿并稍使大腿外旋，股薄肌协助屈小腿并使小腿内旋
		长收肌			
		短收肌			
		大收肌			
		股薄肌		胫骨上端的内侧	
	后群	股二头肌	长头：坐骨结节 短头：股骨嵴中部	腓骨小头	当骨盆固定时，可以屈小腿和伸大腿。小腿固定时，协同臀大肌伸躯干。
		半腱肌	坐骨结节	胫骨上端内侧	
		半膜肌			
小腿肌	前群	胫骨前肌	胫腓骨上端和骨间膜	第一楔骨和第一跖骨底	使足背屈、内翻足心
		趾长伸肌		以四腱止于第2～5趾	伸趾、使足背屈
		腓骨第三肌		第五跖骨底	
		拇长伸肌		拇趾末节趾骨	
	外侧群	腓骨长肌	腓骨	第一跖骨底	外翻足心，使足跖屈
		腓骨短肌		第五跖骨底	
	后群 浅层	腓肠肌	以二头分别起自股骨的内、外上髁	三个肌头会合，续于跟腱，止于跟骨结节	使足跖屈（上提足跟），站立时固定踝关节，防止身体前倾
		比目鱼肌	胫腓骨的上端		
	深层	腘肌	股骨外上髁	胫骨腘线以上骨面	屈膝、内旋小腿
		胫骨后肌	胫腓骨后面及骨间膜	舟骨、楔骨、第1～3跖骨底	使足跖屈，内翻足心，并加强足弓
		拇长屈肌		拇指末节趾骨	屈趾，协助足跖屈，内翻足心，加强足弓
		趾长屈肌		以四腱止于第2～5趾跖侧面	

背浅肌起止

肌肉		起点	止点	作用
第一层	斜方肌	枕外隆凸、全部颈椎和胸椎的棘突	锁骨肩峰端、肩峰及肩胛冈	拉肩胛骨向上、向下或向中线靠拢
	背阔肌	第7~12胸椎、全部腰椎的棘突、骶中嵴及髂嵴	肱骨小结节嵴	内收、内旋和后伸肱骨.
第二层	肩胛提肌	第1~4颈椎横突	肩胛骨内侧角	上提肩胛骨
	菱形肌	第6、7颈椎和1~4胸椎的棘突	肩胛骨脊柱缘	拉肩胛骨向上和向内
第三层	上后锯肌	第6、7颈椎和第1、2胸椎的棘突	第2~5肋	提肋，助吸气
	下后锯肌	第11、12胸椎和第1、2腰椎的棘突	第9~12肋	降下位肋骨，并固定其肋，助吸气.

背深肌起止

肌肉		起点	止点	作用
长肌	夹肌	项韧带和上部胸椎的棘突	乳突和第1~3颈椎的横突	使头颈向同侧回旋，并使头颈后仰
	骶棘肌 1. 髂肋肌 2. 最长肌 3. 棘肌	骶骨背面和髂嵴的后部	髂肋肌止于肋骨；最长肌止于横突和乳突；棘肌止于棘突	仰头并后伸脊柱
短肌	横突棘肌	下位椎骨的横突	上位椎骨的棘突	后伸及回旋脊柱
	横突间肌	只见于颈部和腰部，起止于相邻的横突		使脊柱侧屈
	棘突间肌	只见于颈部和腰部，起止于相邻的棘突		后伸脊柱
	肋提肌	只见于胸部，起于横突，止于下位肋骨		提肋

胸肌起止

肌肉		起点	止点	作用
胸上肢肌	胸大肌	锁骨内侧半的前面，胸骨及第2~7肋软骨	肱骨大结节嵴	内收和内旋肱骨。起止点互换位时，可以提肋助吸气
	胸小肌	第3~5肋骨	肩胛骨喙突	拉肩胛骨向前下方。起止点互换位时，可以提肋助吸气。
	锁骨下肌	第1肋	锁骨	固定胸锁关节，拉锁骨向下及向内
	前锯肌	第1~9肋骨	肩胛骨脊柱缘	拉肩胛骨向前，并使下角外旋。肩胛骨固定时，可以提肋助吸气
胸固有肌	肋间外肌	肋骨的下缘	下一肋骨的上缘	提肋，助吸气
	肋间内肌	〃 〃 〃 上 〃	〃 〃 〃 〃 下 〃	降 〃 〃 呼 〃
	胸横肌	胸骨下部	第2~6肋	

腹肌起止及作用

肌肉		起点	止点	作用
前外侧群	腹外斜肌	下8肋的外面	髂嵴和白线	前屈、侧屈和向对侧旋转脊柱，还可降肋助呼气，增加腹压。
	〃内〃〃	胸腰筋膜、髂嵴、腹股沟韧带外侧2/3	下3肋和白线	前屈、侧屈和向同侧旋转脊柱，还可降肋助呼气，增加腹压。
	〃横肌	下6肋的内面、胸腰筋膜、髂嵴、腹股沟韧带外侧1/2	白线	缩小腹腔，增加腹压。
	〃直〃	胸骨剑突、第5～7肋软骨的外面	耻骨联合和耻骨结节之间	使脊柱前屈，降肋助呼气，增加腹压。
后群	腰方肌	髂嵴	第12肋和第1～4腰椎的横突	降第12肋，并使腰椎侧屈。

颈肌起止点及作用

肌肉			起点	止点	作用
颈浅肌		颈阔肌	胸大肌和三角肌筋膜	口角皮肤	拉口角向下，使颈部皮肤出现皱褶。
		胸锁乳突肌	胸骨柄、锁骨的胸骨端	乳突	一侧收缩，使头向同侧倾斜，脸向对侧回旋。二侧收缩，使头后仰。头部固定时，使胸廓上提，助深吸气。
舌骨诸肌	舌骨下肌群	胸骨舌骨肌	胸骨柄的后面	舌骨体下缘	下拉舌骨。其中胸骨甲状肌使喉向下移动。舌骨固定时，甲状舌骨肌使喉向上移动。
		胸骨甲状肌	〃	甲状软骨斜线	
		甲状舌骨肌	甲状软骨斜线	舌骨体及大角	
		肩胛舌骨肌	肩胛骨上缘	舌骨体	
	舌骨上肌群	二腹肌	后腹：乳突后内方。前〃：二腹肌窝。	二腹肌于中间腱，借滑车系于舌骨体	上提舌骨。如舌骨固定时，二腹肌、下颌舌骨肌、颏舌骨肌可拉下颌骨向下。
		茎突舌骨肌	茎突	舌骨体	
		下颌舌骨肌	颌舌线	〃	×××× ××××
		颏舌骨肌	颏棘	〃	
颈深肌	外侧群	前斜角肌	颈椎横突	第一肋骨	上提第1～2肋，助深吸气。如肋骨固定，两侧同时收缩，使颈椎前屈。一侧收缩，使颈椎侧屈。
		中〃〃〃		〃〃〃〃	
		后〃〃〃		〃二〃〃	
	内侧群	颈长肌	位于颈椎的前面		颈椎前屈、头前俯
		头〃〃			

头肌起止点和作用

肌肉			起点	止点	作用
表情肌	颅顶肌	额肌	额部皮下		扬眉，使前额横起皱纹
		枕肌	枕〃〃〃		固定帽状腱膜
	眼轮匝肌	眶部	眶部周围		使眼睑闭合，向下拉额部皮肤，与额肌对抗。
		睑部	上下眼睑皮下		牵引睑内侧韧带扩大泪囊，促使泪液流入鼻腔
		泪囊部	泪囊的后面		
	口周围肌	上唇方肌	上唇上方		
		颧肌			
		犬牙肌			拉口角和下唇向下
		下唇方肌	下唇下方		
		三角肌			
		颊肌			
咀嚼肌		咬肌	颧弓的下缘和内面	下颌支的外面和咬肌粗隆	
		颞肌	颞窝	下颌骨的喙突	
		翼内肌	翼突窝	翼肌粗隆	
		翼外肌			

叶腋胸八卦)，有时也加拿捏胸大肌，开胸、顺气，并主治喉、心肺、肝胆、胸胁腔诸疾病。

31. 其他——有关从体表可刺激到的病筋部位，即臂丛神经、股神经、坐骨神经及其分枝，详见神经部分，此处不重复。有关从体表可刺激到内脏的部位，详见内脏部分，此处亦从略。四肢部位除治四肢本身病变外，治内脏病我从四肢取穴较少，故介绍得比较简单。

第二节 人体肌肉及其与按摩防病治病的关系

肌肉，包括骨肌、心肌及平滑肌。即包括附于骨骼的外部肌肉和心脏肌肉与其他内脏肌肉。但一般习惯所说的肌肉是指的体腔外部附于骨骼的骨肌，又名横纹肌或随意肌。通俗的说法，也有人笼统将其叫做筋或板筋。我们画的附图(5)、(6)及此处的说明，都是指的这种肌肉。其形状大都是纺锤形，其两端称为肌腱，肌腱与骨由关节韧带相连接。一切对外运动(包括创造一切的劳动)，均由这种肌肉所完成。人活着就是要劳动、运动，从这种意义上讲，可以说各内脏的功能，都是为肌肉的运动功能服务，们去创造一切。从生理上讲，这些肌肉也与神经、经络、体液循环、内脏有互相影响、不可分割的关系。肌肉受它们的指挥或营养，肌肉的代谢活动又反过来影响它们。从按摩治病来说，又是直接接触的体表，不可能不触及肌肉。因此，无论治肌肉本身的疾病或内脏疾病，不能不考虑着手部位的肌肉形状、走向及其与骨骼、神经主干、分枝、血管、内脏等等的关系。关于相关的神经、血管等问题，详见后面有关各节，这里只说明几个问题。

1. 肌肉的形状、走向与按摩手法的关系——肌肉少的地方，如头部，只宜搓摩揉搓、点压，不能捏拿；肌肉多、体积适度的地方，如臀部、背部、四肢、腓大肌、腿侧带肌部，既可搓摩揉搓点压，又可捏拿；肌肉多而体积大的地方如臀部，也捏拿不起，适于点压、揉、拍打、弹拨。必用于肌肉韧带成腱成条的地方，而且用力的方向必须与肌肉的走向成一定的角度，不能平行；分筋理气、解决肌肉粘连，必须弄清相邻粘连两筋的走向、粘连位置，以便着手；腹壁肌的面积宽，又无骨骼遮挡，如目的在于内脏，适宜于垂直用力与用波动力；目的在刺激肌肉本身，适宜推、搓、揉、捏、拿、拨、拍打肌肉本身；目的在刺激肌肉深部之神经、内脏等，则宜透过或撇开肌肉以达到刺激目的，此为"外不动、内动"手法之一种；体表肌均被皮肤遮盖，如目的在刺激肌肉而非皮肤，则宜对皮肤固定在一点，揉动内部肌肉，以免伤皮肤，此为"外不动内动"（当然外面也在动，不过这种手法时内刺激大些）。如此等等，须酌情处理，其余类推。

2. 肌肉本身的疾病——据我们临床所见的，有由风湿侵袭引起的肌肉疼痛和肌肉发硬；运动过度导致的肌肉疲倦无力；扭闪、失枕、重压等使肌肉

货号：37—241(文化71.8)

延伸或压缩过甚引起的疼痛（坐枕也有由神经痉挛引起的），闭合性肌肉损伤内出血所引起的肿胀疼痛，开放性破皮伤肉并被细菌感染所引起的发炎、红肿、化脓，感染导致的肌肉疮毒，炎症渗出液所引起的肌肉粘连，病毒导致的肌肉中毒，[illegible]神经、或血管受伤（包括外伤、脑炎、灰白质炎）所致的肌肉萎缩，先天性的某部肌肉发育不良，营养不良及其他慢性病所造成的全身性肌肉消瘦等等。总之，这些病都与相关的神经和血液循环有关，有些病也与某些内脏有关。为此，按摩治疗这些病时，必须明确是哪一条或哪一部分肌肉有病，这条或这部分肌肉又与哪条神经、血管或哪个内脏有关，采取相应的刺激该神经、内脏及活血化瘀等手法以治疗之。

3. 通常的人，把肌肉的肌腹、肌腱、腱鞘和韧带、筋膜、以及一些神经干、某些血管，都叫做筋。所谓粗筋、腱子肉，一般都属于肌肉，至于其他一些提着都是筋筋的东西，就不一定全属肌肉。如麻筋是神筋，软部要肌后凹的筋筋，就又有神经，又有血管，关节附近的筋筋，则肌腱、神经、血管、筋膜、韧带都有。肌肉、神经、血管等在此及后面有专节叙述。韧带、筋膜则在此附带谈一谈。两者对有关骨骼或其他器官起连接作用、或起固定作用、缓冲作用、保护作用。也像肌肉一样，风湿、感染、损伤、血循不良、神经出问题，可使其受病、变形（伸长或缩短）、发硬、损伤、疼痛等，从而使其所连接、固定、保护、缓冲的骨节、器官的位置、功能也

货号：37—241（文化71.8）

发生问题。治疗原则为不外刺激有关神经与活血化瘀及运动的活动所连结的器官。

4. 骨骼对某些内脏起保护作用，红骨髓具造血功能，骨骼又对全身起支架作用，对肌肉的运动起杠杆作用。与骨连结组织、肌肉共同构成运动器官。在运动中起被动作用。骨与骨之间的连接，分直接连结、半关节连结与关节连接三种，故关节与骨骼不可分。骨外面有骨膜，具丰富的神经、血管、成骨细胞等，保护、营养骨骼，并能新生骨成长。影响骨骼的成长与功能的除个人生活、职业等而外，有神经、血液循环、垂体前叶内分泌腺、肌肉神经、血管、外物等的局部压迫等等。金创、跌打、细菌等均可使骨成病。故治骨骼本身的病变或调整骨的功能，除抓对有关的神经、血循和排除外因外，要针对具体的需要抓对关节、着节韧带、结缔组织的按摩，对骨膜的刺激。对再生障碍性贫血、白血球减少或增多等病，要抓对红骨髓所在部位的刺激。骨骼本身的病变，包括椎间盘突出、骨结核、骨质增生等中、西医认为难治不治之病，按摩均具有很好疗效，而且有些病还只有按摩疗法可愈。

5. 关于皮肤，毋附带叙述于此。皮肤覆盖于肌肉、骨骼、韧带表面，起保护作用，为抵抗外界侵袭的第一道防线。皮肤表面分布了很多汗腺，通过有汗与无汗排泄，排出水分和部分代谢废物。皮肤分布了许多微细血管、淋巴管。还分布了许多神经神经末梢，

货号：37—241（文化71.8）

胸腹腔四官(图8).

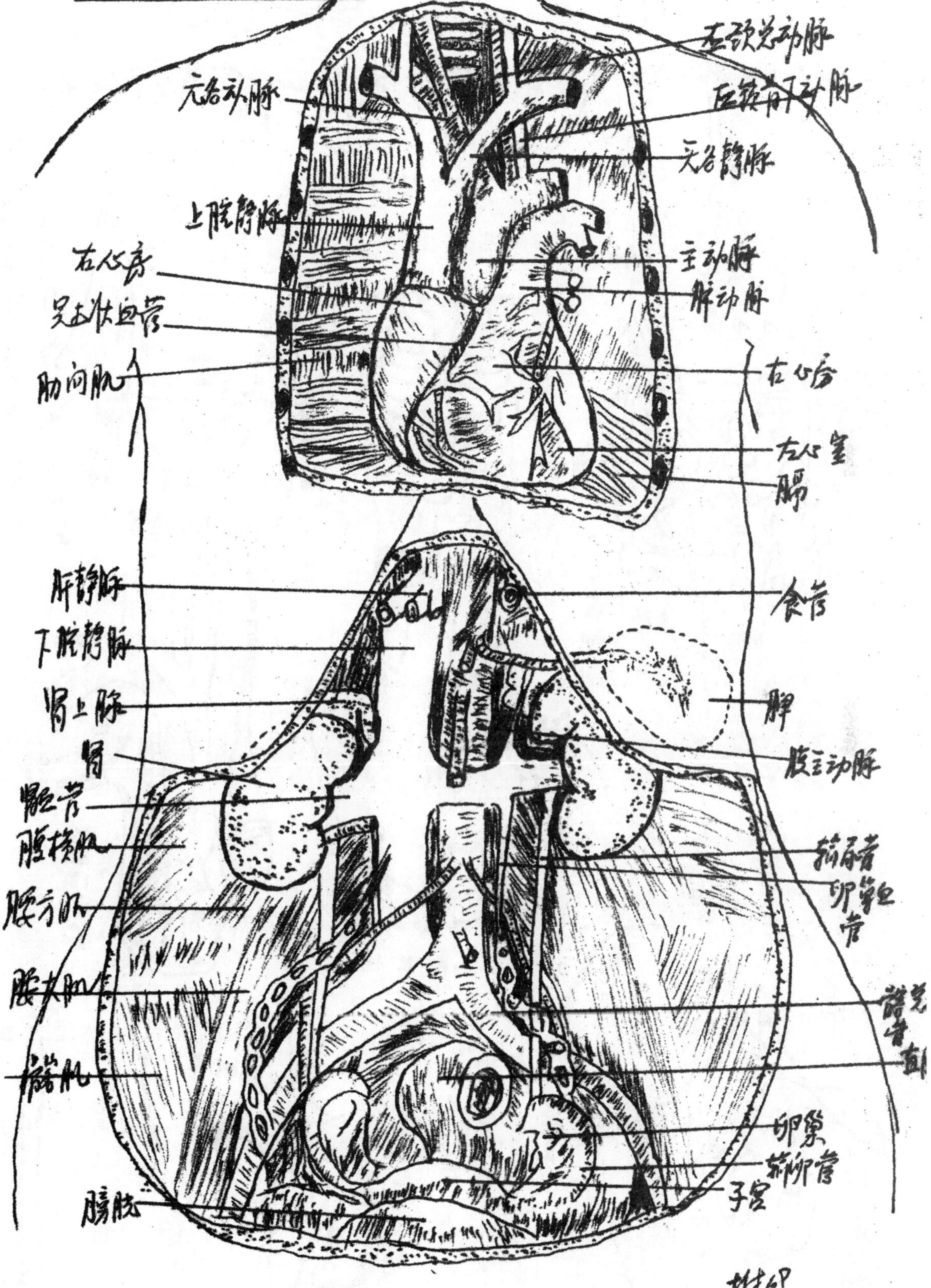
左颈总动脉
无名动脉
无名静脉
上腔静脉
右心房
主动脉
肺动脉
冠状血管
肋间肌
左心房
左心室
膈
肝静脉
食管
下腔静脉
脾
肾上腺
肾
腹主动脉
腹横肌
腰方肌
腰大肌
髂肌
卵巢
输卵管
子宫
膀胱

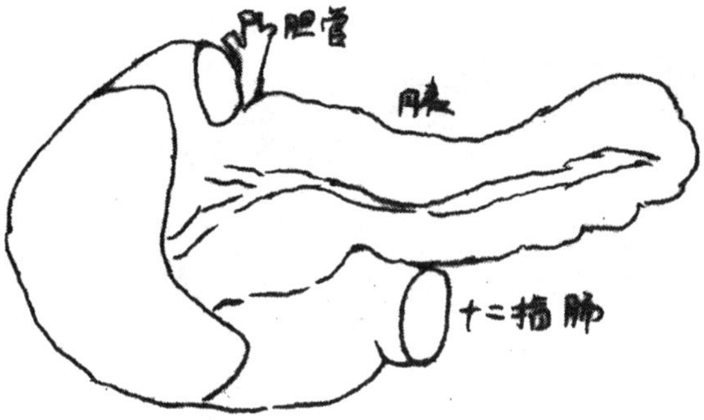

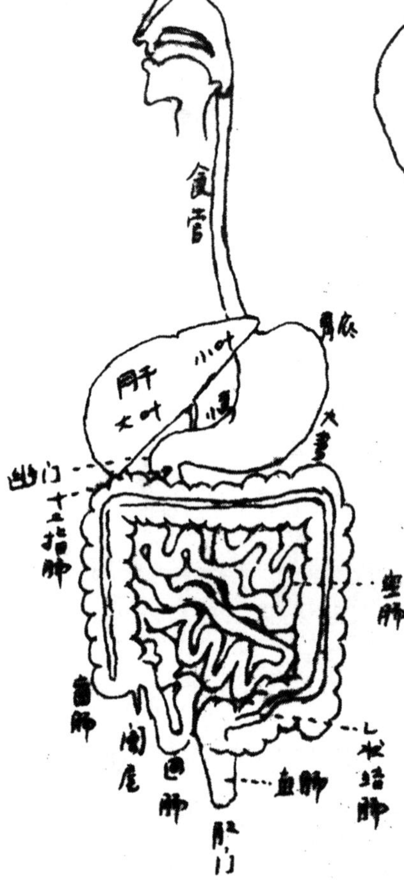

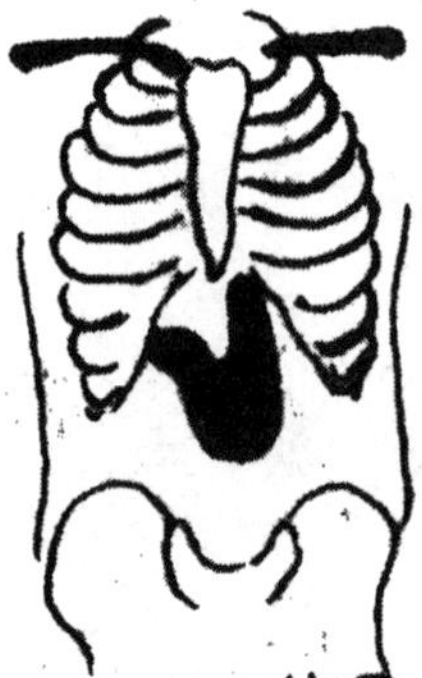

正常胃位置

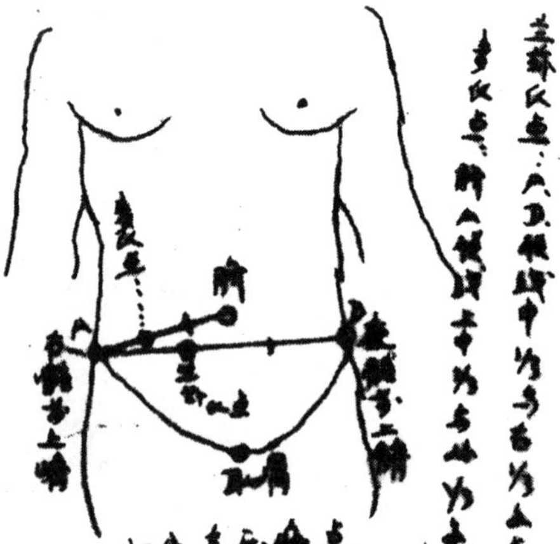

阑尾炎压痛点

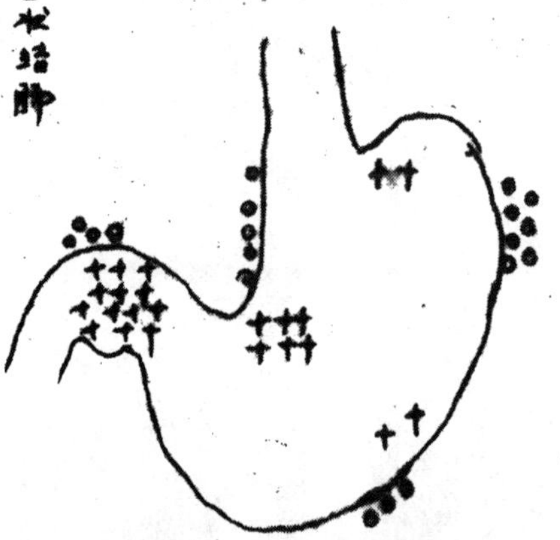

十. 胃癌好发部位
O. 周围的淋巴结

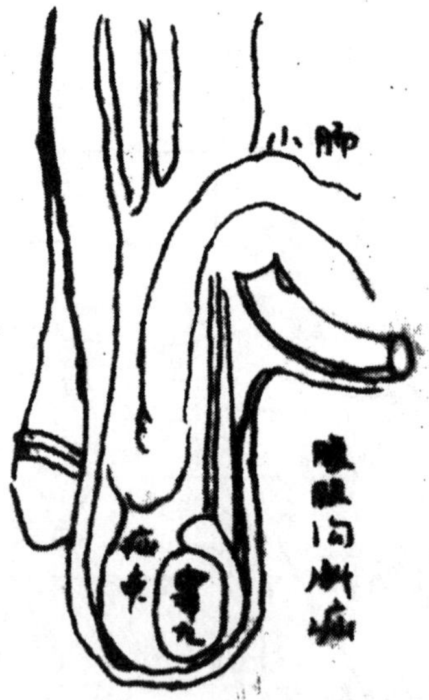

胃的位置图

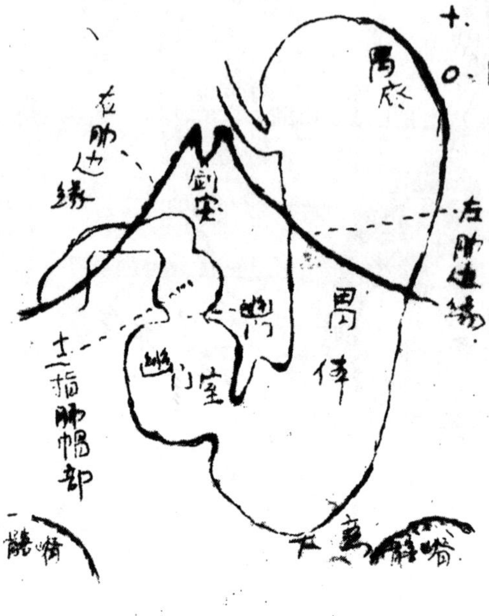

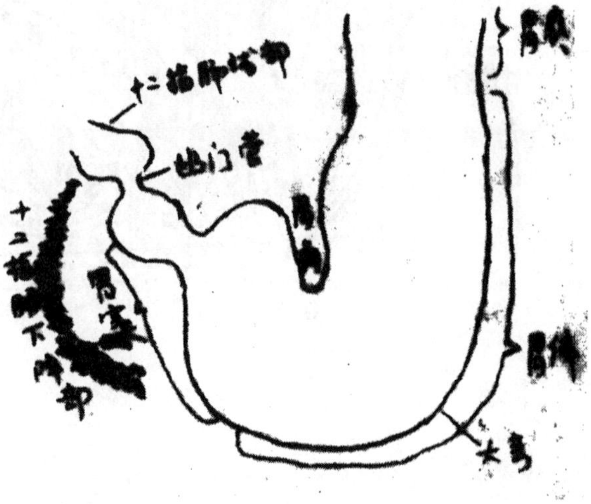

附图7、胸腹脏器官图

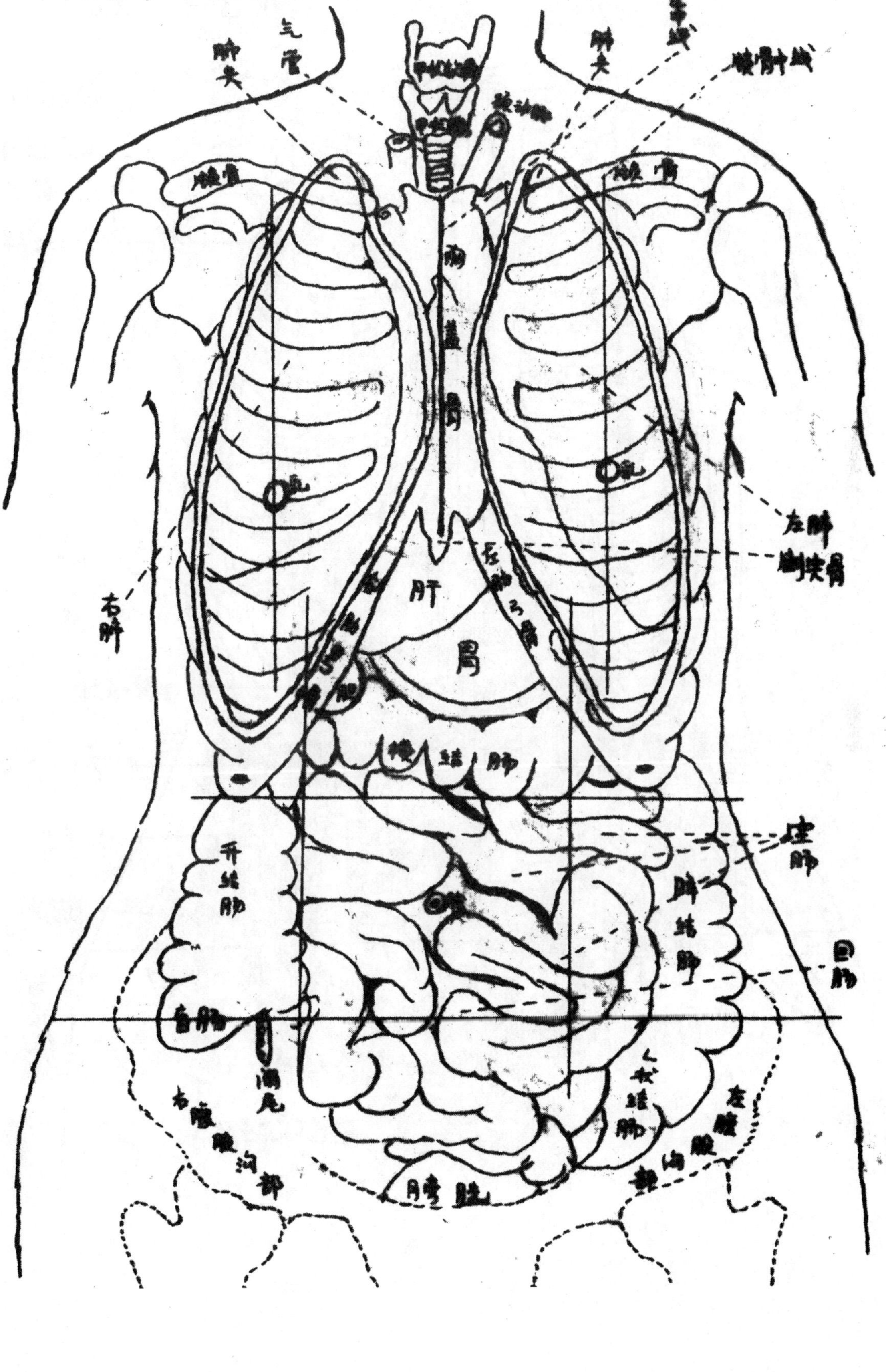

气管
肺尖
肺尖
锁骨中线
锁骨
锁骨
胸骨
右肺
左肺
剑突骨
肝
胃
横结肠
升结肠
降结肠
空肠
回肠
盲肠
阑尾
乙状结肠
右腹股沟部
左腹股沟部
膀胱

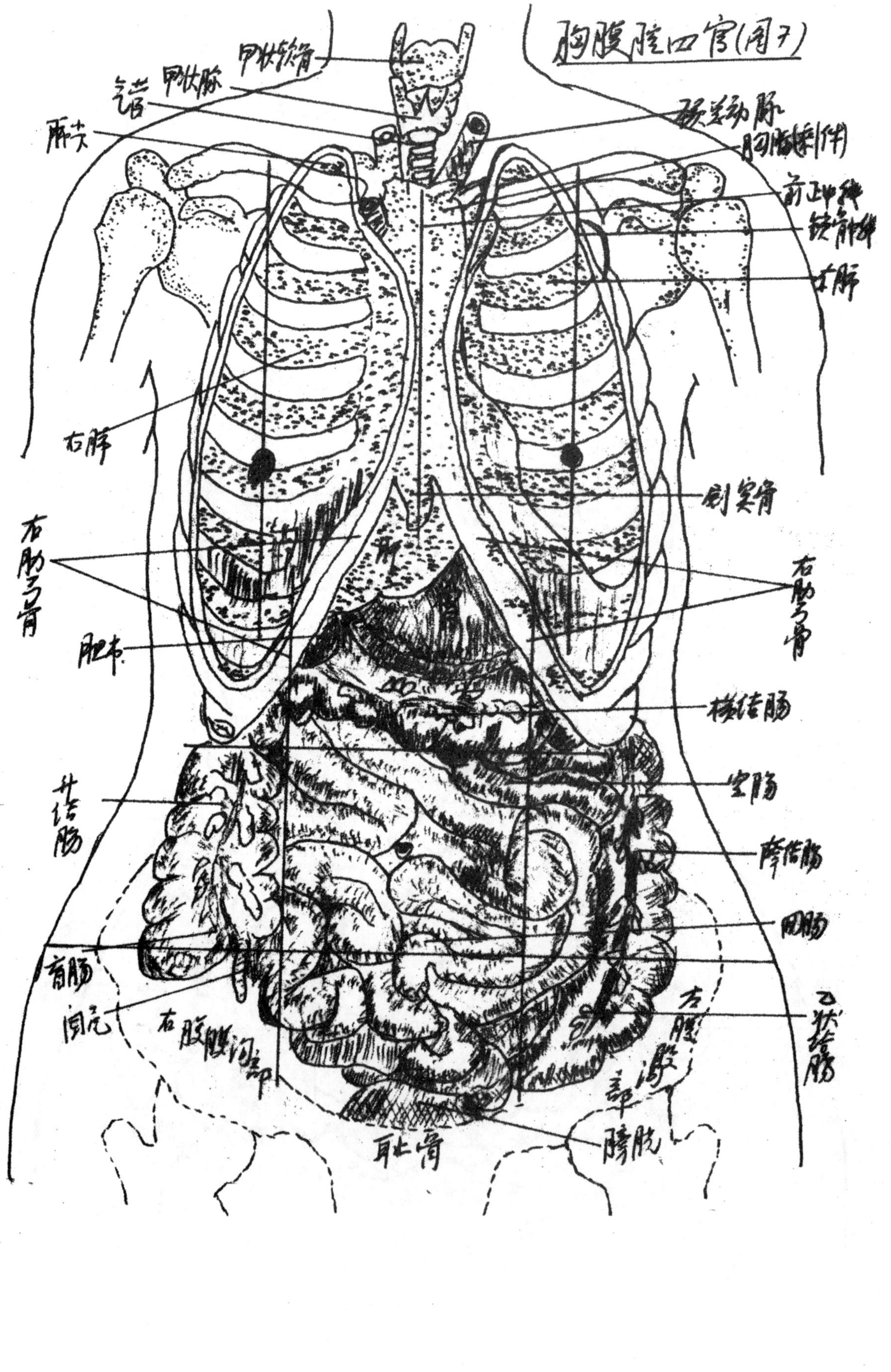
胸腹腔器官(图7)
甲状软骨
甲状腺
气管
肺尖
颈总动脉
胸腺(残件)
前正中线
锁骨中线
左肺
右肺
剑突骨
肝
右肋弓骨
左肋弓骨
胆
胃
横结肠
空肠
升结肠
降结肠
回肠
盲肠
阑尾
右腹股沟部
左腹股沟部
乙状结肠
膀胱
耻骨

各排泄器官排出物或所解之毒

器官	排泄物或所解之毒
肾	代谢尾产物(二氧化碳、尿素、尿酸、肌酸酐、硫酸、磷酸、胆色素)。热能 毒物(毒药、微生物所产生的毒素、大肠内残物腐化所产生的酚、吲哚等毒物，排泄出去，去毒或改变为无毒物质。) 过剩的养料(水、盐类、维生素、葡萄糖等) (肾可以排出或解除以上三类，但不一定包括每类中的所有物质。)
皮肤	热能
汗腺	热能、水分、盐类、一小部分代谢尾产物。
肺	二氧化碳、未被吸收的氧、氮及稀有气体、水份、热能、挥发性药物
大肠	食物中不能消化吸收的残渣(植物纤维、硬皮物、果物、剩余的食物)。残物腐化产生物(见上)。肠粘膜排泄物、肠粘膜脱落的上皮、流出之白细胞、粘液、细菌、由胆来的胆色素、细菌作用产生物(即残物腐化产生物，见上，还有硫化氢，为蛋白质腐败而产生)。钙、磷
唾液	汞、碘化钾、铅、肾功能障碍不能排出尿素时，唾液中可以出现大量尿素。糖尿病者可见葡萄糖。狂犬病人病毒、肺结核病人细菌、肝炎病毒，均可出现。
肝	胆色素(血红蛋白代谢尾产物)。大肠腐败产物如吲哚，经吸收入血至肝结合成无毒物由尿排出。苯甲酸亦如是。蛋白代谢中肝把氨合作尿素以解氨毒。少数激素由肝分成他物从胆汁或粪中排出。

正常人尿及血浆成分浓度的比较

	血浆中浓度百分比	尿中浓度百分比	尿中较血浆中的浓缩倍数
水	90~93	95~97	—
蛋白和其他胶体物、脂肪	7~9	0	—
葡萄糖	0.1	0	—
尿素	0.03	2	60
尿酸	0.002	0.05	25
Na^+	0.32	0.35	1
K^+	0.02	0.15	7
Ca^+	0.008	0.015	2
Mg^{++}	0.0025	0.006	2
Cl^-	0.37	0.6	1.5
$PO_4^{=}$	0.009	0.27	30
$SO_4^{=}$	0.002	0.18	90
肌酸酐	0.001	0.10	100

必需氨基酸与非必需氨基酸

八种			
苏氨酸	甘氨酸	谷氨酸	三碘甲状腺氨酸
缬〃〃	丙氨〃	天门冬〃〃	四〃〃〃〃〃〃(即甲状腺素)
亮〃〃	丝〃〃	组〃〃	
异亮〃〃	半胱〃〃	精〃〃	
	〃〃〃	鸟〃〃	
蛋〃〃	酪〃〃	瓜〃〃	
苯丙〃〃	脯〃〃	天门冬酰胺	
色〃〃	羟〃〃〃	谷氨〃〃	

貨号: 37—241(文化71.8)

消化液

起作用物	来源	作用处所	水解作用对象	水解后产物
唾液淀粉酶	唾液腺	口腔	淀粉	麦芽糖
胰淀粉酶	胰腺	小肠	〃〃	〃〃〃
麦芽糖酶	胰和小肠	〃〃	麦芽糖	葡萄〃
胰脂肪酶	胰	〃〃	脂肪	脂肪酸和甘油
肠〃〃	小肠	〃〃	〃〃	〃〃〃〃〃〃
蔗糖酶（即双糖酶）	小肠	〃〃	蔗糖（双糖）	葡萄糖和果糖
肠肽酶	〃〃	〃〃	多肽、胨	氨基酸
核酸酶	〃〃	〃〃		
胰蛋白酶	胰腺	小肠	蛋白质	多肽
胃蛋〃〃	胃	胃	〃〃〃	胨和脉
胆盐	胆汁	小肠	脂肪	使脂肪颗粒变小，并加速胰脂酶的作用速度

矿物在机体内的作用

元素	与酶的关系	与激素的关系	与维生素的关系	其他
铁	是细胞色素、过氧化氢酶等的成分（含铁酶）	是		血红蛋白的组成部分，肌红蛋白的成分。一部分储于肝细胞内，可数月至多年无需补充，需要量极少。
锌	是碳酸酐酶、磷酸脂酶等的成分	是胰岛素的组成		
碘		是甲状腺素的组成成分		
硫			是维B1的组成成分	是蛋白质的成分，在体内可产生硫酸盐、半胱氨酸，硫酸可用于解除酚、吲哚等蛋白质腐化产物的毒性。
钴			是维B12的组成成分	
铜	是酚氧化酶、抗坏血酸酶等的成分			是血红蛋白合成时不可少的催化剂。是蛋白质的成分。
钼	可能是黄素酶的成分			
三[illegible]				在体内含量很微。
氟				是牙釉及骨的成分，过多则牙釉起斑纹，并损坏
钙	凝血酶原转变为凝血酶所必需			此元素矿物质含量的99%以上存在于骨骼中，不足则骨质软化。血液中钙离子水平降低，神经肌肉兴奋增高，抽搐。钙离子水平增高，血凝加快。凝血时缺血起重要作用。由小肠上段吸收，肠壁排出。付甲状腺功能降低，血钙降低。维D不足，吸收不足。血磷水平增高，钙水平降低。
磷	酶的中间代谢物不可缺少的成分			约占七八十%存在骨骼中，其余形成各种有机磷酸化合物，为糖、蛋白质、脂肪、核酸、酶、辅酶等的中间代谢物所不可缺少的。亦由小肠下段吸收，由肾排出。
镁	某些酶的作用不可少			含量少于钙磷，大部在骨骼中。缺少时引起肌肉抽搐。注：镁由小肠吸收，肠壁排出。
氯、钠、钾				三元素在体内，绝大部份以离子状态存在，主要作用在保持全身各体液酸碱的平衡和渗透压的稳定。一般饮食中均含此三种，由小肠吸收迅速，肾脏排出容易，肾排出多少可由肾调节。钠与钾在血浆中的水平，可由肾上腺调节。

稿号：37—241（文化71.8）
20×25=500　　第　頁

内脏器官的植物性神经支配

器官名称	交感：节前纤维的起点	交感：节后纤维的起点	交感：节后纤维的路径	交感：机能	副交感：节前纤维的起点	副交感：节后纤维的起点	副交感：节后纤维的路径	副交感：机能
眼球	脊髓胸1、2节侧角	颈上神经节	颈内动脉丛、睫状短神经	开大瞳孔	雅库波维奇氏核	睫状神经节	睫状短神经	缩小瞳孔
泪腺	脊髓上胸节侧角	颈上神经节	颈内动脉丛岩深神经、翼管神经	作用不显著	脑桥泌涎核，岩浅大神经	蝶腭神经节	颧神经、泪腺神经	加强分泌
下颌腺、舌下腺	脊髓胸1、2节侧角	〃	面动脉交感丛	分泌粘稠唾液	脑桥泌涎核，鼓索、舌神经	下颌下神经节	舌神经	分泌稀薄唾液
腮腺	〃	〃	颈外动脉和颞浅动脉丛	〃	延髓泌涎核，岩浅小神经	耳节神经	耳颞神经	〃
心脏	脊髓胸1~5节侧角	颈上中下神经节、上胸交感节	心上、心中、心下神经、心丛	心跳加速，冠状动脉扩张	迷走神经背核，迷走神经心支	心内神经节		心跳减慢
肺和支气管	脊髓胸2~6节侧角	星状神经节、上胸部交感节	肺丛	扩大支气管	迷走神经背核，迷走神经	肺内神经节		缩小支气管
肝、胰、胆	脊髓4-10胸节侧角	腹腔神经节	腹腔丛	抑制腺体分泌	迷走神经背核	器官内神经节	…	加强分泌
乙状结肠以上的胃肠道	脊髓胸6~12、腰1节侧角	腹腔和肠系膜上神经节	〃	蠕动减弱	〃	〃		加强蠕动
乙状结肠到直肠	脊髓腰1、2节侧角	肠系膜下神经节	骨盆丛	抑制蠕动，直肠内括约肌收缩	2~4骶节中间内脏神经	〃		加强蠕动、抑制直肠括约肌收缩
膀胱	〃	〃	〃	膀胱壁肌松弛，内括约肌收缩，闭尿	〃	器官周围的神经节		膀胱壁肌收缩，内括约肌松弛，排尿
皮肤的血管、汗腺、立毛肌	胸腰部侧角	交感神经节	灰交通支、血管内、外动脉丛、脊神经	血管收缩，立毛，汗腺分泌	未明			

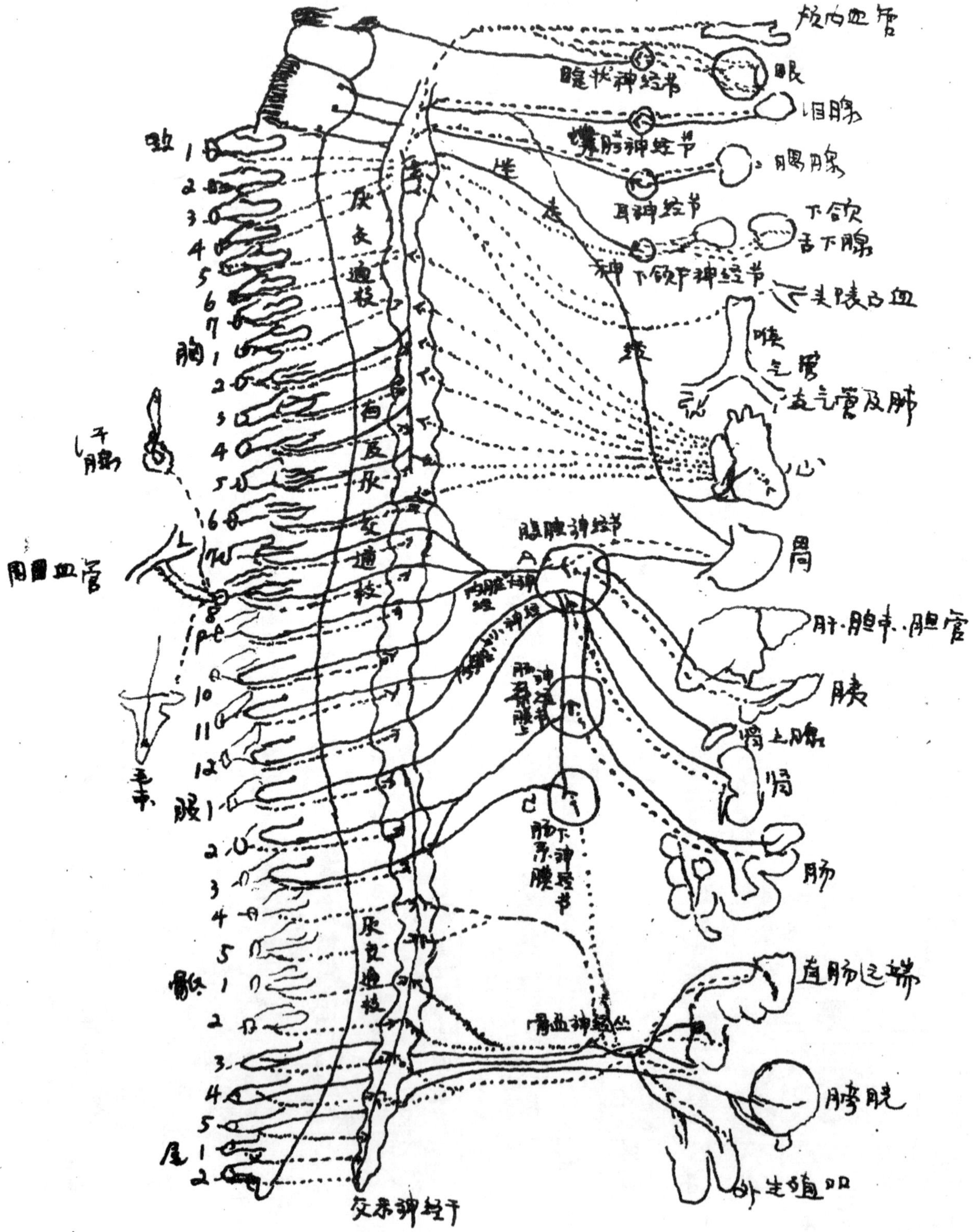
颅内血管
眼
泪腺
腮腺
耳神经节
下颌
舌下腺
喉
气管
支气管及肺
心
腹腔神经节
胃
肝、胆囊、胆管
胰
肾上腺
肾
肠
直肠之端
膀胱
外生殖器
周围血管
交感神经干
颈
胸
腰
骶
尾

特别是四肢末端，是触觉的敏感区。按摩治病，是通过体表影响内部，首先接触到的、也是接触面积最宽的，就是皮肤。所以，无论防治皮肤本身的疾病或内部组织的疾病，都不可避免地要刺激皮肤。经常保持皮肤的清洁，全身性的摩擦揉搓（即保健按摩的全身乾洗浴），不仅对皮肤有保健作用，对全身都有保健作用；刺激耳廓内外皮肤，可以治全身的许多病；刺激皮肤神经敏感区，可以急救昏迷。新疗法中的梅花针刺激法、按键刺激法、割法、放血疗法、面针、鼻针、手针疗法等等，治多种疾病，都与皮肤本身的功能及存于皮肤组织中的器官的功能分不开。不过，作为按摩来说，还应注意两点：(一)皮肤本身的病变，很多不是单纯依靠刺激皮肤所能解决，必须应用上篇中的各项治疗原则与要点，加强有关功能与打通之路。如癣子、湿疹、疮毒、瘢痕、损伤后遗症等。(二)许多时候刺激的要点不在皮肤而在内部组织，这就要求刺激皮肤的面积与刺激量尽量缩小，而设法使对内部的刺激目的物的刺激量加大。即所谓"内动外不动（外经时不动）"。

第三节 人体胸腹腔器官及其与按摩防病、治病的关系

人体的内脏器官，绝大部分在胸腹腔内。必须弄清各该器官的位置与作用，才知道按摩如何下手刺激这些器官，才能达到防治内脏器官本身的疾病和这些器官所影响的体表疾病。故绘制了7、8

貨号：37—241（文化71.8）

两个内脏器官附图，由于很多内脏器官是好几层重叠的，因而分层画作两图。此两图应与体表部位1、2、3、4图合併起来考虑，才能构成一个立体的整体图，从而考虑按摩如何着手。由于绘图的方便，我们把颈动脉、甲状腺也和胸腹腔器官画在一起了，并一併加以说明。

大体说来：胸腔内的肺与心脏、气管、食道等，为胸肋骨所遮蔽，按摩不能直接刺激到，只能用体表有关部位间接刺激之。腹腔内，肠的大部、胃的一部或大部、十二指肠、空肠、回肠、阑尾、盲肠、升结肠、横结肠、降结肠、乙状结肠的一部份，是透过腹壁可以刺激到的。外生殖器，更不消说是可以直接刺激到的。肾的一部份、输尿管、膀胱充满时的上面小部分、子宫、卵巢、输卵管、输精管的一部、精囊腺、乙状结肠的下部又在骨盆等的后面，但由于覆盖它们的是软组织而非骨骼，故按摩仍可以透过腹壁及其它软组织，以力压到或震荡到。肝、胆的全部或大部、胃的上部、脾尾、胰、肾的上部、肾上腺等为肋腔所遮，按摩垂直用力刺激不到，但如向上斜向用力，也可适当挤压到，或用震荡法震荡到。此外，尿道球腺，可以直接刺激到一部份，甲状及副甲状腺、颈总动脉、喉管，当然可以直接刺激到。对上述这些器官，我们常用直接刺激法。其作用不外调整各该器官的神经功能、加强各该器官的血液循环与各该器官的活动（细胞活动、蠕动、腺液分泌等）以活血散瘀、消炎去毒及

稿号：37—241(文化71.8)

调整功能。当然，对这些器官，除直接刺激法外，也必须配合必要的体表间接刺激法，可参阅神经编三分及其它有关章节。

现再将上述各器官的位置及其与按摩的关係分述如下：

1、甲状腺和副甲状腺（甲状旁腺）——甲状腺在喉管的突出部（俗称喉包），形如H，中间为峡部，两边为侧叶。副甲状腺附贴在甲状腺侧叶的后面，只黄豆大。甲状腺的作用在于促进全身组织热量的产生，组织的生长。如患病，功能过高则全身活动加速，反之则降低。副甲状腺的作用在于调节血钙，如患病功能过高，因血钙过高而致骨质疏松，发生纤维囊性骨炎。功能过低，则因血钙下降而出现手足抽搐。按摩可以直接刺激该两腺体及有关组织予以治疗和调整。

2、颈总动脉——在喉管两侧用手可触及其搏动，它供给整个头部的血液营养。按摩时，如压迫此血管减少血的流量，可出现半休克状态。再去除压迫，血量骤增，对神经衰弱、脑贫血有一定疗效。但压迫一般不能超过半分钟，否则大脑失血，可致死亡。

3、气管——它在胸腔以上的颈部部份，即俗所称硬喉。按摩可直接刺激刺激到，以治疗其本身的疾病，如咳、喉痛。有的按摩医生的吐法，也是刺激这个部位。

4、软喉——食道上接咽部，下接胃上口，它在胸

货号：37—241（文化71.8）

腔以上部份,俗称软喉,在硬喉右方(参看第十一图)。按摩可用直接刺激法,以治其本身的病。至于食道的胸腔内部份,为胸骨所覆盖,只能用间接刺激法。

5.肺——主呼吸,占胸腔的大部,全为胸肋骨所掩盖,按摩只能用间接刺激法。天突区、锁骨凹带、胸骨下窝、膺窗区、膻中、肺俞、风门、寸口一线,均其压痛敏感部位。

6.心——主血液循环,在胸腔内肺之下,全为胸肋骨所掩盖,按摩只能通过体表有关部位间接刺激之,如调心线、内关区、颈部乳突肌右神经、胸肋左部、心俞等。

7.肝——是人体最大最复杂的化学工厂。它能储存与供给全身营养用的血、血糖、某些维生素和制造红血细胞必用的铁、铜等。它分解脂肪和储存少部份脂肪及分解和合成蛋白质以供营养之用。它产生纤维蛋白原、肝素等凝血有关物质以利于止血。它分泌胆汁以助消化与吸收脂肪和排除部份代谢废物。它还有重要的解毒功能。正常成人的肝的位置,在膈的下面,大叶在右,为右边的肋骨所遮蔽,小叶向左止于左第五肋间的胸骨中线,有大部为剑突、胸肋骨所遮蔽,只有少部份在心窝剑骨附近右面,是上腹软组织遮蔽,可用垂直加力刺激,其余大部份不能垂直刺激,但可从右肋下侧及内侧的腹部软组织处向肋腔内挤压之。至于肝肿大者,既可用此侧压法,又可直接触及。但是,有病变的肝,不一定都

貨号: 37—241(文化71.8)

能从肋下摸到肝大部份。从肋下能摸到肝，也不一定说明肝有病。我们用侧压法挤压肝以检查是否有胀痛感，以确定是否有病变，是比较可靠的触诊办法，并可收活血化瘀的效果。

8.胆——上连肝脏，下以总胆管与胰管会合入十二指肠。胆的功能在于贮存、浓缩和向十二指肠输送由肝脏分泌的胆汁。胆汁中的胆盐成份可帮助对脂肪的吸收和加速胰脂酶的作用以分解脂肪。代谢中的血红蛋白废物(胆色素)也借胆汁从肠中排出。胆囊为右肋腱所遮蔽，当充满胆汁时可微露于肝的前缘，其位置在第九、十肋沿与乳中垂线交界处，并随呼吸升降。胆囊发炎时，此处有压痛。又，其下面与十二指肠上曲和结肠右曲接触。故胆囊的小部份可垂直压到，大部则是从腹壁向肋腱内可以用侧压法挤压到，以活血化瘀，加强功能。

9.胰——胰腺包括胰泡与胰岛。从胰泡分泌的胰液，含碱性汁，可中和从胃中来的酸性汁液。又含胰蛋白酶、胰淀粉酶、胰脂酶、麦芽糖酶、其他双糖酶等，可将食物中所含的蛋白质、脂肪、淀粉以及其他双糖，分解为便于吸收的分子。从胰岛分泌的胰岛素和胰高血糖素，可以调整血液和肝脏中的糖含量，使血糖降低或提高、肝糖原贮存或分解，并促进蛋白与脂肪的储存与分解。胰腺有病，可出现低血糖虚脱症、糖尿病、上腹绞痛，乃至死亡。胰头包绕在十二指肠蹄铁形凹槽内，下部有钩突。胰管穿十二

貨号：37—241(文化71.8)

指肠壁会胆总管头开口于十二指肠乳头。胰副管亦在胰头内，单独开口于十二指肠乳头。胰体的右面，触及腹腔内大血管及左肾上腺和左肾。胰尾为左肋腔所掩蔽，接触脾门。整个胰的位置在胃的后方，相当于第一腰椎的横位水平，胰头、胰体，即整个胰的大部份，可从这个水平线上以力透腹壁和胃垂直刺激到。对胰尾，则需从这个水平线的左肋腔边缘下软腹部向肋腔内挤压。蛔虫钻入胆管，并引起炎症，位置应在胰头部。胰泡分布于各部份，胰岛虽亦分布于各部份而以胰尾为多，故应根据胰的病位所在和需要调整胰的何种功能，选择刺激重点。又，如要刺激左肾与左肾上腺，也必然要刺激到胰。

10.脾——脾的功能与中医藏象学说"脾主运化"有很大的区别。现代医学对其具体作用还搞不清楚。据说，能储先少部份血，能破坏衰老的红血球，吞噬致病微生物和异物，能产生淋巴细胞。但医学界的认识尚不一致。肝病常导致脾病，脾与肝似也有密切关系。正常人的脾，常被左肋腔所遮蔽，按摩只能从左季肋下面的腹肌处用力向肋腔内压挤以刺激之。脾大时，则可从肋弓下直接摸到。不论脾大与否，用向肋腔内压挤法，如有胀痛感，即为有病。又，脾体较脆，受暴力打击易破裂。如此部位受打击后剧痛，应怀疑之。又，脾的右方与胰、胃、左肾、结肠左曲、胰尾相临。深呼吸使肺的活动幅度加大，及压挤胃、左肾、结肠左曲、胰尾等，当可以对脾产生一定影响。

货号：37—241(文化71.8)

11. 胃——胃能分泌胃液，主要含胃蛋白酶、盐酸、粘液蛋白。胃蛋白酶能水解食物中的蛋白质；盐酸能使蛋白酶元转化为能发挥作用的胃蛋白酶，又能使食物中的蛋白与高铁物质变性，便于吸收，又能杀死多种微生物，起保护作用。粘液蛋白可以保护胃自己不受盐酸的侵蚀和不被粗糙食物所磨损。胃又能发生有规则的蠕动，把食物揉搓细碎，搅拌均匀，便于消化吸收。胃又是使人发生饥饿感的主要器官。因此，不论是胃本身有病，或久虚体弱需要增强固本，都需要调胃。胃的贲门和幽门位置固定，因而小弯的位置也固定。贲门是胃的上口，位置约水平线相当于十一胸椎的左侧，幽门则在第一腰椎的右侧，接十二椎肋。小弯在剑突与脐中的连线中点（中脘）偏左。其他胃体则根据不同的体型而有很大的变化，大弯因而也随之而变化。中等充满时胃体的3/4在左肋腹内，其余在上腹部偏左。特别充满时，大弯更向左下方移动，可下垂至脐或脐以下，胃下垂病患者，甚至可沉至距耻骨不远。矮胖人为横位角形胃，位置较高，最低点可在两髂嵴联线上方三至五厘米处。瘦长人常为垂直长胃，全胃几乎在中线左侧，下端降至髂嵴联线以下。中型人为斜位钩形胃，中等高度，下端平髂嵴联线。小儿老人多为角形胃，女性多为长胃。（以上均指直立时的位置）胃的前壁接触腹前壁的部分，位于肝左叶与左肋弓之间，为胃的直接触诊部位之一。由于胃与体表

货号：37—241(文化71.8)

仅隔腹壁或肋膛，比较容易用垂直力或侧压力刺激到。至于刺激的具体部位，则根据上述不同情况和不同的病位而定。又由于胃的前部接肝左叶的下面，后凸部接胰、左肾、左肾上腺和横结肠，胃穹部接膈和脾，有时为了刺激这些相邻器官，不能不刺激到胃。

12.十二指肠——人吃东西，经过口腔内的牙齿、舌头、唾液初步粉碎、搅拌及稍微分解，经食道到胃中后，由胃液的作用和胃的蠕动作用作进一步磨碎、搅拌、部分分解等加工，到了十二指肠才是分解、消化、完成加工的最主要的部位。它接受胰液、胆汁、肠液等消化液，它本身又能分泌含有肠肽酶、脂肪酶、淀粉酶、麦芽糖酶、乳糖酶等消化酶的消化液，所有这些消化液使食物中的蛋白、脂肪、淀粉等进一步完成消化。它又能产生胰泌素、胆囊收缩素、小肠促泌素以促成胰液、肠液的分泌和胰液、肠液、胆汁进入十二指肠以供需要。所以它是作用很大而且具有很大主动性的组织完善的器官。此外，它的液体是碱性，又可以完全中和胃酸而便于各种消化酶发生作用和消除胃酸的刺激性。十二指肠在消化系统的作用比胃还大。所以为了治疗它本身的病或为了加强消化以固本清流增强体质，都需要按摩它。它是小肠的第一段，也是小肠最粗和最短的一段，全长约30厘米，相当于十二个手指併列横着的长度。它起自幽门（位置见前），几乎水平地走向右后

货号：37—241(文化71.8)

方，横线位置相当于十二胸椎与第一腰椎交界处的右侧。然后急转向下，形成"十二指肠上曲"，再在第一、第二腰椎和第三腰椎的上半的右侧下行，形成降部，至于第三腰椎处又急转向左，真成"十二指肠的下曲"，于是自右向左横过脊柱前向上升，在第二腰椎左侧，连接空肠，并形成"空肠曲"。其上部与胆囊颈和横结肠相接触，其中间下行部与右肾相接触。上曲与下曲和空肠曲之间形成马蹄铁形凹槽容纳胰头，连通胰管、胆总管。十二指肠除上、下两端外，均固定不动。故按摩时，只要掌握上述部位，比较容易垂直用力压到它。为了刺激胆、胰头、右肾、横结肠、空肠上部，也要刺激到它。

13.空肠与回肠——二者构成小肠的大部，其作用主要为吸收消化结果的精华与维生素、矿物质及水分等入血液到肝脏供全身营养，并将食物残渣排入大肠。又均有肠腺能分泌肠液，到十二指肠帮助消化。空肠回肠位于腹腔中部，空肠在左上部，回肠在右下部。空肠近头端，占全长2/3，口径大，管壁厚，环状皱密而高，绒毛多而厚；回肠近尾部，占全长1/3，口径小，管壁薄，血管较少，环状皱疏而低，绒毛细小。故空肠的吸收作用大于回肠。二者有病，出现疼痛、腹泻、粘连、梗阻等症状。按摩对空肠回肠可以直接刺激到。在为了刺激小肠各部的器官时，也同时要刺激到他们。

14.大肠——主要功能在于排除食物的残渣（大

货号：37—241（文化71.8）

便），并吸收水分。大便中又有许多大肠杆菌，它可通过循环渠道进入有关组织，使其发生炎症，但是它在大肠内能制造人体所必须的以B族为主的维生素，所以缺少不得。大肠与回肠相接的起始部叫盲肠，在右髂窝内、腹股沟韧带外侧半的上方，长6至8厘米，按摩可直接刺激到。由盲肠上升成升结肠，后面接触腰方肌和右肾，内侧接触腰大肌，外侧接触腹侧壁，前面接触小肠和腹前壁，上面抵肝右叶下方再向左转形成结肠右曲。从右曲向左横行至左季肋部，在脾下端弯曲成锐角的结肠左曲，是为横结肠。横结肠中部下垂，借系膜连于腹壁后，活动性很大。横结肠上方接触肝右叶的下面和胃大弯，下方接触小肠，后方接胰和十二指肠。左曲较右曲高，接触左肾的下部，前面是大网膜与腹壁。升结肠与横结肠，按摩都可以直接刺激到。在刺激相邻器官时也难免不刺激到。由左曲下行为降结肠，其位置恰与升结肠对称，二者均借结缔组织附于腹后壁，活动性很小。降结肠至左髂嵴处以下，即为乙状结肠（盆结肠），呈乙形，其长度、形状、位置因人而异。有时突向右上方，有时下降入盆腔，与盆腔内的器官接触，一般说来，其上部可以直接刺激到。至第三骶椎前缘成为直肠，再从骶尾骨前面下行穿过骨盆终于肛门。直肠除肛门外，按摩直接刺激不到。排便（排便）可以分为两个阶段。一是从升结肠上部开始发生蠕动，迅速通过横结肠，把横结肠的内容物——

粪便，排入降结肠、乙状结肠中，或直接进入直肠中。如未直接进入直肠，则储留于乙状结肠及降结肠下部，故便秘而有硬大便者，可于此处摸到。二是降结肠、乙状结肠、直肠强烈蠕动，肛门括约肌开放，大便排出。同时膈肌、腹壁肌等收缩以增高腹腔内压，协助排便。故治便秘要考虑对整个大肠的刺激以加强其排便功能和物理性的以按摩手法帮助其往外推挪。还应考虑到膈肌、腹壁肌的协同作用。治腹泻则应考虑如何起抑止、延缓排出的作用，加强对水份的吸收作用。还应考虑小肠是否蠕动过快，需要加以抑止延缓。此外，直肠肛门部的直肠柱与痔环有丰富的静脉丛，如充血扩张即成痔疮，故按摩用活血化瘀手法对痔疮及瘘管有很好的疗效。

15、阑尾——根部上连盲肠后内壁。

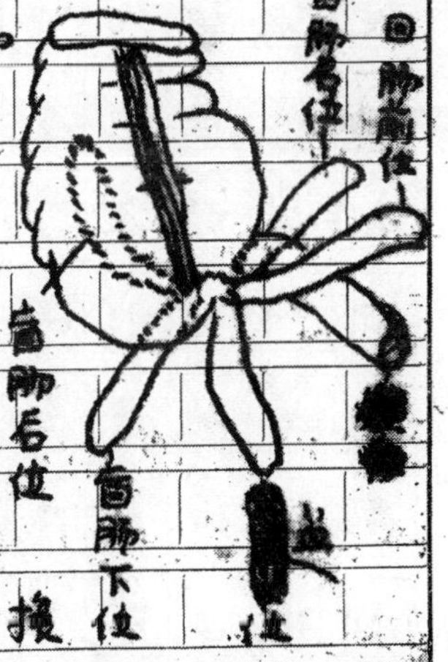

阑尾体是游离的，其位置因人而异，如右图，有回肠后位、回肠前位、盆位、盲肠下位、盲肠后位等数种。以盲肠后位为最多，盆位次之。两侧髂前棘联线的右、中1/3交界处，或右侧髂前上侧和脐连线的中、下1/3交界处，由于相当于或接近于阑尾根部的体表投影点，故可作为阑尾炎的压痛检查点。阑尾发炎，是由于肠中的残渣、细菌落入不能排出来所引起，也可能由于神经痉挛引起发炎。按摩可从其尖端以外向上往结肠方向推送，帮助排除异物和活血、发散、消炎、止痛，一般疗效很好。

20×25=500
貨号：37—241（文化71.8）

叉，阑尾根部开口于结肠瓣的下方，而回肠末端距结肠瓣0.3～1米处，有些人有憩室，发炎时症状酷似阑尾炎，需注意加以区别。

16.肾上腺——其功能甚为复杂，具有多种调节作用。根据中医所说的"肾为先天之本"，由"髓部"与"皮质"两种内分泌腺合成。

一、髓部分泌肾上腺素及去甲基肾上腺素，前者的功能更强。均使胃、肠、胆囊、膀胱、支气管的平滑肌松弛，均使幽门、回盲部的平滑肌、肛门和膀胱的内括约肌收缩，均使眼虹膜中辐状肌、皮肤的竖毛肌、子宫平滑肌收缩，均能促使血糖和血内乳酸增高，均对心脏血管起加强作用，但前者只使收缩压增高，后者使舒张压也增高。髓部功能过低时，由其他有关组织代偿，过高时则出现血压升高、竖毛、心跳率加快、皮色苍白及颤抖、代谢率增高及血糖增高。髓部与交感神经节细胞的来源相同，作用相似。凡可以引起交感神经兴奋的各种刺激，也可以引起肾上腺素的分泌，后者继续前者，并使前者的作用加强和作用范围更广泛。故按摩调节髓部功能，可从刺激交感神经着手。

二、皮质的功能比髓部更重要。已发现的激素近30种，可能对其若干功用还不清楚。据已知者，能调节水盐代谢，使钠与水正常地保留在细胞外液中，既不让其大量由肾脏排出，也不让过多存留细胞内，同时使钾不过多地保留在细胞外液中，或任其由肾脏外排,或停留在细胞内。能调节醣的代谢,促使蛋白质分解形成肝糖元,和抑制组织对葡萄糖的使用。能调节生殖功能,不论男女,皆能产生雄激素又产生雌激素,互为作用。能使对机械力的创伤、高低温、中毒、休克、放射线过度神经活动或肌肉活动等体内外不利因素的抵抗力增强。能促使血液中淋巴细胞数减少,和淋巴组织萎缩,促使嗜酸白血细胞减少。能抑制过敏性反应,抑制炎反应,抑制伤口愈合。如皮质功能丧失,则人死亡。如其功能过低,则消化失常、呕吐、肌肉衰弱无力、血压降低,皮肤见古铜斑,终至死亡,叫做爱狄生氏病。如功能过高,则引起性功能失调、副性征改变、神经功能混乱(柯兴氏症),或肌肉消瘦软弱、骨骼松、皮肤萎缩。或出现严重高血压、低血钾及水肿。从皮质的上述功能,可以充分体会人体内部的矛盾统一、阴阳对抗平衡。同时,当皮质功能不正常时,固然需要治疗,即使功能正常时,对某些病的好转有利有不利,故亦应根据具体需要加以调整。皮质激素的分泌,受神经高级中枢、垂体前叶细胞外液等的影响。皮质的来源又与性腺的来源有密切关系,则其本身当与睾丸、卵巢有密切关系。故按摩调整皮质功能,可从对这些有关组织的刺激想些办法。

整个肾上腺的位置,是在肾的上内方,与肾共包于肾筋膜内。通过下述按压肾的办法,可能起到一定的直接刺激作用。但对肌肥厚者较困难。

貨号:37—241(文化71.8)

17.肾——肾是循环系统的最后一道重要关口。它负责排泄代谢废物、毒物、多余的热和多余的养料，又能回收部分可能回收的养料入血液再应用。它不是简单的排泄与回收，它本身还能分泌氢离子、钾离子、无机磷、氨等以调剂排泄与回收。影响肾的排泄与回收的功能的因素很多，包括本身的变化和有关器官的变化。如肾血流量减小则尿少；肾小球发生病变，过滤物增多，尿中则含蛋白质；全身动脉血压下降，滤过压下降则尿减少甚至无尿；垂体后叶分泌抗利尿素，促进肾对水分的回收；肾上腺皮质分泌物促进肾对钠的回收；肾上腺素促成对肾血管的收缩，减少尿的生成；交感神经兴奋也使肾血管收缩；高级神经中枢更可以调节肾的功能……等等。因此，按摩调整肾功能可考虑从有关方面着手。

肾位于脊柱两侧，右肾略低于左肾。左肾上端平第十一胸椎，下端平第二腰椎，第十二肋横过其中部。右肾上端平第十二胸椎，下端对第三腰椎，第十二肋横过其上部。肾位女低于男，儿童低于成人，新生儿达髂嵴。肾的后面贴腰方肌、腰大肌的外缘和膈肌。肾的前面：上2/3接触肝的右叶，下1/3接触结肠右曲，内侧缘接触十二指肠降部。左肾的前面的上1/3接触胃，中1/3贴胰体，下1/3接触空肠外侧缘的上半与脾相接，下半与结肠左曲相接。两肾上端与内侧缘的一部承载肾上腺。肾凹中央叫肾门，肾动脉、肾静脉、输尿管、神经、淋巴管集聚于此，形成肾蒂。右短于

20×25=500　　第82頁

货号：37—241（文化71.8）

左。肾的位邻关系复杂，病变与相邻器官可以互相影响。因此，按摩治肾病，或按摩从软腹部直压、挤压肾，不能不按摩到相邻器官。又，肾借肾筋膜固定于腹后壁，其他相邻组织也对肾的位置起固定作用。仅随呼吸上下稍微移动。如肾下垂或游走，不论先天或后天，按摩治疗时应考虑刺激有关肾的固定组织。

18、左、右输尿管——为尿从肾到膀胱的通道。分别上连左右肾盂下入膀胱。位于腰骶椎前两侧和腹主动脉、下腔静脉的交叉之下的两侧。用拳垂压、脐两侧，可以刺激到。如有痛感，即输尿管有病。垂压、垂揉这个部位，即为治疗的主要方法之一。输尿管的病变，很多时候都与肾有关，如炎症、结石、扭曲等。故应同时考虑治肾病。

19.膀胱——肾所造成的尿，集中于肾盂，肾盂收缩，压入输尿管，输尿每分钟发生1—5次蠕动，每蠕动一次，使尿喷射入膀胱，膀胱是尿的储存所。储存到二三百毫升便想排尿，超过700毫升，则一般非排不可。膀胱逼尿肌收缩，内外括约肌开放，尿即排出。膈肌和腹壁肌的收缩也有帮助作用。同时，膀胱的储尿受交感神经支配，排尿受副交感神经支配。成人的膀胱位置在小骨盆腔内，空虚时其顶不超过耻骨联合的上缘，贮尿充满时可高出此界二三横指。按摩即是于小腹下部边缘正中的此处点压、揉，以直接刺激之，加刺激有关神经，对小儿遗尿、尿床、

货号：37—241(文化71.8)

成人病尿次数过多、膀胱炎症，有较好的疗效。

20.尿道——为从膀胱向体外排出尿的通道。从膀胱尿道内口，穿过膀胱括约肌、前列腺、尿道生殖膈、尿道膜部括约肌、尿道海绵体各组织的中间，开口于阴茎头（男）或阴道前庭阴道口的上方（女）。按摩直接刺激法只能刺激到男性外阴部尿道海绵体，其他部分及女性尿道，只能用间接刺激法。

21.卵巢、输卵管、子宫——三者构成女性生殖系统的主要部件。卵巢为女性生殖腺，产卵，输卵管输送卵子和受孕，子宫为胎儿成长所在，又负责排月经。卵巢还分泌雌性激素和少量雄性激素，以帮助受孕和促成与保持副性征。三者位于小腹正中的下部。子宫居中，前下有膀胱，前上有小肠，后有直肠。输卵管连子宫体上端的两侧，左右各一。两卵巢位于输卵管壶腹部的内侧与输卵管的漏斗和伞相扣接。如图8.72。据我们经验，妇科病人反应点在小腹下部的中线及左侧为多，还有腹股沟及血海区。这些部位，也是治妇科病的重点。

22.女性外阴部及其他——女性外阴部，包括阴阜、阴蒂、大小阴唇、阴道口、前庭大腺等等，必要时，可由病人自行按摩。还有其他附属性腺，按摩不能直接刺激到。

23.男性外生殖器及其他——男性外生殖器，包括睾丸、附睾管、输精管的一小段及阴囊、阴茎等。睾丸产生精子以繁殖后代，又分泌雄性激素及少量

貨号：37—241(文化71.8)

雌性激素，以促成与保持副性征。附睾管和输精管输送精子，附睾管和输精管壶腹部能储存精子。外生殖器，由于在腹腔外，按摩可以直接刺激到。搓揉阴囊附睾管、会阴及其附近韧带为检查与防治男性生殖系统病与尿道病的重要方法之一。此外，男性生殖系统，还有些附属性腺和管道，如精囊腺、前列腺、尿道球腺等，分泌一些液体，为精子造成便于通过和活动的环境。射精管射出精液。尿道球腺与前列腺，按摩从会阴部刺激之，有良好影响。而医则从肛门内刺激前列腺。射精管、精囊腺、前列腺都在小骨盆内，由于位置关系，前两者不易直接刺激到。

24.腹股沟的组织——腹股沟即腿沟，为检查与治疗男女泌尿生殖系统症病的重要位置。原因是由于有一些重要的器官组织，通过沟内或沟的附近。

一、腹股沟管——位于腹前壁下部腹股沟韧带内侧半的上方，自外上方斜向内下方。男性的精索和女性的子宫圆韧带从中通过。

二、精索——为输精管的一段，从阴囊内上行进入腹股沟管，其在皮下环以下部分位置最浅，直接见于皮下。此索一头通连附睾、睾丸，另一头通连精囊腺、射精管、前列腺等。故刺激之对男生殖系统有重要影响。

三、子宫圆韧带——起自子宫前面的两侧，输卵管入口的下方，经腹内转入腹股沟管，再出皮下环，分成多数纤维束，止于阴阜和大阴唇，是维持子宫前

貨号：37—241（文化71.8）

倾的主要结构与所连系的各组织，有神经、血管通过，故按摩刺激其腹股沟段，对女性生殖系统有重要影响。

四、提睾筋膜、睾提肌、睾丸精索鞘膜等——都是包被精索和睾丸的筋膜，对精索、睾丸起保护、收提连系作用，都要与腹股沟发生关系。"提睾筋膜"是筋膜的最外层，起自腹股沟皮下环的边缘，向下包被睾丸与精索，是腹外斜肌腱膜的延续。"睾提肌"是第二层，来自腹内斜肌和腹横肌，与精索一同通过腹股沟管皮下环，向下包被精索和睾丸。第三层是"睾丸精索鞘膜"是腹横筋膜的延续，经腹股沟腹环向下包被精索和睾丸，为最坚固的一层。(最内的一层是"睾丸固有鞘膜"。)

五、生殖股神经——为腰神经丛发出的分支，自腰大肌前面穿出向下又分为股神经支与生殖神经支，均与腹股沟发生关系。股神经支，伴髂外动脉的外侧下降，分布于腹股沟韧带下方的皮肤。生殖神经支，经腹股沟管至阴囊内膜并支配睾提肌。在女性，则随子宫圆韧带至阴唇的皮肤。按摩按拨腹股沟区域，可刺激到这两个神经支。拨动股支时，麻感（可治股神经）达于膝上或膝下。故亦可治下肢病。

六、交感神经精索丛、副交感神经输精管丛、子宫阴道丛等——于腹股沟处既可刺激到精索、子宫圆韧带等，当然也可影响这些神经。

七、股动脉——通过腹股沟区。按摩常用截压法

首号：37—241(文化71.8)

截压此处，当后放开，起上通下冲的作用。血管又有交感神经，刺激它也刺激了交感神经。

八、淋巴结——腹股沟区有淋巴结，淋巴结产生淋巴球和过滤淋巴液，清除细菌、毒素。按摩腹股沟区可以刺激到它，活跃其功能。

九、腹股沟韧带上下方的小凹——腹股沟韧带上方有三对小凹，内侧者恰对皮下环，外侧者恰对腹环，还有一对膀胱上凹，多在上方。而在韧带下方腹股沟内侧小凹的下方，还有股凹。这些小凹处都是腹壁薄弱点，易于成疝。小肠经内侧凹、皮下环入阴囊者为直疝，经外侧凹、腹环入阴囊者为斜疝，经股凹突出者为股疝。治法见后。

25、会阴区组织——会阴区也是我们治男女泌尿、生殖系统及肛门疾病的按摩常用部位。因为这个区域有很多重要组织。

一、肌肉组织——会阴部位虽小，其浅层、深层起于此或止于此的肌肉组织都很多。这些肌肉组织直接与肛门、尿道、生殖器关联，故治这三方面的病，必须按摩之。"肛提肌"协助肛门内外括约肌紧缩肛门，对女子还可缩小阴道口；"肛门外括约肌"有括约肛门的作用；"球海绵体肌"收缩时使尿道缩小并缩短，协助排尿和射精，并参与阴茎的勃起，它起自会阴中心腱和尿道球下面的中线而止于阴茎背部的筋膜；"阴茎勃起肌"压迫阴茎海绵体根部参与阴茎勃起，它属于阴茎脚的底面；"阴道括约肌"即女性

實号：37—241(文化71.8)

球海绵体肌，覆盖前庭球，有缩小阴道口的作用；"阴蒂勃起肌"，较男性的阴茎勃起肌薄弱，帮助女性阴蒂勃起；"尿道外括约肌"括约尿道；"尿道阴道括约肌"，可紧缩女性尿道、阴道。以上这些肌肉，都有相应的神经、血管共存。

二、神经——阴部神经是脊神经骶丛的短神经之一，分布于会阴部与外生殖器的皮肤和肌肉及有关各处。其"肛门神经分支"到肛门的皮肤及外括约肌；"会阴神经皮支"分布于阴囊或大阴唇的皮肤；会阴神经肌支，支配会阴诸肌肉，"阴茎背神经"或"阴蒂背神经"，为会阴神经的终支，到阴茎（男）或阴蒂（女）的背面，在男性，主要分布于龟头的皮肤。此外，由腰椎来的交感神经，支配外生殖器及会阴部血管；由骶椎来的副交感神经，支配外生殖器勃起。

26、脐与内脏器官的联系——胎儿通过脐联系母体与自己的内脏。出生后，脐与母体的联系已断绝，但与自己内脏的联系也已变形、萎缩、功能改变，却并未断绝。因此，古代中医及按摩医生，发现通过脐推拿与治疗有关内脏病，是有相当道理的，可供参考。其联系有下列一些：

一、肝圆韧带——即脐静脉索，由脐静脉萎缩而成，联系脐与肝。

二、肝镰状韧带——为联系脐与肝，自脐延至肝的上面；其游离缘内，即含肝圆韧带。

三、脐尿管索——从膀胱顶达到脐，在腹壁下由

货号：37—241（文化71.8）
20×25=500

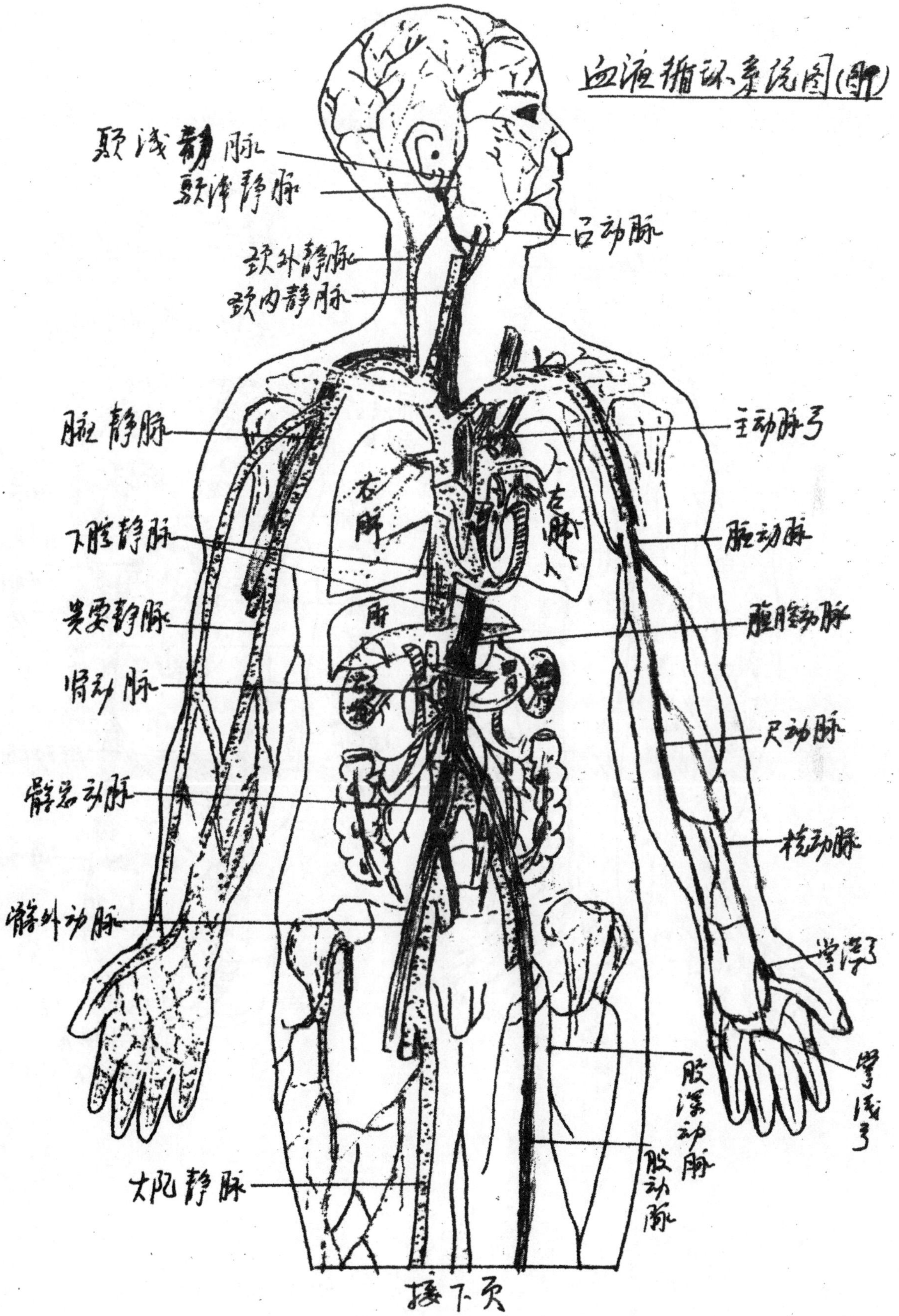
血液循环系统图(前)
颈外静脉
颈内静脉
腋静脉
主动脉弓
右肺
左肺
肱动脉
下腔静脉
贵要静脉
肝
腹腔动脉
肾动脉
尺动脉
髂总动脉
桡动脉
髂外动脉
掌深弓
掌浅弓
股深动脉
股动脉
大隐静脉

接下页

血液循环系统图
（图9）

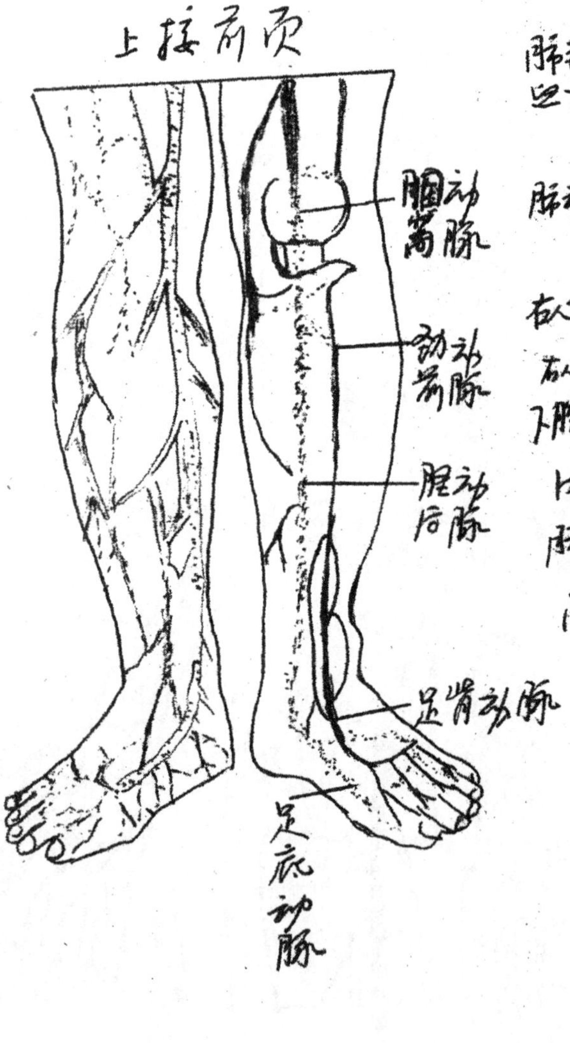

血液循环及淋巴循环路径示意图（图10）

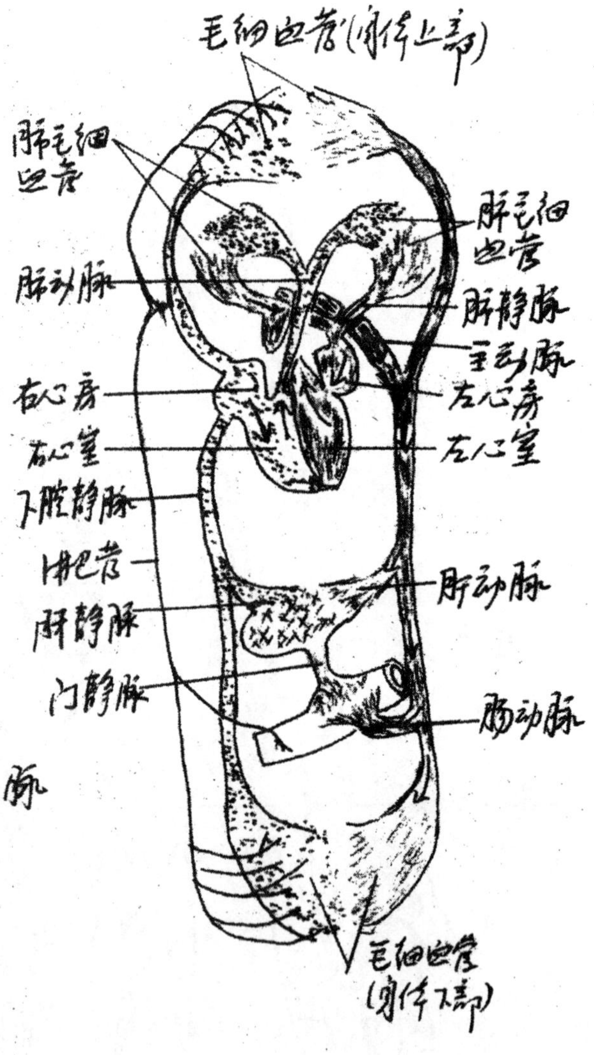

中的脐中襞内，由脐尿管萎缩而成。

四、脐动脉窝——联系脐与腹动脉，共一对，在脐尿管窝内侧的脐外侧襞中，由脐动脉萎缩而成。

五、其他——还有一些其他组织。如脐周是小肠，脐中襞两侧是膀胱上凹，脐外侧襞与腹壁动脉襞之间是腹股沟内侧凹等。(已见前)

第四节 人体血液、淋巴循环器官及其与按摩防病治病的关系

主管血液循环的心脏及密切关系的脉，已在前一节说了，这里只简单说一下动静脉、淋巴循环与按摩防病治病的关系。

动脉血液从心脏发出，把营养物等丢在全身的细胞组织中，然后把全身细胞组织中的废物，如二氧化碳等代谢尾产物，多余之物，由静脉带回心脏，并在沿途将那些废物与多余之物通过皮肤、汗腺、唾腺、肝、肾、大肠等部门排泄出去。又通过肺循环获得氧，通过门静脉获得从食物吸收的营养，变成新鲜而富于营养的血液，再由动脉运到全身。如此周而复始，循环不已，维持人体劳动、生活和保持生命的需要。门静脉是体循环中的一段特殊静脉，它是血液由胃、肠、脾、胰等器官流入肝脏的通道。由胃肠道吸收的营养物质，首先由此进入肝脏，经肝脏转化，然后才能进入体循环。

组织液是血液与组织细胞之间各种物质的交流场所。由血液运来的或由细胞所产生的，都必须

貨号：37—241(文化71.8)

经过组织液。因此，组织液的循环对组织细胞有重大意义。组织液主要来自毛细血管，部分返回毛细血管，部分由淋巴毛细管引流而去。

淋巴系统，是体液循环的重要组成部分。淋巴毛细管的分布比毛细血管还要广泛，除肺泡、脑、脊髓等处外，到处都有。表皮和眼角膜无毛细血管却有淋巴毛细管。其与组织间的循环机制，现代医学在目前还没搞清楚。从其发生与发展看，是由于心脏工作的促进，静脉血管的演化。从淋巴液的来源与去路看，它来自组织液，组织液又是由血液和组织细胞所形成，而组织液本来又是可以返回毛细血管再回流入心脏的。因此，组织液之所以要分一部流入淋巴管再入静脉回到心脏，淋巴管之所以有存在价值，应该是为了部分体液通过淋巴这个中间性的循环阶段，分担和完成血管不能或不能完全完成的某些任务。例如：(一)由于淋巴腺（淋巴结）的存在，为体液循环增加了淋巴抗体，以抵抗细菌毒素对人体的侵袭。同时，当淋巴液通过淋巴腺时，又清除了存在于体液循环中并流入了淋巴管的细菌、毒素等。这两种功能不能由血管代替，或者由血管代替则血管负担的任务过重。(二)分担血管对体液的部分流通任务。它所分担的这一部分体液的成分，可能是血管所不那么需要，或者有点多余，因而有"引流疏泄"的分流与暂时储蓄的作用。所以淋巴液和血浆的成分为什么有所不同？

质号：37-241(文化71.8)
20×25=500
第PO页

能单纯用毛细血管壁细胞的选择力来解释。毛细管壁之所以要有那种选择力，应该是由于血管、组织细胞、淋巴管不同的任务与需要。

此外，各种内外分泌腺，通过导管联系毛细血管（外分泌），或不通过导管将分泌物直接渗入毛细血管（内分泌）。总之，都参加了体液循环，並以其各自的特异性对相应的器官起刺激、调节作用，或成为体液循环的本身。

以上，关于动静脉血液、组织液、淋巴液、内外分泌腺液共同构成循环的体液，详细说来，非常复杂，以下提出我们对按摩来说值得注意的几点：

(1). 从现代生理学的观点看来，神经、脉管、内分泌腺共同调节机体各器官的活动，以取得内部的统一及其与外界环境的一致。三者之中，又是以神经居于主导地位、统帅地位，内分泌与血管皆受神经的控制与调节。所以我们在按摩中非常强调刺激有关神经（主指分布、压痛点），以收全面调节之效。

(2). 除去神经因素，就体液循环本身来说，血管、组织液、淋巴腺体，各有其本身的不可取消和代替的功能，所以我们在按摩时，要根据具体情况，分别刺激这四方面的有关部位。但是，就整个循环来说，应该是以血管居于首要地位，分泌腺要通过血管系统才能起作用，组织液的来源与去路归根到底是靠血管，而淋巴系统本身是静脉系的附加管道，只有通过血管的作用，即血液的传递，才能供其他体液到达需要到达的部位，保证机体内环境的互相沟通和内环境与外环境的互相沟通。所以在我们按摩“通路法”中关于循环系统通路法部份，是着重搞的血液循环通路法，即打通或加强血管中血液循环的通路，以带动所有体液的流通的加强。其具体手法的安排，也是从这个角度考虑的。也就是“活血化瘀法”。“活血化瘀”是重要的，因为人体某部之所以产生疾病和不能及时痊愈，一般均与体液循环在某处或几处不畅通或不够畅通有关，用此法可以解决之。不过所“化”之“瘀”既是多种多样，所活的也决不仅仅是“血”。

（3）活血化瘀按摩法，究竟具体作用于什么对象呢。事实上，一旦以双手着力于人的体表，对分布得极为广泛的神经淋巴毛细管组织液体表动脉静脉血管，都不能不刺激到。不过我们考虑的重点是在体液特别是血管系统，又尤其是浅表静脉血的向心性回流。其具体作法有：（一）直接按摩淋巴腺体、压挤淋巴管。（二）大面积按摩揉拿拍打时，动静脉血管血液流动、微细脉血管、毛细血管的功能、淋巴管的功能组织液的交换都有加强作用。（三）对体表浅部动脉血管用截压法，因暂时减压引起动脉血的冲激作用。（四）着重注意加强血液的向心性回流，所以上肢按摩要点中，往往从近心端（接近心脏的一端）着手，既使动脉血液前进加快，又使静脉血液回心加速。尤其着重静脉血液回心加速。

資号：37—241(文化71.8)

(五)、注意促进静脉血液回流有重要意义。因为静脉管的数目本来就比动脉血管多，浅于体表的更比动脉血管多，按摩容易刺激到。而且，只有使静脉血液回流加快，动脉血液也才能相应的加快。因为动脉中的血液，只有通过静脉才能回流到心脏，静脉血管排空了，动脉管中的血流自然相应的加快。(六)、腹腔内按摩可直接刺激到的血管，用垂直力、侧压力、振动力刺激之，同样可以起到活血化瘀的作用。

(七)、如上所述，神经对血管要起主导和统率作用，故无论治血管本身的病或为治其他病而加强血液循环，除刺激血管本身而外，还须刺激有关神经。对于胸腹腔内不能直接刺激到的血管，更须从有关身表可刺激到的神经与血管，都是起活血化瘀的作用。不过我们通常不把刺激神经以加强血循的办法叫做"活血化瘀法"。(八)、活血化瘀、加强血液循环，通常都是局部的而非全身性的。又，人为的、有针对性的加强血循与病态的心动过速是两回事。前者不会导致后者，而且可以治疗后者。

第五节 颈部与按摩治病的关系

颈部，上连头、面、脑部，下连躯干与四肢，无论从神经观点或经络观点看都非常重要，是我们按摩治疗许多内外疾病所必用的部位，亦很重要。但其面积最不宽，其内部组织都相当复杂。因此，特根据北京耳鼻喉研究所解剖组所著的《耳鼻喉解剖图谱》绘制了附图第十一(颈部示意图，即平大椎根部横断面

(颈肌间三角图)

图),供参考之用,並于节说明如下:

(1).所谓颈筋,指前颈后项两侧的各种通俗所谓的"筋"。筋包括各层筋膜、各种肌肉、动静脉血管、各种神经等等。

(2).颈项部肌肉,共达十余种,各有其功用。大体言之:浅层的颈阔肌主口角运动;胸锁乳突肌主头左右旋转和俯后仰,並可在深吸气时助胸廓上提;舌骨诸肌群主舌骨、喉及下颌骨的运动。深层的斜角肌主颈椎前屈、侧屈,並可上提第一二肋帮助

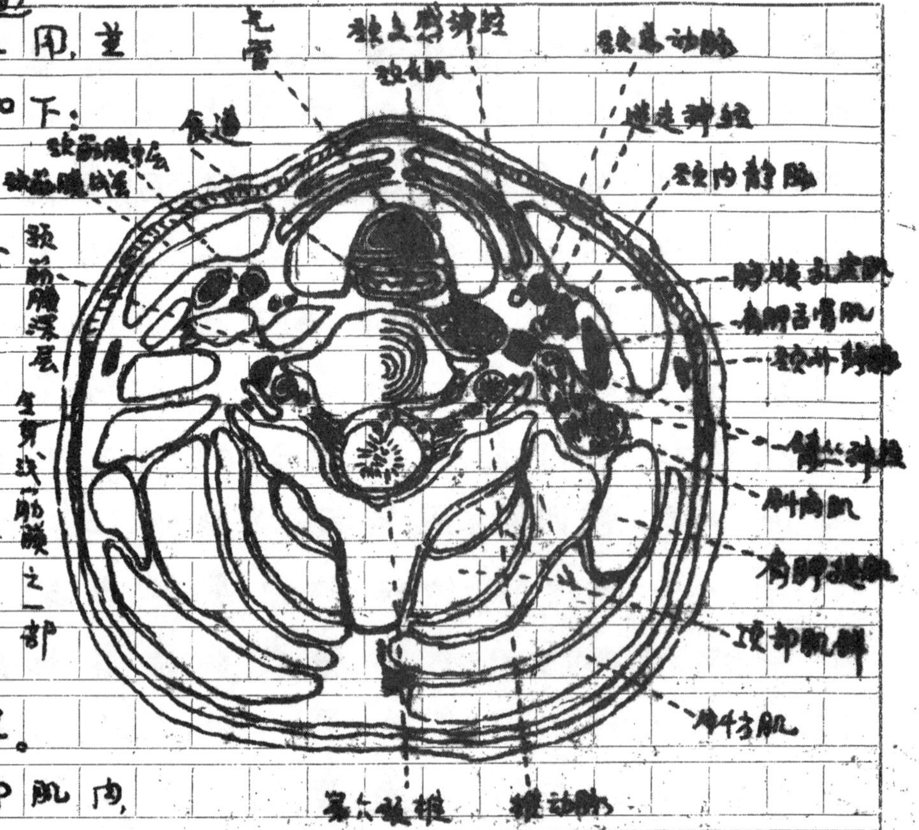

附图第11.

颈筋图:(第六颈椎部横断面)(上图)
(颈肌间三角)(下图)

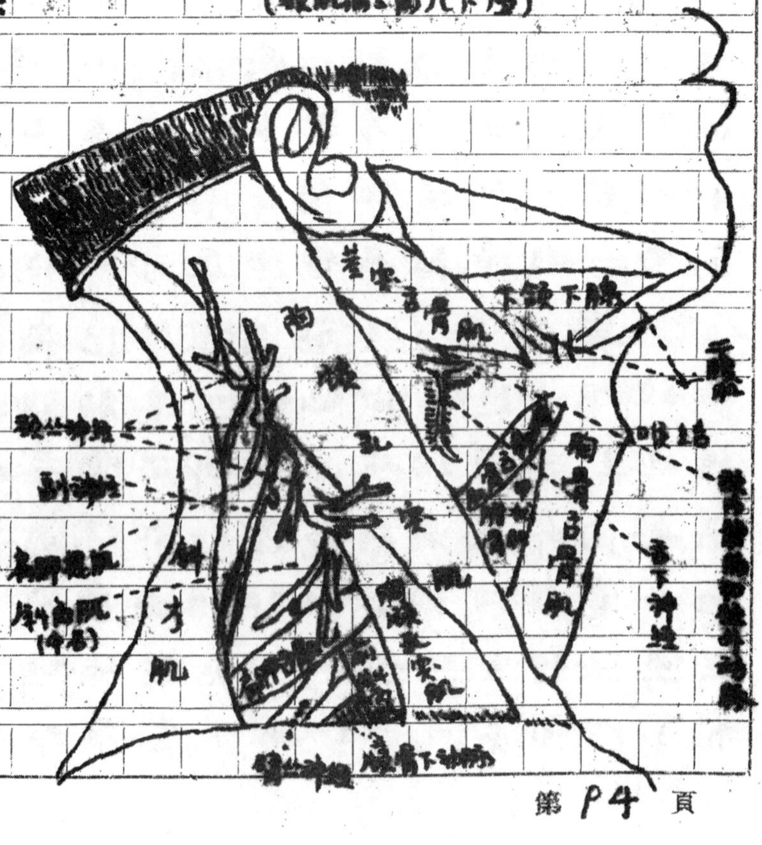

深吸气。颈长肌与头长肌，主颈椎前屈、头前倾。以上均属于颈部肌肉。后项部，浅肌有“后颈浅层肌”，即斜方肌的上部，主拉肩胛骨；肩胛提肌，主上提肩胛骨；菱形肌的上部，主拉肩胛骨；上后锯肌的上半部主提肋助吸气。深肌有头夹肌，主头颈向同侧回转、向后仰；还有颈横突间肌、棘突间肌等，均主脊柱运动。这些肌肉发生病变，如风湿、神经痉挛、扭伤、劳伤等，则疼痛，所主之运动发生障碍。其治疗法见有关治疗章节。初学按摩的人按摩这些肌肉，不一定都要把这一大堆肌肉名称作用位置搞清楚才行，只要知道胸锁乳突肌、斜角肌、斜方肌等几个常用的名称部位也就行了。反正揉拨拿颈项周围一般肌肉，即可收效。

(3)颈部喉结处有甲状腺和副甲状腺，在胸腹腔内脏一节中已说了。下颌骨下有下颌下腺，深拿以刺激之，可生津止渴。喉侧颈动脉的情况，亦已见胸腹腔内脏一节中。

(4)这里要特别着重说明的是：按摩用得最经常、用途很广泛的以刺激颈部神经为主的三种手法：

一、上下深拿掩盖于胸锁乳突肌后内的筋脉。这些筋脉，有颈总动脉、颈内静脉、肩胛舌骨肌、迷走神经、交感神经等。深拿的目的在于避开胸锁乳突肌而刺激这些筋脉，特别是神经。迷走神经沿颈部胸锁乳突肌后下行到胸腹腔内脏中，副交感神经也相随而行。刺激它可恢复、加强或抑制它的功能，从而可以治疗它本身和其分枝所到达的胸腹脏内器官的疾病，也是对这些器官实施按摩的重要部位。胸锁乳突肌后面的交感神经，係由交感神经链上升而来。交感神经链上升到颈部的交感干，又形成三对神经节，即上中下三对交感神经节。由之发出的纤维，有使瞳孔放大，唾液腺分泌，心搏动加速加强，及心对于血管扩张等之作用。在胸锁乳突肌后面所能刺激到的是交感干的一部分和颈中神经节。刺激它，可以治疗其本身及其分支所到器官的疾病。颈部动脉血液营养头部，颈部静脉为头部血液向心性回流所必经，刺激了它们的血管壁，可使其血管壁的紧力和收缩力加强，也可使血管壁的过度兴奋，抑制或痉挛等现象得着解除，恢复它们的正常功能。通过对颈部神经血管的刺激，以打通头颈部通路，还可调动全身有关积极因素去支援头颈部的病灶区患脏疾病，也可调动高级中枢和有关内脏的积极因素去支援全身其他部位的病灶区患脏疾病。这就是为什么头颈部通路法，胸腹部通路法都从颈部开始的原因。当然，抓颈部，不只是用深拿胸锁乳突肌后面的筋这个手法，因为只用这个手法，刺激面还不够宽，或对某些病员用起来有困难。下面再介绍两种手法。

二、揉拨缺盆处筋，不仅可治上肢病，而且可影响大脑的功能，治很多疾病，因而也是按摩颈部常用的手法。但是，我们的经验，揉拨缺盆处筋，不一定在通常用的缺盆内位置着力，即不必在胸锁乳突

貴号：37—241(文化71.8)

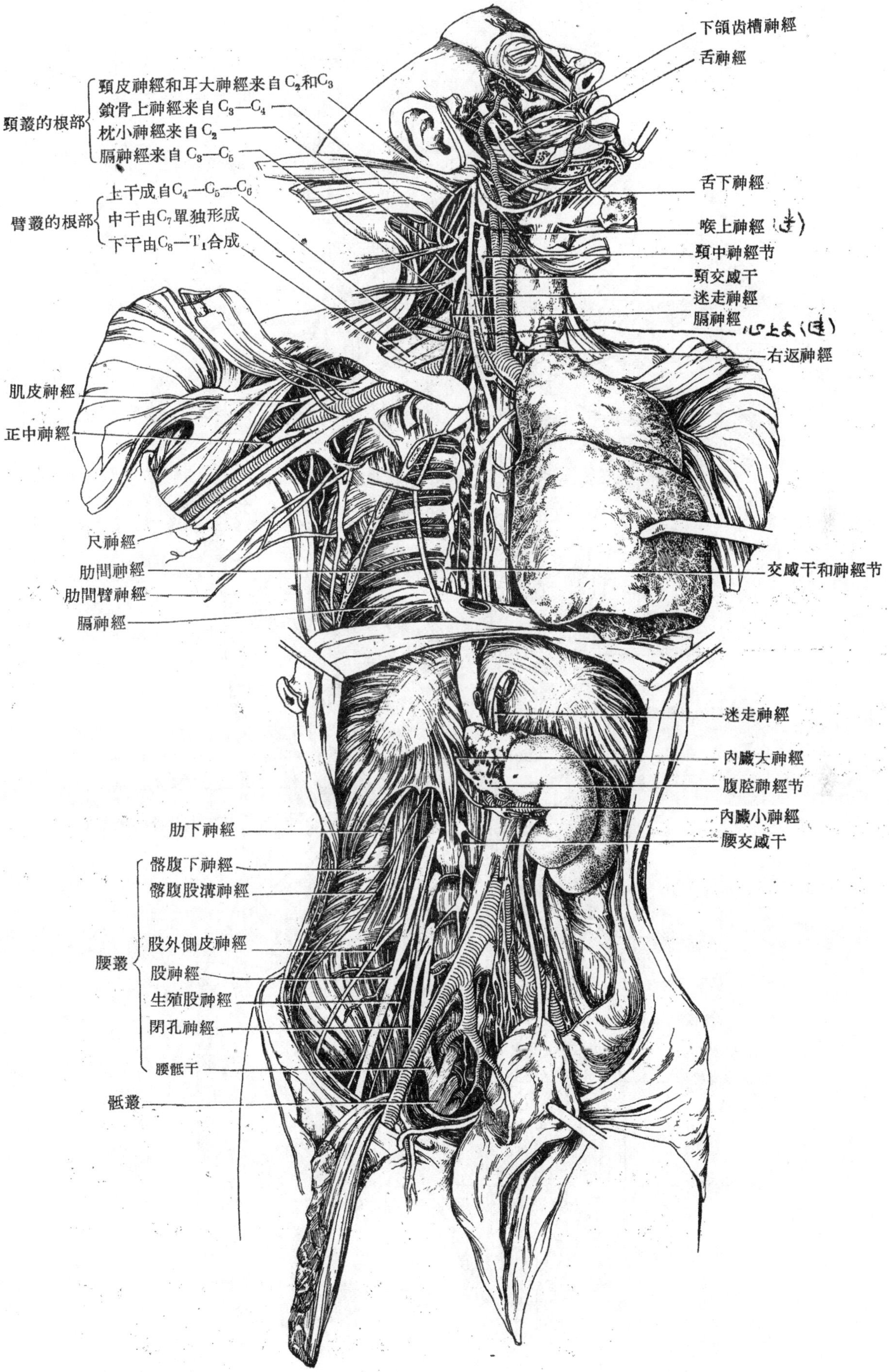
下頜齿槽神經
舌神經
頸叢的根部
頸皮神經和耳大神經来自C_2和C_3
鎖骨上神經来自C_3—C_4
枕小神經来自C_2
膈神經来自C_3—C_5
臂叢的根部
上干成自C_4—C_5—C_6
中干由C_7單独形成
下干由C_8—T_1合成
舌下神經
喉上神經
頸中神經节
頸交感干
迷走神經
膈神經
右返神經
肌皮神經
正中神經
尺神經
肋間神經
肋間臂神經
膈神經
交感干和神經节
迷走神經
內臟大神經
腹腔神經节
內臟小神經
腰交感干
肋下神經
腰叢
髂腹下神經
髂腹股溝神經
股外側皮神經
股神經
生殖股神經
閉孔神經
腰骶干
骶叢

圖 258 脊神經叢

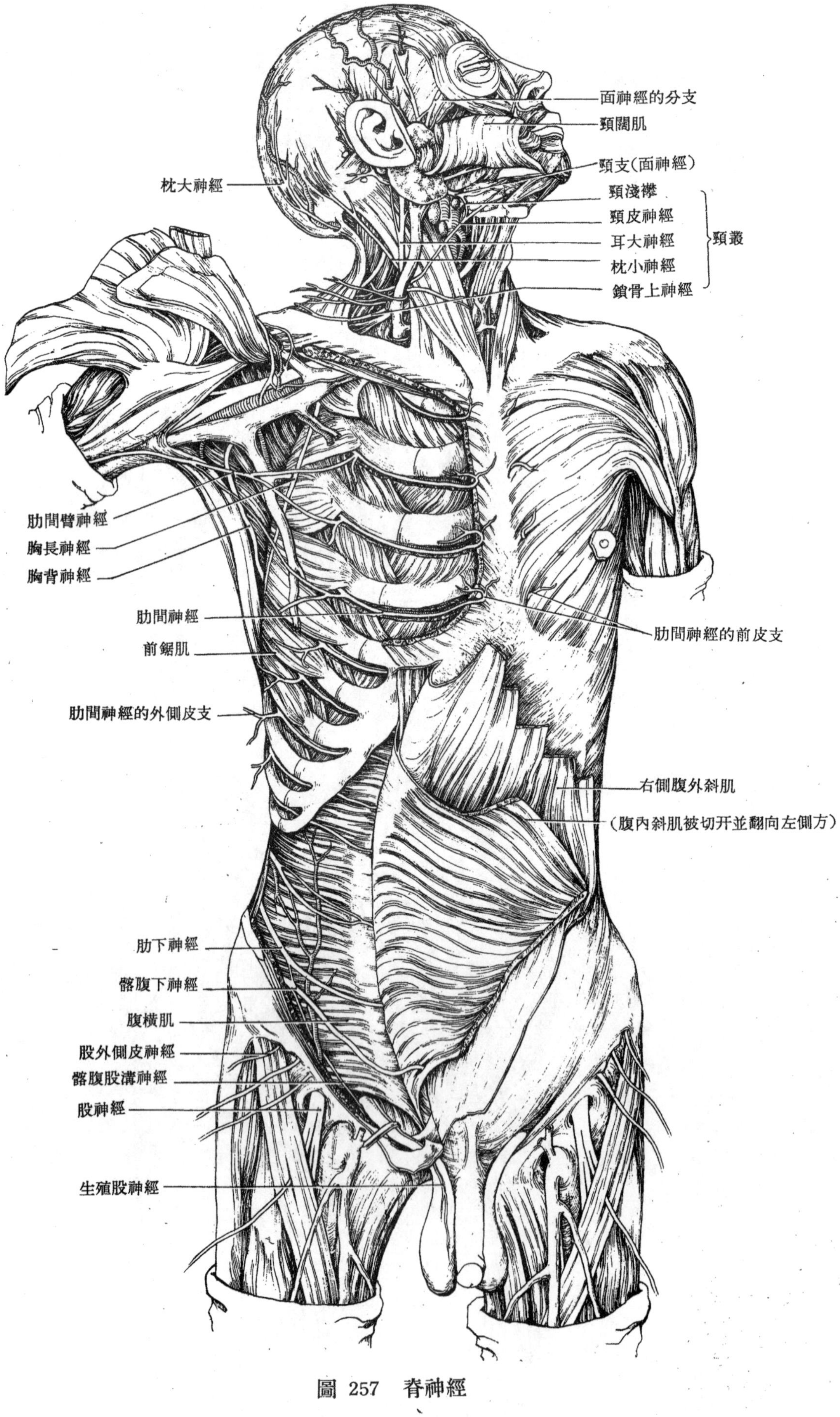
面神經的分支
頸闊肌
頸支(面神經)
枕大神經
頸淺襻
頸皮神經
耳大神經
枕小神經
鎖骨上神經
頸叢
肋間臂神經
胸長神經
胸背神經
肋間神經
肋間神經的前皮支
前鋸肌
肋間神經的外側皮支
右側腹外斜肌
(腹內斜肌被切开並翻向左側方)
肋下神經
髂腹下神經
腹横肌
股外側皮神經
髂腹股溝神經
股神經
生殖股神經

圖 257　脊神經

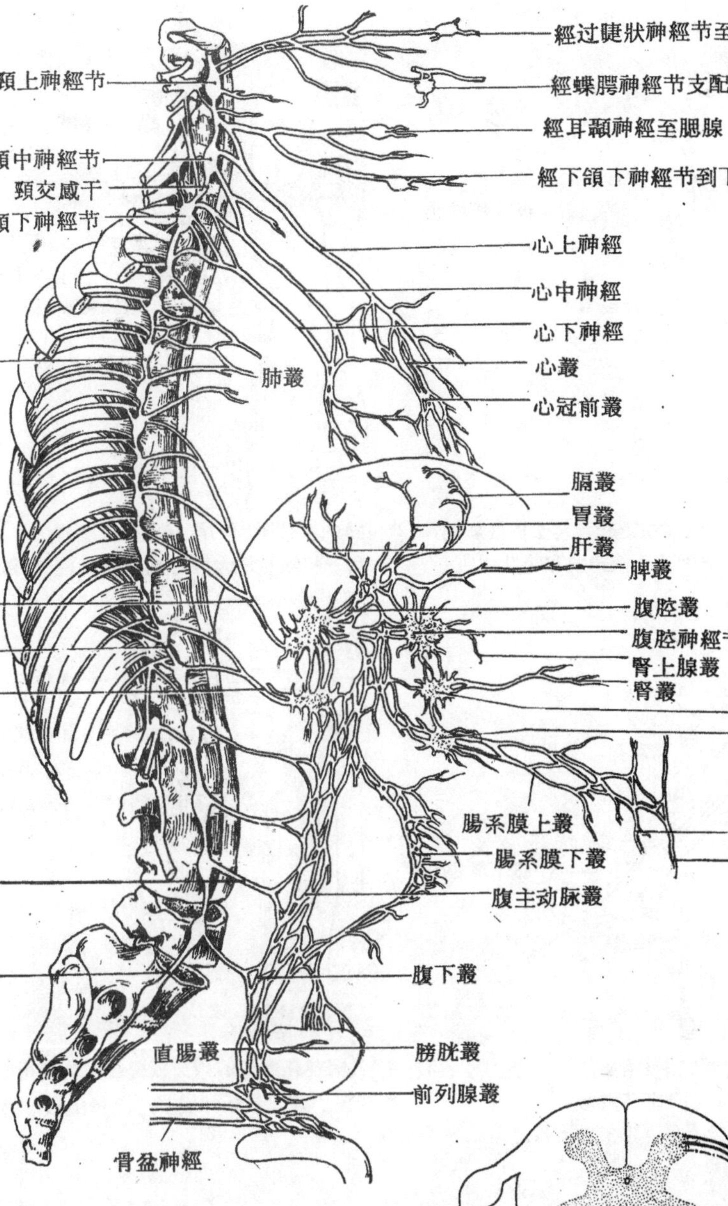

1. 交感神經的組成部分

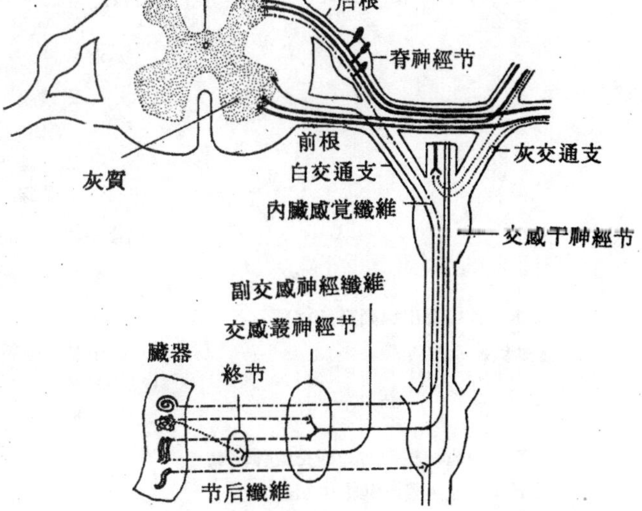

2. 交感神經的發出經过

圖 267 交感神經系

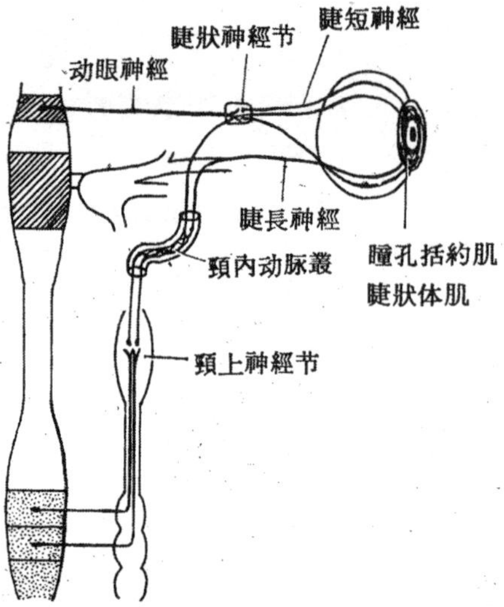

1. 随动眼神經發出的副交感神經纖維在睫狀神經节內换細胞，再由睫短神經送到眼球內，支配瞳孔括約肌和睫狀体肌。

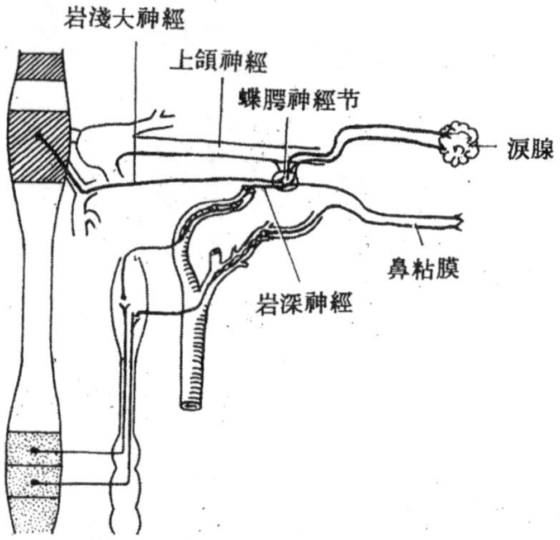

2. 随面神經發出的副交感神經纖維，另一組随岩淺大神經到蝶腭神經节，再發出纖維支配淚腺。

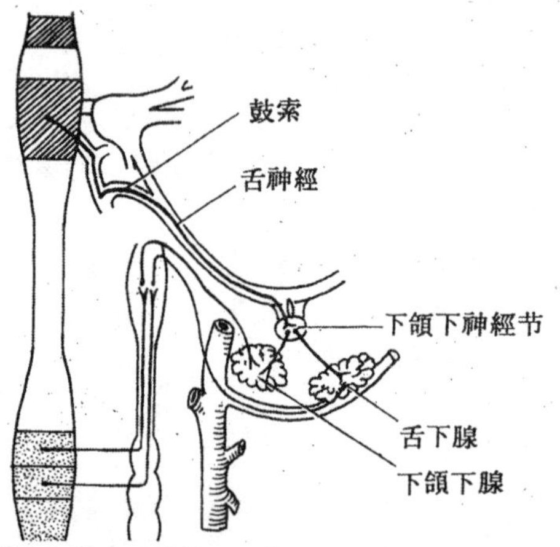

2. 随面神經發出的副交感神經纖維分兩組：一組經鼓索神經到舌神經，在下頜下神經节內換細胞，节后纖維供給下頜下腺和舌下腺。

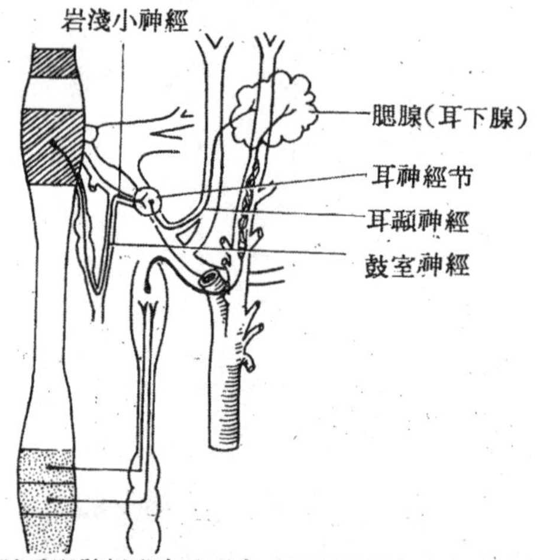

3. 随舌咽神經發出的副交感神經纖維經由鼓室神經和岩淺小神經到耳神經节，再發出纖維供給腮腺。

4. 随迷走神經發出的副交感神經纖維供給全部內臟。

5. 由第2—4骶神經發出的副交感神經纖維形成骨盆神經，供給生殖器、降結腸和直腸等。

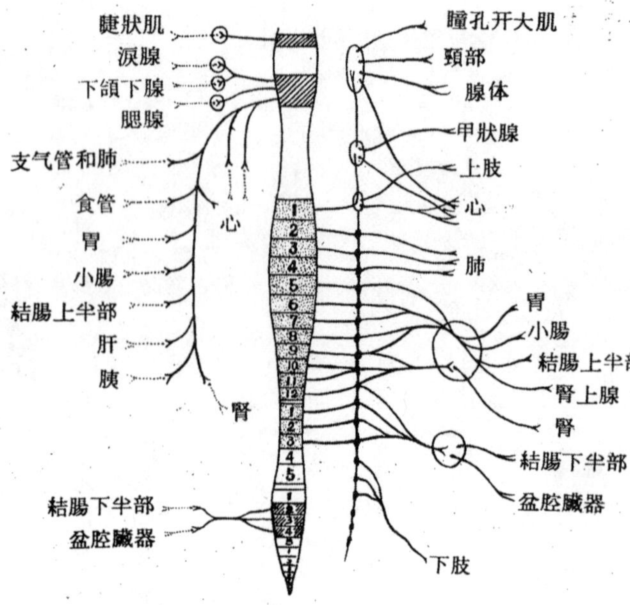

圖 268 副交感神經系

哺乳动物中枢神经传导路径示意图：（示大量中间神经元的链锁）

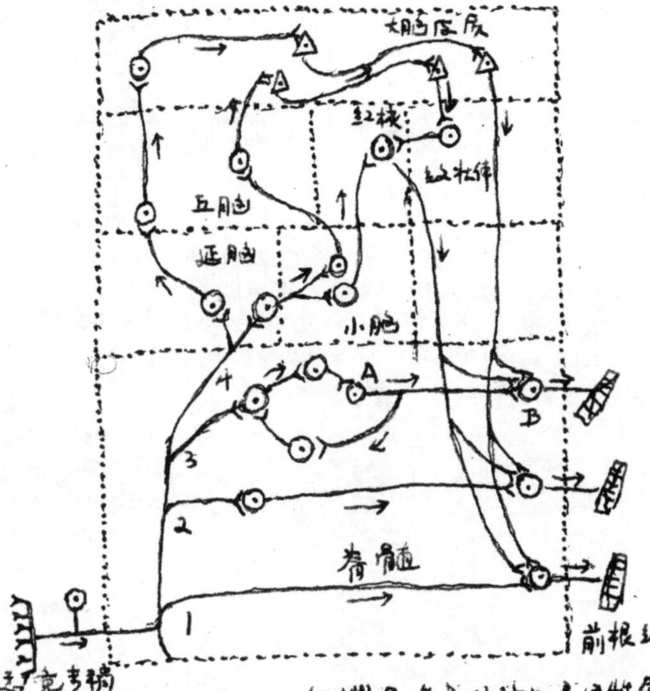

中间神经元的实际存在是保证动物的灵活性与大量活动方式的。

人体各部在皮质运动分析器上的投影

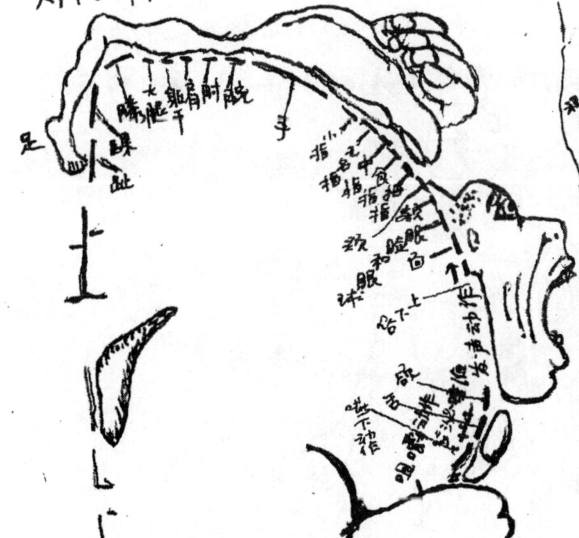

人体各部在皮质感觉分析器上的投影

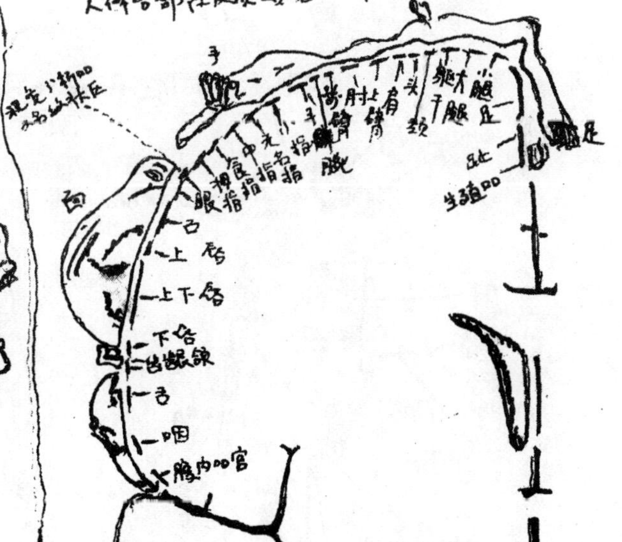

(1) 冲动来源——关节、肌腱、骨骼肌的本体感觉冲动。
(2) 感受物——身体的空间位置、姿势、各部的运动。
(3) 分布特点——呈倒置人体，头部投影是正的。投影面积的大小不决定于它实体，而决定于其功能的复杂性。右侧分析器管左半身，左半分析器管右半身。因锥体束交叉到对侧。但躯干、咽喉、舌肌、面部受两侧半球的管理。

(9) 阅读分析器——在顶下叶的角回，损伤则不能理解文字。
(10) 书写分析器——在额中回的后部，如损伤，则写、画等精细运动发生障碍，但其他运动机能仍保存。

(1) 作用——温度觉、痛觉、触觉、位置和运动觉的分析，估计重量、辨别两点距离、物体形状、光滑、粗细。
(2) 分布特点——投影同运动分析器，感觉纤维完全交叉，故全与对侧联系。
(3) 听觉分析器——在颞横回，每侧都接受两耳的听觉冲动，故一侧损伤，不致全聋。
(4) 视觉分析器——在距状裂两侧，每半球的视觉分析器与两眼视野的对侧一半有关，因此两半全损时才全盲。
(5) 嗅觉分析器——半球内侧面的海马回沟附近，可能在中央后回的下部。
(6) 内脏分析器——位置未定，可能较分散，据知额叶、颞叶眼眶面和带回较重要。
(7) 语言分析器——额下回的下1/3处，分析来自语言肌肉来的刺激，如损伤，则失语。
(8) 听语分析器——颞上回后部，如损伤而听觉未损，则能闻声而不知意。

皮肤神经分布的节段性

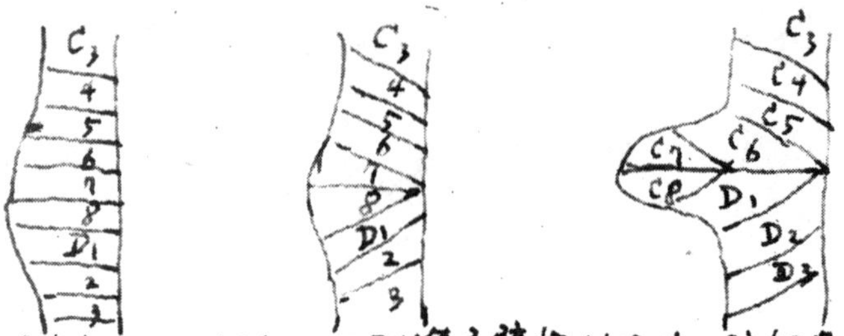

胸部：每节脊神经皮支分布于本节的皮肤，自背侧中线至腹侧中线形成连续横行的环带。在肢下段这些环带稍向下内倾斜。

上肢皮肤神经来自颈5到胸2。颈5分布于臂桡侧近处。颈6~7分布于前臂和手的桡侧。颈8和胸1分布于手和前臂的尺侧，胸2分布于上臂尺侧和腋窝。

下肢皮肤神经来自腰2到骶3。腰2~3分布于大腿前面，腰4~5分布于小腿的胫侧和足的内侧。骶1~2~3分布于足的外侧、小腿的腓侧、大腿的后侧及会阴。

颜面和前额的皮肤完全由三叉神经分布。

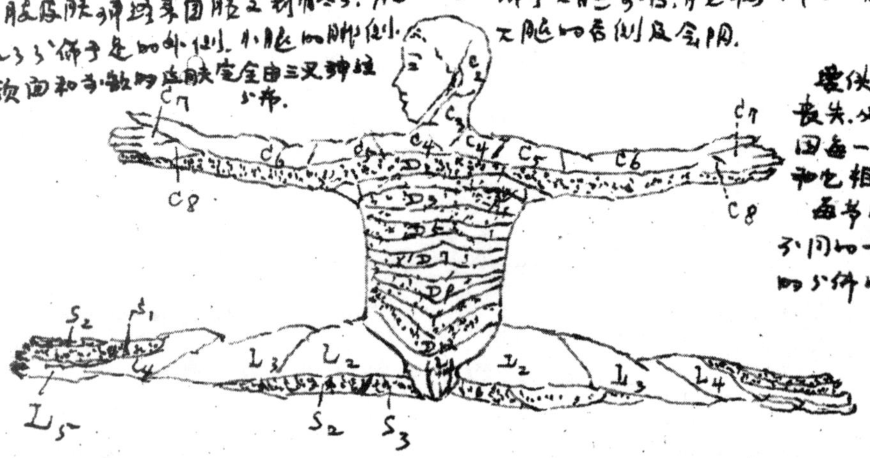

要使一个皮节的感觉完全丧失，必须切断相邻三个后根。因每一皮节的神经支配是和它相邻的上下节段重迭。

每节的后根纤维虽然在不同的末梢神经中，但最后的分布区域是一定的。

C 颈. D 胸. L 腰. S. 骶.

内脏病时的牵涉痛区（根据哈特—海特二氏带）

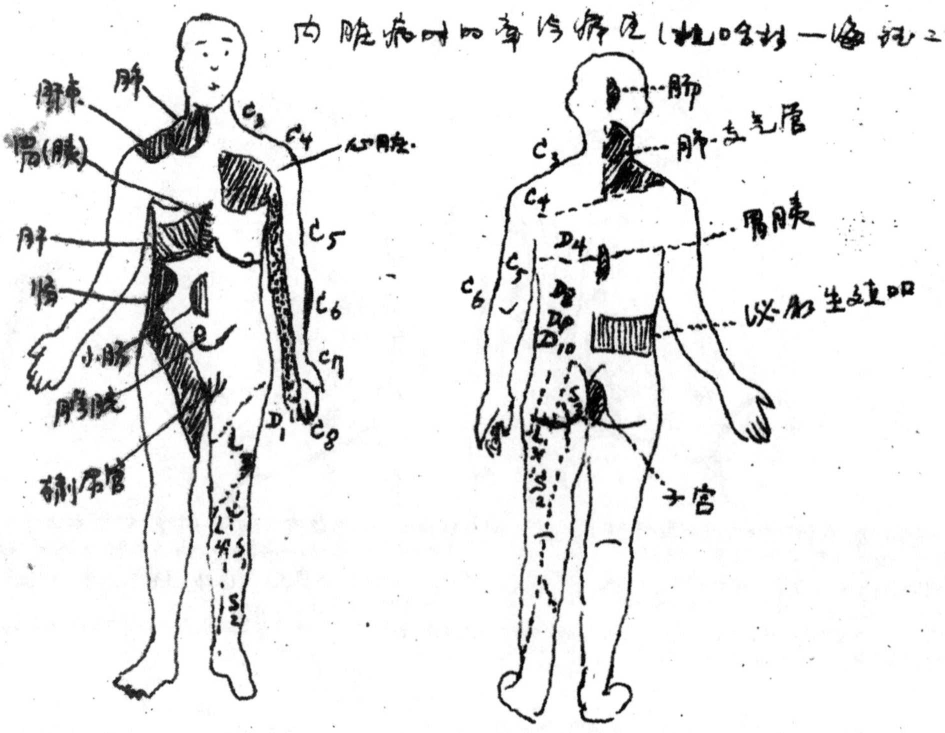

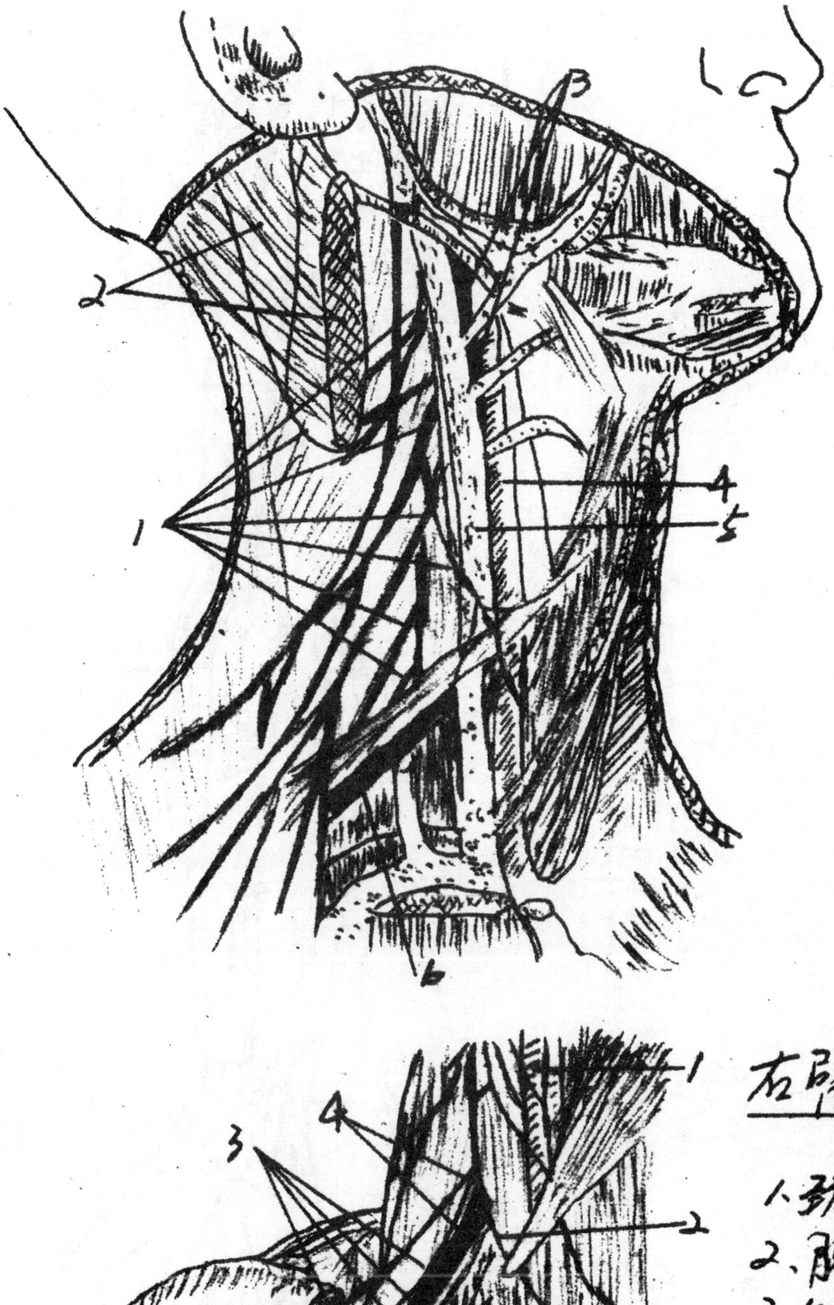

右颈丛神经(图12)

1. 颈神经
2. 胸锁乳突肌
3. 迷走神经
4. 颈总动脉
5. 颈内静脉
6. 臂丛中干

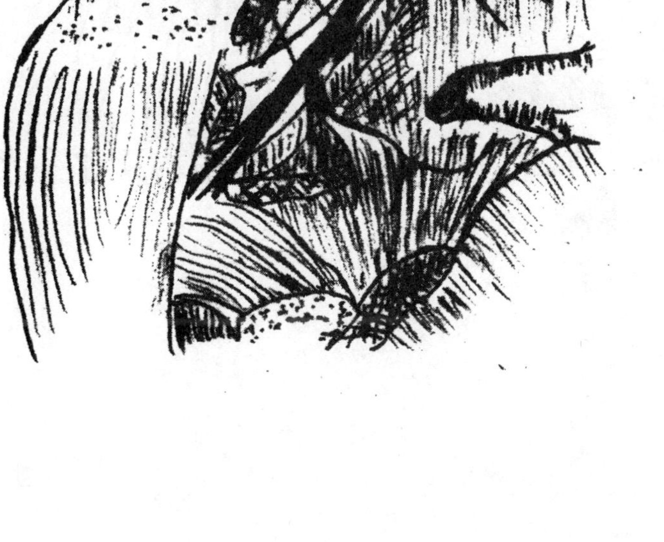

右臂丛神经(图13)

1. 颈总动脉
2. 膈神经
3. 缺盆臂丛神经(缺盆上部臂丛,俗称麻筋)。
4. 颈侧臂丛神经(麻筋)

上肢前面的神经(图14)

1、腋下神经(麻筋)刺激点
2、正中神经
3、桡神经
4、手腕神经(麻筋)刺激点
5、尺神经
6、肘关(在肘后)神经(麻筋)刺激点

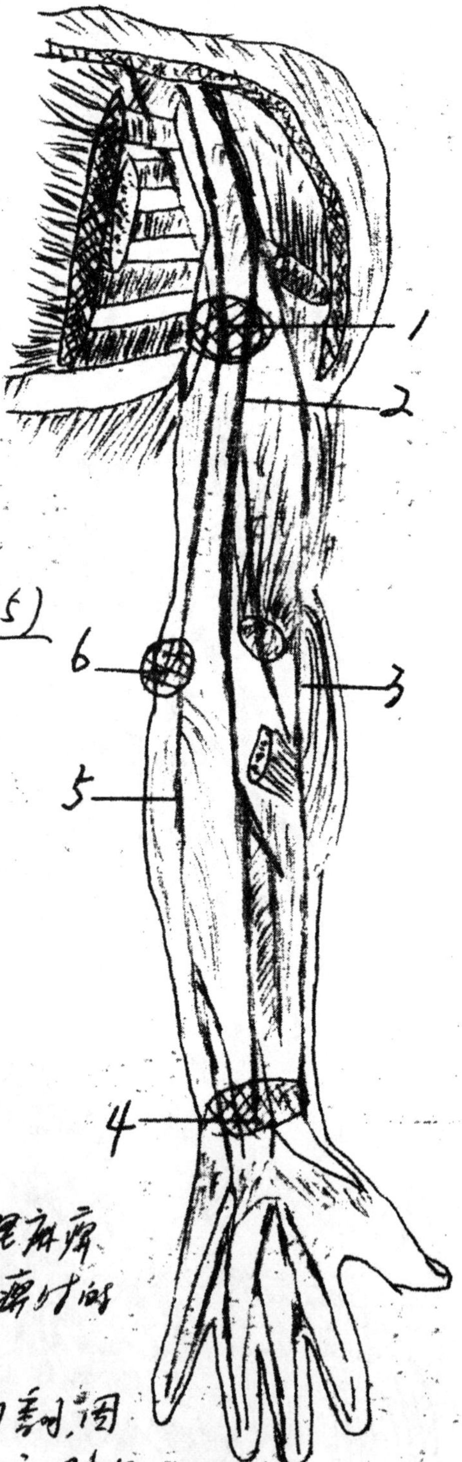

桡、尺和正中神经损伤时的手形(图15)

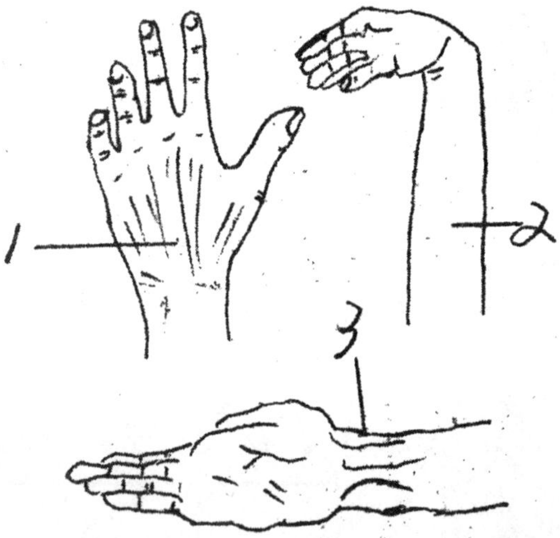

1. 尺神经麻痹的"爪形手"；2. 桡神经麻痹的"垂腕"；3. 正中及尺神经合并麻痹时的平坦手(猿手)；

下肢胫神经损伤，足不能跖屈和内翻，因而足向背屈或外翻，也不能以足尖站立。腓总神经损伤，足和趾不能背屈，足下垂并向内翻。

皮神经分布节段示意图（图16）

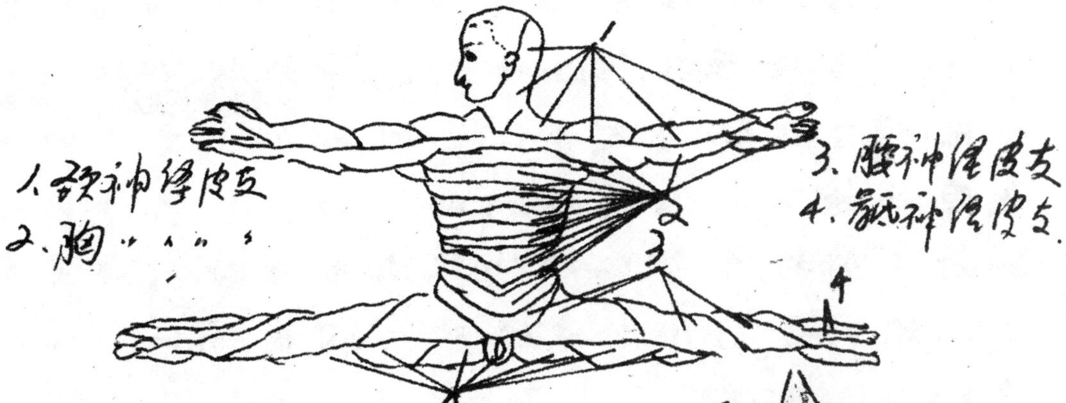

下肢后面神经（图17）

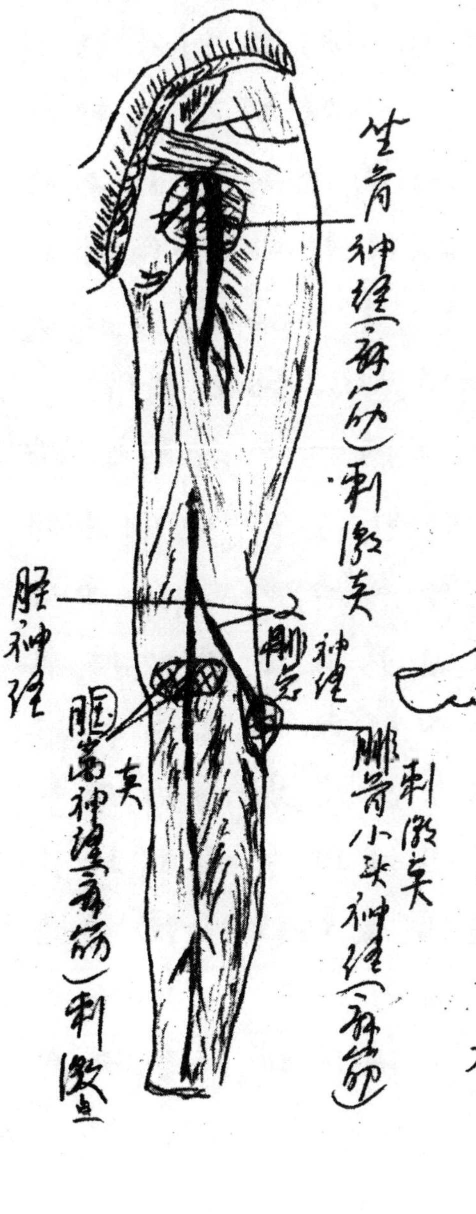

内踝骨下神经（图19）

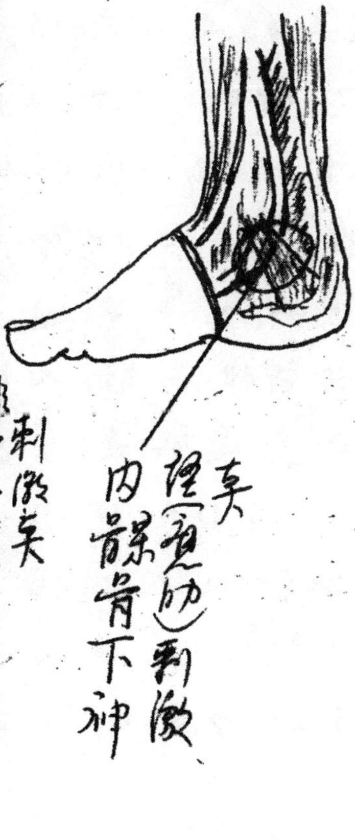

下肢正面神经（图18）

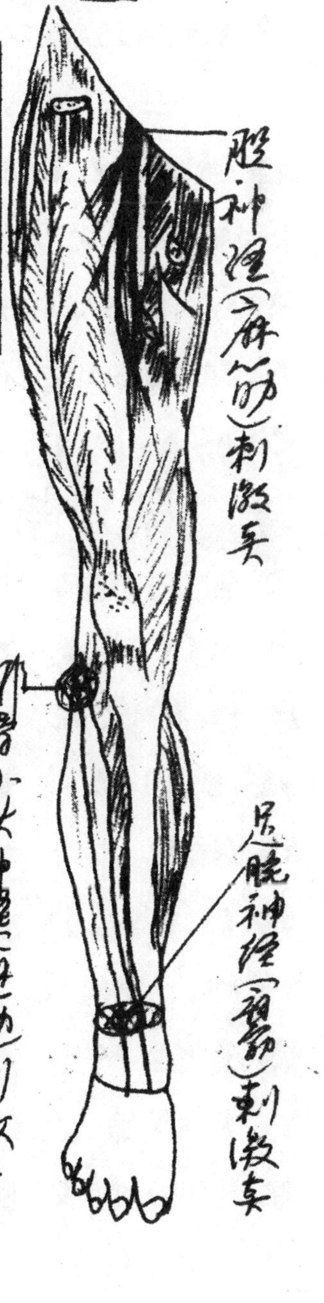

肌下端抵胸骨处的外侧离中按拨缺盆病筋，而是用中指指腹（或食、中、无名指三个指头的指腹）在此处的上方、胸锁乳突肌外侧连带胸锁突肌在内的一片横向（略斜）按拨，不但也刺激到了缺盆病筋处，刺激到迷走神经、副交感神经、颈交感神经干的一部分、交感神经颈上神经节、膈神经、颈总动脉、颈内外静脉等。这里要补充说明的是：刺激膈神经，可以调整膈的功能和解除膈神经痉挛。

三、用三指（刺激较重）或用侧掌、掌根（刺激较轻）按颈侧硬筋群及其间的缝隙，可以刺激到肩胛提肌、斜角肌、颈丛神经、副神经、项部肌群、斜方肌的一部分。刺激有关肌肉的作用，已见前。而副神经与头颈转动和耸肩有关，颈丛神经与枕部、颈部、肩部、舌部、膈肌、胸膜、心包、腹膜等均有关，并与膈神经汇合。

第六节 神经系统与按摩防病治病的关系

1、神经系统与按摩的一般关系——如前所述，调节人体内部的功能和使机体对外界环境作出创造性的反应，神经居于主导的和统率的地位。因此，按摩调动内部积极因素与打通有关通路以防病治病时，常常把调动神经系统的积极因素与打通神经系统通路，作为首要问题来考虑。按摩作用于神经，一般说来，只能刺激到周围神经，中枢神经为骨骼所完全遮蔽，刺激不到。但是，刺激周围神经的末梢，通过传入神经元到达中枢，可以影响中枢。中枢又反过来通过传出神经影响末梢区域。如刺激周围神经的神经干，由于神经纤维有两向传导性，故既可引起所支配的组织的相应变化，又可引起中枢神经的变化，反过来再引起有关组织的变化。此外，神经与神经之间，有交通枝通连，其传导途径不一定都要通过中枢。生理也有横贯的传导途径，不一定都要从大脑去转一转，所以刺激这个部位的神经还可能直接影响有关部位的神经。总之，按摩通过直接、间接的刺激方法，对高级中枢、低级中枢、内脏神经、躯干四肢神经、神经干、神经末梢的功能通路病变，均能起到加强、调整、打通或治疗作用。

按摩刺激神经的目的，不外乎：㊀为了预防或治疗其他器官的疾病，而加强有关神经的功能，打通有关神经的通路。这种加强与病态的过度兴奋不同，它引起神经本身及有关器官复杂的生理性的化学与物理变化，而不是病理变化，它可自动回复于正常。不仅对神经系统是如此，按摩加强其他系统功能的作用也是如此。㊁为了神经本身的保健和防病作用，或为了治疗神经本身功能兴奋、抑止失调所造成的病（包括疼痛在内），或为了消除细菌病毒之类的侵袭与侵袭的后果，或促成断了的神经纤维更生，如已无法更生，则促成其他神经细胞起代偿作用。

人的神经不同于其它动物的重要特点之一是大脑皮层的综合分析能力即精神因素。从而能认识客观世界，改造客观世界，并对自身内部有更强

货号：37—241(文化71.8)

的控制调整能力，因而精神因素具有为其它任何手段所不能代替的重要防病、治病能力。脑部受重伤的解放军战士，照样准确地把炮弹打向敌人。害癌症重病的人重新返回了飞行岗位。而精神因素的生理性物质基础是神经系统的大脑功能。不过不同阶级的人的大脑功能是不同的，所以包括按摩在内的各种防病、治病手段，不仅是单纯的技术工作问题，而首先是政治思想工作问题，调动神经系统的积极因素，首先是大脑的思想积极因素。

以下再介绍一些神经系统的基本知识。

2、几个名词解释：

一、神经元——即神经细胞。

二、神经纤维——神经细胞有很多突出部，若干短突出部叫树状突，最长一个突出部叫轴突。每一根轴突即是一根神经纤维。

三、神经核与神经节——都是指神经细胞集中的地方。在中枢者叫神经核，在周围者叫神经节。

四、高级中枢与低级中枢及周围神经——中枢与周围是相对而言。中枢神经是神经系统的司令部，周围神经是神经系统的下层组织。脑是最高司令部，称高级中枢，脊髓是低级司令部，称低级中枢。周围神经又分两大类，支配躯干四肢的叫躯干神经，因其可受主观意识直接支配、指挥，故又名动物性神经；支配内脏器官的神经叫内脏神经，是易受精神因素影响，但其运动不直接受主观意识指挥，故又名植物性神经。

五、传入神经元与传出神经元——由感受器向中枢传导的神经细胞叫传入神经元，或以其神经纤维命名为感觉神经纤维；由中枢向外周器官传导兴奋的神经细胞叫传出神经元，或以其神经纤维命名为运动神经纤维。

六、交通枝——神经纤维的传导作用有绝缘性，互不干扰。但神经干与神经干之间，神经分枝与分枝之间，可有互相交通的枝线，叫交通枝。交通枝的存在，对按摩此一神经可影响彼一神经，有重要意义。

七、神经的混合——神经各成系统，但也有混合的情况。如我们按摩刺激颈部的副交感神经，是随迷走神经一起到内脏的。耳针刺激的耳部神经，有迷走神经、舌咽神经及面神经的混合支。这对按摩也有重要意义。

八、几种神经部位的邻近——与按摩腹腔内脏器官常不止刺激到一个器官一样，按摩刺激某部位的神经，常常不止刺激一种神经，而是刺激了几种位置接近的神经，因而对许多相应的器官，都能起调节作用。

九、神经作用的机制——神经的传导作用和综合分析判断力的机制，到底是怎样的？现代生理学还没有搞得很清楚。据实践知道，有生理电（生物体内部的电流）和生物化学的变化。这证实了我们认为按摩这种物理性刺激可以引起机体内部物理性

貨号：37—241(文化71.8)

和化学性的和理化综合性的变化。

十、神经的矛盾统一——神经系统支配全身各器官，全身各器官也要反作用于神经系统；中枢神经统帅周围神经，周围神经也要反作用于中枢；交感神经与副交感神经在同一器官起着相反的作用。如此等等，都说明了神经的矛盾统一，是诊断与治疗中应该注意的。

3、脑——高级中枢，包括大脑、小脑、脑干。大脑又由皮层与深部神经节组成；脑干包括延脑、桥脑、中脑三部分。

一、大脑皮层——是神经系统的最高级部位，功能有二，即形成条件反射与进行高级的分析与综合。大脑皮层好像是一个由许多功能不同的小块(区)合起来的器官，它能与身体的每一种条件反射相连，因而其活动很复杂。大脑皮层的某点某区发生病变，将使该点该区的有关部位或器官中某种功能过度增强或衰弱乃至丧失。按摩的重点区，一是头部的大脑敏感反应区，另是躯干神经的敏感点。

二、大脑白质——在皮层(灰质)之下，由各种神经纤维组成，联系各皮层并把皮层与皮层下各中枢相互联系起来。白质与灰质共同构成各种复杂神经活动的物质基础。

三、大脑纹状体——主要由苍白球、壳核、屏状核三部组成，是次于皮层的对外(骨肌)运动中枢。

四、皮层的四叶——除复杂的高级神经活动外，还有低级功能。额叶后部主管对侧身体肌肉的随意运动，顶叶主管对侧身体的感觉。颞叶为嗅觉和听觉的高级中枢。枕叶是皮层最小的一叶，为视觉中枢。

五、小脑——卵圆形，位于颅腔后部。它虽不发动随意运动，却能使随意运动协调。所谓协调，就是参加某一随意运动的各个肌肉或各个肌群的收缩，在时间和力量上均配合一致，不矛盾，保证运动均匀如意，准确有效的完成。出入于小脑的纤维非常多，联系也极广泛。有纤维与大脑皮质运动区、中脑的红核相连，后者再与脊髓的运动神经元相连。小脑如受损或发生病变，则引起全身性的手舞足蹈（舞蹈病）。如与小脑相连的某部神经纤维有了病变，这个神经纤维所到的部位就有不协调的现象发生。

六、脑干的网状结构——是神经纤维与神经细胞体交织成像网状的组织，主要分布在延脑、脑桥及中脑的中央部分，其功能甚为复杂。据光明日报72年1月31日3版广西医学院革委会针麻研究小组《脑干网状结构活动与针刺麻醉》一文介绍，这个结构无论对于躯体运动的调节、对于各种感觉机能的调节、以及对于大脑皮层机能活动的影响，都有十分密切的关系。全身的各种感觉信号，无论视觉、听觉、痛觉、触觉、嗅觉以及各种内脏（如肺、胃、心、肝、血管等）的感觉信号，都可以汇集到脑干网状结构，甚至可以汇集到网状结构中的同一个神经细胞上，而网状结构的活动，又可以对全身的血压、脉搏、呼吸、肌肉运动和感觉机能等产生很大的影响。大脑皮层兴奋性的维持，甚至清醒状态的维持，都有赖于该结构的活动。刺激其任何一点，都可以使整个大脑皮层活跃起来。而损坏或抑制其机能活动，则可以使大脑皮层的兴奋性降低，陷入昏睡状态。总之，它与脑干所组成部分延脑、桥脑、中脑的功能和所连接的大脑的功能分不开。针刺通过对体表一定部位的刺激，可以影响网状结构，按摩当然也同样可以影响它。

七、延脑——是许多低级又比较能够独立活动的基层中枢的集中地。延脑受到损坏，立即引起死亡。因为它包括了许多"生命中枢"。

八、延脑、桥脑中存在的重要中枢——有生命中枢(即呼吸、心脏和血管等中枢)、胃肌的反射中枢、有关消化中枢(即吞咽、咀嚼、唾液分泌等中枢)、代谢中枢(即糖、水、盐等有关代谢中枢)、防御反射中枢(即呕吐、咳嗽、喷嚏、泪液分泌、眨眼等反射中枢)。

九、中脑——其主要功能是调节大脑皮层维持觉醒或睡眠和保持肌肉的紧张度，并与身体的平衡和正确姿势有关。

十、间脑——位于大脑底部，下与中脑连接，也是次于大脑皮层的神经中枢。其主要结构是丘脑(视丘)、下丘脑(下视丘)两部分。丘脑主要接受发自全身外部感觉以及本部感觉的冲动，并将对传入的刺激作相应的大概的分析与综合，故为大脑皮质以下的次一级的感觉中枢。一侧丘脑受损可发生对侧感觉障碍或自发性疼痛。此外，由脑干网状结构传来支持醒觉状态的冲动也投入丘脑。下丘脑的体积很小，有大量神经核，是植物神经系统的次于大脑皮层的高级中枢，接受皮层、丘脑的神经冲动，调节交感和副交感神经对内脏的功能。又是次于皮层的新陈代谢的高级中枢。对糖、脂肪、水盐等物质代谢有调节作用。水盐代谢和垂体后叶的内分泌等有关。因而对体温调节、睡眠、情绪反应起一定作用。

3. 脊髓——低级中枢，大量的上行、下行冲动由此传导，很多的传入神经由此进入。脊髓是许多反射的最低级中枢，如骨肌反射、血管运动中枢、发汗中枢、呼吸中枢、排尿中枢、排便中枢、性反射中枢等。

按摩可用活动脊柱关节的办法对脊髓产生一定刺激的影响。此外，刺激夹脊线和膀胱经俞穴线，实际上既可影响脊神经，又可影响脊髓中枢，还可因交感链的关系影响进入内脏的植物神经。

4. 脑神经——又名颅神经，属于周围神经，因其从脑部出发，故名脑神经。共十二对。除嗅神经、视神经外，其余十对均从脑干发出。第三、四对从中脑发出，第八至十二对从延脑、脑桥发出。

第一对嗅神经——由鼻中隔上部鼻甲粘膜的

貨号：37—241(文化71.8)

嗅细胞的中枢突集聚而成穿筛孔入颅，进入嗅球。

第二对视神经——由视网膜的节细胞发出，聚向视神经乳头，穿出眼球后成视神经，经视神经孔至颅中移于视交叉。

第三对动眼神经——与滑车神经、展神经及三叉神经的第一支同行于海绵窦内，经眶上裂入眶，支配眼肌活动。

第四对滑车神经——进出部位见上，支配上斜肌。

第五对三叉神经——是最大的脑神经，由节发出三大干，称为眼神经、上颌神经、下颌神经。第一支眼神经，最细，分布于眼眶、眼球、眼睑、前额的皮肤（见附图20）以及一部分鼻腔的粘膜。第二支上颌神经，分布于眼裂和口裂的皮肤（见附图20）、上颌的牙齿，以及鼻腔口腔的粘膜。第三支下颌神经，分布于下颌的牙齿、口腔底、舌的粘膜、口裂以下的皮肤（见附图20）和咀嚼肌等。

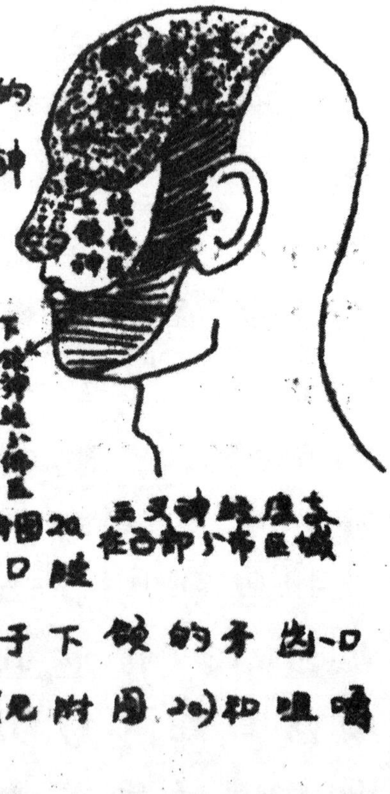

附图20 三叉神经在面部分布区域

第六对展神经——经海绵窦眶上裂入眶，支配外直肌。

第七对面神经——出脑后入内耳门，穿过内耳道底入面神经管，出茎乳孔向前进入腮腺，在腮腺内交织成丛，也支配表情肌、颈阔肌、镫骨肌、二腹肌舌腺、茎突舌骨肌、控制泪腺、舌下腺、下颌腺以及腭和鼻腔粘膜的腺体。

第八对位听神经——经内耳门穿内耳道底至内耳，由蜗神经与前庭神经合成位听神经。

第九对舌咽神经——它支配茎突咽肌，控制腮腺分泌，供应味蕾，分布于咽、舌后、咽鼓管、鼓室等处的粘膜，以及颈内动脉窦和颈动脉球。

第十对迷走神经——自颈静脉孔出颅。主干在颈内静脉与颈总动脉间下行，经胸廓上口入胸腔。右迷走神经通过右锁骨下动脉、静脉[illegible]右侧下行，越过右支气管后方，在食管后[illegible]散成丛。左迷走神经在左颈总动脉和左锁骨下动脉间，[illegible]越主动脉弓的前面，再经左肺根的[illegible]食管前面，分散成丛。二丛向下穿膈的食管[illegible]入腹腔。

迷走神经在颈部、胸部、腹部各有分支。在颈部的有脑膜支，分布至硬脑膜；耳支，分布至外耳道和耳廓四周的皮肤；咽支，分布于咽缩肌、悬雍垂肌、腭帆提肌、咽腭肌和舌腭肌；喉上神经，分布于环甲肌、会厌、舌根、裂状肌带以及声门裂以上的喉粘膜；心上支伴随颈总动脉下行，与交感神经的心神经连结，入心丛。在胸部的有喉返神经，在咽下缩肌的下缘入喉，分布于喉肌和声门裂以下的喉粘膜。此外，迷走神经又分出心下支入心丛，以及至气管和食管的小支。支气管支，与交感神经的分支在支气管前后共同构成肺丛，自丛发出细支至气管和肺、食管支。

货号：37—241（文化71.8）

左右迷走神经分别在食管前、后分散成丛，并有交感纤维加入。自丛发出食管支至食管壁。在腹部的右迷走神经穿膈的食管裂孔下入腹腔；前束，沿行于胃小弯的前面，发出胃支和肝支至胃和肝；后束沿行于胃小弯的后面，发出胃支到胃。主要发出腹腔支，沿胃左动脉至腹腔神经节。以后与交感纤维一同沿动脉分布至腹腔的大部分脏器——胃、脾、小肠、盲肠、升结肠、横结肠、肝、胰、肾等。

第十一对副神经——分布于斜方肌、胸锁乳突肌和咽喉肌。

第十二对舌下神经——在颈内动、静脉间下行，达舌骨上方处转向前内，沿舌骨舌肌外侧入舌，支配茎突舌肌、舌骨舌肌、颏舌肌和舌的内在肌。

从上述十二对脑神经的分布情况看，有些按摩只能用间接刺激法，有些则可直接刺激取效。如治目疾可按摩眼眶及其附近部位；治胸腹腔内脏器官病及迷走神经分支有关的病，可于胸锁乳突肌后面及其附近刺激迷走神经；治面神经麻痹或面肌痉挛，可按摩面部周围和腮部；治失枕，用加重揉按病灶侧的斜方肌、胸锁乳突肌部位以解除之，其效甚佳。

5.脊神经——属于周围神经，均自脊髓发出，经过椎间孔分布躯干和四肢，为在体表按摩所直接刺激得到的最多的神经。其后根主感觉传导，前根主骼肌运动。前后合成，共主四肢躯干的感觉与运动。各种麻痹都属于这类神经。

脊神经共31对：颈神经八对，胸神经十二对，腰神经5对，骶神经5对，尾神经一对。第一对颈神经在枕骨和寰椎间走出，第八对颈神经在第七颈椎和第一胸椎间的椎间孔走出，其余各脊神经均分别在该节椎骨和下一节椎骨间的椎间孔走出。脊神经出椎间孔后分为前后二支。后支分布于项、背、腰骶部的皮肤和项背腰部的固有肌，前支支配颈、胸、腹以及四肢的肌肉和皮肤。脊神经的前支除胸二至十一外，各支均分别组合成丛，有颈丛、臂丛、腰丛、骶丛。

一、颈丛（图12）——由颈神经1—4的前支构成，在胸锁乳突肌的深面，中斜角肌和肩胛提肌的前面，分布于枕部、颈部、肩部、舌部、膈肌、胸膜以及腹膜一部和与膈神经汇合。

二、臂丛（图13）——由颈神经5～8的前支和胸神经1前支的大部分构成。它在前中斜角肌间外出，行于锁骨下动脉的上方，锁骨的后方，以后进入腋窝，分布于上肢的皮肤和肌肉以及胸背肩带的肌肉。组成臂丛的神经在锁骨中点的后方（缺盆）较集中于一处，位近体表，可以摸到，按拨之，有电麻样感觉达于指尖，故俗称缺盆麻筋。除了此处可触及外，腋下（图14）、肘尖（图14）、腕部（图14）均可触及为臂丛之下游或分支。

关于颈丛与臂丛的性质，前已在颈部一节已有说明。

货号：37-241（文化71.8）

三、胸神经的前支——每侧有12条。各前支出椎间孔后，向前外方行于每个肋间隙中。小部分参加腰丛。肋间神经（图16）分布于胸腹壁的皮肤和肌肉，支配肋间内外肌、胸横肌、上下后锯肌、腹内外斜肌、腹横肌和腹直肌。

四、腰丛——由胸神经12前支的一部和腰神经1—4的前支构成，位于腰大肌的深方，分布于髂腰肌、腰方肌、腹肌、腹股沟韧带、阴囊肉膜、睾提肌、子宫圆韧带、阴唇及下肢内侧部。（参看附图16）

五、骶丛——由腰骶干、骶神经（参阅附图16）和尾神经的前支组成，位于骨盆侧壁紧贴梨状肌的前面。骶丛神经又可分为长神经和短神经。短神经分布于臀部、会阴部、外生殖器。长神经分布于臀部深处经大腿后侧到膝关节以下各部。其中，坐骨神经是最大的神经，在臀大肌的深面，在股骨大转子和坐骨结节之间可以触压，压麻感可直达足趾，俗称坐骨麻筋。除坐骨麻筋可以触压外，尚有腘窝（附图16）、腓骨小头（图17、18）、足跟（图18）、内踝骨下（图19）的神经均可触压，为坐骨神经之下段或分支。

以上五类脊神经，按摩可直接刺激到其主干或分支，以治疗相应的疾病。

6、交感神经——与副交感神经同属植物神经，即内脏神经。植物神经为属周围神经系统。

交感神经的中枢部位于胸髓和上三节腰髓的侧角。它在周围分布极广，除至胸腹腔以外，遍及头颈各部器官、腺体以及全身的血管和皮肤。也从脊髓和上节脑髓发出纤维后，在交感神经节中更换神经元。交感神经节排列在脊柱两旁，并有纤维上下联系成为交感神经链。另外还有一些交感神经节则分散于腹腔中。交感神经链借灰、白交通支与脊神经相连接。现将交感神经节在各部的情况加以叙述：

一、颈上、颈中、颈下神经节——交感神经链上升至颈部组成此三对神经节。节间互以节间支相连。

颈上神经节，位于第二、第三颈椎横突的前方。此节有灰交通支与上四颈神经相连。此节，有分支循颈内外动脉、口动脉和硬脑膜中动脉，分布于眼球、眼[illegible]睑、软[illegible]脑膜。又有分支循交感链下行入心脏，随迷走神经分支到咽和喉部。颈中神经节微小，有无不定，在甲状腺下动脉附近平齐第六颈椎。此节有灰交通支与第五六颈神经相连。有分支至甲状腺和下行入心脏。颈下神经节在锁骨下动脉的后方、椎动脉的起处。此节有灰交通支与第七、八颈神经相连。并有分支至锁骨下动脉和椎动脉，下行入心脏。按摩颈上、颈中、颈下神经节所在部位及其附近，可使瞳孔放大、虹膜辐射肌收缩、唾液腺分泌、心搏动加速、加强及心冠状血管扩张，和治眼、鼻腔疾病。

二、胸交感神经节——共有十或十二对，均位于肋骨小头的前方。交感神经链节有灰、白交通支与

货号：37—241(文化71.8)

与肋间神经相连。经第一、二、三胸节所发出的纤维至心脏和支气管，使心跳加速加强与支气管扩张。经第5—10胸节所发出的纤维形成内脏大神经及内脏小神经至腹腔节，由腹腔节神经元发出节后纤维至肝、胆囊、胆管、胰、胃、小肠、大肠近段、肾脏[illegible]等处，使肝糖分解、脾的平滑肌及血管收缩、胃肠壁的平滑肌舒张，胃肠中的括约肌收缩，肾的血管收缩。

三、腰交感神经节——有4节，排列在腰椎体的前面，腰大肌的内侧，有灰、白交通支与脊神经相连。所发出的纤维在下腹系腰神经节中转换神经元。发出节后纤维主管结肠远段及直肠舒张，膀胱舒张，外生殖的血管及子宫收缩。

四、其他——交感神经除分布于内脏外，也会发出纤维到躯干的肌肉及皮肤中，使皮肤血管收缩、汗腺分泌、竖毛肌收缩、肌肉血管收缩或舒张。

按摩胸1～5椎及其两侧部，可治心、肺、胸主动脉及胸1～5脊神经分布区域的疾病；按摩胸5～腰4椎及其两侧部，可治腹腔内的肝、胆、胃、肠、胰、脾、肾、膀胱、动脉和胸5～腰4脊神经的疾病；按摩腰4～骶5椎及其两侧部，可治男、女生殖系统、膀胱、直肠及下肢的疾病。此皆以交感神经与脊神经为依据。参考推。

7.副交感神经——其中枢位于脑和脊髓的骶节，其纤维分布于内脏及头面部一些器官，但分到皮肤的血管、汗腺、立毛肌或者说，与皮肤血管、汗腺、立毛肌的关系，现在还未搞清楚。

一、由中脑的动眼神经核发出的纤维经睫状神经节换神经元后，发出很短的纤维分布于眼睫状肌，晶体的屈度增加，瞳孔缩小。

二、由延脑的唾液核发出的纤维换为节后纤维后，分布于唾液腺，使腮腺、颌下腺、舌下腺分泌唾液。

三、由延脑的迷走神经背核发出的节前纤维，经迷走神经的分支至心、肺、食管、胃、肠、肝、胰、肾，节后纤维止于各器官的平滑肌和腺体。其作用为使心搏动变慢，冠状血管收缩，支气管缩小，肠胃运动加强，肠中的括约肌舒松，消化液分泌增多等。按摩刺激这些神经多从胸椎孔穴肌肉及其附近，详见“经络”一节中。

四、由骶部脊髓发出的纤维，组成盆神经，经转换神经元后，发出纤维使膀胱收缩、外生殖器血管扩张、直肠收缩。按摩骶椎及其两侧部与骨盆边缘部，可以刺激这个神经，以治疗膀胱、直肠以及男女生殖器系统的有关疾患。

下列交感神经和副交感神经对内脏作用的比较表，以供参考。

貨号：37—241（文化71.8）

		[illegible]	膀胱	[illegible]	消化道	[illegible]	肺 支气管	心脏	[illegible]	[illegible]	泪腺	瞳孔	[illegible]
交感神经	中枢	侧角 胸腰部	节侧角 脊髓腰1-2	节侧角 脊髓腰1-2	侧角 脊髓胸6-12 腰1-?	节侧角 脊髓胸4-10	节侧角 脊髓胸2-6节	节侧角 脊髓胸1-5	节侧角 脊髓胸1-2	节侧角 脊髓胸1-2	侧角 脊髓胸上节	节侧角 脊髓胸1-2	[illegible] 节段
	节	交感神经节	神经节 腹系腰节	神经节 肠系膜下	腹腔 肠系膜上神经节 腹腔和肠	腹腔神经节	上胸部神经节	颈上中下神经节	颈上神经节	颈上神经节	颈上神经节	颈上神经节	[illegible] 节
	丛	[illegible] 动脉丛 及交通支	骨盆丛	骨盆丛	腹腔丛	腹腔丛	肺丛	心丛	[illegible] 动脉丛	[illegible] 动脉丛	颈内动脉丛	颈内动脉丛	[illegible]
	机能	汗腺分泌 血管收缩	[illegible]	抑制 [illegible]	降低 蠕动 减弱	分泌 抑制	扩大支气管	加快心跳	分泌粘稠唾液	分泌粘稠唾液	作用不显著	开大瞳孔	[illegible]
副交感神经	中枢	未明	2-4节 [illegible]	1-4节 [illegible]	迷走神经背核	迷走神经背核	迷走神经背核	迷走神经背核 心支	[illegible]	[illegible]	[illegible]	[illegible]	[illegible]
	节		[illegible] 神经节	器官内 神经节	器官内 神经节	器官内 神经节	肺内神经节	心内神经节	[illegible] 神经节	下颌下神经节	[illegible] 神经节	[illegible] 神经节	[illegible]
	神经								[illegible]	舌神经	[illegible]	[illegible]	[illegible]
	机能		[illegible]	加强 [illegible] 抑制	加强蠕动	加强分泌	缩小支气管	心跳减慢	分泌稀薄唾液	分泌稀薄唾液	加强分泌	缩小瞳孔	[illegible]

8、以上，有关神经方面的知识，写了不少，但事实上仍还有很多，因此我都只求有个大致的概念来

后再补充一点神经位置与按摩的关系。按摩除中枢神经，除活动脊柱时脊髓可能有些作用外，一般不能直接刺激到，是多取间接刺激法。按摩直接刺激到的是周围神经，当然也不是全部，周围神经也有被骨骼所遮隔，按摩刺激不到的，但其中大多数的主要部位可以直接刺激到。

一、脊髓神经分布于身表最广，按摩一般能使人体获得刺激到，而以臂丛、坐骨神经、股神经等干及其所分成分刺激的感应最为显著，并为间接影响内脏神经与中枢神经的途径之一。

二、按摩刺激内脏神经主要在两个部位。一是从颈部孔头附近直接刺激交感神经干连接神经、副交感神经；二是从胸腹部直接刺激胸腹内脏的交感和迷走，刺激了分布于该内脏及其附近的内脏神经。此外，交感神经除分布于内脏外，还分布于血管、汗腺、竖毛肌，因而按摩直接刺激到的交感神经比副交感神经多。又，交感神经与副交感神经的作用不同，针对不同的病情，刺激方法应分别有所不同。刺激颈部、腹部内脏神经时，不便于区别对待。从背部脊柱两侧，似乎较为理想的办法。另外，通过刺激躯干神经以调整高级中枢的作用，再由高级中枢分别调整交感与副交感的作用，也是一个途径。

刺激内脏神经，当然对中枢也可产生一定影响。

三、头面颈部按摩，对周围神经系统的十二对脑神经中的某些神经，有直接刺激作用。如三叉神

货号：37-241(文化71.8)

经、舌咽神经、迷走神经、副神经、舌下神经等(如前所述),还可刺激到交感神经、副交感神经,以及间接影响中枢。

四、针灸和一些按摩医生,看重四肢末梢孔穴,因为四肢末梢是神经敏感区,从而可以有效地影响中枢和内脏;我们比较着重从大神经干和内脏直接部位找刺激点,以为较为更直接。不过,其原理有共同之处。

五、神经的相互关系及其与全身其他器官的关系,极为复杂,非以简单说法可以说清;有些问题现代医学还在很大程度上未搞清楚。因之,我们对按摩也有待于进一步研究。

第二章:按摩的基本手法

用按摩方法防病治病,按摩手法就是对疾病作斗争的重要工具。采用与疾病及身体部位相应的手法予以刺激,才能达到防、治目的。由于疾病的种类不同,各人的身体条件不同,人体各器官的大小、深浅、纵、横、斜、被骨骼遮蔽情况、内部体位与神经走向、方向、部与脉道路等等不同,因而不但需要刺激的部位不同,不同的部位与组织所用的手法不同,而且相同的病对不同的人来说,也常常需要采取不同的手法。由此等多种因素的错综交叉,就产生按摩手法的千变万化,以部位命名,以用力方向命名,以所治病命名,以所起作用命名,常名宜合配套命名，手法名称少则几十种，多可到几百种。总的说来，不过是基本手法的单用和复合用与连用，或者是基本手法的基本变化的再变化。这些手法都服务于对不同的病不同的人达到不同的刺激作用。所以习练者掌握基本手法、基本手法的基本变化和每个基本手法的刺激作用是最重要的。如此，就不会被复杂的手法名称所迷惑，就可以自行灵活运用和创造新的手法了。

关于新按摩法的手法基本要求和特点，在上编第三章第六节中，已有扼要的论述，即以唯物辩证法统率，以解剖生理、病理生物物理学、生物化学为基础知识，服务于八大项治疗原则和十三个治疗要点，要求快准柔透。此外，还着重指出，用力学的观点研究按摩手法的特点是重要的，并示了以垂直力、斜向力为基础的十七种不同用力方式。本章即依据上编这些有关论述，着重说明一些具体基本手法的用手用力特点、作用及一些基本手法的基本变化。这里还必须先说明几个问题。

(1)按摩作用于人体所产生的力的变化和对机体组织所产生的刺激量，是非常复杂的。尽管只叙述一些基本手法，也不能把其力的变化和刺激量说得完全。本章只能大概说到一些，更多的，希望读者在实践中自行体会。例如，不但不同手法所产生的刺激力不同，同一手法，在不同的部位所产生的刺激力及刺激对象不同，即使同一手法用于同一部

發号：37—241(文化71.8)

位，由于用力的轻重、方向不同，刺激的量和刺激的着重对象，就有所不同。以拨麻筋为例，轻拨刺激量小，适用于一般麻筋，重拨刺激量大，适用于瘫痪麻木及重内脏病；以蹬腿为例，轻蹬只活动关节，重蹬可震动腹部内脏；以掌指点压揉来说，同样以掌指固定位置于皮肤某一点，而揉动皮下组织的幅度却可大可小，形成内动大于外动或内外动相等，还可因用力大小而不刺激力达到的深浅度；以掌压揉来说，在背部不能直刺激到内脏器官，在腹部却可以。而在腹部掌压揉脐部，又因用力的方法略有不同，刺激所到达的位置也不同。如要波动力大于垂直力以治胸肋所掩盖的器官的病，则全掌压力用得较小，揉力用得较大，而且用力点大都在全掌周围边缘，并非整个掌部，并且不是同时使用的，乃是循四周依次紧接向内带力发出的。如要垂直力大于波动力以治肠部或小腹部疾病时，则全掌用压力大些，揉力小些，而且全掌用力点几乎接近平衡，每个用力点的发力时间也几乎接近。又如顺着肠腑下挪的方向推揉，显然有加速外挪的作用，反方向推揉，则有迟滞的作用。如此等等，不一而足。

2、机体接受了按摩力以后，所引起的力的反应，特别是生物性的物理变化和化学变化，非常复杂，我们也无法详细叙述。有些问题，现代医学尚在探讨中，有待于进一步认识。

3. 着力部位确定，该部位的具体着力点也很值得注意。如按摩时要选择躯干神经可按摩又便于按摩之处。按成股的大肌肉，要选择其有棱处才便于拨动。揉拨合谷要在食指掌骨桡侧中部刺激力才大，与针灸取穴略有出入。如此等等，也不一一例举。

4.如像在上编所述，运用手法的"准透"二字非常重要。以病性选择的部位准；需要受刺激的组织受的刺激力深透，才能收到好的效果。实践出真知，在实践—认识—实践的反复过程中，经验多，手法熟练，自可应用自如了。对初学者来说，首先是要求一个准字，部位准了，手法熟练程度差些，也仍然有效。不过效小一点，要多按摩几次。即上编所说的"病位不错不偏，按摩疗效必大"。

5.目前按摩手法的名称很不统一，同名异实，同实异名者不少，本章用的我们的习惯用名。以自己的经验为根据。

6.本章所介绍手法，对有按摩经验者来说，可能认为太简，而对初学者来说又似乎有点复杂。我们主要是对初学者而写，希仔细体会，多加练习，首先是在自己身上练习，踏踏实实一例一例地总结，自能熟练。这是重要的基本功之一，并得踏实一点，哪怕慢一点，有很大好处。

第一节　如何用手

我们用器械按摩的时候较少，一般也不用踩法揣法，主要是用一双手。因此，如何用手，才能省力而效佳，也值得首先研究。这里只作一点简单介绍。

货号：37—241(京化71.8)

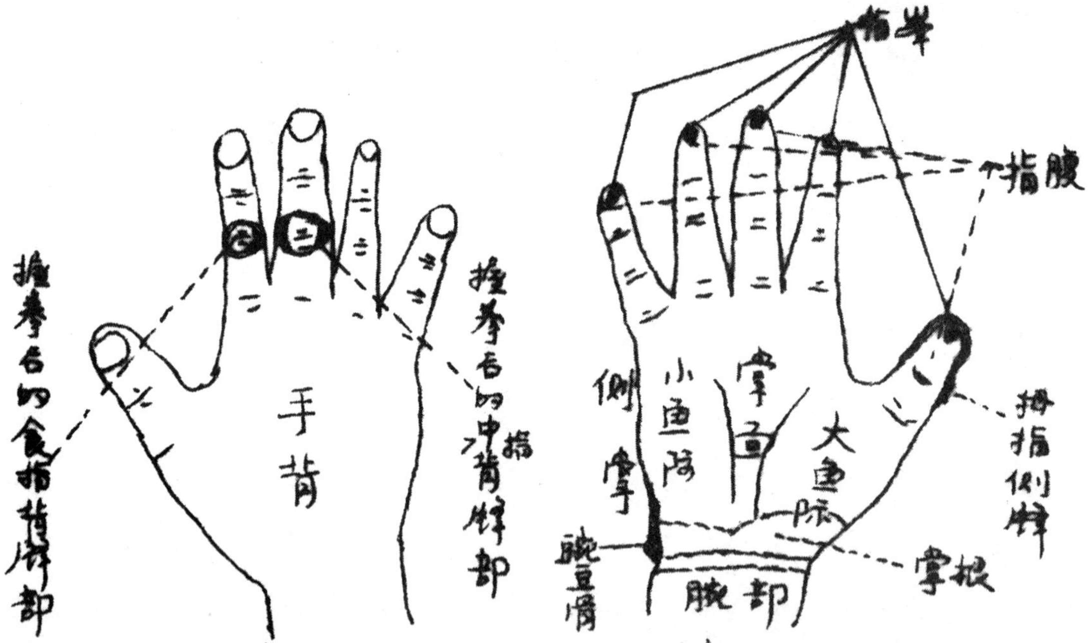

附图22：按摩时，手的用力部位示意图。

1. 应将全力贯于腕、掌、指，而不要贯于膀子或其它处。多活动腕、掌、指，则手法自然灵活而不板滞，触诊的感觉也更灵活，按摩的人也不易感觉全身累（特别是膀子累），而且持久。总之，是用腕、掌、指的巧力。

2. 腕、掌、指部的用力点，如图22。腕部●与十个手指都是经常要用力的。但与病人的身体的接触点都不在腕部和全指，而是十个指峰、指腹、拇指侧缘、掌根、大鱼际、小鱼际、豌豆骨、侧掌、屈中指近掌关节背侧等。

一、指峰（锋）——即十个指头的指尖，但不要指甲介入，以免伤肌肤。此处感觉灵敏，又接触面小，便于小面积的深透刺激。

二、指腹——即十个手指远端那一节的掌面，因其处肌肉隆起状如腹，故名指腹。此处感觉亦较灵敏比指锋更柔和，与指锋同为触诊的常用部位，亦为揉拨弹点等手法的常用部位。

三、拇指侧锋——一般是指拇指远端那一节的桡侧部位，我们用的重点则是拇指指关节桡侧的凸起处，揉拨起来才更有力，用于头部一些地方。

四、掌根——此处便于用较大的力。由于其接触面较宽，刺激的深透度不如指锋、指腹，而刺激的面较宽、较柔和。适于较大面积的压、揉按。

五、大鱼际——掌面桡侧拇指后肥厚处。此处所发出的力较掌根小一点，但更柔和。

六、小鱼际——即掌面尺侧小指后肥厚处。作用类似大鱼际，而面积窄一些。

七、豌豆骨——即掌根的尺侧那个略带圆形的那块骨头。多用其外侧锋，可用于腹部的揉，亦可用于背部膀胱经的拨等。

八、侧掌——即掌部整个尺侧。可用于颈项部的揉拨。

九、全掌——可用于腹部的压、揉及其他大面积的推、揉、摩、揉搓。

十、食中指近掌关节背锋——各个手指屈拢后，其近掌关节的背面形成隆起样物，可作较有力而深透的强刺激性揉拨。我们常用的是食中指的此处。屈指后，特别将这两指的这个关节处突出，以贴揉队于臀部肌肉深处的坐骨神经。

十一、其他——用手的部位是多种多样的，以上十

货号：37—241（文化71.8）

处，不过是我们常用的。还有不常用的，还有别人习惯用的，还有以器械代替手的时候，不一一列举。希望学习者不必拘泥。

第二节 点按压法的基本特点、作用和手法变化。

1、用力的基本特点——都是垂直用力。点的刺激面小些，按压的刺激面大些。点的刺激速度快些，因而比按压的刺激面小些。点是一起一落的向下点，其实是按压的一种变化。点、按、压的用力都可轻可重，看视需要而定。垂直用力的按压，可以说是一切按摩手法的基本手法中最基本的手法。不管什么手法，总得先用手以一定的力按着或压住人体的一定部位，然后才说得上进一步揉推、拿、摩、搓、搬……之类的动作，否则岂不悬空。总之，按摩一接触人体，第一个分解动作总是按压。轻重为何，以后的用力方向变化如何，是另外一回事，其开始都离不了按压。按压用的力是垂直力，而机体受压力以后，产生了压力既向深处，也向四周侧压。机体还有反压力，回弹力。

2、基本作用与常用部位——不管压到体表软组织或内脏某些器官，可能迫使有些体液（如淋巴液、组织液、静脉血）排走，当压力解除时，一些新鲜体液又迅速进入被压区。如此反复进行多次，使受刺激的部位逐渐起到生新活血、化瘀排腐、消炎止痛、生温去寒。当然，达到这些目的的手法不止这一种。点按压适用于全身，我最多用于软组织（包括血管腔）。

3、手法的变化

一、单点、群点与周围点——各种点法，我们大都用右手拇指腹前半部或拇指侧锋前半部，也有用中指尖立点的。单点，是只点一个位置，大都用于某一穴位上。事实上，我们用得很少。群点，是在某一较大部位上点许多点。如群点上腹部以治慢性胃炎等。阑尾炎也用此法。周围点又是群点的一种变化。即在病灶四周成圆形地点若干点，常用于胃、十二指肠溃疡白的周围。

二、单掌按与双掌按（压）——在通常用语中，按与压几乎是同义词，如作细微的分别，按的力要轻些、慢些，只要按住就行。压的力要重而猛一些，有点全力以赴并带手势跟随些的味道。其实轻重、缓急和缓与否是主要的区别。按法我们较少用，有时用单掌或双掌按脊柱以代替俯压法。我们用得较多，我们的压法不但比按重些、猛些，停留的时间也比较长一些。多用于腰背、臀、髂、大小腿后侧部。手法变化也较多，如下。

三、拇指侧压——用于肋弓前软组织上，向肋弓内斜向用力，以治肝、胆、胰尾、脾曲上胀痛病。

四、各种点压——一指点压的用法与部位，基本上与单点相同，只时间稍久一点，力稍重一点而已。

二指点压，是同时点压两个穴位，如点压左右天枢穴，或一起一落的点压关元、气海、中极穴等。 四

稿号：37-241（文化71.8）

指点压，用于同时点压四个穴位。如同时点压中脘气海与左右天枢以治便秘。横拳点压，主要用于侧腹部或小腹部以治泌尿系统和妇科疾病等。有时也用以治疗慢性肠炎。

五.动脉截压法——即专用于体表可压到的大动脉的压法。如于脐上下压腹动脉，于腿沟处压腿动脉及压腋下动脉，颈动脉等。压住时，可截住动脉血流的大部份。其下游因血流大减而有拂凉感或昏晕半休克，但有关组织也得到一定休息。机制同休克疗法。而一旦去压后，动脉血流急往下冲，下游组织有发热感，借冲激作用冲去郁滞，打通道路，并使毛细血管开放。此类手法，血管硬化者禁用。颈动脉，一般不压以免危险。

第三节：拿与捏的基本特点和作用

1.用力的基本特点——拿，是拇指与食中无名小指各在被拿部位的一侧，同时相对用力。拿住时，再用力向内收即成为捏。二者用力的方向与受力的体积不同。→ ←，米.

2.基本作用与常用部位——我很少用拿，一般用捏，而且捏的动作本身包括了拿，如捏膏肓（肩胛骨内侧大肌、北方叫拿闪），捏胸锁乳突肌，捏四肢肌肉丰厚处，也不妨都称之为拿捏。有疏风散寒、消炎止痛等作用。

拿捏与其它基本手法配合应用的变化见各有关部份。

第四节 揉的基本特点、作用和手法变化

1. 用力的基本特点——以指或掌先压于机体的一定部位作迴环式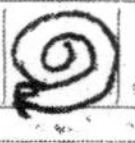或来复式的揉动，使内压性或带波动性的旋转力、来复力或波动力。可分轻重二种。

一、轻揉与波动力——指掌对机体的压力很轻，接近于贴附状态，作迴环式或来复式的揉动，目的不在刺激深层组织，而在舒活表层或波及远处。此为轻揉。轻揉用于软组织部位而又肌肤柔和的人，可使力如波状向四周扩散，形成波动力。如掌轻揉脐、脐肚皮等。

二、重揉——用的垂直压力重或较重，其力少向远处波动，多直接作用于所压揉处的器官。

不论轻揉重揉，用力的方式相同，对被揉的组织来说，都是内动大于外动。

2. 基本作用与部位——揉法有较明显的活血化瘀、消炎止痛作用，也有生温去寒作用。适用于全身。重揉，多与点压、拨、捏等结合成压揉、捏揉、揉拨之类的复合手法，以直接刺激其内部器官，或来复弹拨其筋。轻揉，用于两种情况，一是按摩开始时，在所确定的大面积上先用轻揉法以消除病员的精神紧张，习惯于接受按摩，并准备接受较重的刺激，或者在较疼痛的部位，先用轻揉法，以减轻重刺激时的疼痛。二是，用了重手法之后，再用轻揉法以恢复组织的协调，并消除重手法不慎引起的内伤或疼

賞号：37—241(文化71.8)

痛。

3、手法的变化—— 包括指揉、掌揉、拿捏揉、揉拨等。

一、二指揉——用两手拇指揉左右侧腹部，以活血、消炎和使肠的内容物运动加速等。

二、四指揉——用右手拇指与左手食、中、无名指（合并伸直）协同揉一个部位。常用于上腹部以治胃炎；用于左侧腹与小腹部以治便秘及妇科疾病等；用于脐周围以治小肠多种疾病。对胃、肠、胰腺的分泌，有良好作用。

三、全掌压揉——多用于腹、背、腰骶部、大腿后侧。均能收到加速体液循环、刺激末梢神经和使毛细血管开放数增多等良好作用。全掌压揉脐部，由于用力轻重而产生两种不同的力与作用，已见本章开头的论述中。

四、侧掌压揉——用于颈部两侧，可以活血通络、止痛发汗；用于腹股沟部，可治男女生殖系统病及尿路感染。

五、掌根压揉——比其他压揉法的揉度都大，常用以治疗骨肌麻木和活络。

六、掌根外侧压揉——即主要用豌豆骨的掌面。自我按摩常用于上腹部以防治胃、肠疾病。不论行走坐卧，均可使用，效果安全。

七、点压揉——比点压的区域大、效果好。常以右手拇指点压揉腹部穴位或穴位附近以治腹腔内脏、端部在肋弓前的软组织处向肋腹内斜向用力，以使刺激被肋腔挖散的腹腔的官。

八、拿捏揉——可称为捏揉也可称为拿捏旋揉。在一把拿捏住的同时，指腹（主要是拇指腹）旋转揉动所压住的肌肉。常用于四肢。一般从近心端部位起，依次紧接不停的拿捏揉至目的地止，反对长久停留在一个部位上。此为打通四肢有关通路及调动内部积极因素的重要手法之一。

九、揉拨——见后。

第五节 拨法的基本特点、作用和手法变化

1、用力的基本特点——横向用力于机体上成条成股的组织，像拨琴弦那样把它拨动，叫做拨法。拨一端，则力向另一端波动，拨中间则力向两端波动。

2、基本作用与常用部位——拨法适用于全身凡按摩手体表可触及的成条成股之物，包括周围神经干、韧带、血管、肌腱、肌腹与肌群等等。其所产生的作用，因所拨的对象不同而有异。由于若干部位几种组织同时存在，因而产生的作用常常是综合性的，不过各有偏重而已。

一、拨动神经干及分支，既可影响中枢，又可影响其分布区域。常用部位有肩中、肋、四肢、腋窝、脊柱及其两侧挟脊线、髂骨边缘等处。

二、拨动关节韧带，可使关节更为灵活运动，可使韧带粘连、僵硬、疼痛等到解除。关节韧带与关

赁号：37—241（文化71.8）

节骨已密切关联。关节与韧带的病变互相影响，因此拨动韧带可治韧带本身的病与关节的病。

三、拨动血管，对血管的张力与收缩力及随血管走的神经的功能，产生一定调节作用。

四、拨动腱鞘、肌腱、肌群，可活跃肌肉的体液交换、内呼吸，并对该肌肉所连的关节及与之一起的神经、血管起良好作用。又可分开肌肉粘连。肌肉的左右深层浅层关系复杂，一条有病，往往对另几条有影响，故拨动一条或一股或成群的肌肉，可以治有病肌肉或相关肌肉的病。

五、拨动贴骨的肌肉和韧带，对骨膜起震拨作用。骨膜有神经、血管通入骨内，故对骨的造血机能及骨的其他病变有一定治疗作用。

六、个别成条的内脏、器官，也可拨到，如于腹股沟可拨动精索。

丁、手法变化

一、拇指侧锋（图22）拨——多用于头部、颈部、太阳部、手足背凸、盆腔骨边缘、关节四周、脊柱两侧的挟脊区和骶椎。也可用拇指锋或拇指腹。

二、食中、无名指指锋或指腹（图22）拨——多用于胸部、颈部两侧及胸椎两侧的膀胱经部。

三、有时也用豌豆骨（图22）或拳背关节拨——为对脊柱两侧膀胱经肌肉硬厚者。

四、横拨——是一切拨法的基础，斜拨和纵行移动拨是变化。总之都要与所拨物成一定的较大的角度，不够平行。纵行拨动拨，是对一条较长的条状物拨、次、紧拨和连续性的拨。

五、揉拨——多用食、中、无名指指腹前端的指峰，三指伸直微曲并用。此法可用于全身，揉拨麻或不麻的神经、胸部骨与韧带、腱两侧的肌群和关节等。揉拨背部、腿部肌群厚实处也用拇指指腹和豌豆骨、拳背关节等。之所以叫揉拨，是着力点固定于一定位置，来回揉动的拨，不像拨琴弦，拨过去不回转来。拨法用于全身，以此为最多。揉拨时麻解有经络刺激作用，相当于穴位经刺激法。对不麻之神经亦然。对韧带的拨动、肌肉的拨动时骨与肉的摩擦刺激量也较大。

六、分拨——起分筋理气作用。用于肌群相连处。

七、旋揉拨——揉拨带稍大幅度的旋转，可用于四肢及背部肌群。

第六节 搓的基本特点、作用和手法变化

1. 用力的基本特点——用双手全掌着力于同一物体的两面，平行相反方向用力来复式对搓或单手全掌着力于物体的一面，来复式搓动。我们常用后者。有时也用掌的一部分，如掌根、拇指侧峰。

2. 基本作用与常用部位——可用于机体全身体表，搓动皮及肉的表层，作用如下：

一、促使毛孔开放，加强汗腺分泌排泄，从而降低和散热退烧。

二、加强皮脂腺的分泌，使皮肤润滑

資字：87—241（文化71.8）

三、使毛细血管开放增加，生温去寒。

四、对体表表层肌肉的体液交换、内呼吸起一定作用。

五、使末梢神经受强烈刺激，从而影响中枢及末梢神经分布区域。

六、大搓头枕部，对大脑有良好影响，故对癫痫与精神病有较好治疗作用。

3、手法变化

一、双手双掌对搓常用于四肢或枕部，即体积较小，便于对搓的部位。

二、单手全掌搓，常用于头部，特别是头顶部，以治脑内疾病。也常用于胸腹、背、腰、臀部，用以活血化瘀、生温去寒，消炎止痛。

三、搓揉可用于全身，较单搓力深透些。

四、大搓大揉、重搓重揉，常用于背腰部，以治背腰寒痛。

第七节：推的基本特点、作用和手法变化

1、用力的基本特点——用指或掌着力于机体某部，向前或向后或向左或向右，作单向的直线推动。是一种先垂直后斜向用力。

2、基本作用和常用部位——一般按摩中对推的应用很宽，我们用得少些。但其主要作用，基本相同，即"推以去之"，是活血化瘀。此外也刺激了汗腺神经末梢、肌肉等。由于主要是活血化瘀，故我们最常用于对体表静脉血管向心方向推动，以加快静脉向

心性回流。此外，胸部分推以宽胸顺气，推额部眉棱以治头、目、鼻病，也常用。

3、手法变化——以指、掌的用法不同和用力不同而且分多种推法。

一、指推——可分拇指平推、拇指侧推、二指三指四指推数种，视部位大小而定。

二、掌推——可分全掌推、大鱼际推、掌根推数种，均适用于面积较宽的部位。

三、刨推——如木工刨木，用力较重。因用力点在掌根，故又可叫掌根刨推。用于胸部以治胸膜炎，用于脊柱以调动脊关节并间接刺激脊髓皮层神经纤维等。

四、分推——就是两手从中部紧接处向两边推。如从胸盖骨向两边推胸部可以解除胸闷心慌及活血化瘀。

五、压推——常用拇指或掌根：拇指压推常用于四肢，促使静脉血向心回流。掌根压推常用于脊柱背腰和胸部以活血、消炎、止痛。

六、抱紧送推或抱推——均用于下肢，促使静脉加强向心性回流。下肢体积较大，故须双手抱住。自己推，可抱住向上拖，别人推，则抱住向上送，都是由于用力方便。

七、压揉推——可分拇指、中指、掌根和握拳后小指的第三节等数种。拇指压揉推常用于胸的两线以治心绞痛心动过速、胸闷心慌等症状。中指压揉推,常用于耳垂珠后面的安眠区以治失眠、易梦、不寐,有镇静作用。掌根压揉推和握拳后的小指第二节压揉推均用于活动脊柱。压推与压揉推均係推法中的重手法,垂直力较重。压揉推所达尤深。

第八节 拍打法的基本特点、作用和手法变化

1. 用力的基本特点——拍打,就是一起一落的打击面的部位,可以说是"点法"的变化,而刺激与震动面更宽。拍比打的力轻,而比打震动更宽。我们常拍打合用不分,故名拍打法。

2. 基本作用和常用部位——适用于头部以外的全身各处。利用其震动作用,促使毛细血管开放数增加,以活血、去风、去寒、除湿。并可恢复和加强神经功能,促成肌肉的体液交换。故对肢体麻木的疗效较佳。也可保健。拍打上背部,有物理性的下食、舒气作用。

3. 手法变化——可分单全掌、双全掌、单空拳、双空拳和纸棒拍打等数种。单全掌和单空拳的震动力小于双全掌双空拳拍打。自己拍打下肢多用双全掌或双空拳。纸棒拍打法详见第八章第三节,用于治神经衰弱、神经係风湿麻木,效佳。

第九节 常用以活动关节的几个基本手法

1. 基本作用——概括起来说,均用以治疗关节、韧带粘连、僵硬、骨质增生和疼痛等病变。另方面也可舒通关节两端的气血、经络、神经等,以恢复和加

强关节与关节上下组织的功能。

2.各种手法及其特点。

一、摇——作圆形、半圆形、椭圆形摇动。多用于颈、腕、踝、肩，亦可用于髋、肢。

二、抬——即向上抬。抬起手臂，可使腋下肌肉、韧带奔长，以活动肩关节。

三、摆——向左右摆动。如患者俯卧，术者左手扶其腰，右手将其腿抬起，左右摆动，借以引起腰椎关节的活动和磨擦，以治腰椎骨质增生等。

四、扯——用以使关节韧带奔伸奔长。

五、屈——用力使关节屈拢，使弯曲的筋及韧带奔长。如屈膝、屈肘。

六、抖——即抖动之意，较摆的幅度小而速度快，一般係上下抖动，如抖上肢。

七、端——端起之意。如治失枕，先端起头，使颈椎松弛，再摇。同时，可以使颈椎韧带奔长，便于颈椎的活动和治疗下沉症状。

八、扳——就是用力向外或向内扳动以活动关节，如扳肩。

九、反扳——使骨节向与其屈曲的方向相反的方向扳，如反扳肩以扩胸，反扳腿以奔长髋关节韧带。

十、扭——使肢体向内或外扭转，如扭摇扭上臂及一手前推一手后拉以扭腰。

以上手法很多，仅供参考。注意勿使猛力以伤关节及其周围韧带。关节新伤，勿活动受伤关节部位。

貨号：87—241(文化71.8)

第三章、全身各部位通路法

第一节：概述

通路法就是打通道路的方法。

正常人体的各系统、各器官、各组织和它们之间的活动与功能，是完整的、通畅无阻的。一旦机体或机体某部受到内、外环境的不良因素刺激时，它们就展开共同的对敌活动，主动的调动机体内部积极因素去到被刺激区帮助克服不良因素侵袭的影响，恢复机体的正常功能。但是，当机体或机体某部受到不良因素刺激后，往往有不通或不畅通的现象发生，这时机体内部积极因素去病灶的通路受阻，打通道路就显得非常重要了。而且，通路法与加强机体本身功能又不可分。加强机体内在功能，才有兵可调，打通道路才有路可通。所谓打通道路，实际上也是从加强有关组织的功能获得的。加强内在功能本来就应该包括通路功能。所以我们在以下的一般的所说的通路法中，其含义实际上包括了加强有关通路的各组织功能在内。只是在针对某些人的某些病，其某系统不存在通路不通的问题，只是需要加强其功能以起扶正祛邪的主要作用时，才单独提出“加强”问题。

通路法的对象包括人体各个系统，如神经、血液、淋巴、呼吸、消化、泌尿、生殖、内外分泌腺体管道、骨骼、肌肉、韧带、毛孔等等。

通路法的起止部位，一般讲，神经系统以能刺激到的神经干的上、中段为主，其次是神经末梢。血液、淋巴循环系统，一般从近心端的一端起到病灶区前（指新伤和将成脓的疮毒）或后止。呼吸系统，一般重点在颈部，特别是颈项的两侧部。消化系统，在横膈膜的上方的（如口腔、食道）上段，应以颈项部为重点，在横膈膜以下的下段，应以腹部为主，加背部孔穴肌谷的节。泌尿系统应从两季肋下软组织起，经脐两侧部到膀胱上部再到尿道的尽头止。内外分泌腺体和管道及骨骼，应视其所在部位能直接刺激者用直接刺激法，否则用间接刺激法，即分别刺激其有关的神经、血管、淋巴等，以而加强腺体和骨骼的功能。肌肉和体表可能及的韧带，一般用直接刺激法和加强其有关的神经和血液循环的功能。

整个按摩治病过程，一方面是用通路法以开通，另方面是抓重点治疗区。两者必须结合起来，才能做到有目的的防治疾病。在临床上我是这样运用的：通路法→重点按摩区→通路法→重点按摩区……轻摩轻揉停。

在防治某病时，决定选用的部位必须全部按摩（禁止按摩的区域除外），绝不能只按摩一点或一线，否则就不是我们的新按摩法，而是点穴法。

对防治属于全身性的疾病，应该用全身通路法，加重点按摩区。在按摩进程中，按摩哪个部位就用哪个部位的通路法，加重点按摩区。

實學：87—241（文化71.8）

对防治属于局部性的疾病,应用局部通路法加重点按摩区。

全身通路法,就是头颈胸腹背腰骶、四肢通路法相加,删去重复部位手法。全身通路法,也是全身按摩法。每日早起或晚睡前自己依法按摩一遍约半小时,可收防病延年之效。对于按摩不到的背部区域,可以不按,加强胸、腹的按摩,就可收到同样的效果。

局部保健按摩,视需要而定次数,一般每次二三分钟即可。

以下各节通路法的手法,依次周身各为一遍。按摩几遍,视病情而定。如係防病保健,自行决定,可多可少。急性出血期和疮毒成脓期,禁止按摩病灶。

以下各节所列1、2、3、4、5……等顺序,代表按摩次序与部位,可参阅各示意图。

第二节 头颈部通路法

1. 部位——如附图23,从面颊两侧部(1)起,经耳后部(2),后项后脑部(3),耳前部(4),颞部(5),太阳部(6),偏头部(7),眼眶部(8),鼻侧部(9),前头顶部(10),然后返回腮部(11),依次略按、分筋的、反复的轻揉、轻搓、轻拔起,然后逐渐加力,头颈部的各项操通达到基本畅通后,转入重点按摩阿是区,压痛点、压痛区、变形点、变形区(以后各部通路法同

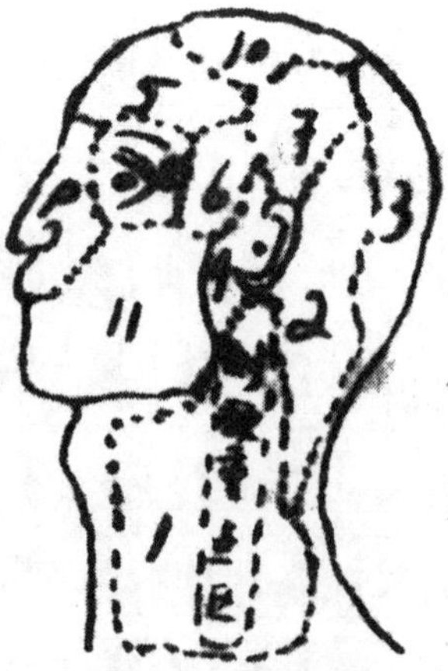

图23. 头颈部区按摩路线图

相同，较重的多揉多搓多按十数遍。

2、手法

一、侧颈部——用食中无名指指腹或指峰（自己按摩时，用右手揉左侧，左手揉右侧）着力，揉按数遍。其中如图标明的"侧颈重点区"宜多揉多摩。

二、耳后部——用手掌的大小鱼际和大小鱼际之间的部位（自我按摩用大鱼际）着力，上下来复搓揉10—20遍。

三、后颈后脑部——手法与耳后部略同，用拇指与食中无名指指腹着力，相对拿捏颈椎两侧数遍。

四、耳前部——用掌根或大鱼际着力，上下反复搓揉数遍。

五、额部——先用拇指指腹着力，由中部向两侧分推二、三遍，后即用拇指侧峰着力向两侧分推至太阳再到偏头部数遍。

六、太阳部——用拇指腹或侧峰着力，大圆形旋揉旋按至偏头部数遍。

七、偏头部——用拇指指腹或侧峰着力，揉按数遍，每遍并沿耳后部向颈部压推。

八、眼眶部——用拇指指腹或侧峰着力，揉按眼眶数遍（按摩揉眼球部）。

九、鼻侧部——用拇指指腹（自己按摩用中食指）着力压揉数遍。

十、前头顶部——用掌根或拇指峰着力，压推或压揉数遍。

實字：87—241（文化71.8）

十、腮部——用掌根着力压揉数遍。

头颈遍路法用于保健，应加：用拇指与食中指指腹着力，上下拿捏胸锁乳突肌各数遍（参看附图11）。

由室内外出时，用颈部遍路法按摩各，可以预防感冒。

第三节 胸肋部遍路法

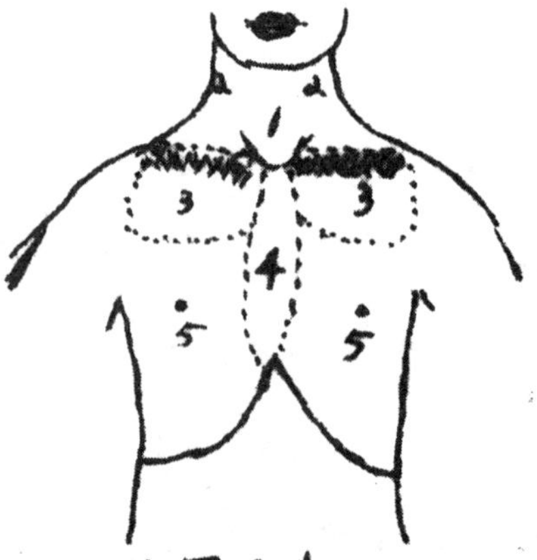

附图24.
胸肋部5区按摩示意图

1. 部位（附图24）——从天突窝（1）起，经颈侧部（2），锁骨下窝区（3），胸骨区（4），到肋部（5）止。

2、手法——依符号顺序进行：

一、天突窝——用拇指或中指指腹着力，揉拨两锁骨与胸骨柄的骨边韧带数遍。

二、颈项侧部——与头颈遍路法的侧颈部按摩法同。

三、锁骨下窝区——用食、中、无名指指腹或指端着力，揉拨锁下窝与胸一、二、三肋骨间及锁骨凸的韧带或骨膜数遍。

四、胸骨区——用食、中、无名指腹着力，从天突窝边起到心窝处止。中指居中，食指与无名指在两侧的肋骨与胸骨接连处，揉拨数遍。

五、肋部——用锁骨下窝区手法揉拨数遍。

自我按摩胸部以保健，用左手按摩右侧，右手按摩左侧。每日二、三次。为预防感冒所必须，亦预防胸腔四官疾病所必需。

第四节 腹部通路法

1.部位——从胸锁乳突肌或颈侧缺盆麻筋(臂丛，见附图13)起，经胸胁部到腹部(附图25)。

2.手法——腹部通路法必从胸部起，是根据阴阳要点中的大白积近四端原则，然后到本部。

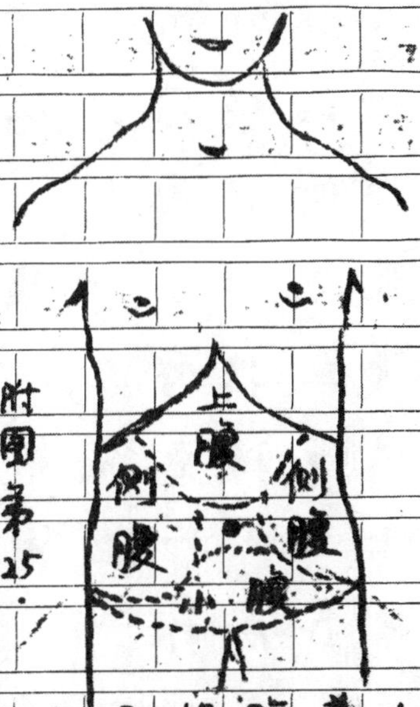

腹部少臣按摩示意图 附图第25图

一、胸锁乳突肌——用拇指与食中指指腹着力，拿揉提或拿揉提数上下数次。或用拇指指腹与食指第二节侧面相对着力亦可。

二、颈侧缺盆麻筋——用中指指腹着力揉拨5—10次。

以上两法任选一种即可。

三、天突穿膻胃下穿巨胸骨巨及胁部——手法详胸胁部通路法。

四、全腹部——用掌压于肚脐部，用掌的周围着力揉动腹部数次，然后稍压力稍重，再揉动数次。

五、上腹部、侧腹部及小腹部——用掌根着力，数次，要揉不断地压、揉数遍。

六、腹股沟——用掌着力压揉，或用拇指、食中无名指指腹着力，揉拨数遍。

3.腹部自我按摩法——大体与上述相同，用手的位置不同，故注意以下各点：

一、通用传统大揉法——用右手大鱼际着力，从上腹部胃区起，经左肋弓前的软组织压、推到左侧腹的髂窝部，随即改变手法，用五指伸直微曲的五指侧腹着力，横推过小腹到右髂窝，再改用五指腹着力，沿右侧腹往上抱推，依法按摩10～20圈后，转入重点按摩压。亦可全用右手掌根、侧掌根或侧掌根的豌豆骨着力。无论用何处着力，均以左手附于右手的腕背或指背，以助右手之力，形成抱腹压、揉，或压、推。

二、指压、揉法——用于自己深刺激腹内器官。以右手食、中、无名指三指指腹压、揉，而以左手附于右手的手背或手指助力。

三、点压或点压揉法——点压揉也是一种深刺激法，点压用于穴位，群点用于治胃肠病，均已见前。将自己的右手中指伸直，食指扶于中指背后，指根弯曲，进行点压或点压揉，左手则附于右手腕上以助力。

四、压揉肋腔遮蔽的肝、胆、脾等器官的方法——双手的食、中、无名指腹在肋弓的下部约二寸许的软组织处，紧抱腹肌往肋弓内的含器官压揉推送。

第五节：下肢通路法

1. 部位——从小腹髂部起，经大小腿部至足尖止。

2. 手法

一、小腹与腹股沟部——用手掌根、或手掌、或掌侧着力压揉数遍。

二、髋部——用掌根或豌豆骨或拇指揉拨髋部骶尾椎两侧坐骨神经。自我按摩，双手同样可以很方便的在髋部操作，站式或俯卧式。

三、大腿前侧部——用拇指与食、中、无名指指腹着力，从大腿根部到膝关节拿捏揉数遍。也可用掌压揉。

四、大腿后侧部——用掌着力压揉数遍。自我按摩，可用食、中、无名指指腹揉拨。

五、小腿部——用双手拇指与食、中、无名指指腹着力，自膝关节下起至足踝上止，两手各拿捏一侧，上下数遍。

六、足背和足掌——用拇指与食、中、无名指指腹着力，相对拿捏揉数遍。

七、再揉坐骨神经——右手握拳（自我按摩可双手同时操作），把握拳后的中指或食指的关节突出成尖锥，用以锥揉坐骨麻筋左、右各十数下，有麻胀感至足掌及足趾，但髋部肥厚者只有局部痛胀感。

八、腘窝麻筋（附图17）——左手将小腿抬起微曲，右手拇指之端着力揉拨腘窝麻筋十数下，有麻胀感至足底。自我按摩可自行调整小腿位置，用双手中指之腹分别拨左右腘窝麻筋。

九、腓骨小头麻筋（附图17、18）——用食指第二节侧之端着力，在小头后下部往上拨动十数下，有麻感至足背。

實导，87—241（文化71.8）

十、内踝下麻筋(附图18)——用食指第二节侧锋或食、中指指腹着力拨动十数下，麻感至足底。

十一、足跳麻筋(附图18)——用拇指之锋着力，横拨十数下，有麻感至足背。

十二、髂窝麻筋即股神经(附图18)——用拇指之锋着力拷拨十数下，有麻感至大腿内侧、膝以上甚至到小腿。此筋的位置不易找准，须细审。

十三、全下肢总推或抱推——见前各手法一章。

第六节：背腰臀部通路法

1. 部位(附图26)——从肩部起(1)，经脊柱(2)及其两侧部(3)，再拷拨肩胛区(4)、提拷腰背(5)到骶椎部(6)止。自我按摩，除肩胛区及其所夹部位外，均可按摩到。

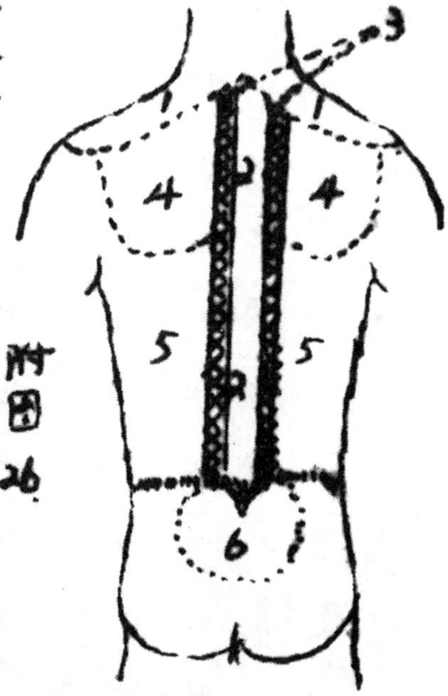

背、腰、臀部5区按摩示意图

附图26

2. 手法

一、肩部——用拇指与食、中无名指之腹着力拿捏左右肩大肌各数遍。自我按摩可用中指反手压、拷。左手压拷右，右手压拷左。

二、胸腰椎部——从胸一椎到腰五椎用掌根压拷推脊柱各数遍。自我按摩，除胸5~7椎外，均可反手用中指腹或拳背关节拷到。

三、胸腰夹脊区——从胸一椎两侧到腰五椎两侧横突区用食、中指之锋、侧锋着力，纵拨或压、拷数遍。自我按摩，除5~7椎两侧外，均可反手用中指指腹揉拨到。

四、肩胛区——用食、中、无名指指腹着力，揉拨数遍。肩胛骨中线及两侧边缘是重点。自我反手按摩，只能触及少部分。

五、背腰部——用掌根着力，大面积压揉数遍。自己按摩可反手压揉或两手相拍搓揉或揉拨其大部分。

六、骶椎部——用拇指指腹或侧锋揉拨数遍。（或云：尾椎夹脊按摩，否则另行起拉捋。）自我按摩可反手用食中无名指指腹揉拨。

七、关于髋部——髋部坐骨神经、梨子肌，主要关系于下肢，故应列入下肢通路法中。为按摩方便，于仰卧时，可插手于背后髋部区，进行揉拨。但髋部也关联背部，特别是治下腹如宫病、下肢病、腰部乏僵等，常腰髋连用。故仰卧按摩背部时，常腰髋连用。无论别人按摩或自己按摩，均可大面积搓揉、揉拨。特别注意揉拨脊柱两侧的筋腱。

八、脊柱两旁的埂子肉——相当于背部膀胱经内侧线，为各内脏病变反应点。用拇指指腹或中指指腹或拳背关节自胸一椎两侧起至尾椎两侧止，逐一横拨。疼痛处多揉拨。自我按摩反手进行，用力要匀。5~7椎两侧除外，一般均可拨到。

第七节 上肢通路法

1. 部位——从颈侧或缺盆窝筋起，有时需要从肩

京印：87—241（文化71.8）

胛、前胸的患肢侧起，经肩膀头、上臂、下臂到手指止。

乙、●、手法——

一、肩胛、前胸——用食、中、无名指大面积搓揉拨。自我按摩法见前。

二、颈侧或缺盆麻筋——用中指指腹着力揉拨数下，麻感达手指。自我按摩法见前。

三、肩膀头——用食、中、无名指腹着力揉拨数遍。自我按摩可用左手揉拨或拿捏揉拨右肩大肌至肩膀头，右手揉拨或拿捏揉拨左肩大肌至肩膀头。

四、上下臂——用拇指与食、中、无名指指腹着力拿捏揉数遍。自我按摩可左右手交叉进行。下同。

五、腋下麻筋（图14）——用中指指腹着力，先找住贴棒子骨的细筋再拨数下，麻感达于手指。

六、肘关麻筋（图14）——于肘上两骨间及肘下贴骨上，均可找到尺侧神经，用中指指肚或指腹着力拨动数下，麻感可至无名指与小指。

七、手腕麻筋（图14）——用中指或拇指指腹着力，拨动数下，麻感达于手指。

八、向近心端压推静脉血管——手法及作用，已见基本手法一章。

九、关于活动关节——详细手法已见基本手法一章。自我按摩，摇、拌、蹬、扭、踢、膝、髋、肩、肘、腕等关节。左右活动数肢关节，对防治风湿、舒筋活血，是必要的，可由十多以至达每关节成百次。与扩胸、上举臂，对扩大肺活量有良好作用。

第四章 头颈部疾病防治法

头部有神经系统的高级中枢脑神经及眼耳鼻舌等感觉神经，有口腔食道上端、咽喉等消化系统的第一道关口。有呼吸系统的上端等等。颈部是高级中枢神经与低级中枢及内脏、躯干、四肢联系的通道，又有上呼吸道、食道上部、及甲状腺、淋巴结等、发音器官等会于头颈部。从经络学说讲，诸阳经会于头，诸阴经亦通过表里关系会于头，颈部亦是诸经的要道。故不论防治头颈器官本身的疾病或内脏四肢有关疾病，都常常考虑从头颈部着手。并且头颈部经年暴露于外，易受外邪侵袭，而头颈部由于其地位的重要性，其本身的病也易于影响其他部位。故防治头颈部疾病具重要意义。

第一节 头颈部通用按摩保健防病法

1、通用保健法——每日早、午、晚，用头颈部通路法按摩二三分钟，可预防头颈和内脏四肢的许多病。

2、内脏四肢的保健——除酌加胸腹腔有关部位外，着重用颈部。可用食、中、无名指之腹着力揉拨颈项左右侧部各数遍，并用拇食指指腹着力拿捏胸锁乳突肌各段的筋之，左右各数下。

3、预防感冒——每次由室内外出前，特别是早晨、冬季、或乘车等较易感冒的情况下，先用头颈部通路法按摩二三分钟。

4、牙齿保健法——用叩齿法上下轻轻对碰数十下，有声。另于解大便小便及其他用力时，咬紧牙齿。

實号：87—241(文化71.8)

经常如此，可保持终生无牙齿病。

5、口腔保健——用舌尖及前部周围搅动磨擦上颚、舌下、颊内、齿内、齿龈，以活血消炎，并有大量唾液产生，吞下以助消化。

6、耳保健——轻揉耳廓后，压紧或紧紧耳孔再突然提起，有气鸣声，共作十余次。再揉擦耳周围数遍。

7、眼保健——先点揉按眼眶周围及太阳区，并经常锻炼眼的视力。

8、鼻的保健——通时法后，先点揉按鼻两侧十数遍。

9、喉的保健——上下拿捏喉管两侧数遍，并摇动喉管数下。

第二节：对感冒（包括流行性的）的按摩治疗法

感冒属于上呼吸道感染，并常见表现为头部症状，故列入头部疾病。中西医对感冒各有不同解释。据我们的看法，确由链球菌、肺炎双球菌及滤过性病毒侵袭上呼吸道引起，但所影响者不止上呼吸道。又因所感染的病原种类不同、气候与季节不同、患者体质不同，表现的症状与治疗方法应该有差别。按中医的办法大体分为风寒（伤寒）、风热（热伤风）、寒热夹杂三大类，是比较合理的，而且是有临床的许多经验作根据的。其他伤暑、湿热、夹食等不同情况，及引起内脏反应、全身性反应等不同症状，可酌情增添相应手法，对症治疗。流感因由流感病引起，且有单纯型、合并症型、肺炎型等区别，按摩治疗，亦按这些原则办理。又，流感，中医一般多分风热型。

1. 关于传染问题——感冒是可以传染的，流感的传染性尤为大而急。按摩可以调动人体内部积极因素去抵抗和消灭传染病毒，故对多种传染病有很好的防治效果。医生不能因为怕自己被传染而不去按摩。不过，要避免由于医生的被传染，再去按摩其他人时又传染给其他人，引起扩散。因此我们主张对感冒、流感及其他传染病的治疗：

一、按摩为治传染病的有效的重要的手段。

二、传染病应按规定隔离，用自我按摩法治疗。

三、老弱幼残自己不能按摩的病人，由医生或其他人按摩，事前以必要的工具（如口罩之类）药物预防，事后作消毒处理。

四、有些传染病可用其他简而不花钱或少花钱的方法处理，则不必用按摩，如醋熏法治感冒。有些传染病以按摩为最简而最有效，则如上述用按摩治疗。

2. 感冒的触诊——主要是压痛点触诊法。感冒的压痛点很多，颈侧、耳周围、胸椎两侧、肩胛骨上、肩大肌寸口线等，兹着重介绍颈侧与耳周围的触诊法。

一、压痛一般规律是凡寒在左或左重于右，凡热在右或右重于左。凡热夹寒型则双侧均有。

二、随着病程的发展，压痛点由胸锁乳突肌下部向上向耳周围发展。当拿捏胸锁乳突肌后的几条小筋筋时，如其中之一条筋只在中、下段才有压

黄寺，37—241(黄化71.8)

痛感時，是刚开始感冒，患者一般还没有自觉症状。

当压痛上升到腮下或耳垂后下部时，患者有自觉症状了。当压痛点上升到耳门前以上时，患者觉得症状严重了，这时颈侧及耳周的压痛蔓延成区。当全提肩大肌有压痛反应时，一般感冒已不止一二天。也可能由于各人体质及其他条件的差异，有的人一开始各处就有压痛的反应。不过不能以无自觉症状(如喉痒不适或流清涕等)来判断就没有感冒，这是应该共同注意的。

三、上述反应点皆有压痛反应，而无自觉症状的，多属慢性感冒。

四、牙齿炎、中耳炎、化脓性中耳炎、内耳膜听骨皮水肿等耳疾、齿疾在颈侧、耳周也有压痛点，应参考其它症状与诊断法加以区别。

3、风寒型按摩法

一、头颈部通治法，反复进行二三遍。

二、掌根着力，上下来复压揉左侧耳门前部数遍。

三、拇指或中指的指腹着力压揉耳垂后下部数遍。

四、用食、中、无名指腹着力揉拨左侧颈肌全部数遍，重点在附图27的~~××××××~~部位。

五、用食指指腹着力，揉拨两锁骨及天突穴处韧带数遍。

六、依一——五法反复进行三、四遍。

七、发汗——用食、中、无名指的指腹着力，加重揉拨左侧颈肌压痛最痛区（附图27所标的发汗区）来复十数回至大汗而时停。如用较重手法发汗而发不出者，应加全身通路法，手法宜重，速度宜快。全身通路法结束后，再用颈侧压痛最痛区加重揉拨发汗，一般大汗就出了。但对极度体虚者、幼儿、严重心脏病患者，只能发微汗，忌出大汗。

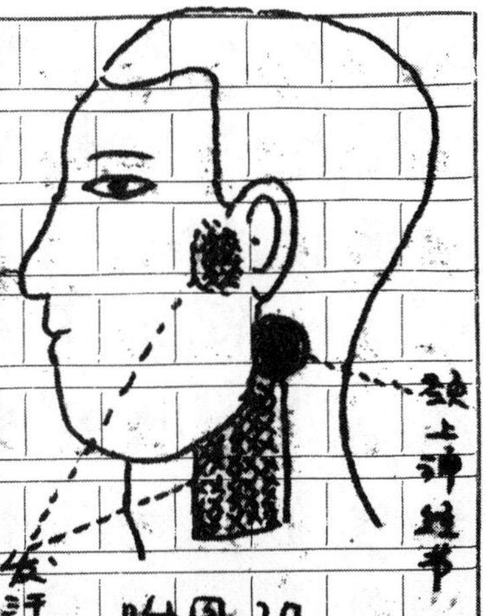

附图27. 发汗区示意图

八、倒行治疗效果及补充手法——用掌根着力，压揉胸一椎部二十来下，如脊柱有热感从上往腰部传导，证明感冒已全愈或减轻；如无，则应加补充手法。病人俯卧，医生用背腰骶部通路法，反复进行三五遍，再如法倒行，即有热感发生。否则，待病重，应多加按摩次数，用力亦应加重。

4. 风热型按摩法——先用治风寒型法一，再将治风寒型手法二、三、四、五用于头颈部的右侧，此两者反复进行三四遍后，加咽喉按摩法三至五遍以清喉热。

5. 寒热夹杂型按摩法——治风寒型与风热型的两套按摩手法并用。

6. 感冒的症状——很多，如头痛、头晕、流清鼻涕或浓鼻涕、恶寒、寒战、恶风、全身痛或酸痛、身乏、肢酸、肌困、发烧、有汗或无汗、抽风、口干舌燥、声音嘶哑、咽痛、喉痛、咳嗽、结膜充血、流泪、胸闷、胸痛、恶心、呕吐、食欲不佳、自觉腹胀、腹泻、腹痛、心烦等等。不管表证为伤么症状以及品种多少，首先均应按上述3、4、5三种按摩法的特点来治疗，以排除导致感冒的病毒或细菌。如此，许多症状在治疗过程中即迅速减轻或消失，随病因消失而完全消失。但是，为了缩短疗程收速效，也可标本兼治，同时采用些对症疗法的按摩方法。而且有些症状也可能在病因消失后久减轻并未消除，也需要采用对症疗法。不过，对症疗法，一般都要摆在适用治感冒法之后。对症疗法的具体按摩法，大多散见于后面有关各章节。其为后各章节所无者，特述于此：

一、高烧抽风——一名惊厥，乃大脑皮层机能的暂时紊乱，小儿患者最多。发病时，全身或局部肌肉强直，或阵发性痉挛（四肢、口角抽动）、两眼上翻、牙关紧闭、口吐白沫。多由上呼吸道感染或其他感染引起。烧退风止。按摩治法：先用清热退烧法（详第七章第六节），再用掌根着力，加重提揉前头顶部20～40遍。如此反复进行，至烧退风止。

二、感冒所致全身肢体疼、痛、麻木——中医以为伤寒邪束表和寒邪伤络引起。按摩对症加用的手法为：用手掌着力，大提大揉、重提重揉全身各个部位，疼痛麻木处应加重手法，反复数遍。再握拳用小指背节侧着力压揉椎各节背脊骨，反复数遍。再将食指置于中指背侧，用中指着力，压揉椎夹脊线数遍。再用中指指腹着力，揉拨颈侧病筋方10～20次。再用食、中、无名指指腹着力压揉颈上神经节

（附图27）左右各10～20遍，揉拨左歆发汗区（附图27）10～20下，用力应加重。如此反复进行，至症状减时止。

7. 感冒与其他病的关系——感冒为许多病的诱发因素或加重因素。如对慢性支气管炎、支气管哮喘、心脏病、风湿病。感冒又可引起许多其他併发症，如感冒病毒进入咽鼓管，可引起急性中耳炎；累及鼻腔，可招致急性鼻炎和鼻窦炎；感染向下蔓延，可引起急性喉炎、气管炎、支气管炎、肺炎；全身感染，可併发急性肾炎等。而感冒又是常见病多发病，因此，在诊断和治疗许多疾病时，按我们的经验，都必须首先注意是否夹有感冒，特别是长期的慢性感冒，往往而被病人忽略。如有感冒因素，应首先予以消除，治其他病的疗效才显著。

8. 关于慢性感冒——感冒长期不愈，就可成为慢性。有些西医不此认为慢性感冒只认为是反复感染是不符合事实的。慢性感冒可导致其他疾病的不断加重，而身体愈拖愈虚，又导致许多其他疾病因素乘虚而入，又可形成多种慢性炎症与化脓性疾病。几种因素互相影响，成为恶性循环，即使身体素来健康无其他疾病者，亦可因此受害。一般医生与病员之所以容易忽视慢性感冒，一是感冒的习见特征不突出，或为其他症状所掩盖，不易查知；二是习惯于感冒已久，于是病员反而麻痹大意，不以为是病。凡此，皆导致忽略本病的一个主要方面或重要方向。

贸号：87—241（定价71.8）

9. 熏醋疗法——据人民日报71年12月22日介绍此法对多种呼吸道传染病有防治效果。又据以往其他有关资料及民间流传经验，食醋对另外一些疾病也有良效，如大青叶醋液剂治白喉，姜白皮醋煎剂缓解食道癌，醋对小疮毒、胆道蛔虫、肠道传染病均有一定疗效。可见醋酸分子的抑菌杀菌作用相当广泛，食醋又便宜而方便，值得推广。我们试用醋熏法治感冒，疗效亦甚佳。办法是：密闭门窗，以好醋三四两倒入瓷盆中，加火熏沸，使醋酸分子四散杀菌。病员直接吸熏汽，其时间延至一二小时，则疗效更好。如此，医生少费力，病员少痛苦，也减少传染的可能性。如在这基础上再加以按摩，方些也好，压痛点也不那么痛了。

10. 食物辅助发汗法——一般伤寒感冒，均一汗而愈。亦有不易发出汗者，为缩短疗程，可加用热食辅助发汗法。此法早见于伤寒论，于服药后再喝滚烫的稀粥一碗以助发汗并调动胃气。我们的办法是：遇到这类不易发汗的病人，1～2小时内，依法按摩两次。每一次结束后，应即吃酸辣汤面或酸辣汤菜一碗，汗大出而愈。惟此法是否适于风热型，尚待研究。此外，如不便作此类饮食时，亦可不用。

11. 饮食禁忌——对感冒病，西医少禁忌，中医则惯于忌鸡鸭鱼蛋类油腻。我们的看法：蛋类似乎不必忌，油腻类因情况而定。部份人脾胰不耐脂肪者当受影响可以吃。不少人受到影响，不偏思油少思油仍以不吃为好。不食或少食脂肪的肉类，也合有禁忌习惯。据我的临床经验，兔肉对感冒及感冒诱发的一类疾病，有加重或触发作用。例如一两兔肉能使已治好的支气管哮喘复发（参看第二章第二节病例2）。其机制尚不明了，但应忌。

12. 按摩治感冒所需要的时间——一般治疗完毕即自觉症状大部分消失，仅几分钟、一二小时全愈。特殊者要几小时。慢性感冒可能要十天半月才能全愈。不过，一般治一次后即有解適感感冒所导致的其他器官慢性病则要因情况而定。

13. 病例

一：成都西门南巷子友谊旅馆六门市主任谢淑君之子"老大"于71年3月某日上午患较重的热伤风，依法按摩治愈后，又由衣着不慎患受寒。病又复，郁中生，身体好多，即于一小时内重手法按摩两次，再吃酸辣汤一碗，大汗出而愈。

第三节 治头痛按摩法

头痛，是一种脑部神经的症状反应。颅内五官、心血管、神经等各器官的损伤、传染病、杂症、组织病变、功能失调均可引起。病因复杂，可总归为内外两因。中医又分为血虚、气虚、肝火、寒暖、痰浊、风湿等。按摩亦应以病因治疗为主，其法详见以后有关章节。此处着重介绍临时止痛法。对外感及一些急性头痛一次或连续几次即可全愈。对若干其他原因的慢性头痛，则只起缓解作用。可复发，复发的时间间隔

京稿: 87—241(文化71.8)

依病情而定。不过，如果经常的较长时间的依法坚持下去，一般可以达到少发甚至不发。

我们在临床上常将头痛分为全头痛、偏头痛、额痛、后头痛、头顶痛五种，并常把脑内、五官、精神、神经疾患合并治疗。每日三、四次，每次3~5分钟。

1、全头痛或位置不定的头痛——多见于脑衰弱、动脉硬化、神经衰弱的、渗透性压迫等病，其按摩法如下：

一、头颈部通络法。

二、用拇指与食中指指腹着力，加压拿捏颈椎及其两侧部，反复十数遍。

三、用全掌着力，由轻揉起，到较重的揉搓全头部十数遍。

四、用拇指侧峰着力，揉拨眼眶，分推额部，揉拨太阳部到偏头部各数遍。

五、用拇指之峰着力，拨动两肩中的粗筋带各十数次，用拇指之腹压揉亦可。有酸感、弹动感直达两头顶内。

六、用食、中、无名指之腹着力，压揉或揉拨两侧颈的要点按摩区（附图27）各十数遍。

依一——六法反复进行十数遍，停。

2、偏头痛（参看附图28）——多为上颌臼齿炎、中耳炎、化脓性中耳炎、乳突炎等所引起，少数病例由鼻咽癌引起。其按摩方法如下：

一、头颈部通络法。

二、用拇指侧锋着力揉按痛侧太阳部、偏头痛区各数遍。

三、用拇指指腹着力，压、揉痛侧耳前部、耳门骨边缘及耳后部各数遍。

四、用三指々腹着力，揉按痛侧耳垂後下部与该侧痛压，数遍。

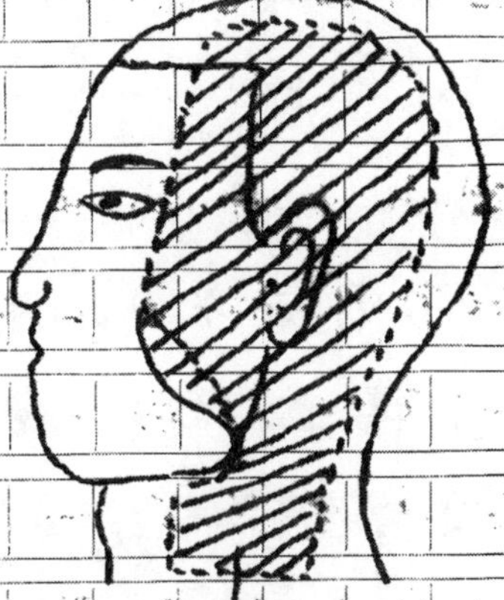

偏头痛重点按摩区示意图
附图28.

依一一四法反复进行，直至偏头痛减轻或不痛时止。上法适用于耳疾引起者。至于是否耳病引起，可先用耳病触诊法。如係其他病引起，应加其他手法如下：

五、由齿疾引起者，加治齿病按摩法。

六、鼻咽病引起者，加治鼻病咽喉病按摩法。

3、额痛（参看附图29）——多为青光眼、虹膜睫状体炎、近视眼等眼病，及鼻炎、鼻窦炎、鼻窦炎发展而来的额窦炎等鼻病所引起。用眼、鼻部疾病触诊法可以了解。其按摩法如下：

一、头额部遍揉法。

二、用拇指侧锋着力，压、揉或揉拨额部、眉棱、太阳部、偏头部、眼眶四周各数遍。

三、用拇指指腹压、揉眼下部、鼻梁两侧部各数遍。

四、从两眉间部到头顶，用拇

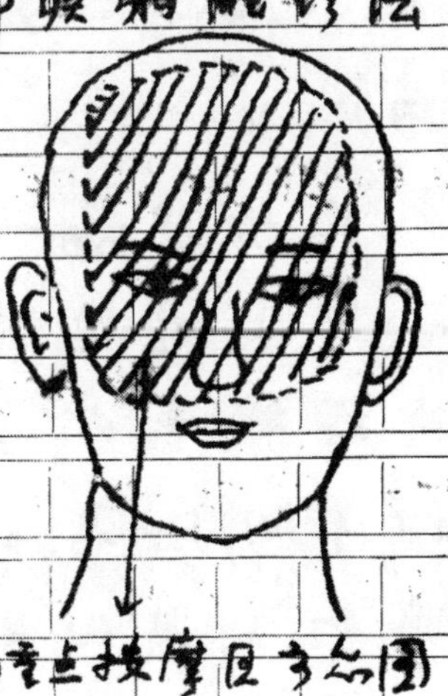

额痛重点按摩区示意图
附图29.

嘉字：87—241（更化71.8）

指々腹着力，压推10～20遍。

依一～四法反复进行，直至颞痛减轻或消失为止。

4.后头痛（参看附图30）——多见于高血压、尿毒症、脑膜炎、癫痫、风湿等疾病，其一般按摩方法如下：

一、头颈部通路法。

二、用拇食指指腹着力，相对的拿捏颈椎及其两侧肌部，往返十数遍。

三、用掌根或拇指侧胖着力，来复旋揉或压推全头顶部十数遍。

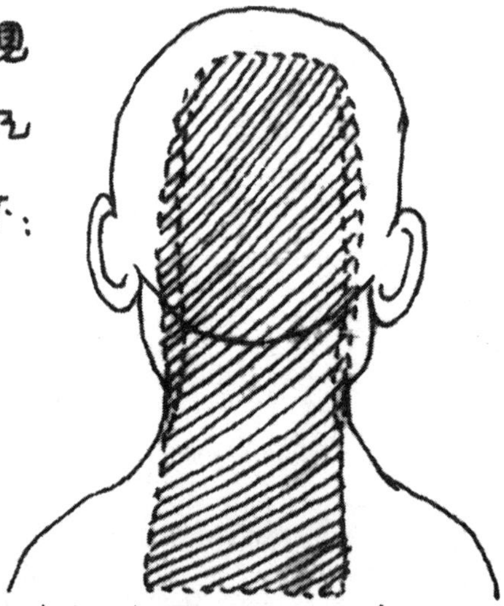

后头痛按摩重点压示意图。

附图30。

四、右手握拳，用小指第三节外侧胖着力，压揉推脊中线的每个脊椎骨，然后从腰椎向头部方向压推，往返十数遍。

依一～四法，往返进行，直至疼痛减轻或消失为止。

5.头顶痛——多见于神经衰弱，按摩法详后。

用上述各种方法结束后，如仍有疼痛，应加用双手拇指指腹着力，分别在压两太阳部，双手拇指同时相对用力。压后放松，再压，再放松，反复十多次，疼痛更减轻了。其他，针对病因治疗。

第四节 眼科疾病按摩法

眼的体积不大，病的品种都很多，据说有二百余种。本节所述为我临床治疗有效的眼病。

1. 部分眼病的症状与病因

一、早期白内障——即未成熟的白内障。病因很多，有老年性、先天性、外伤性、併发性等。併发性，多由虹膜睫状体炎、青光眼、化脓性角膜溃疡等其他眼病所引起。其治疗，一方面要作病因治疗以除根；另一方面要抓对眼科病有效的按摩部位治疗，以至少起到控制作用，不致失明。我本人左目白内障已十多年，用此法保住视力未恶化。

二、葡萄膜炎——最常见的发炎部位是虹膜和睫状体，所以也叫虹膜睫状体炎。除眼球外伤可引起外，绝大部分与结核病、风湿病、扁桃体炎等体内病灶有关。亦有病因不明者。

三、白翳或死白翳——在黑眼珠前面的一层透明膜上有一层白色物，严重的可影响视力，俗称翳子或白翳子，有的可治，有的难治，经多年不愈者，称死翳子或死白翳，是角膜溃疡的后遗症。

四、胬肉——又称攀睛，为常见结膜病之一。有的像昆虫翅膀由眼白向眼里生长，称翼状胬肉。有的则由眼白四周或一部向眼里生长。一般认为此病与眼部经受刺激有关，结膜炎能促使本病发展。

五、急性青光眼——青光眼是指眼球内压力升高的一种眼病，眼压在持续性升高的作用下，可使视网膜、视神经产生萎缩或变形，使视力减退乃至失明。内压升高的主要原因是眼内房水流出受阻。

货号：37-291(文化71.8)

青光眼可分原发性、继发性与先天性三类。原发性青光眼又可分为充血性青光眼和单纯性青光眼。急性青光眼又叫充血性青光眼。起病很急，有剧烈的头痛、恶心、呕吐，类似急性胃肠病，故应注意以免误诊。此病在发作之前，往往有暂时性的视力模糊，轻度半边头痛，鼻根发酸，看灯光出现虹彩圈，但休息一会就完全消失。在这种小发作时就进行按摩治疗，可预防急性发作而疗效甚佳。

六、麦粒肿——俗称挑针或偷针眼，是眼皮的一种化脓性炎症。生于眼皮内者为内麦粒肿，生于眼皮外者为外麦粒肿。内麦粒肿是睑板腺发炎，外麦粒肿是汗腺皮脂腺等发炎。

七、霰粒肿——是眼皮下的圆形块物，无红痛，乃睑板腺囊肿。

八、迎风流泪及泪囊炎等——泪液排泄通道（泪道）受阻，就可出现经常流泪症状，一般无全身症，俗称迎风流泪眼。泪道受阻有多种原因，眼皮疤痕、老年性眼皮松弛、面神经麻痹等引起下眼皮外翻，使泪小点跟着外翻，不能紧接眼球，可致溢流泪；慢性结膜炎、沙眼、睑缘炎、损伤性疤痕等引起泪小点与泪小管狭窄或闭塞，经常流泪；鼻泪管阻塞发炎，会致泪囊发炎形成粘液或化脓，当然也要造成经常流泪。慢性泪囊炎又可急性发作。

九、视网膜炎——视网膜在眼底，其神经末梢感受外物形象传于大脑。由于视网膜与脉络膜紧贴，故视网膜痛与脉络膜同时发炎，原因多为结核、风湿、病毒、细菌感染等全身性病引起。症状为视力减退，视直成曲，视小成大或视大成小，眼前见黑影，有许多黑点浮动，视物不全，玻璃体较混浊等。

十、斜视与对对眼——斜视，两眼不能同时看正前方，当一眼看正前方时，另一眼向内或外偏斜。对对眼的两黑眼珠均向内偏，位置集中于大眼角。斜视常由外伤、炎症、肿瘤、中毒及神经系统方面的疾病损伤了肌肉或支配肌肉的神经引起转动眼球的肌肉麻痹所致，并有复视现象。也有由眼球运动肌力量不平衡而引起者，则无复视，两只眼球随意转动，只不过位置不正常。对对眼也由眼球运动肌不正常所致，病因大致相同。也有先天性与习惯性者。

十一、眼皮黑色素瘤——大多从眼皮的表皮或粘膜的上皮发生，有时从黑痣发展而来。生长迅速而转移也较早。常为清突的棕色小瘤，由淋巴及血液转移而成恶性肿瘤。

十二、暴发性火眼——即急性传染性结膜炎，俗称火巴眼。春夏最多。眼红，眼屎很多。一种是由结膜炎杆菌、肺炎球菌、葡萄球菌等感染引起，另一种是由传结膜炎病毒、沙眼病毒等引起。

十三、慢性结膜炎——又名结膜慢性充血，由于急性结膜炎未彻底根治，或因风尘刺激、饮酒过度以及其他眼部疾病的刺激等引起。

37—241（文化71.8）

(十四)、其他——视力障碍(眼雾、眼花等)、异物感、流泪、眼屎多、眼皮跳、眼肿、眼痒、眼发热、眼胀、畏光、眼痛等，不一一列举。

2.眼病触诊经验点滴体会——眼病，一般自觉症状与外观变化明显，可凭问诊、视诊而得。然而病员有时因其他病而很可能忽视不甚严重或日之既久的眼病，有些眼病又单凭视诊不易察觉。而且，即使已知其有眼病，也还需要推测其病因、病情进展程度等，就按摩来说，还需要找有关压痛点。因此，其他诊断方法与触诊也是需要的。这里只谈触诊经验的点滴体会。

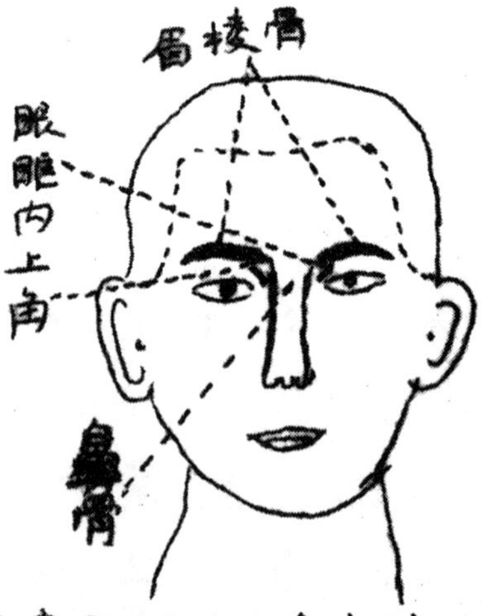

眼病眼眶内上角变形触诊点示意图。
附图：31.

一、变形触诊点——用拇指侧锋(或食指或中指指锋)轻触眼眶内上角(眉棱骨与鼻骨相连转弯处)的一个韧带(参看图31)。如韧带小而柔和，则一般说来眼无病。若发硬则有病，若很硬并成块，则病重。重揉按此变形点，一般均会有酸胀痛感，故又为压痛反应点。

二、压痛点——拨眉中筋，眼内如有胀痛反应；揉眼眶下缘微凹处如酸痛，均反应有眼病。此外，还可以从颈部找压痛反应点。

3、眼病适用按摩法——不论何种眼病，其病位皆在眼，从上编诊要点中可知各眼病的大同很适路法和重点按摩区是一样的，可以通用。此外，针对不同症状，手法应有变化增减，针对不同病因，还须有不同的病因治疗办法。先述其通用法如下：

一、头额部通路法。

二、用拇指指腹着力，按额部、眼眶周围、眼下部、太阳部、耳前部及偏头部(参阅右图)，反复2~3遍后，随即改用拇指侧锋着力，按拨前述部位3~5遍。

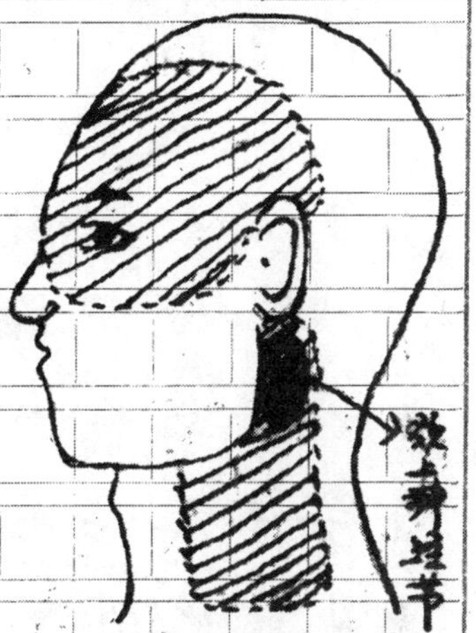

眼病通用重点
按摩区示意图
附图 32

三、用食、中、无名指指腹着力，按拨左右侧颈部数遍。

依一~三法，反复进行3~4分钟。

4. 分病加减手法

一、睑内——每用通用法一遍，应在睑内所在的眼眶边缘多按拨数下。

二、麦粒肿、霰粒肿——霰粒肿不化脓，每用通用法一遍，拇食指拈揉囊肿数下。麦粒肿在未化脓前，每用通用法一遍，用拇指腹轻压疮头数下。当其成脓时，禁止按摩疮头，但按摩病灶附近可以提前成脓和减轻症状。当其溃脓时，按摩可以帮助排脓和生肌长口。

三、迎风流泪及泪囊炎——每用通用法一遍，加用指腹着力压揉鼻梁侧和内眼角的大小泪点各数遍。

信号：87-241(文化71.8)

四、斜视与对眼——加用拇指侧锋着力，加重揉按病侧的太阳部、眉棱和眼眶小鞅带各数遍。

五、眼皮里色素瘤——以大面积的活血为主，禁止按摩病灶。

六、暴发性火眼——用通用法后，加上退烧热法（详见发热发烧按摩法）。

七、视网膜炎、葡萄膜炎等眼底或眼球内病——除针对结核、风湿、病毒、细菌感染等病因按摩外，应用食、中、无名指指腹着力，加重揉按颈上神经节。（见附图27-32）10～20遍。

八、视力不好（包括眼花眼花等）——原因很多，如近视、眼分泌物过多、角膜炎、云翳、白斑、玻璃体混浊、眼压高、眼底炎症等。应针对病因治疗。当病因未明时，只用通用法。

九、眼中异物感——指眼里好像有异物磨擦的不适感。结膜炎、沙眼、内翻倒睫、结膜角膜异物等病均可引起。是由于病变组织表面粗糙、分泌物或睫毛的机械性刺激所产生的症状。外界异物飞入贴附眼球面，也当然产生异物感。属倒睫或异物者当先拔除之，然后按摩。用通用法，再用拇食指指腹着力，拿捏上下眼皮各数十下。

十、眼发痒——常见于睑缘炎、慢性结膜炎、沙眼。由细菌和病毒引起。

眼皮跳——多属眼睑的神经颤抖引起。中医认为是风气。

眼胀——多由急性青光眼或其他眼病引起。

以上三种症状，除通用法外，加用拇、食指指腹着力，拿捏眼皮数遍。再用双手拇指指腹着力，重压左右太阳部，提起再压，反复十数下。

十一、眼发红、眼屎多、眼发热、眼痛——从中医观点看，多由上焦热毒引起。亦有寒症引起眼痛者。通用法外，加上焦清热按摩法。

十二、畏光、流泪、眼睑痉挛等——其由强光、烟尘、风寒侵袭、泪道和其他眼病引起者，皆需首先排除病因。其有病因不明而必须及时按摩治疗者，眼病通用按摩法外，加治风寒感冒按摩法。并用拇、中指指腹着力，压按鼻梁两侧部和内眼角部各十数遍。

5、一般疗程——暴发火眼、麦粒肿、对对眼、斜视等，一般5～8次愈。迎风泪眼、泪囊炎等如仅系炎症，一般3～5次好。泪道如其它障碍则至少在一月以上，其他眼病大都在三月以上。

6. 病例

一、魏长青，男，11岁，住成都南巷子。早在岁余时，因患暴发性火眼服极冷中药一剂而致失明。右眼珠已完全萎缩凹陷不可治。左目亦全被白翳遮睛，眼皮撑不开，撇开其眼皮观察，则见左眼珠往上翻。故中西医认为左目也是属于绝症的死白翳，拒绝治疗。1970年12月，因住处相近，求我治疗。我本是业余搞一指按摩，又没有治这种“绝症”的经验。但患者家庭成分贫农，是一个老工人的儿子。想到毛主席的教导，我应该为解除阶级弟兄的疾苦尽力。又想到毛主

頁号：37—241（文化71.8）

席教导我们："在生产斗争和科学实验范围内，人类总是不断发展的，自然界也总是不断发展的，永远不会停止在一个水平上。"我国革命医务人员，已按主席教导，打破了许多绝症。如创造断手再植、大型手术针刺麻醉、打开聋哑禁区，治愈大面积烧伤、烫伤等，那么死白翳这个绝症，为什么不可以打开。我自己这个白内障，又是高血压，不能开刀，也被认为是绝症，现在虽不能说治愈，却十多年来保住了视力。可见眼睛的绝症，也是可治的。再具体分析赵长青的病情，其所以形成现在这种情况，是中医说的真寒假热作大热、真热造成的后遗症。从现代医学看，是药物与细菌、病毒等对眼的组织造成损伤的后果，神经、体液循环通路受伤受阻。右目丢失，左目已完全萎缩下陷，难以想法。左目球体尚存，通过按摩对神经、体液的调节、加强，应当对消除白翳有一定效果。乃依法每日按摩三次，每次2～3分钟。三个月以后，死白翳几乎散去一半，眼皮能睁开了，往上翻的眼珠能正视了，但仍畏光。又两月，他说已能辨别救火车是红的，还去看了一次电影。又数月，已能独立生活。后因其它原因，改由患者自己按摩。到71年10月止，只剩瞳仁中间一点白翳。患者有上学读书的信心。

二、陕西乾县李学梅，7岁，因患感冒引起左目向大眼角斜视，71年由其家属带来成都探亲，与我同住一旅馆，为按摩5次而愈。

三、四川仁寿县良凡公社社员王武成，患双目早期白内障，晶体开始浑浊，视物有雾状，并发翼状胬肉、结膜炎、虹膜炎，中西医拒绝医治。1971年3月21日晚在旅馆闲谈，他大为伤心。我给他按摩治疗了七天，共21次，炎症基本控制，胬肉渐小，病员自述可以看远一些，也看得清楚一些。我因事离成都，嘱其返家自行按摩。后来失去联系，不知以后如何。

四、四川阿坝壤塘县一干部，患陈旧性视网膜炎多年。发病初期，感觉眼前有跟随眼睛移动的暗影，经多年治疗无效。1971年3月，他返山西探亲路过成都，与我同住一旅馆，我为他按摩了几次，並教他自己按摩，每日数次，每次两三分钟。月余以后从山西回成都，告诉我已好多了。再在成都按摩了半月，临回工作岗位时较前更好了。

五、四川雅江三区区委工作人员陈廷俊，左上眼皮生黑色素瘤，有的医生诊为"左上睑色素痣"、"左上睑棕色素瘤"、"左上睑黑色素血管瘤"。经成渝两地二十余名医诊断，有的主张手术切除。有的反对切除，以为切除后可能发展成癌症，建议用中草药治疗。该病员经两月多中草药治疗，病灶突起接眼球，伴眼痛、胀和不舒等症状依然存在。从1971年9月28日起由我用按摩治疗，三日后检查，突起的幅度微减轻，表面皮肤有纹路出现，痛、胀不舒等症状减轻。10月6日检查，病灶渐平，症状又减一些，按摩后有舒服感。10月28日，自觉症状消失，病灶平突起程

号：37-241(文化71.8)

度满失大部份平日血经置得大一点。同是一日工作一日自己按摩治病。

第五节 鼻部疾病的按摩法

鼻是呼吸的门户。对吸入的空气有温暖、湿润、清洁作用，对呼吸系统起一定保护作用，又是嗅觉器官和发言辅助器官。如发生病变，则影响这些功能。

1、鼻部各病简介

一、急性鼻炎——中医认为是外感风寒、风热引起，西医认为是鼻粘膜受病毒、细菌侵袭引起。

二、慢性鼻炎——主要症状是鼻塞，一般睡眠时更甚，往往向那一侧睡就是那一侧鼻塞。鼻粘膜充血肿胀。大部由于急性鼻炎经常发作所致。心脏病、肾脏病等可使鼻腔长期充血造成慢性鼻炎。扁桃体炎、粉尘、烟气、刺激性气体、以及经常受温度、湿度的急剧变化，均可产生慢性鼻炎。

三、急性鼻窦炎——中医名鼻渊或脑漏，可见头痛、发热、全身不适等。局部鼻塞、脓涕、嗅觉减退、病位压痛，发展至额窦成额痛。此病，绝大部份由伤风引起。

四、慢性鼻窦炎——多由急性鼻窦炎经常发作引起。鼻中隔弯曲、增殖体肥大、慢性扁桃体炎、过敏性鼻炎等也可引起。主要症状是经常有鼻塞和流较多的黄脓鼻涕，常有嗅觉减退。头痛一般不如急性期剧烈，但经常有头昏、头胀、记忆力减退、注意力不能集中等情况。

五、慢性鼻充血——急性充血转成，或局部与全身某些慢性病所致。如鼻腔鼻窦慢性疾病、炎症、粘膜乾燥、高血压、血液病、心脏病、肝脏病、尿毒症等。(全身性慢性病以高血压引起为最多)。

六、鼻红肿痛——多係细菌或病毒引起。

2、鼻病的触诊点简经介

一、眼眶内上角有压痛，多为额窦炎。

二、面颊部即眼下部有压痛，多为上颌窦炎。严重的病例在压痛相应部位的皮肤可以充血红肿。上同。

三、用食指腹轻揉鼻翼两侧，鼻内有声响，是急性鼻炎、过敏性鼻炎等，均有清凉的反应。

3、鼻病适用按摩法。

一、头颈部通路法。

二、用拇指指峰、食指内侧峰着力，上下拿捏或拿捏提胸锁乳突肌后部数遍。

三、用双手拇指指腹着力分推前额，揉眼眶四周、眼下部、太阳部及鼻梁两侧部各数遍。

四、用拇指侧峰着力，揉拨前额部、眉棱部、眼眶四周、眼下部、太阳部及鼻梁两侧部各数遍。

依一～四法反复进行数遍，痛点、痛区多揉。

4、分病加减手法。

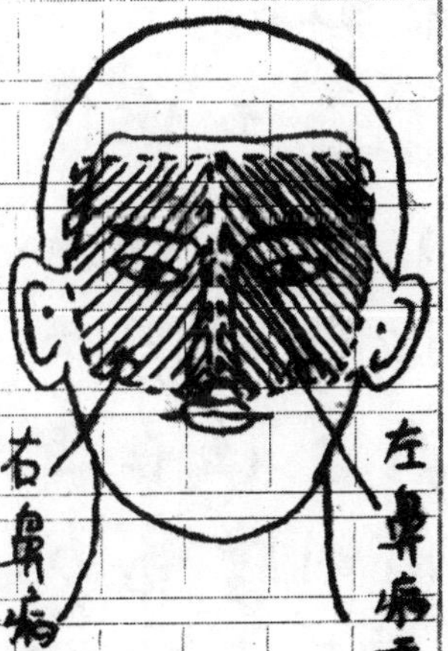

附图33.

頁号：37-241(文化71.8)

一、急性鼻炎——加外感按摩法。

二、牙痛性慢性鼻塞炎——加牙痛按摩法(见后)。

三、慢性鼻流血——应加病因按摩法，忌食羊肉等造火食物。

四、鼻塞不适——多由病毒侵袭鼻粘膜引起的炎症伴粘膜普遍肿胀，于是发生鼻孔通气障碍。其按摩治疗方法，应于感冒通用法与鼻病通用法中增加如下手法：用拇指侧锋着力，加重揉拨眉棱(不通气鼻孔同侧之眉棱)30～40遍。亦可用食中无名指指腹着力，揉拨颈上神经节区(图27.32)30～40下。(亦用同侧)。用拇指或中指指腹着力，压揉鼻楼两侧各数遍。以上两法反复加在通用法中，至通为止。

五、流清鼻涕——鼻粘膜受病毒或细菌侵袭，其分泌物增多，开始浓度小，俗称清鼻涕。以后逐渐粘稠，二三天后即转变为黄色脓性分泌物。按摩治疗方法：在运用感冒和鼻病通用法中或将结束时，用侧掌着力，加重压揉鼻尖两侧部30～40下。初揉时有声响，以后逐渐减轻到消失。或用食中无名指指腹着力，压揉或揉拨颈上神经节区30～40下。

六、鼻干燥——是感冒的潜伏期(初期症状)，也是萎缩性鼻炎的主要症状。

打喷嚏——是由于鼻腔或鼻咽部粘膜的感觉神经受到刺激时，引起的一种神经反射性的表现，用以应付外来刺激。凡寒热等侵袭时，常有此症状。

嗅觉消失——多由鼻腔内阻塞，使气流不能与嗅区粘膜接触。如鼻炎、鼻窦炎、鼻中隔弯曲，鼻息肉肿瘤等。也有由于嗅粘膜本身的病变，如萎缩性鼻炎等。

以上三种病的按摩方法用感冒与鼻病的通用按摩法加用食中二名指指腹着力加重揉按颈上神经节区30～40下。每日3～5次。

4.一般疗程——急性期3～5次愈，慢性病则至少在1月以上。

5、病例。

一、青海班玛县商业局一职工，于1970年6月出差来成都，与我同住一旅馆。自称鼻不通气，眉间很冷，常有头痛，不闻香臭已十余年。西医确诊为慢性鼻窦炎。我用凡寒感冒触诊法，发现其有压痛点区，而自称无感冒的自觉症状。再查其左耳及左侧牙齿，无病变。因断为慢性感冒引起的慢性鼻窦炎。先用凡寒感冒按摩法，然后再用鼻病按摩法。每日三次，每次3～5分钟。并教会他自己按摩。十天左右，慢性感冒治愈，月余后，鼻塞消失，头不再痛，眉间温暖，能辨香臭。对按摩大感兴趣，学会一些治其它病的方法而去。

二、成都红光东路人民银行一女同志，患鼻出血数年，系热病引起。经中西医治疗无效，为之按摩一月余而愈。

三、四川金堂某中学教师陈老师，患慢性鼻咽

货号：37－241（文化71.8）

达数年。从1971年8月起，为按摩门诊主任。

第六节 耳病按摩治疗法

1、耳的解剖位置（参阅附图34）

一、外耳包括耳廓及外耳道；中耳包括鼓膜、鼓室、耳咽管、鼓窦、乳突等部；内耳又叫迷路，由前庭、三个半规管和耳蜗组成。

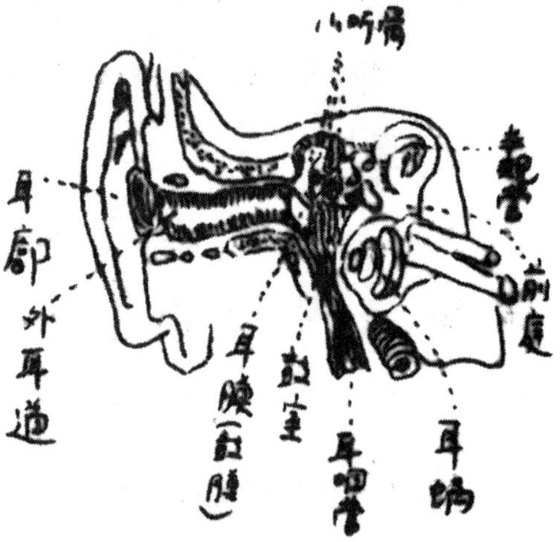

外耳、中耳、内耳部位图

附图34.

二、中耳和内耳与颅底邻界，所以中耳与乳突疾病，常可引起硬脑膜外脓肿及脑膜炎、脑脓肿等。

三、与耳有关係的神经很多。听神经属于脑神经。面神经同内耳、中耳、乳突的关係也非常密切，故中耳和内耳疾患常可引起面神经麻痹。耳廓上有迷走神经、三叉神经、面神经、耳大神经、枕大神经、枕小神经的分枝和交感神经的细小分枝。此为耳针疗法可治全身病的主要原因之一。

2、耳病简介

一、急性中耳炎——耳内闭塞，头部有沉重感，听觉减退，但听自己说话反觉响亮。不痛，全身无明显反应。此病是鼓室粘膜急性发炎，常伴有耳咽管、鼓窦及乳突、气房粘膜的急性炎症。由上呼吸道感染、麻疹、传染等引起。

二、慢性中耳炎——听力减退和耳鸣是主要症状，由于急性中耳炎未得到及时适当处理达三个月以上，即为慢性中耳炎。也可由鼻腔、鼻咽部慢性炎病引起。

三、急性化脓性中耳炎——由于化脓病菌如链球菌、葡萄球菌等侵入中耳而发生，也是麻疹等急性传染病较常见的并发症。其主要病理变化是中耳粘膜肿胀，中耳积有浆液性渗出物，渐变为粘液脓性和脓性分泌物。

四、慢性化脓性中耳炎——是由急性化脓性中耳炎未及时治疗演变而来。鼓膜长期穿孔，耳内经常流脓、耳鸣、听力减退，伴发耳痛、头痛、发热、眩晕等。

五、眩晕——自觉自身或四周环境在旋转，多属内耳病变，与一般头昏、头晕不同。内耳性眩晕，往往伴有恶心、呕吐，检查者可发现病变的眼球震颤。

六、内耳性眩晕症——又名美尼尔氏病，也叫膜迷路积水症。是内耳非炎症性疾病所引起的眩晕。它与植物神经系统的不稳定有密切关系。也可能与钠盐代谢障碍、内耳水肿有关。

七、耳痛——是外耳、中耳、乳突炎的症状。外耳道炎的耳痛在咀嚼时和压耳屏时加重。中耳乳突炎的耳痛在耳道深处，有似脉搏跳动感，伴有不同程度的耳聋。

八、耳鸣——是听觉功能紊乱的一种表现。病变在外耳、中耳的，多属低音性耳鸣。病变在内耳的，多属高音性耳鸣。

九、听力减退——是由中耳、乳突炎等引起。

货号：37—241（文7-71.8）

十、重听——是听觉功能受损失。轻微的叫重听，较重的叫耳聋。发作性的，如耳咽管阻塞症；进行性的，如药物中毒性耳聋，噪声性耳聋，等。

十一、耳流脓——俗称苗耳心。外耳道疖肿破后有少量脓液，慢性单纯性中耳炎的脓液是粘脓性，胆脂瘤性的脓液有恶臭。若脓液带血，而不能用炎症来解释时，应注意有无肿瘤。

十二、其他——以上列举了部分耳病及症状其他不一一列举。耳病还可能有许多全身症状。其按摩疗法未在本节叙述者，可参看有关章节，以便对症治疗。

3、耳病的触诊点（摘经外）——上呼吸感染所引起的耳病，可用感冒触诊法找出压痛点。绝大多数的耳病，用拇指侧腹着力，压揉耳门前凸骨缝边缘、耳垂珠后陷凹中、耳上筋、耳垂珠下凸的颈上神经节部位、侧颈部位和侧腮下软组织均有压痛点、压存在。但必须区别其他疾病在这些部位所引起的压痛反应。

4、耳病通用按摩法：

一、头颈部通路法。

二、用食、中、无名指指腹着力，揉拨患侧颈肌（特别是颈上神经节部位和腮下压痛点应加重）数遍。

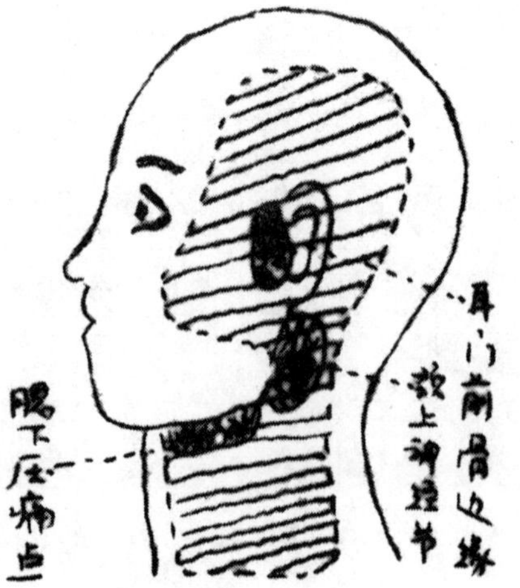

附图35
耳病重点按摩压

三、用拇指侧腹着力，揉拨病侧的太阳部、耳前部、耳后部、偏头部及腮部各数遍。

四、用拇指指腹着力，垂按耳门前凸骨边缘数遍。

五、用双手掌心着力，重压双耳部，然后提起，反复十数次。

依一～五法，反复数遍停。每日3～5次。

4. 疗程——急性耳病，一般半月至一月愈。慢性耳病，至少在三月以上愈。

5. 病例：

一、四川民族事务委员会招待所工作人员黄维琼（女），患慢性化脓性中耳炎十多年，中西治疗无效。1970年7月由我用按摩治疗，月余而脓止痛减。又治月余，因生儿停治。一年以后复发痛，又治月余而大减，因吃兔肉再次加重，且有轻度脓液。再按摩三月余基本好转。希再来治此病，需再按摩两、三月，才能彻底痊愈。

二、上述单位工作人员丁绍文之妻弟李某，患急性化脓性中耳炎。为依法按摩月余，脓停痛止。

三、成都红光东路人民银行外西服务处职员陈凤章，患内耳性眩晕症多年，并有肺结核、老年支气管炎、胃溃疡切除后引起严重的纵横肺粘连、下肢走路颤抖不稳、全身性瘙痒等症。为之依法按摩三月余，内耳眩晕症基本治愈（需再治两、三月始能彻底），肺粘连因怕痛拒按未予解决外，其他各病均大为好转。

货号：37—241（文化71.8）

第七节：腮腺炎及病毒引起的嗜睡按摩疗法

1、流行性腮腺炎——俗称痄腮、寸耳寒。是一种由病毒引起的呼吸道传染病，以腮腺肿痛主要症状，可一侧或双侧。并见发烧。小儿可併发脑膜脑炎，表现为高烧、头痛、呕吐、嗜睡、颈项强直或抽风。成人可併发睾丸炎，或遗有睾丸萎缩。

2、腮腺炎按摩疗法：

(一)、头颈部通路法。

(二)、用食、中、无名指指腹着力，从病灶侧咬肌下端起至病灶反复轻揉数遍，然后由病灶上端起，向颈项下部轻轻的压推数遍。

依(一)、(二)两法反复进行两三分钟，每隔二、三小时按摩一次，两三天愈。

3、併发病毒性嗜睡按摩疗法——由病毒侵袭大脑皮层，引起抑制状态。应在腮腺炎的按摩疗法中加：用掌着力旋搓前头顶部数十遍。或用拇指侧锋着力压推前头顶部和揉拨耳后高骨区，直至嗜睡减轻时止。

4、其它併发症状按摩法——参看有关章节。

5、饮食禁忌——忌兔肉、鹅肉、鹅蛋。

6、病例：成都红光东路人民旅行职工家属范刚，患流行性腮腺炎，依法为之按摩三次愈。

第八节 口腔疾病按摩疗法

口腔是消化系统的开端，也是发音器官之一。由唇、颊、腭(口盖)、口底(舌下部)、上下颌骨和牙齿等所构成

(参看附图36)，具有吮吸、咀嚼食物、辨别味道、吞咽和辅助发音等作用。

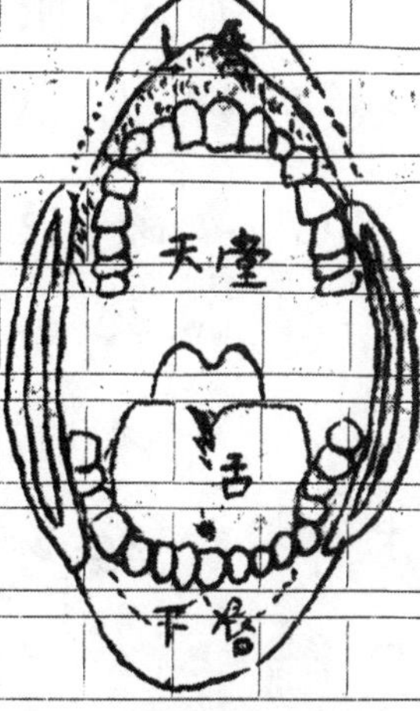

口腔及口腔疾病丢点按摩区示意图
附图第36

1、口腔疾病简介：

一、牙木——多由风湿、高血压等影响牙神经引起。

二、风火牙痛——是化脓性的炎症所引起的牙痛的通俗说法。急性牙髓炎：自发性疼痛，遇冷热刺激及夜间平卧时加重，病员不能明确指出患牙的部位。急性根尖周围炎：呈持续性跳痛，病员能指出患牙部位，并有患牙浮起伸长感，不能咀嚼食物，局部红肿压痛。冠周炎，主要发生在下颌第三臼齿，局部牙龈红肿痛，张口困难，颌下区的淋巴结肿大和压痛。牙齿釉质坏或牙颈部暴露形成遇冷、热、酸甜的过敏性疼痛，及三叉神经痛所引起的类似牙齿痛，则均不属于炎症引起。此外如上颌窦炎、上呼吸道感染等亦可引起牙痛，但不属于牙齿本身病变，其治疗法见有关章节。

三、龋齿——又名虫牙，实际上没有虫，乃是口齿里的细菌使食物发酵产酸腐蚀牙齿所致，牙齿排列不齐，口腔卫生不良等都可作为诱因。一般无自觉疼痛，遇酸、甜、冷、热的刺激或食物嵌入龋洞时才感到疼痛，去除刺激因素，即痛止。

貨号：37-241(文化71.8)

四、化脓性炎症——由化脓性病菌引起，如化脓性牙龈炎。化脓、疼痛，有的伴有出血、牙齿松动。

五、牙齿全部松动——由牙龈萎缩引起，牙周炎引起的松动是在发炎部位的牙齿。

六、牙龈出血——是牙周疾病或某些全身性疾病所引起的一种症状。牙龈炎、牙周炎，由不注意口腔卫生、不良假牙、牙结石等刺激，引起牙龈肿胀充血，刷牙、咀嚼即可出血，也可自发性出血，有时亦可自发性渗血，除去刺激因素即好转。溃疡膜性龈炎：多见于儿童，牙龈乳头和边缘坏死、糜烂而出血，并有臭味。牙龈肿瘤，常出血。血友病、白血病、再生障碍性贫血、血小板减少症，均可有牙龈出血症状。高血压病人，可有牙龈出血症状。妇女月经期、妊娠期，均可有牙龈充血，以至出血。

七、张口障碍——由于口腔及面部感染炎症及肿瘤等的刺激，引起咀嚼肌肉的反射性痉挛而致暂时性的张口障碍。下颌关节强直、下颌关节功能紊乱，也可引起。脱臼引起者，是张而不能合，与此不同。

八、面部肿胀——由炎症引起。牙槽脓肿和智齿冠周炎：牙龈和面部红肿压痛，张口受限，可伴有体温升高。颌骨骨髓炎：多由牙病引起，患侧面部红肿压痛、张口受限、病区牙齿松动，病在下颌骨者可伴有下唇麻木感，多伴发热、不适等全身症状，慢性则肿胀区域出现瘘管出脓，可排出死骨。面部蜂窝组织炎：常由牙病或淋巴结炎引起。红肿痛热、张口受限，脓肿形成时有波动感，可自行破溃形成瘘管，经常出脓，亦常伴有体温升高、全身不适等。 唾腺炎，如腮腺炎和颌下腺炎，在耳及耳下区域（腮腺）或颌下区（颌下腺）出现肿胀和疼痛，进食时疼痛加剧。口内导管口周围充血水肿，有脓性分泌物流出，口中有咸味。腮腺炎治法见前。 血管神经性水肿，也可导致口部肿胀。

九、舌痛、天堂痛——均係炎症引起。中医学认为是上焦热或胃热引起。

十、口干舌燥——是许多疾病的常有症状之一，特别是热性病更为主要是由于失水过多。当口腔遇到疼痛、冷热、酸或机械性的刺激后，有时也可减少唾液的分泌，引起口干舌燥。

2. 口腔病通用按摩疗法

一、头颈部通路法

二、用食中无名指指腹着力，压揉两腮部鼻梁两侧、上下各部各数遍。

三、上焦清热法（参看第7章第6节）。

四、洗手，用食指之腹着力，压揉内各部、龈部、舌、天堂（上腭）、口底（舌下部）、牙龈，反复10～20遍。

依一～四法反复3～5遍停。

3、分病加减手法

一、张口障碍——加用拇指之腹着力，揉拨两腮部的咬肌（口宜宽）各十数遍。

稿号：87－241（文4671.8）

二、舌痛——用食指指腹着力压揉舌，或用拇、食指指腹着力拿捏舌数遍，或用牙挨次轻咬舌数遍，痛立解。

三、口干舌燥——用拇、食指分开的虎口，卡在喉管两侧的腮下，拿捏颌下腺数十下，唾液立至。

四、牙龈经常性出血——除用按摩或其它方法作病因治疗外，可多吃含维生素C较多的鲜姜和红苕等食物。凡热盛者，均应忌食羊肉等热性物。

五、其他病——龋齿，必须挑去嵌入龋洞的异物。化脓性疾病，必须排脓。其他，针对不同病因、症状治疗。

4、疗程——一般急症牙痛1~4次愈。牙全松动，月余愈。化脓性疾病，排脓引流后加以按摩，可迅速收口。骨髓炎则可能要三四个月。

5、病例

一、四川民委招待所工作人员刘松云，患牙痛多年，依法按摩两次愈，三年余未复发。

二、同上单位的陈敏康患牙痛，按摩后痛不止，复查其病灶包块微软，系已化脓，嘱其去成都市三医院排脓而愈。

三、我本人于1966年牙全松动，自拿月余而愈。

四、我本人患风湿高血压严重，左侧四齿经常发炎，每次症状出现，按摩后立愈。

五、我本人由于动脉硬化，牙齿经常出血，冬季更凶。每日多吃鲜姜及红苕后，三年未出血。

第九节 咽喉部疾病按摩疗法

咽部上连鼻腔，下接食管，可分为鼻咽、口咽、喉咽三部分。鼻咽部可通中耳。口咽部上接鼻咽，前通口腔，下接喉咽。口咽的两侧有扁桃体。喉咽部，上通口咽，前下部通喉部，下连食管。

喉在颈的前部，由软骨、筋膜、肌肉和粘膜所构成。上与喉咽相连，下接气管。喉内部的组织有会厌、声带、假声带和喉室。

1、部分咽喉疾病简介

一、急性咽炎——开始觉咽部干燥烧灼，随后觉咽痛，吞咽时更痛。常伴有全身不适、头痛和轻度发热等症状。是咽部粘膜的急性炎症。多因受凉、受湿或患全身性疾病，抵抗力减弱，病菌乘虚侵入咽部引起。常和急性鼻炎、鼻窦炎、扁桃体炎及喉炎同时存在。

二、慢性咽炎——常感咽部不适、咽干、咽痛或有异物梗阻感。有的病人感到咽部分泌物增多。由急性咽炎反复发作转成，因鼻部炎症，而常张口出气，或脓性分泌物刺激咽部，亦可引起。经常接触粉尘、化学气体或烟酒过度，刺激咽部亦可引起。

三、急性扁桃体炎——起病较急，畏寒发热，全身不适，咽痛明显，吞咽时加剧，甚至引起吞咽障碍。中医又称喉蛾。发病原因与急性咽炎相同。主要为链球菌、葡萄球菌等侵入扁桃体引起。

四、慢性扁桃体炎——由急性扁桃体炎反复发

貨号：37—241（文化71.8）

引起。

五、增殖体肥大——增殖体为咽部淋巴组织的一部分，在鼻咽顶部。随年龄增长而渐萎缩，如经常发炎则渐增生肥大。多发生于小儿，症见鼻塞、张口呼吸，睡时鼾声大，病后亦伤及和发生耳病。

六、急性喉炎——身体虚弱、全身抵抗力降低时，感受风寒热，即易发生上呼吸道炎，炎症侵袭到喉部，即成急性喉炎。初起，喉内发热、刺痒、干燥不适，渐而声音嘶哑，声甚者全发不出音，伴有喉痛、咳嗽，但很少影响饮食。

七、慢性喉炎——由急性喉炎转成，或由慢性鼻炎、鼻塞吸入不洁物或化学气体、粉尘刺激喉部，引起下呼吸道病者经常剧烈咳嗽亦可引起。主症为喉粘膜慢性充血、增厚、水肿，声带肥厚或并见边缘突起而声带小结或声带息肉。故喉部发痒、发干、声音低哑。

八、咽喉疾病的症状简论

一、常见症状有咽喉痛、干燥、烧灼感、不适感、异物梗阻感，吞咽困难、声音嘶哑、发痒，可兼见：咳嗽、鼻塞、鼻涕多、张口困难、口臭、头痛、发烧、烦燥、食欲不振或拒食、便秘、全身不适等。咽喉痛、干燥、烧灼感、不适感、异物感、发痒尤为常见，大都由炎症引起，中医多认为虚、热症。

二、吞咽困难——病菌侵入咽部引起发炎。当食物由口腔通过咽峡被送至咽部到食管的过程中，软腭收缩、喉头上升，舌根后移，会厌软骨关闭喉门和咽缩肌的收缩运动受咽喉病的影响,因而产生吞咽困难。迷走神经损伤或受压迫时,也发生吞咽困难。

三、声音嘶哑——咽部为发声的共鸣口,声音自喉头发出后,由软腭收缩翼突咽肌的隆起部与软腭游离缘关闭了鼻咽部之后,语言才清晰。但它们受炎症影响,或软腭因麻痹而松弛,所以发出的语言不清,而带嘶哑。迷走神经损伤或受压迫时亦可出现声音嘶哑。

四、恶心发呕——是由于咽部或呼吸道的感觉神经受到干燥、发痒、疼痛或异物感等症状的刺激,出现反射性的咯、咳以清除稠厚的咽分泌物和清除上述异常感觉,以致引起恶心发呕、喷嚏、咳嗽和呵欠。

3、咽喉病症适用按摩法

一、用风热感冒按摩法

二、用发烧发热按摩法的上焦或中下焦清热法。(见后)

手法太轻不能解决问题,须用中或强刺激。

4、疗程——急性咽喉病一般三、五次愈。慢性咽喉病一般在一月左右,每日三、四次。

5、病例——我本人素喜烟酒及辣椒等食物,经常发作咽喉病,以往常服云南上清丸。自从一中医马志学得农氏黄善圻的治咽喉按摩法并加以简化运用后,效果很好,不再吃上清丸了。用以治其他人的咽喉病,也疗效很好。再加中下焦清热法,效果

貨号: 37—241(文化71.8)

更好适应与更完。

第十节：大脑疾病按摩疗法

1. 几种大脑病症简介.

一、神经衰弱——是高级神经活动过分紧张以后，神经活动处于相对疲乏所产生的一些症状。具体表现为头晕、头痛、脑胀、耳鸣、眼花、记忆减退、失眠或嗜睡、疲乏无力等。

二、头晕失眠多梦——是大脑皮层兴奋和抑制两大过程的平衡失调，是许多急、慢性疾病引起大脑功能紊乱而出现的一些症状。故神经衰弱虽可引起，但有这些症状不一定就是神经衰弱。

三、精神分裂症——主要症状为：思维破裂、情感不协调、幻觉、妄想等。病因，大都与患者原来的思想意识、神经系统的功能活动的特点、以及种种精神因素诱发有密切的关係。

四、休克、昏迷——是由于各种原因引起的急性周围循环衰竭，全身组织缺氧而产生的症候群。常见的原因有：大量出血、严重感染、药物过敏、严重中毒、严重脱水、严重外伤、心脏疾病等。其特征为面色苍白、四肢发冷、出冷汗、脉搏细弱而快、表情淡漠或烦躁不安，以至昏迷。

2、神经衰弱的触诊经筋：——用双手拇指指尖或拇指甲着力，拨动患者眉中部的一条斜竖到头顶间的粗大筋脉（参阅附图37）再用拇指指腹着力，重压鼻梁两侧的中部。观察患者前头顶部的反应：

一、有轻微的难受感，明显的难受感较重的难受感均是真实的神经衰弱反应，只是程度不同而已。

二、如无任何难受感，只是眉中部触诊拨动处有疼感，则即使患者有神经衰弱症状，也不是真正的神经衰弱病。这已由我们从许多临床病例所证实。这类病员往往也以神经衰弱求治。其原因有三：一种是病员有另一种疾病，而症状反应类似神经衰弱，但本人和医生均未查出真实病因，而误诊为神经衰弱。二种是病员患的是较小的疾病，误诊为严重的疾病，甚至是难治不治之病，加重病员的思想负担，引起失眠等症状。也有其他病的偏较重，由于病员缺乏坚强的斗争意志，而出现失眠等症状，于是误认为併发了神经衰弱病的。三种是病员没有任何疾病，但由于种种因素引起暂时性的失眠等症状，遂误认为是神经衰弱。故治病时，应先详细检查，询问分析。属于其他疾病引起者，针对病因治疗。属于思想负担者，以思想教育为主，然后才辅助一些对症治疗。

神经衰弱触诊示意图

附图第37

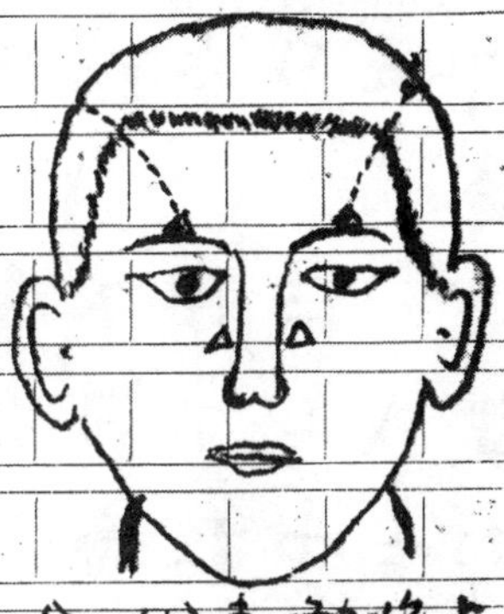

△、代表触诊点

……眉中斜上的筋

3、失眠多梦的触诊经所——用双手中指指腹着力点压按安眠线（参看人体体表图二及附图38，即耳垂后陷中起沿骨边缘向后至后项大筋外侧为止一线）。如有压痛，即为失眠多梦的反应。

货号：37—241（文化71.8）

4、大脑疾病的通用按摩法：

一、头颈部通络法。

二、用拇指侧肆着力，揉按颈部左右太阳区及前顶部各十数遍。

三、用手掌大小鱼际着力，来复式上下压、揉压、搓侧头部、后头部各十数遍。

四、用中指指肆着力，压推揉安眠线十数个来回。此法安眠作用较快，故宜用于晚上，勿用于白天，以免白天睡了晚上不够睡。

五、用中指指腹着力压揉颈上神经节数遍。

依1～5法反复进行十数遍。

5、分病加减

一、头晕——加用拇指指腹着力，从两眉间向头顶压推十数次，再用拇食指指腹着力，拿捏后颈旁两侧十数下。

二、休克、虚脱——不用通用法，而应立即刺激神经敏感区，促之苏醒。我常用的是：用拇指甲掐鼻尖下的人中沟（附图39），或病人用口咬足后跟跟腱（图40）。其他如晕撅缺血麻痹之掐十指尖部，均有一定

大脑疾病通用重点按摩区示意图

附图第38

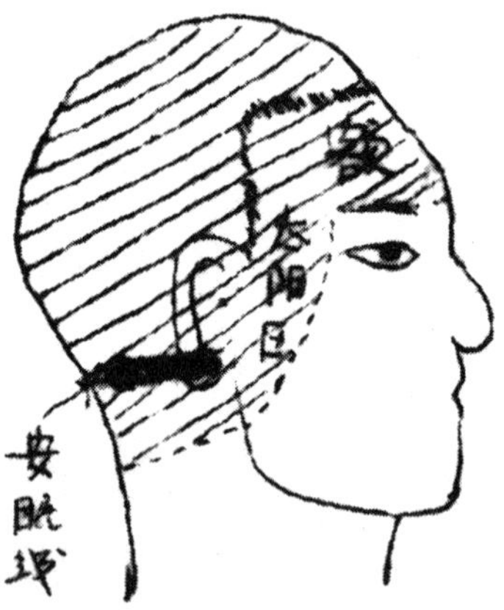

对休克病人重点刺激区示意图

附图39、

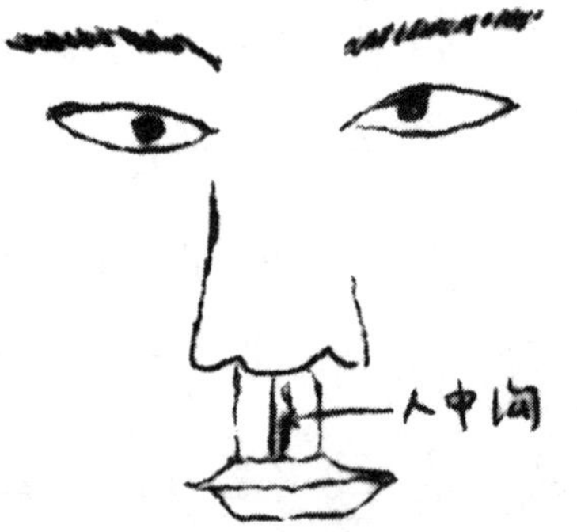

附图第40.

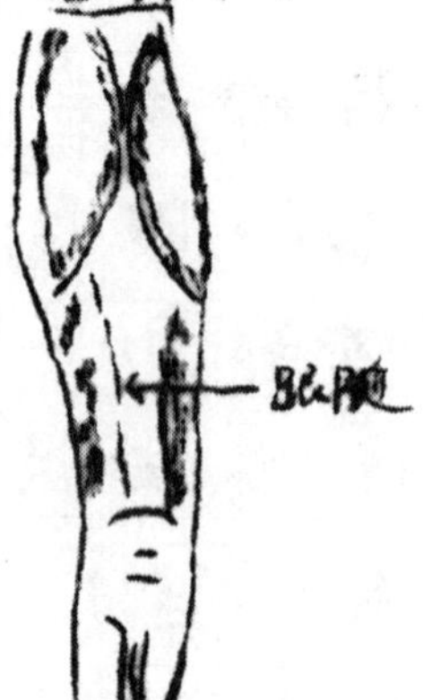

效果。

6、病例

一、四川雅江县商业局工作人员丁翠，患神经衰弱已十多年，并有早期白内障、视网膜炎、胃溃疡、胆结石和胆囊炎、白带、痔疮等病，引起贫血、消瘦、食欲不振等症状。1971年来成都医治两月余无效，我用按摩疗法为之治疗，五次后睡眠开始好转，饭量增加。一月后神经衰弱症状消失。眼胀不舒现象不复出现，视力较以前好。胃口大开，能吃中等油荤。胆囊及胃区疼痛基本消失。白带不复出现。胆结石在按摩月余后照片显影，只有一个孤独的结石。贫血、消瘦现象逐渐好转。

二、成都红光东路人民服行一女职工的女儿，因患神经分裂症，经数年治疗，思维、情感和行为的紊乱，基本控制，但头部闷胀木呆现象很严重，面目表情仍不正常。经数天动员，方肯接受按摩治疗。但在未按摩之前仍是疑惑的。当按摩其后头部时，她大叫"安逸""舒服"，从此每日按时前来治疗，数天后面目表情正常，心情舒畅，并愿学习按摩方法，月余后基本全愈，参加工作去了。

第五章 胸胁部及胸腔内脏器官疾病的按摩防治法

第一节 胸胁及胸腔内脏器官疾病的通用预防法

京学：87—241（文化71.8）

(1)、胸肋保护心、肺、肝、胆、脾、胃上部、食管、气管、胰尾等内脏，协助呼吸(特别是胸式呼吸)。支持上肢并助肩胛、上肢活动。而肋骨左右共12对，后连脊柱的胸1～12椎，前连胸骨、上有锁骨。胸骨当心窝处下延为剑骨。胸腔实际上由[脊椎、]锁骨、胸骨、肋骨共同形成，人体的躯干部分，也是由这些骨构成。但我们通常所说胸部，是指的由胸骨和肋骨构成的前胸，没有包括后胸(背)。胸部肌肉有锁骨下肌、胸大肌、胸小肌、前锯肌，与上肢、肩胛、锁骨的运动有关，兼助呼吸。又有肋间外肌、肋间内肌、胸横肌，皆主肋骨运动，助呼吸。胸肋内有胸膜、肋膜，为保护性的浆膜软组织。胸大肌上有乳腺，女性发达。

胸、肋及脊柱的胸椎，构成胸腔及腹腔的上部。以横膈膜(膈肌)为分界。故肝胆胃的上部、脾、胰尾等，已为肋腔所遮蔽，[部]属腹腔器官；食道、气管、心、肺，则属于胸腔器官。食道乃食物入胃之通道，而心肺主血循主呼吸，非常重要。

由于胸肋腔及胸腔内脏器官的血管、神经，皆与背部的有关器官相连；又由于胸肋神经皆系脊神经，由脊髓发出，又通过交通支与内脏神经通连。故按摩防治胸肋病及胸腔内脏器官病，不能只按摩胸肋部，一般必需加上背部、后胸(即胸1～12椎一段背部)以及肩部。

(2)、救防胸肋及胸腔器官疾病，可于每日早午晚或其他时间，用胸肋部通络法和背部通络法，按摩数项、胸胁、肩背3～5分钟。对头面、上肢、腹腔四官疾病，也有一定预防作用。因为这样作，加强了交感迷走，制交感、肺肋神经的冲动，活血舒筋，生温去寒。故能有助于吸呼畅通、肺活量增大、血循畅通，便于抵抗风湿、感冒及其他病菌的侵袭。

(3)、自我按摩，背心部份不大方便，可用纵棒反手拍打。此外可用扩胸法，深呼吸，加强胸式呼吸扩大肺活量。

第二节 呼吸系统疾病按摩方法

(1)、解剖知识简介——呼吸系统包括鼻腔、咽喉、气管、支气管和肺等。鼻腔与咽喉已见前。

一、气管为略平的圆筒形管道，在颈胸两部。

二、支气管——气管在第四、五胸椎交界处分成左右支气管。支气管入肺形成多数分支，成一个树枝，称支气管树。

三、肺——尖部钝圆，高出第一肋，锁骨下动脉斜越其前内面。肺底即膈面，与膈相接，右肺下膈膈与肝右叶相邻，左肺下膈膈与肝左叶、胃底和脾相邻。肺根由支气管、血管、淋巴管和神经合成。肺表面被有胸膜脏层，组织柔软，富有伸缩性，具有交换气体的功能。

(2)、部份呼吸系统病症简介——感冒(上呼吸道感染)、鼻病，已见前，不复述。此处只举其他一些常见的病症。

一、急性支气管炎——由肺炎球菌、链球菌、葡萄

货号：37—241(文化71.8)

球菌和一些杆菌等细菌，或由急性扁桃体炎病毒、流行性感冒病毒、麻疹病毒及其他一些病毒，侵袭支气管所致。或由烟尘、毒气、过冷过热的空气等物理的、化学的刺激引起。初起时很象感冒，倦怠、头痛、发热、刺激性咳嗽，逐渐痰带脓性。支气管粘膜和粘膜下层发红肿，粘膜细胞脱落，分泌物增多。症状通常在一周后逐渐消失，生理状态可恢复正常。

二、慢性支气管炎——这是一种常见病、多发病，特别是老年性慢性单纯性支气管炎，是中央号召全国攻克的病种。本病多发于中年以上，男多于女。病程进展缓慢。早期只在受冷空气刺激时咳吐粘性或脓性痰，故多发于冬季及早晚较冷的季节，天暖则消失。如刺激因素长期存在，症状逐渐加重，全年持续性咳，痰中脓性成分增加，并可带血，患者安天安然，劳动时气急，逐年加重，晚期并发肺气肿、肺心病。本病的病因，多由急性支气管炎反复发作转变而成，即身体抵抗力差，那些细菌、病毒多次侵袭致成了慢性。此外，支气管哮喘、支气管扩张、肺气肿等慢性病可以引起。体质缺乏抵抗力，对花粉、尘埃、细菌、冷空气等过敏，可以引起。长期吸烟和吸收受污染的空气，也可引起。故加强身体素质，戒绝吸烟，改良环境卫生，非常重要。

三、哮喘——包括支气管哮喘及哮喘性支气管炎。可发生于任何年龄，故有老"吼包"和小"吼包"。发作时突然感到胸闷气急，透气困难，坐起稍好，不能平卧。吸气短促，呼气困难而缓慢，并发出很响哮鸣声，严重时嘴唇指甲青紫。发病初期只有干咳，痰粘稠不易咳出，以后有较多泡沫样痰，咳出后感到舒服。不发作时则无异正常人。这是一种过敏性病。因为细支气管的收缩受迷走神经控制，由于患者先天性体质过敏或因其他慢性病而过敏，吸入或吃了某些有刺激性的气体、灰尘、烟味、食物药物，迷走神经发生过敏反应，支气管平滑肌发生痉挛，管腔变狭缩小而又粘膜发生肿胀，产生粘性分泌物，两者使空气出入受阻，出气尤甚，故发生哮喘。

四、肺结核——俗称肺痨，为最多见的一种结核病，为从呼吸道传染的结核杆菌所引起。一般城市居民到20岁左右，80%的人都可能受到过感染，但成病者很少。因其他病而使身体抵抗力差者，始易成病。故按摩治此种病，注意消灭其他病，加强身体素质，可收良效。

五、肺气肿——阻塞性肺气肿，多由慢性支气管炎引起。老年性、代偿性肺气肿，则肺组织变化或损坏形成。共同的特征是肺泡过度膨胀、弹性减弱，气急，故名肺气肿。常见咳嗽吐痰，并可导致肺心病、呼吸衰竭、气胸等。一般表现呼气比吸气困难。

六、咳嗽——是下呼吸道的常见症状之一。分有痰、无痰，无痰为干咳。当呼吸道粘膜受到异物某些分泌物的刺激时，咳嗽可起一种有益的清除作用。因其他病引起的咳，才是病症。常见的病因有上呼

京字：37—241（文化71.8）

吸道感染、支气管炎、肺炎、哮喘、心力衰竭时引起的肺水肿、百日咳、白喉、肺结核、肺吸虫病、支气管癌、肺癌等。

(七)、呼吸困难——俗称气紧或气急，为下呼吸道疾病常见症状。是呼吸中枢的机能改变的表现，其因素有三种。一种是血液中含氧量减少，或二氧化碳增多，血液的酸硷度异常，或血液有异常的代谢物。这些都叫体液调节因素。二种是呼吸道及肺内的迷走神经受到刺激，通过反射引起呼吸困难。三种是呼吸中枢受压或损伤所引起。二、三两种均属神经调节因素。

(八)、吸气性呼吸困难、吸气困难——症状为：吸气时，胸骨上窝(三凹)、肋间、肋弓下缘同时凹陷，有哮鸣音及频繁干咳，是上呼吸道有梗阻产生的现象。如喉炎、喉白喉、喉气管异物等。

(九)、呼气性呼吸困难——呼气缓慢、延长费力，有哮鸣音。是支气管痉挛、肺组织弹力减弱，引起下呼吸道受阻所产生的症状。如支气管哮喘、肺气肿等。

(十)、混合性呼吸困难——呼气、吸气均困难。呼吸量小，呼吸次数增多。常见于肺炎、肺水肿、胸膜炎、中毒性疾病等。

(十一)、咯血——由喉头、气管、支气管、肺的实质性出血，随咳嗽咯出。通常先有喉头发痒或刺激感，然后咯出鲜红血液与痰相混，内含小气泡。常见的咯血病有：肺结核、肺脓肿、肺炎、支气管扩张、支气管炎、支气骨结核、再生障碍性贫血等。

3、触诊经穴——用拇指或中指指腹着力按拨天突窝区、锁骨下胸一、二肋软带、两乳连线中点的膻中穴，用中指指腹着力，压按胸一椎两侧五分处、二寸左右处、三寸五分处（结核点）；用中指指腹压按膺窗区。

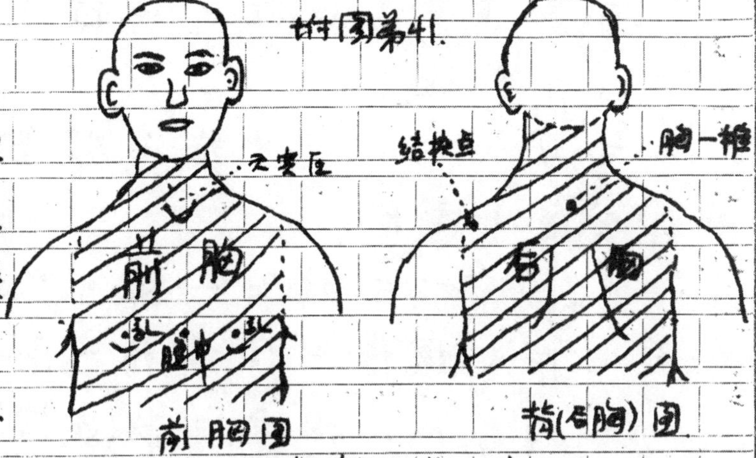

呼吸系统疾病查点按摩压区范围

如有压痛反应，则为肺部有病。用食、中、无名指之腹着力，压按颈侧部及胸一至五椎与左肩胛之间，用拇指指腹压按桡腕部桡侧寸口一线，如有压痛反映，则多属呼吸道病。但两者的压分不是绝对的。

4、下呼吸道疾病通用按摩法。

一、胸胁部通路法

二、用拇指之腹或中指指腹着力，按拨天突窝骨边缘十数下。

三、用食、中、无名指之腹按拨锁骨下窝区、锁骨下胸一、二、三肋软带来复十数回合。

四、用中指之腹置于胸骨正中一线上，食指与无名指之腹置于胸骨与左右肋骨接连处两线，三个指头的指腹同时着力上下来复压按数遍。

五、从天突区起，沿胸骨至剑突止，将双手之指

番号，37－24l(文化71.8)

伸直，用指腹着力，从中向两侧锁骨肋骨分推，来复数遍。

六、用食中无名指之腹着力，揉拨颈项左右两侧部各十数遍。

七、用拇指与食中指之腹着力，拿喉管及其两侧部，来复十数遍。

八、用掌根压揉胸一椎十数下。再用拇指与食中无名指之腹着力拿捏肩大肌十数遍。

九、握拳，用小指第三节（近掌节）的尺侧着力，压揉推胸1～5椎棘突数遍。再用中指之腹着力，揉拨肩胛内侧大肌区数遍。

依一～九法反复进行3～5分钟停。

5. 分病加减手法

一、下呼吸道各种疾病如有外感，应加治感冒手法。

二、哮喘肺气肿——通用法的第五项、六项应加强，反复多揉十数遍。再用拇指之腹着力压揉胸一椎两侧5分至2寸左右处各20～30下。

三、肺结核——加用拇指之脊着力压揉左右结核点各数十下。

四、咳嗽——应加强锁骨下窝区的刺激，多按摩20～30遍。胸一椎两侧5分～2寸左右处每位多压揉20～30次。

五、咯血——加重拿捏揉下肢左右血海区，至血止时停。

六、呼吸困难——加强通用法中第七次手法，反复十数个回合。

七、体虚者——加开脾健胃手法，详见胃肠病按摩疗法。

6.饮食及其它配合

一.忌食兔肉鹅肉、鹅蛋羊肉及其他热性过大食物。

二.肺结核可加服中药白芨，西药异烟肼，疗效更好。

7.疗程——急性期，一般3～15天愈。慢性病，一般3～6月愈。哮喘，按摩3～5分钟后，立即停止哮喘。每日按摩5～8次，即可不出现急性发作。但必须连续按摩3～5月始能痊愈。

8.病例

一、成都西城区文农旅馆服务员林明远的大女儿韦宏敏，三岁，患哮喘病，为按摩三月愈。一次误给吃兔肉一小块即复发，又按摩两月全愈。至今红光满面，身体健康。

二.成都红光东路人民银行外西服务处修先荣，患支气管炎，为按摩两月余全愈。

第三节 心脏病的一些症状按摩疗法

1.解剖知识简介——心脏是中空的肌性器官，为血管系统的中枢。它位于胸腔内，周围包有心包。心的两侧及前面大部分均被肺和胸膜遮盖，前面只有一小部分即接胸骨和肋软骨。后面，有食管、迷走神经及胸主动脉。上方为连于心脏的大血管。心脏本身，分左右心房和左右心室。上下腔的静脉血液进入右心房，经右心室到达肺脏。在肺经过气体交换后变成鲜红的血液，然后进入左心房经左室到达主动脉分配到全身。心脏的有节律的舒张和收缩，推动血液循环的前进。

2、一些症状简介——对心脏病的根治，我们尚缺乏经验，对某些症状的缓解，临床疗效很好。故此处只对一些症状作简介：

一、心绞痛——是由冠状动脉血流减少和心肌消耗氧量增加的同时出现而引起。劳动过度、进食及行走过饱、情绪紧张和寒冷刺激，均可成为诱因。心绞痛的部位，在胸骨后或心前区。症状为阵发性的疼痛，有压榨性紧闷的感觉。有时放射到左颈、左肩和左臂内侧。突然发作，一般在1～5～15分钟内疼痛消失。

二、心跳过速——是心脏本身功能性或器质性病变或其他疾病引起的一种症状。可分室上性、窦室性和阵发性心动过速几种。心房扑动、心房颤动，亦可引起。

三、心悸——自觉心跳，伴有心前区不适。多由心脏扩大、心力衰竭、心律紊乱、心脏神经官能症等引起。

四、心慌心难受——凡心跳过速、过慢以及不规则等均引起心慌，同时出现心难受。引起这些症状的疾病有：动脉硬化性心脏病、风湿性心脏病、先天性心脏病、甲状腺机能亢进、贫血、神经衰弱，以及阵发性心跳过速等。

五、心累——当人体作各种剧烈活动时，机体消耗的热和能是很大的，于是心脏、血管发生适应性的反应。心脏收缩加快，加强，供心血的输出量增多，肌肉的血管舒张，从而肌肉得到较多的血液，即得到较多的氧和养料的供给。有心脏病者，对于这种适应性反应不能适应，于是发生心慌难受和心累等症状。

3、心脏病症状的适用按摩法。

一、用拇、食指指腹着力，加压拿捏左右胸锁乳突肌各自的筋10～20下。或用中指指腹着力揉拨缺侧麻筋和缺盆麻筋10～20下。

二、用拇指指腹着力，加压来复的压、揉、推左手调心区30～40遍。

三、胸肋部通络法。

依一～三法反复进行，直至心绞痛、心跳过速等症状消失为止。

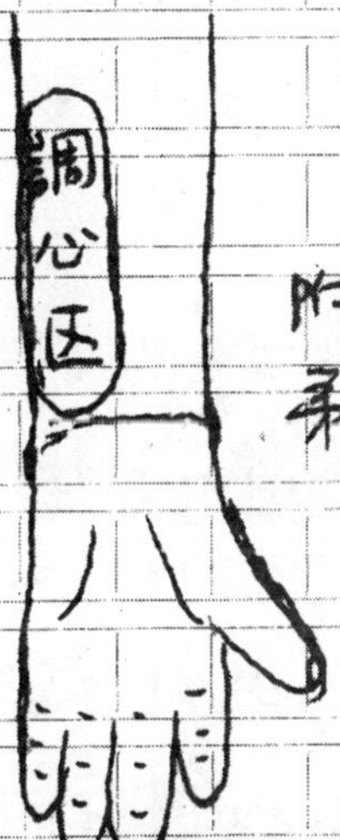

附图第42

心脏病各种症状重点按摩区示意图

4、分症加减及食物禁忌。

一、严重心脏病之人的左乳区禁止摩擦或触动，否则将引起前述症状立即出现。

二、风湿性心脏病、肺源性心脏病，忌食兔肉、狗肉、鸡蛋等。

鑑号：37－241(文化71.8)

第四节 胸胁腔病症的按摩疗法

1、部份病症简介

一、胸膜炎——多由结核杆菌侵入胸腔引起，有乾性和渗出性两种。乾性胸膜炎是胸腔有少量纤维蛋白渗出，多于早期。渗出性胸膜炎则胸腔有大量渗出液，即胸水。

二、胸痛——常由胸壁或胸腔内的疾病引起。如肋间神经痛、肋软骨炎、肋骨外伤、急性支气管炎、肺炎、肺脓肿、气胸、胸膜炎、心绞痛、心肌梗死、心包炎、急性食道炎等。各种病引起不同组织的痛的痛状不同：神经痛如刺痛，或如刀割；肌肉痛呈酸痛；骨痛呈酸痛或钝痛；食道炎呈灼热痛；心绞痛有压迫、窒息感。

三、胸闷、胸胀——是肺或心的一些疾病出现的症状。如急性心肌炎、湿热感冒，有胸闷；自发性气胸，有胸胀；结核性胸膜炎有胸壁隐痛；支气管气喘，有胸壁紧压的感觉等。

四、乳腺炎——由于按摩方法不同，另列专项。

2、适用按摩法

一、胸胁部通络法。

二、用中指指腹着力，揉拨颈侧麻筋或缺盆麻筋十数下。

三、用右手拇指指腹着力，压揉推左手掌心区，反复20～40遍。

四、从天突穴起，沿胸骨至剑突止，双手指伸直，用指腹着力，沿锁骨、肋骨走向向两侧分推十数遍。

依一～四法反复进行3～5遍停。

3、胸膜炎、肋神经痛加用的手法——用掌根着力刮推前后肋骨（胸腔），反复数遍。再压揉推胸椎的每个棘突数遍。再用中指指腹着力，压揉或纵拨胸椎两侧的夹脊线（横突）各数遍。

4、呃逆——俗名打嗝嗝，是由膈肌痉挛所致。膈肌痉挛，又由于膈神经痉挛、或胸腹手术后膈神经末梢受伤刺激引起。个别病例心理因素也可引起，某些药物也可引起。其按摩法为：拇食指指腹着力拿捏胸锁乳突肌后缘的筋腱，左右各数下。或用中指指腹着力揉拨左右颈侧筋腱或缺盆筋腱各十数下。直至痉挛停止为止。

5、乳腺炎——又名乳痈、奶疖，以哺乳产妇为多见。多由化脓细菌（如葡萄球菌、链球菌）从破裂的乳头侵入，加上产妇的乳汁阻塞不通等引起。按摩方法为：

（一）背部——（1）用掌根着力压揉胸椎3～5遍。（2）用拇指指峰或中指无名指指尖外侧的侧峰着力，压揉推胸椎夹脊线3～5遍。（3）用拇指侧峰或食、中、无名指指峰着力，揉拨左右肩胛及肩胛周围区域（如图43、B）各十数遍。（4）

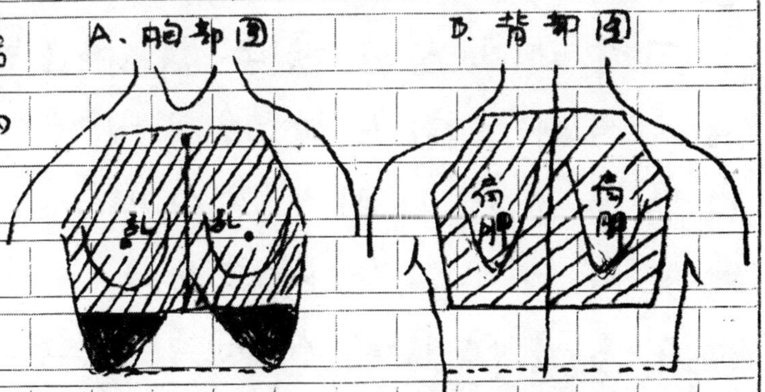

乳腺炎重点按摩区示意图（附图43）

▨——重点按摩区

资号：37—241（文化71.8）

双手拇、食指指腹着力，相对拿捏胸大肌各数遍。依此四法反复数遍，然后按摩胸部。

二、胸部——㈠用掌根着力压揉胸肋部及病乳の周数遍。㈡用食、中、无名指之腹着力揉拨胸肋部及病乳の周数遍。㈢依上两法反复进行数遍后，再用掌轻揉病乳数遍，然后用指腹着力从病乳向の周压推数遍，再用拇指和食、中、无名指之腹着力相对拿捏病乳十数下。若已化脓，该手法宜轻。

依此三法反复进行数遍。

病例：四川金堂县人民医院医生蔡××患急性乳腺炎，依法为治两次而愈。

第六章：腹腔内脏疾病的按摩防治法

第一节：通用预防法

每日早、午、晚在饭后半小时后或其它时间内，用腹部通络法按摩2～3分钟，可以加强腹腔内脏器官的功能，保卫其健康。

用掌根着力压揉上腹部，用指尖着力向左右季肋弓内斜下用力揉动，可以加强肝、胆、胰、脾、胃和横结肠的功能，收到开胃健脾的功效。用掌着力压揉脐周，可以加强肠的蠕动和充分吸收各种营养物。用拳或指腹着力向下压或压揉左右季肋弓前软组织经脐侧到小腹边缘，再用指腹着力揉拨耻骨髂窝、腹沟，可以加强泌尿生殖系统和升降结肠的功能，并防病保健。

第二节 肝脾病症的按摩方法

1. 部分病症简介

一、急性传染性肝炎——是肝炎病毒引起的消化道传染病。主要症状为胃口不好、全身无力、肝脏肿大和压痛，或或见肝区隐隐作痛、厌油、恶心、呕吐、腹胀。有黄疸者为黄疸型肝炎，俗称黄水走胆。无黄疸者为无黄疸型肝炎，最易误诊。部分病人有发热症状，或有无任何症状，转入慢性期后很久才发现的。极少数恶性型者，急性期即出现腹水、出血、嗜睡、以至肝昏迷，需抢救。

二、慢性肝炎——急性肝炎处理不当治疗不彻底或失治，发病在一年以上者为慢性。症状时轻时重，反复出现。多为乏力、右上腹肝区疼痛、食欲减退、腹胀、肝肿大或肝质缺乏柔软感，并可能常连脾也肿大。右季肋下可触及肝或不可触及，肝功正常或不正常。

三、早期肝硬化——肝质已开始变硬，常未见腹水或开始起腹水而很少。多由急性肝炎、慢性肝炎转变而来。营养不良、血吸虫病、中毒性等也可使肝组织被坏死而发生硬变。

四、脾大脾硬——由于脾慢性的纤维化及脾红髓中的细胞增生，所以变大变硬。引起如此的疾病有疟疾、血吸虫病、伤寒、黑热病和肝硬化等。

急性传染病引起的脾肿大常有压痛。慢性脾肿大常无压痛。

稿纸：87—241(文化71.8)

五、黄疸——血液中胆红质过多造成皮肤、眼球巩膜、粘膜发黄，或呈黄绿色，称为黄疸。阻塞性黄疸，是由于胆管、胆道被胆石、细菌、肿瘤等阻塞，胆汁反流入血液而引起。肝细胞性黄疸，是肝细胞化学中毒或细菌、病毒（如肝炎）破坏肝细胞机能，不能将胆红素排入胆微管中而反储于血液中。溶血性黄疸，为化学毒物及蚕豆病、黑尿病、原因不明的先天性溶血性黄疸病等使红血球溶解而形成的胆红素过多，以致肝细胞来不及排除引起。

六、肝肿大——有四种情况：①心力衰竭引起的肝脏郁血，叫肝扩大。②病毒或细菌引起的肿大，如肝炎、肝脓疡、肝癌。③寄生虫引起的，如血吸虫病、肝包虫病等。④先天性的肝大。

2、触诊鉴别——病员仰卧式，曲腿放松腹肌。

一、肝病触诊法——先用右手握拳，以拳锋着力横压于脐右侧腹部，往肝区（右肋弓内）推送，若病员的右肋腔内有胀痛或不适感，则有可能是肝病。然后用中指指腹着力，揉拨软侧腹筋或缺盆筋二三十下，或用拇、食指之腹着力拿捏胸锁乳突肌后小筋之各一二十下。再用前法向右肋弓内压、推送，若病员右肋弓内的胀痛与不适感减轻或消失，则可一般确定为肝脏有病变。

二、脾病触诊法——与肝病略同，但脾的位置在左肋腔内，体积也远小于肝脏，故宜用拇指侧锋和指腹着力压于左肋前软组织上，向左肋腔内脾脏压压、推揉以察脾是否有痛胀反应，然后同样用該部手法，可测其是否能缓解，即可基本确定脾脏有无病变。

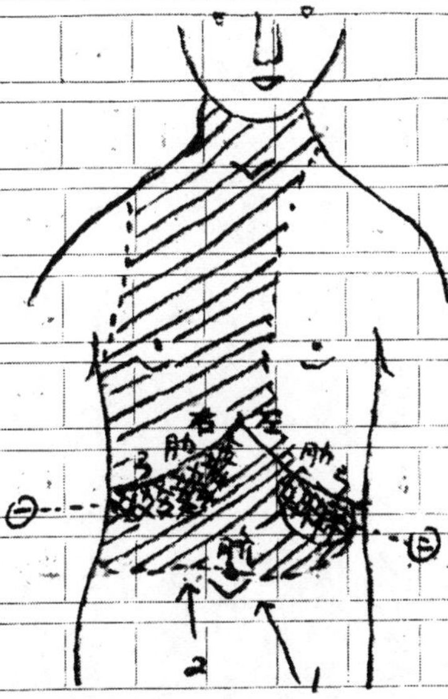

肝脾病触诊与按摩区示意图
附图第44

3. 肝脾病症适用按摩法

病员仰卧，曲腿，腹肌放松。

一. 胸胁部通路法

二. 用上述检查肝、脾病时所用的該部手法，左右各十数下为宜。

三. 用右手拇指之腹和左手食、中、无名指指腹着力，压揉右季肋弓前部软组织（图44所标①区域）并向肝脏内推揉或压揉推送二、三十遍，再用同样手法压揉左肋弓前部软组织（图44所标②区域），并向脾脏内推揉或压揉推送二、三十遍。又用相同手法压揉上腹数遍。

四. 用手掌或掌根着力，从左髂窝部和右髂窝部向肝压（参看图44箭头1、2所标位置与方向）压推各十数遍。

依一～四法反复进行5～8分钟，每日2～3次。

自己按摩揉肝揉脾用指尖着力，抱住向肋弓内揉动。

4. 饮食禁忌及疗程

一、肝病忌吃羊肉、酒等过火之物。

二、急性肝炎10～15天愈，慢性肝炎3～6月愈。

稿号，37－241（文化71.8）

5、病例：

一、四川资中农具厂女工陈素华，患胆囊炎、肺结核、月经不调、白带、胰腺炎、痛经及痛经期小肿、胃炎及右胃下垂。又患慢性肝炎并进入早期肝硬化，脾肿大约三指。资中县人民医院建议作脾切除术，以病员不同意而作罢。八年来靠我治，每日为按摩两次，每次约半小时。两月后，所病大为减轻，胆囊症状消失，肺病压痛反应点消失，月经正常，白带消失，胃炎亦无症状。脾肿大仅约一指。能吃中等油荤。自己及家人学会按摩，回单位坚持工作。

二、四川金堂县中学×老师，患神经、生殖、呼吸、消化系统病多年，近年尤见加重。神经衰弱、遗精阳萎、鼻咽炎、左耳鸣、慢性感冒、慢性胃肠炎、早期肝硬化左叶肿大右叶萎缩、脾肿大、双肺上中肺结核、支气管炎，胆区胰区亦见压痛。饮食每日只能吃稀粥一两余，饮糖水度日，兼见长时间腹泻，周身消瘦，坐卧乏力。经为按摩治疗三月，前两月每日两次，后一月每日一次。诸病见缓解，食量每日能至五六两，可隔数日吃点小油荤。鼻咽炎、慢性感冒及胆、胰压痛点消失。神经衰弱、慢性胃肠炎好转，其余因久病反复较多，正继续治疗中。

第三节　胆病按摩疗法

1、部份病症简介

一、急性胆囊炎——是由细菌感染和胆道梗阻所引起的胆道炎症。常由胆道蛔虫和胆石症引起。

与胆石症同时存在者尤多。食油腻物可有诱发作用。本病发作较急，右上腹疼痛，可放射到右侧背部或肩部，常伴有呕吐。伴有结石病者发作更为突然，痛更剧烈，可打滚出冷汗。由于细菌感染，故见高热寒战，右上腹有明显压痛，肌肉紧张，按揉右上腹时病人不敢深呼吸，有时可摸到或看到肿大的胆囊。此病可转为坏疽性胆囊炎、毒血症、胆囊穿孔，故必须及时作出处理。

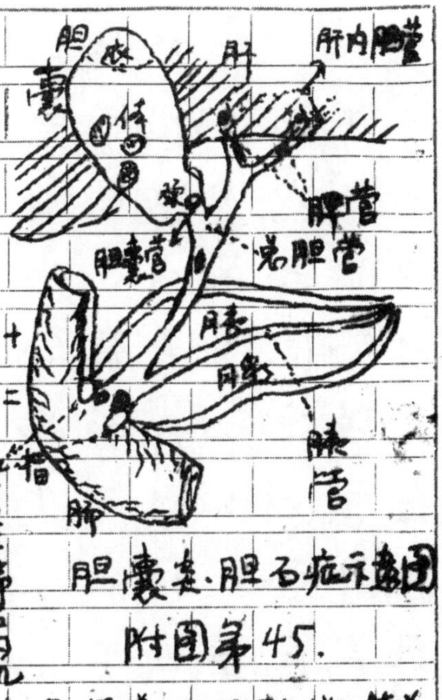

胆囊炎、胆石症示意图

附图第45.

凡管道内●形物，皆为胆结石。可在肝内胆管中、肝管中、胆囊体内或颈部、胆囊管内、总胆管内、胆道下端括约肌上方等处。

胆结石症可引起急性胆囊炎，又多并发胆道感染。而急性胆囊炎、胆石症又常合并胰腺炎、溃疡病等邻近器官的疾病。胆道疾患反复发作又常引起肝脏的损害。因此，诊断与治疗时，皆宜注意。

二、慢性胆囊炎——常为急性胆囊炎的转变而来，常可反复急性发作。由于炎症破坏，致胆囊壁粘膜损坏，影响正常浓缩胆汁的功能。当囊壁严重破坏并为瘢痕代替时，舒张和收缩功能也随之丧失。故食物消化与吸收均受影响。食后上腹饱胀、嗳气、恶油，并似溃疡病。若同时有结石，则常有绞痛，结石移位时更剧烈。

京字：87—24(文化71.8)

三、流砂状胆结石——胆石可呈块状、石榴状、泥沙状。其成因，应与病者内在机能不适应血液中的矿物成份、胆色素的排出有关。胆石症多伴有炎症，故胆汁流通不畅，上腹脘胀不适、持续性痛，反复急性发作时其痛加剧，并见发热或黄疸。肝区叩痛，上腹轻度压痛和肌肉紧张。若破坏了血管，还可大出血，若化脓则可扩散成肝脓肿，以至发展成肝硬化。按摩对各种胆石症均能止痛并解除其它症状，但结石大于胆管者，常难以排出。砂状结石，则全可排出。流砂状胆结石，又名胆色素胆结石，数目多而小，呈棕色而碎。主因盖由于胆汁排泄不畅，胆汁潴留其中所含水份被吸收，胆色素沉淀形成结石。

四、胆道蛔虫——俗名蛔虫钻胆。由于发热、胃酸减少、腹泻等原因引起蛔虫在肠道内的环境改变，于是乱动。此时如果胆道下端括约肌丧失收缩能力，则蛔虫钻进胆道。发作急骤，中上腹剑突的右下方阵发性剧烈绞痛，有"钻顶"的特殊感觉，病人弯背斜侧，手捧上腹，坐卧不安，满头大汗，常有恶心呕吐，有时可吐出蛔虫。发作后，腹痛可完全消失，极倦思睡。本病的特点是，腹痛虽剧烈，剑突下也有轻度压痛和反跳痛，但腹肌紧张不明显，且阵痛缓解期其他症状消失较快。此外，胆道由于蛔虫钻入受到强烈刺

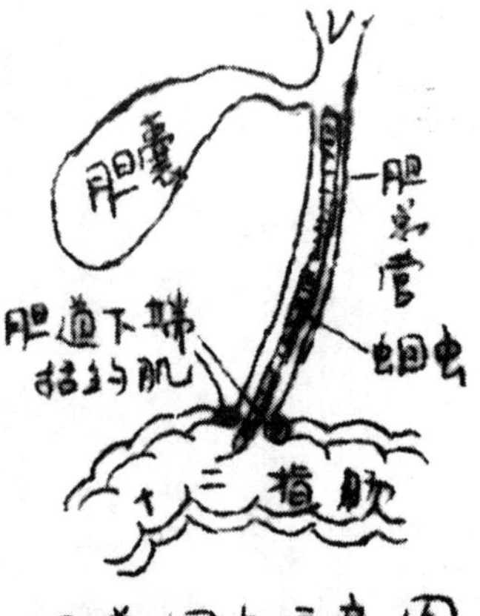

胆道蛔虫示意图
附图第46.

激产生痉挛，妨碍胆汁和胰液流出，致蛔虫带入的细菌经之引起胆管炎。在胆管内的虫卵或死蛔虫可成为形成胆结石的内核。

蛔虫也可能钻入胰管。

2.触诊经脉——发现右上腹剧烈疼痛，可能为胰腺病、胆病等。胆病又有几种，除参考上述有关特点加以区别外，用触诊法有相当准确性。

一、压按胰区（位置详本编第一章第三节第P2页），如无压痛反应，说明病不在胰。再以拇指之腹着力于右第八九十肋边缘外右上腹软组织处向肋腔内胆区压按，如有压痛反应，则说明胆有病。

二、确定胆有病以后，用中指指腹着力，加着按拨右颈侧麻筋或缺盆麻筋或拿捏胸锁乳突肌后的小筋40～60下，视其反应如何而定为何种胆病。㊀如初拨时无痛麻感，到出现痛麻感时右上腹绞痛无停止，当为胆石病。㊁如初按拨时就有痛麻感，按拨到40～60下时，右上腹绞痛减轻或消失，则为胆囊炎。㊂初拨时即又痛又麻，按拨到40～60下时，右上腹绞痛减轻或不减轻，当为胆道蛔虫病。

据此，可采取不同按摩方法，以迅速止痛。

3.胆石症、胆囊炎按摩法

一、用上述颈部手法按拨20～40下，以先止痛或减痛。

二、胸腹部通路法。

三、用掌根着力压按右肋腔及上腹部十数遍。

稿号：87—241(京)(71.8)

四、用右手拇指与左手食、中、无名指着力，压揉周部，特别是剑突尖下部和胆囊区前、内部(对胆囊应用拇指斜行用力压揉推送以刺激胆囊)10～20遍。

依一～四法反复进行5～8分钟，每日3～5次。

4.胆道蛔虫病按摩法

一、如上胆石症二的颈部手法揉拨40～60下。

附图第47

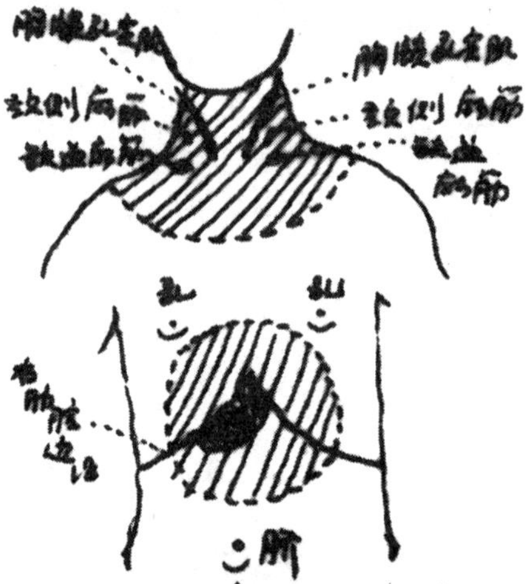

胆石症、胆囊炎重点按摩区示意图

附注：缺盆病筋——臂丛神经。颈侧病筋——臂丛神经之上部

二、左手垂压右乳区，右手二、三、四、五指伸直，用指腹着力，从两乳间的胸骨上起，沿剑突尖向右肋弓前压推30～50遍(参看图48)。

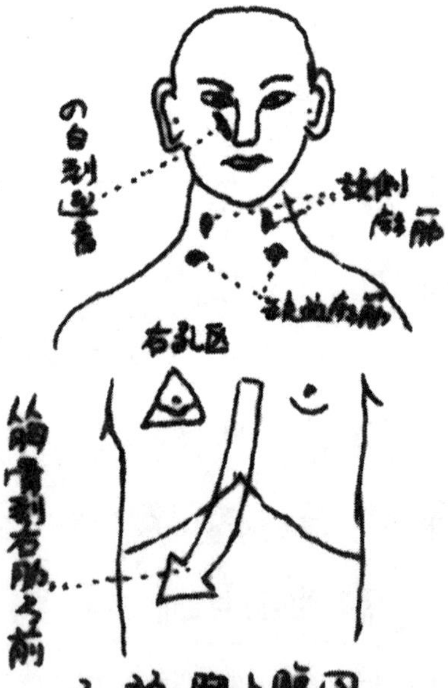

面、颈、胸上腹图

附图第48

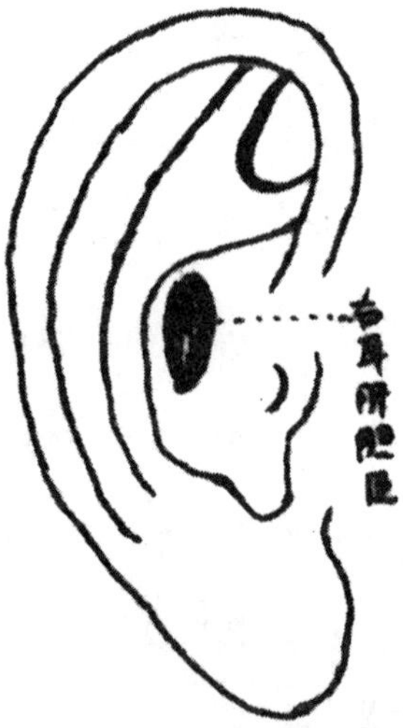

右耳壳图

附图第49

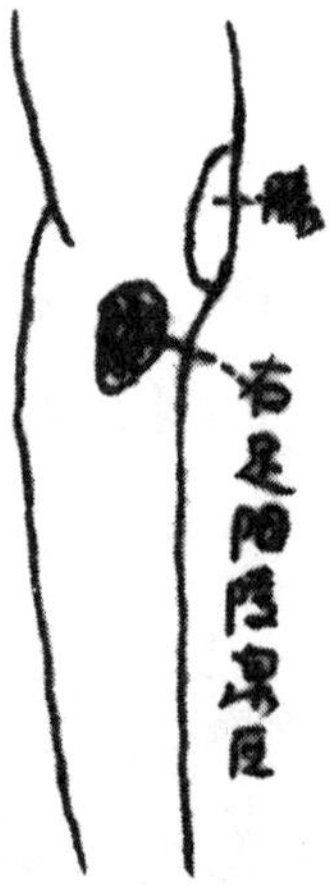

右腿外侧图

附图第50

胆道蛔虫病重点按摩区示意图

三、用中指之腹着力压揉四白到迎香区数遍。

四、用拇食指之腹着力，相对掐捏右耳肝胆区

货号：37—241(文化71.8)

(附图49)十数下。

五、用拇指之腹着力，压按右腿外侧膝下的阳陵泉压(图50)十数下。

依一～五法反复进行，直至痛止为度。如蛔虫尚未全部进入胆管，一次即能使蛔虫退出。若已全部进入，则必须按摩三、四次才能使其全部退出。

5. 肝区不舒、胆管跳动的解除法——肝区不舒，常由传染性肝炎、肝郁血、胆结石、慢性胆囊炎引起。胆管跳动，是胆石症阵发性绞痛的前驱症状，每在发前一、二日开始出现。二者均可用上述数种手法按拨十至数十下即可解除。至于慢性胆病，起码1～2月始能根治。每日二、三次。

6. 病例

一、成都南巷子友农旅店门市部主任张淑君之侄女章素华患急性胆囊炎，依法为按摩后，绞痛停止。又为按摩数次，至今未发。

二、成都南巷子知青钟素华，于1971年3月某日发作胆道蛔虫症，经市三医院注射吗啡针，无效。掐虎口止痛，亦无效。一天半后，前来按摩。为依法治三分钟后绞痛止，两小时后又发作，又为按摩数分钟而止，但不久又复发。我们认为，乃根据毛主席关于必须注意矛盾的特殊性的教导，再次了解情况。该病员以往也发作过胆道蛔虫，用吗啡针有效，而此次无效，必是一条较大的老蛔虫，并已全部进入胆管，不易一下退出。乃加重手法，作较深透的强刺激並在绞痛止后又继续按摩一段时间，就没再发了。

三、四川红尾县职工欧贵全，患胆石症。在绞痛未发之前与约为治，而发生时，他却去川医求诊，次日方知，因责之。半年后又发时大雨不便他去，乃由我为之依法按摩，绞痛立止，且无药物止痛后的胀痛和不舒服现象发生。

第四节 胰腺疾病按摩法

胰腺的功能与位置，详见本编第一章第三节第P项。并可参看第45图。由于其位置平第一腰椎横位，在胃后，故按摩需要必要的深度才能刺激到。此外还须说明：胰液与胰岛素的分泌，均受迷走神经的控制。胰岛素的分泌还随血糖的增高而增多，随血糖的降低而减少。胰液的分泌还受十二指肠粘膜中产生的胰液泌素与胰酶泌素由血液带来而引起。这是用按摩调整胰的功能时所必须考虑到的。

1. 胰腺炎

一、急性胰腺炎——胰管的一部分或全部被阻塞，使胰液积滞于腺体本身并外渗至腹腔发生炎症；或某种原因引起胰腺分泌过多，不能及时排出，而引起炎症；或由于胰腺受手术、外伤等损伤而产生炎症。阻塞或胰液分泌过多及损伤，均可使腺胞或胰小管、胰管膨胀、破裂，胰腺液酶流入腺泡之间及其周围组织，于是引起胰腺内和周围组织的被消化和受刺激，形成发炎、水肿、充血、出血，甚至坏死。其病因：㈠、各种胆道阻塞，使胆汁反流入胰管，能

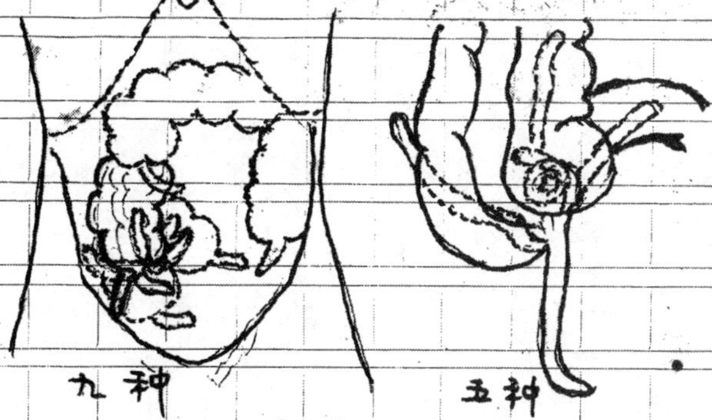

阑尾异位图

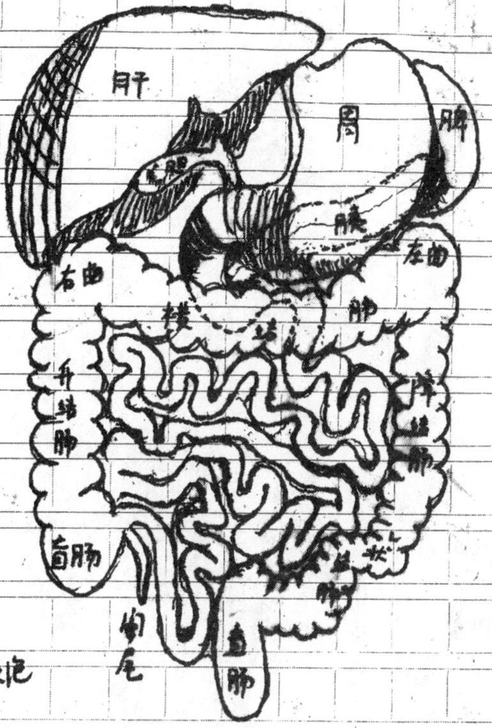

胰腺管与胆总管的四种汇集情况

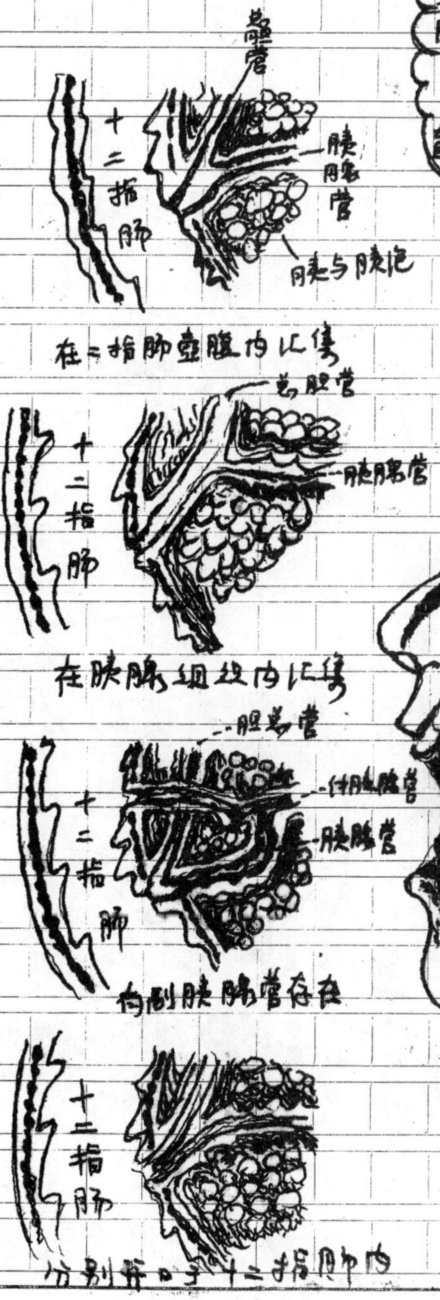

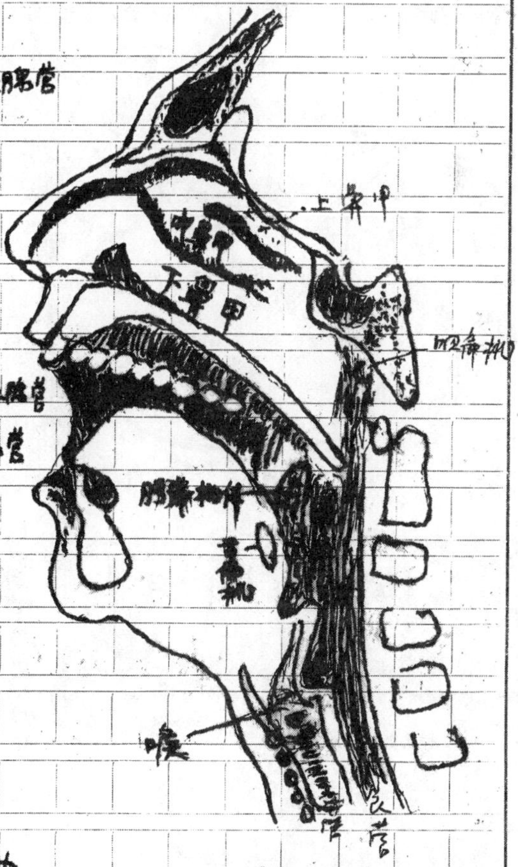

貨号: 37－241(文化70.8)
25×20＝500
第　　　頁

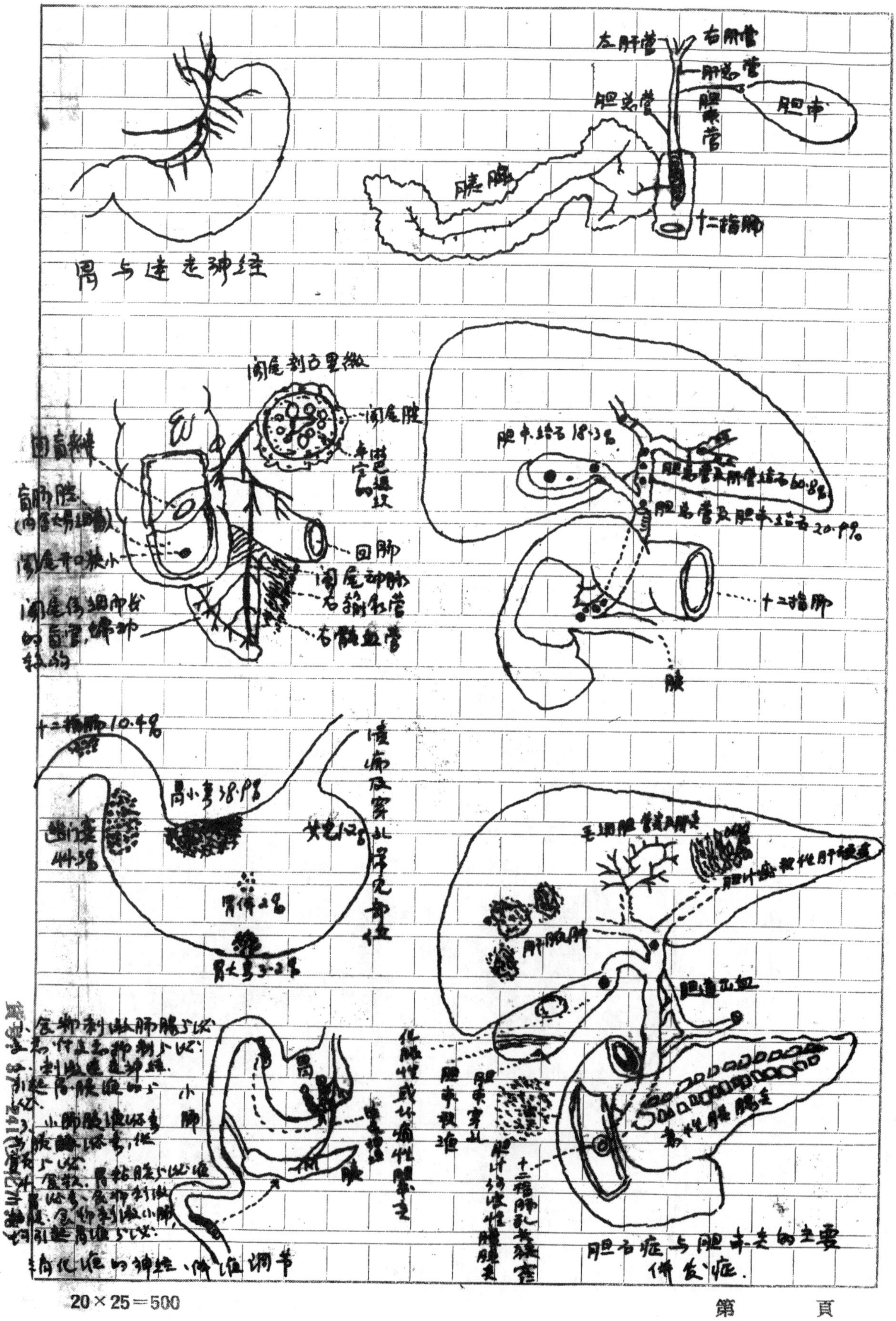
左肝管
右肝管
肝总管
胆总管
胆囊管
胆囊
胰腺
十二指肠
胃与迷走神经
回肠
十二指肠 10.4%
胃小弯 38.9%
幽门窦 44.5%
胃体 2%
胃大弯 3.2%
肝脓肿
胆道出血
急性胰腺炎
胆石症与胆囊炎的主要併发症
20×25=500
第　　頁

腹痛部位与疾病的鉴别

	中上腹疼痛	左上腹疼痛	右上腹疼痛	脐周疼痛	右下腹疼痛	左下腹疼痛
腹内病变	胃与十二指肠溃疡 胃神经官能症 胃炎或胃癌 胰腺炎或胰腺癌 阑尾炎的早期 横结肠疾患 肝胆疾病	胃炎 胃溃疡 胃癌 结肠脾曲病变	胆囊炎、胆结石 肝炎、肝癌 肝脓肿 右侧膈下脓肿 结肠右侧病变	肠炎 肠寄生虫 肠梗阻 阑尾炎早期 慢性腹膜炎	阑尾炎 肠结核 肠系膜淋巴结炎 阿米巴痢疾	降结肠或乙状结肠癌 肠扭转 结肠过敏 细菌性痢疾
腹外病变	心绞痛与心肌梗死 心包炎 脊髓痨危象 糖尿病酸中毒	脾周围炎 左下肺炎、胸膜炎 左侧肾结石 心绞痛或心肌梗死	右下叶肺炎 右下胸膜炎 右侧肾结石	由毒物药物所引起的腹痛。	肾结石 卵巢囊肿扭转 子宫外孕破裂 输卵管炎 盆腔的腹膜炎。	

呕血与咯血的区别

	出血状态	血的色状	血中混合物	吐出物酸碱性	咯呕后的反应	病史	先期症状	大便
呕血	呕吐而出	无泡沫，暗红或棕色	常有食物和胃液混杂	酸性，大量出血可呈碱性	吐后无血痰排出	有胃病或肝硬化病史	胃上部不适、恶心、呕吐	大便常呈黑色柏油状
咯血	咳出	泡沫状鲜红	常有痰混杂	碱性	咯后往往有血痰数天	有肺或心脏病史	咽部发痒，常有咳嗽之声	一般大便无变化，如咽下血大便也可呈黑色

胃溃疡和胃癌的区别

	年龄	病程	疼痛	呕吐	食欲	发热	贫血	体重	腹部肿块	锁骨上淋巴结肿大	胃液	大便潜血	X光造影
胃溃疡	二十一四十岁比较常见	慢性病程反复发作	有典型的节律性疼痛，疼痛与饮食有关，服抗酸药物可缓解	呕吐少见，仅在幽门梗阻时发生	正常，或因疼痛而惧食	无发热	一般无贫血，如大量出血可有贫血	无明显变化	无	无	胃酸正常或偏高，胃液潜血常为阴性	可为阳性，经治疗后转为阴性	示典型龛影
胃癌	多数在四十一六十岁	病程进行很快	疼痛无一定规律，进食后疼痛加剧，抗酸药物不能完全缓解	经常有呕吐	食欲减退，见油腻食物尤其厌	晚期可有低热	有明显贫血	显著消瘦，体重减轻	常有	有左侧锁骨上淋巴结肿大	胃酸缺乏，胃液中可发现癌细胞，潜血持续阳性	持续阳性	示充盈缺损或癌性龛影

信息. 37—241(74.8)

阻碍胰液的流出，又使本身活动的消化酶变为活动，从而消化胰腺组织。③因胆石、蛔虫、酒精所致的十二指肠炎症及水肿等引起胰管阻塞使胰液不能畅流。④手术伤、外伤、十二指肠溃疡均可损伤胰腺。⑤腮腺炎、传染性肝炎的病毒亦可使胰腺发炎。⑥暴食饮酒可使胰液大量分泌不能及时排除。故既可成为致病因素，又可成为其急病因的触发因素。一般急性胰腺炎，多于暴食饮酒后发病。此病特点：突然发作持续性的上腹中部及偏左（亦可见于右上腹）剧痛，可放射至左腰、左背或左肩部痛，多伴有发热、恶心、呕吐、便秘等。如不缓解，继续恶化，周围组织广泛坏死，可产生腹胀、肠蠕动音消失、全腹压痛、腹肌紧张等腹膜受刺激现象，甚至出现腹水，乃至死亡。如并存胆道病，可产生胆绞痛、黄疸。

二、慢性胰腺炎——多由急性胰腺炎反复发作引起。胆道病、溃疡病穿入胰腺、长期饮酒亦可引起这些病因使胰腺慢性发炎和纤维组织增生。症状为：上腹经常不适，反复发作疼痛、气胀、腹泻，粪便内含有脂肪和不消化的肌肉纤维，粪便量增多，且有恶臭气味。长期如此，则营养不良，消瘦乏神。胰岛被破坏者，则多饮、多食、尿中含糖。实即中医所谓上、中、下三消症。急性发作时，症状同于急性胰腺炎。

三、触诊方法——用拇指腹着力压按上腹中部及偏左等胰腺位置，如有压痛或伴有轻度腹肌紧张但不坚硬，则当为胰腺炎。

三、按摩方法

資号，87—241(京华71.8)

一、腹部通络法。

二、用拇指之罗纹着力，点压推揉左右手腕后的内关区（尺桡两骨间，如图51），来回数十遍。

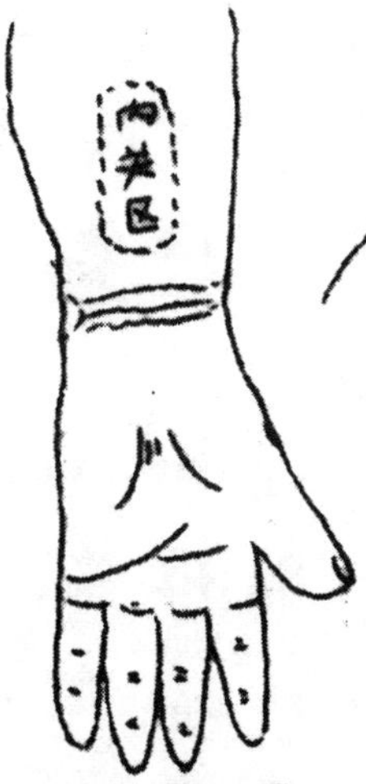

掌面及内关区图
附图第51

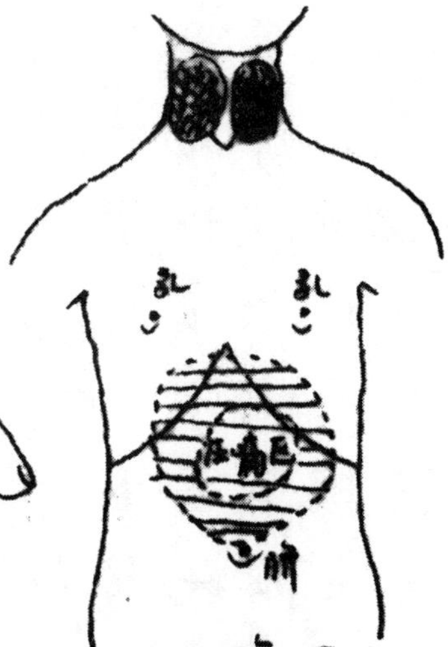

正胸上腹图
附图第52

胰腺病要点按摩区示意图

三、用胆病缺部手法揉拨两胁左右各十数次。

四、用胆病缺部手法刺激胸锁乳突肌后的两之左右各数次。

五、用掌着力压揉，或用拇指之腹和另一只手的食、中、无名指点压揉上腹部及左侧腹上段部十数遍。

依一～五法反复进行十数遍。如剧痛急性发作，则首要任务在止痛，以减少病员痛苦。故此次序要改变，先抓二、三、四次手法镇痛后，再用一、五等法。

4. 病例：

一、四川成汶县一女职工，患急性胰腺炎，出院后复发。该县卫生院长问我：按摩能否止痛。我答应为之一试。为按摩五六分钟，疼痛止。复云心胸闷、心慌和难受感，为之用宽胸手法立解。

二、四川雅江丁学、宋中防李华，病例已见前。均因肝、胆病或痉挛病引起慢性胰腺炎，经按摩两月后而症状消失。

第五节、胃及十二指肠病症的按摩疗法

1、胃的生理作用与解剖位置详见本编第一章第三节第11项。特别应注意其係于按摩甚大者：

(一)、上口贲门的水平位置相当于十一胸椎左侧，中等充满时，胃体的3/4在左肋腔内，1/4在上腹偏左。小弯位置固定不变，相当于中脘穴偏左。大弯不固定。

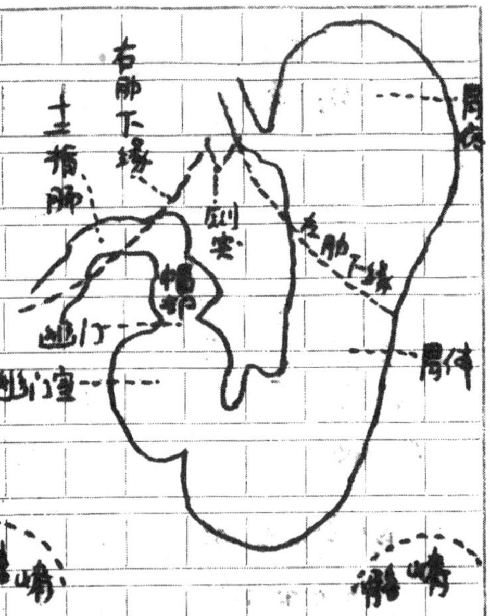

胃的位置及分部图。附图第53。

(二)、胃液的分泌，受食欲、人的精神状态、胃粘膜受食物刺激而产生的胃泌素、食物在小肠中的刺激所起的反射作用以及迷走神经等的支配和影响。

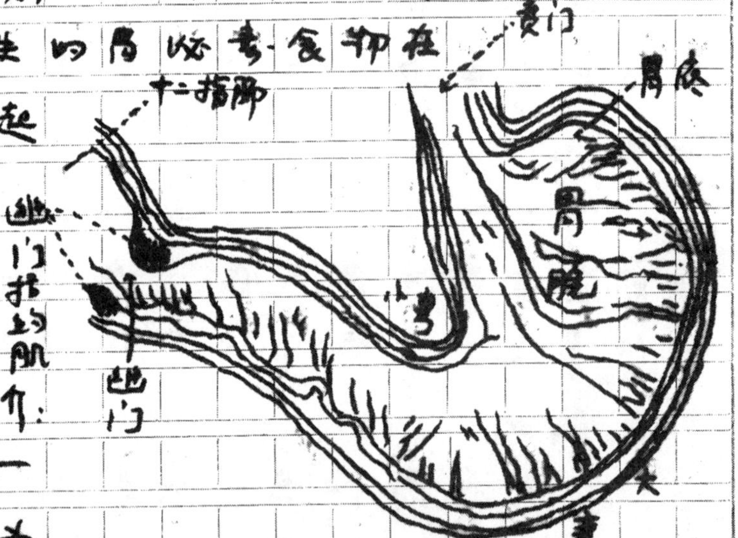

胃的剖面图。附图第54。

二、~~部分病症~~胃炎及其治疗简介：

一、急性胃炎——病因较复杂，可分为四型。㈠急性单纯性胃炎，可由某些化学刺激物质引起，如酒、咖啡、浓茶、洋地黄、金霉素、碘剂、水杨酸盐类、奎宁、氯化铵等。吃了带有细菌的、变质腐败的食物、刺激性强的食物、有毒食物、吃得太多使胃过分膨胀、对某些食物过敏、腹部受凉等，均可引

20×25=500
第210页
京字：37—241(文化71.8)

起。由不清洁食物引起者最多，夏、秋为多，常胃肠同时发炎，以发病急，腹痛、恶心、呕吐、腹泻为主要症状，严重者伴有发热、头痛、全身虚弱。㈢腐蚀性急性胃炎 由误服强酸、强碱、煤酚皂液等腐蚀剂伤胃粘膜糜烂，严重者可发生胃壁穿孔发展为腹膜炎。㈣感染性急性胃炎 由麻疹、猩红热、白喉、伤寒、肺炎、流感、败血症等多种全身性感染菌毒进入胃壁而造成。病人常有食欲减退，有时可有恶心呕吐。㈤化脓性急性胃炎 由葡萄球菌、链球菌、肺炎双球菌、大肠杆菌等化脓性细菌引起症状极严重：上腹痛、发冷高热、毒血症明显。但此病较少见。

二、慢性胃炎——由于长期吃刺激性食物（酒辣椒等）、饮食习惯不良（进食过快、食物过硬、过冷过热等）、或急性胃炎未得到及时治疗，均可形成。可分为三型 ㈠浅表性：病变主要在胃粘膜表层，有充血及水肿，糜烂及出血则较少见。㈡萎缩性胃炎：粘膜退化变薄，胃腺萎缩 ㈢肥厚性胃炎，粘膜层粗大增厚增生粗糙或结节状，胃腺增生。三者的共同症状是食欲减退，上腹不适或隐痛。㈠㈡型多为胃酸不足或缺乏，常见饭后饱胀、打嗝有臭味，尤其饮食不当更易加病。久则消瘦、面色苍白、舌苔腻或光滑无苔。㈢型多为胃酸过多，常见吐酸水、烧心感，可出血，故似溃疡症，但腹痛无规律性。此外，萎缩性型，有时可并发胃癌。

三、关于胃炎的触诊经验——用拇指指腹着力压揉左肩胛区（参看附图55.左肩胛骨下部压域）、左足三里区（参看附图56.外膝眼下三横指足三里穴一带）、心窝缝（附图57.在剑骨及其两侧），如均有压痛，一般说来，胃部有病。再在剑骨左侧软组织处，介肋腹内上压揉贲门，在上腹中线偏左压揉胃体，在约当中脘部及其下或略偏右，压揉小弯、大弯、幽门窦及幽门。（参看附图53.54.57），看何处有压痛，是病部在何处。

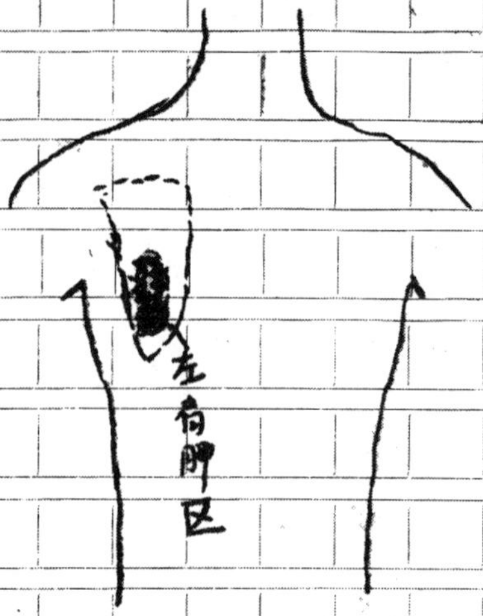

背面图.
附图第55.

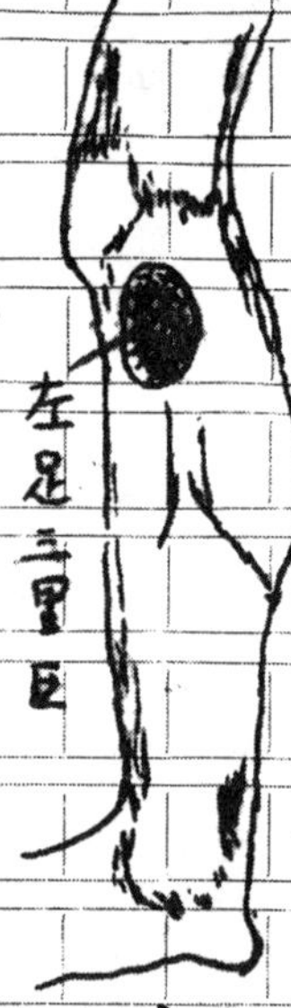

左小腿外侧图
附图第56.

四、胃病按摩法——㈠用中指之腹着力，揉拨左右软侧筋筋或缺盆筋各数下，或手捏提拉胸锁乳突肌后边的细筋之左右各十数下。㈡腹部通路法。㈢用中指之肚或指腹着力，揉拨或压揉心窝缝压数遍。㈣用拇指或中指之腹着力，压揉推左足三里区十数遍。㈤用掌或掌根着力压揉上腹部胃区及其附近数遍。此法，自我按摩时，可用右

胸腹图

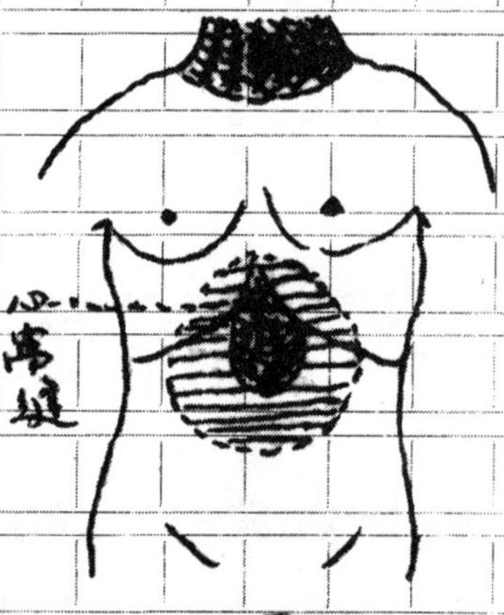

附图57.
胃病的触诊部位及按摩治疗的重点压域示意图.

稿号：37—241（文化71.8）

掌小鱼际后的豌豆骨头着力，左手扶助右手压揉胃区20～30遍。坐、行、立均可如此按摩。也是消胃、肠鼓胀和腹部不舒等症状的主要自我按摩方法。㈥、用拇指与食、中、无名指之腹着力，压揉或压、揉推胃部及其附近区域数遍或十数遍。㈦、用拇指之腹着力，颤点胃部数遍。依㈠、㈦法反复进行5～8分钟，每日3～5次。若腹部有热拒按，应先用中、下焦清热法。（见第七章六节）。若係强酸、强碱以及一切腐蚀性较强的药剂引起的急性胃炎，在发生和急性大出血阶段，禁止按摩。在清除酸碱等因素和止血后，可用新伤和溃疡病的按摩法（见后）。在几日以后，仍然就可用上述按摩法了。

3. 胃及十二指肠溃疡病的诊断与治疗

一、病因——过去都未搞清，说法不一。据近期文献报导：㈠十二指肠溃疡，主要由于迷走神经兴奋过甚，引起胃酸分泌亢进，进入十二指肠，起腐蚀作用。故十二指肠溃疡患者常胃酸过多。㈡胃溃疡患者多迷走神经兴奋不足，因而胃酸不足，不能很好发挥分解蛋白质的蛋白酶之的作用，不能很好发挥胃酸杀死细菌、腐蚀粗糙食物的作用，不能很好使食物中的蛋白与脂肪物质变成便于吸收的

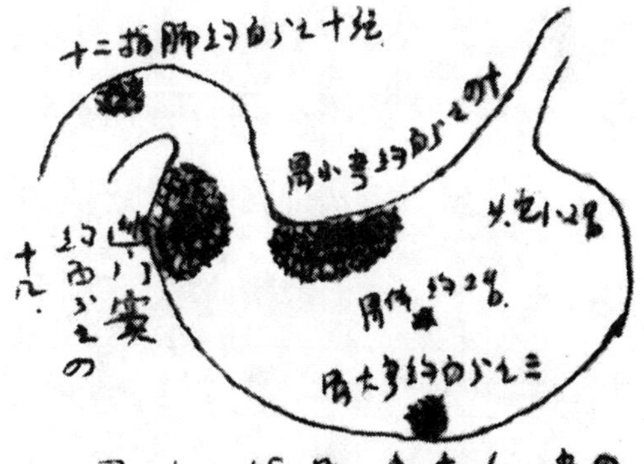

胃、十二指肠溃疡的常见部位示意图。

附图第58。

东西。同时，由于迷走神经兴奋不足，幽门常处于痉挛状态，那些未被杀死的细菌和未达到应有的腐熟分解的食物，就易于潴留在胃内，更增刺激腐蚀胃壁，加之常合併有慢性胃炎症，就更易形成溃疡。

二、症状——起病缓慢，到腹痛明显时，往往已有3~5年病史。疼痛反复发作，多在晚秋、早春，亦可因气候突变、过度疲劳、饮食不节常引起。病情发展，则发作次数增多，发作时间增长，缓解时间缩短。疼痛限于上腹部。胃溃疡多在进食后或进食后半小时至一时内发生。十二指肠溃疡，则进食后疼痛减轻，进食后2~4小时又发作，至再进食减轻。夜间疼痛也是十二指肠溃疡的特点之一。以上，慢性、周期性、节律性，为胃、十二指肠溃疡的三个特点。此外，还有部分人有打嗝、吐酸水、口水增加等症状。约1/5的病人有漆黑大便或呕血的病史。其併发症有：如溃疡处血管被破坏，则出血，动脉破裂则大出血；如溃疡位于胃下口或十二指肠，并形成瘢

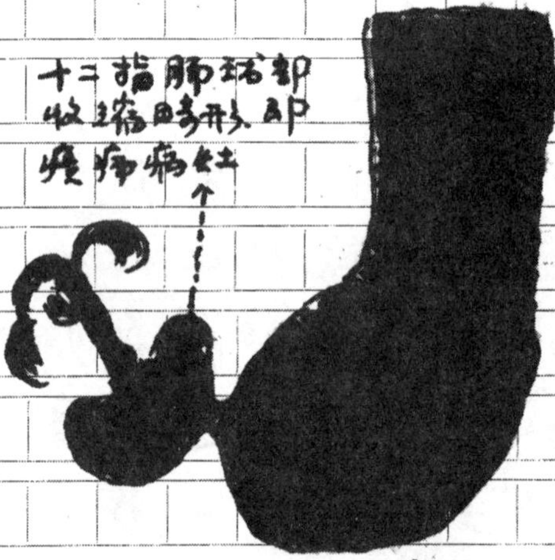

十二指肠球部溃疡X线钡剂造影所见

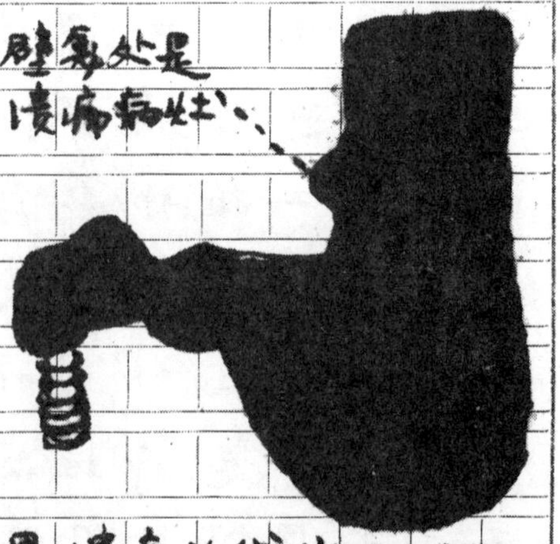

胃溃疡X线钡剂造影所见。

附图第5p. 胃·十二指肠溃疡造影

質号：37—241(文化71.8)
20×25=500　　第214頁

痕，瘢痕收缩，即可发生幽门梗阻，胃内容物不能下通，饭后腹胀、恶心、呕吐，吐出物为隔日或隔顿食物，酸臭。上腹有水响。胃十二指肠溃疡还可伴发穿孔。我们用按摩治疗胃十二指肠溃疡的疗效很好，但对穿孔者尚无经验。据近年报导，非手术疗法，对穿孔的疗效很好，那么按摩也会有一定效果，有待于继续研究。

三、触诊——可参看胃出触诊法及附图58、59的溃疡常见部位。大略，胃溃疡压痛点多在上腹正中线或脐偏左处，而十二指肠溃疡多在右侧。对胃十二指肠溃疡的可靠诊断办法虽多，触诊却有其重要意义。不仅简便，而且由于一般胃、十二指肠溃疡有自觉明显痛感在发病3~5年以后，不易及早发觉，如用触诊于胃与十二指肠的解剖位置及有关压痛点发现压痛，则不论是溃疡是炎症，肯定有病，便于及早治疗，疗效也好。

四、按摩方法——㈠揉拨缺盆麻筋或软则麻筋左右各数下。或拿捏胸锁乳突肌与细筋之左右各数下。胃、肠蠕动或神经兴奋过甚者，应多拿捏以抑制之，反之则相反。㈡腹部通路法，溃疡部位宜轻。㈢先用拇指之腹着力对病灶周围用周围点法点数周，然后对病灶直点压十数下。点压病灶直

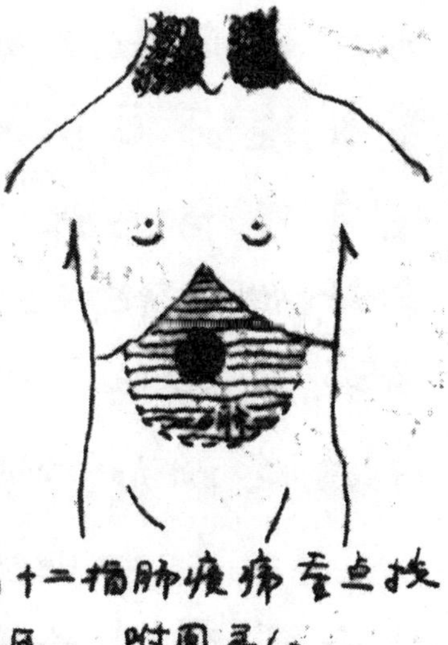

胃十二指肠溃疡重点按摩压。附图第60。

十数下。点压病灶区时，用力应逐渐加重，即有微痛，由微痛再略加重一点就对了，太痛就会压出血，这是治疗溃疡病的关键手法。如太轻，不能压走瘀血和换来富于营养的新鲜血液，而太重又压出血，加重病情。必须恰到好处。周围点与病灶区点压，应反复交换进行数遍。④用掌着力，压揉脐部十数次，并轻揉胃部数次。依此四法反复进行5~8分钟。

4.胃气痛——即胃神经发生痉挛，俗称气痛。除发作性顶心口的剧痛外，终可无压痛，但胃部有硬感或有包块，痉挛解除即消失。

胃肠神经官能症——是一种由于情绪紧张、恐惧、忧虑、暗示或自我暗示等精神因素导致神经调节失常而引起的胃肠运动及分泌机能紊乱的病症。主要表现为：频繁的大量的有声响的神经性打嗝，常于进食后突然吐出少量食物而并无恶心感，呕吐数月或数年而不甚影响营养状况；或见结肠过敏症状，如腹痛、腹胀、腹泻、肠鸣，粪便如糊状或带粘液，或可便秘，粒状大便上盖白色粘液少许。此外，常伴有头痛、失眠、记忆力减退、烦躁、心悸等神经官能性症状。此病的治疗，首宜提高思想觉悟，心情愉快，意志坚定，然后用下列与治胃气痛相同的按摩法，并酌加对症按摩法。

二者的通用按摩法——①加重揉拨左右颈侧麻筋或缺盆麻筋各十数下，或拿捏胸锁乳突肌后边的细筋，左右各十数下。②用手指或掌着

货号：87—241(文化71.8)

力，压揉胸腹部若干遍。③用食中、无名指指腹着力，从两乳间沿胸骨下段经剑骨、胃部到右肋弓前软组织，压推一二十遍。自我按摩，可用手掌的大小鱼际着力，从剑突处往下腹压推二三十遍。依此三法反复进行，至神经性痉挛、打嗝、神经性呕吐停止为止。

5、关于嗳气与恶心呕吐症状的治疗——胃病有许多症状，除病因治疗外，也需要作对症治疗。这里先介绍嗳气与恶心、呕吐的按摩疗法：

一、嗳气——即打嗝。贲门开放，幽门部收缩，胃壁也收缩，膈肌下降，使胃内气体经过食管咽部排出，叫做嗳气。慢性胃炎、胃溃疡病人，多带有此症状。胃肠神经官能症患者亦然。嗳气与呃逆不同：呃逆是由于迷走神经和膈神经受刺激，反射性地使膈肌产生间歇性的收缩运动，导致空气突然被吸入呼吸道内，并同时伴有声带闭合，因而造成呃声。其治法已见前。

二、恶心与呕吐——二者不一定同时出现，如同时出现，恶心多作为呕吐的前驱感。发作时可伴有软弱、头痛、出汗、流涎、心悸、脸色苍白、上腹不适和疼痛等。待胃中物吐完后，可吐出胆汁与肠液。导致呕吐的病因很多，如：急性胃肠炎、阑尾炎、胆囊炎、胰腺炎、腹膜炎等腹腔内脏的炎症刺激内脏神经反射于延髓呕吐中枢而引起；药物中毒与病理中毒刺激胃部，也可以引起同样反射；心力衰竭、肝硬化、慢性肾炎使胃肠道充血和水肿，也引起呕吐反射；孕妇的妊娠呕吐，也是常见的，发生或异物刺激咽喉部，内耳眩晕、晕车、晕船等从内耳受刺激，可以引起呕吐；消化道梗阻，特别是完全性或高位的梗阻，一般都有恶心呕吐。食管病变（包括贲门痉挛）于饭后不久呕吐。胃、十二指肠溃疡形成的幽门梗阻多在夜间发生呕吐，量较多且含隔日食物，呈发酵状。梗阻部位在小肠和结肠时，呕吐发生较晚而量大，且有粪臭气；精神情绪受刺激反射到第四脑室基底的呕吐神经中枢引起呕吐，与胃肠神经官能症的呕吐同；脑部病变引起颅内压增高常引起并无恶心而是突然地喷射性呕吐，伴随头痛和眼底视神经乳头水肿。

三、嗳气、恶心、呕吐适用按摩法——㈠用胃气痛按摩法。㈡从天突穴起，经胸骨到剑突止，两手手指伸直，用指腹着力向两侧锁骨、肋骨分推十数遍，即宽喉宽胸法。

四、恶心应加手法——㈠用掌着力压揉脐部一二十遍，再用掌根着力压揉胃部、侧腹及小腹部各十数遍。㈡用感冒风寒型按摩法。㈢用拇食指指腹着力拿捏喉管及两侧部十数遍。㈣用食中无名指指腹着力，从两乳间的胸骨起，经剑突、胃部到右肋弓前缘止，拖推十数遍。向之按摩：用掌的大小鱼际着力，从剑突处经胃部往下腹压推十数遍。

五、消化道梗阻应加手法——用手掌着力，压于脐部，轻快地揉动20～40遍，压力应轻，借震荡之力

稿号：37—241(文化71.8)

以排除肠的梗阻现象。若属神经性、轻度的肠套叠、和蛔虫性肠梗阻,效果良好。

六、精神性呕吐可加——㈠用掌着力加重揉摩前关元部50～100遍。㈡揉拨左右枕上神经节(图35)各二三十遍。㈢揉拨左右颈侧麻筋或缺盆麻筋左右各一二十下。

七、颅内压增高引起呕吐——加精神性呕吐第㈡㈢法。

八、其它——针对病因治疗。

6、关于食欲不振的治疗——食欲不振又叫厌食。引起的原因很多:如胃肠神经官能症、神经衰弱、精神病可以引起;伤寒、痢疾、脑炎、结核病等传染病也可引起;肝、胆、肾、心脏以及其它器官的器质性病变,也可引起;维生素,特别是B族维生素的B_1、B_2、烟叶酸、B_{12}等缺乏,可以引起。由胃肠道病引起的,有的是厌食,有的是不厌食而怕吃(畏食)。无论何种因素引起,按摩均可收不同程度疗效。

一、关元部通络法。

二、揉拨左右颈侧麻筋或缺盆麻筋各数下。或拿捏胸锁乳突肌后面的细筋左右各数下。

三、用掌或掌根着力,压揉全腹部十数遍。

四、用拇指指腹与另一手的食中、无名指指腹着力压揉胃部、左右肋弓前或斜行肋弓内用力、左右侧腹部及小腹部各数遍。

依一～四法反复进行5～8分钟。

7. 关于消化不良的治疗——消化不良引起的原因很多，如：对食物咀嚼不充分可引起胃的消化障碍，唾液分泌过多，可以中和胃液，从而减低胃液的消化功能；胃液分泌过多，幽门痉挛，食物在胃中滞留，胃运动弛缓，胃内食物不能排出，发生腐败分解和发酵；以及肠液胆汁、胰腺分泌异常时，均可发生消化不良。

消化不良的按摩疗法与食欲不振同。

8. 胃痛、肠痛的一般止痛法——许多胃肠病大都有疼痛反应，只是轻重程度不同而已。止痛法：

一、用拇指之腹与另一手的食中指之腹着力，用力加重的相对拿捏两下肢的两腿肚各二三十下。

二、用拇指侧锋着力，揉拨左右腘窝筋各十余下。

三、用拇指之锋着力，加重的来复点压、推揉左右手腕后的内关压一二十遍。

依一～三法反复进行直至胃肠疼痛减轻时止。

四、胃肠疼痛因疼痛而致病人拒绝接受按摩时，可先用此法以减痛然后进行按摩。但治胃十二指肠溃疡病，在按摩结束前不能用此法，以防因压痛反应迟钝而致按摩者失手引起大出血。但技术熟练者不受此限制。

9. 吐血与病里大便的按摩疗法——此症状为

箋号，37-241（文化71.8）

食管、胃和十二指肠的出血表现。大多数是溃疡底部血管受到侵蚀和肝硬化引起食道及胃底静脉曲张破裂的症状，溃疡及胃癌多为黑便；肝硬变引起的胃底及食道静脉曲张破裂者多为呕血。按摩止内脏出血法为：用双手拇食指相对着力加重揉拨左右血海区及其腿外侧对应点5～8分钟。若无效或出血量太大，改用其他疗法及送医院处理。

10. 关于烧心不适、饭后腹胀、吐酸水、胃停水、上腹不适等症状的按摩法——胃内的食糜，由于胃的反蠕动进入食管中，就会有烧心感；胃粘膜受到某些含有刺激性食物的刺激和胆道、肠道的疾病的反射影响，均可引起胃酸分泌过多，使幽门痉挛，内脏神经损伤或麻痹引起胃运动弛缓，均可使食物在胃中停滞、腐败、分解和发酵，从而发生饭后腹胀、吐酸水、胃停水和上腹不适等消化道症状。

一、揉拨双侧腋筋或缺盆筋左右各十数下。拿捏胸锁乳突肌后的细筋，左右各十数下。

二、用手指或手掌着力压揉胃、腹部十数遍。

三、用手指之腹着力从剑突尖起沿右肋弓前软组织向右下推压（图61.(1)路线）十数遍。此法消腹胀与胃停水。

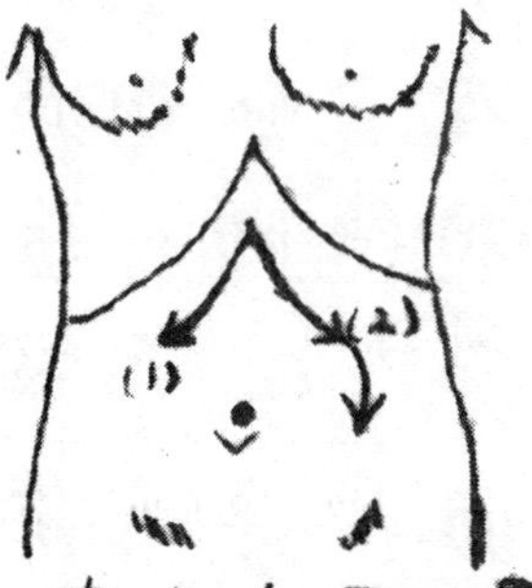

按摩消除胃胀满停水法示意图。
附图第61.

四、用手指之腹着力，从剑突尖起，沿左肋弓前软组织向左侧腹下部（图61.(2)虚线）压推十数遍。此法可治肠胃膨胀。

依一～四法反复进行直至胃无水的震荡声和胃腹膨胀感减轻时止。

11.关于腹鼓拒按、口臭、口苦的按摩法——这些症状，中医均系胃热。按摩法：应用发烧发热的中下焦清热法，反复按摩十余遍后，再加胃肠病的按摩法。（按：腹鼓拒按，应即腹肌紧张，由腹膜受内脏炎症刺激引起，刺激耳上、软部、背部神经，可以缓解紧张度）

12.饮食禁忌——凡热型的胃病均应忌食造热食物如羊肉、生姜、田鸡、鳝鱼等。溃疡病、幽门梗阻性胃炎等均应禁食难于消化之物，如糯米食物、蛋类及纤维素多的食物，更忌暴食暴饮。

13.病例：

一、冶金部所属第十九冶金建设公司工人陶司夫，患慢性胃炎十多年，经中西医治疗无效，引起全身肌肉消瘦。1970年来成都出差，与我同住一旅招待所一室内，乃教以治慢性胃炎按摩法，每日自摩三次，月余而饭量大增，每天能吃1.2斤左右，各种症状全部消失。

二、四川雅江商业局丁某患溃疡多年，并患胆结石等病，经按摩月余后，胃溃疡基本全愈。后在成都中医学院附属医院做胆石造影术，病人与医生都担心造影药对胃溃疡有很大不利，或将出现严重症状反应。结果服药后没有任何影响，充分证明

货号：37—241（文化71.8）

溃疡病及胆石引起的胆囊炎已全愈。

三、成都南巷子熊健伟，係義昌某厂工人，患慢性胃炎及十二指肠溃疡。1971年春节假期在家，我为按摩十八次，胃炎及十二指肠溃疡基本控制。但春节早晨吃汤元约8两～1斤，当日病复发，回厂后更加重。1971年3月复回家。该厂医务室医生断言在成都三、五年也医不好。我再为按摩两月余。病愈，身体复壮而回厂。他本人也学会一些按摩法，为厂内及附近贫下中农治病，很受欢迎，被称呼为"熊医生"。

四、成都南巷子黄子仁，新南门印刷厂工人，患溃疡性幽门梗阻多年，食后即吐，全身消瘦，贫血。为按摩两次而吐止，能进食，并告以饮食禁忌。3～8次后痛止。忽于第8次的午后复发，问其吃了什么？不以实告。邻居告我，病员每天吃盐蚕豆等，难于消化吸收之物。我责备了他，又为按摩数日而情况大好。病员违忌大吃干辣椒，同时又为热伤风感染，病再度逆转，呕吐不止。每日为按摩数次，两日而转正常。乃教其自我按摩，并坚持食物禁忌，今已愈。

第六节 肠部病症的按摩疗法

1. 肠炎、肠粘连、蛔虫病的按摩疗法

一、急性肠炎——是由于：沙门氏菌属、葡萄球菌、阿米巴痢疾杆菌等细菌感染引起，吃腐败食物、不良的饮食习惯、吃脂肪过多、内服砒霜等化学药物、全身传染性病毒或新陈代谢毒素(如尿毒症)等均可引起。

二、慢性肠炎——是由于急性肠炎未愈，或急性肠炎的致病因素长期存在，蛋白质及维生素缺乏，肠粘膜有炎症、水肿或退化引起营养不良，胃酸缺乏、胆汁胰液不足致食物消化吸收不良等，均可引起。

三、肠粘连——由腹部手术、腹膜炎、肠结核等引起，是肠与肠、肠与腹膜、肠与肠系膜相互粘连。

四、蛔虫痛——蛔虫寄生于小肠内，经常发生脐周围阵发性疼痛。

五、触诊方法——用拇指指腹着力，点压、按揉左下肢足三里区有压痛，是胃肠病的反应。再点压脐周围，如有压痛，是小肠有炎症现象。再点压两侧腹及两季肋的连线区(即横结肠)有压痛，是大肠有炎症现象。蛔虫痛可扪及条状物，压揉则舒服、痛减。

六、肠病施用按摩法——㈠腹部通路法。㈡用全掌着力压揉脐部十数次。㈢用掌根着力压揉全腹部十数遍。㈣用右手拇指与左手食中无名指指腹着力压揉全腹部数遍。依此四法反复进行5～8分钟停。

急性肠炎亦揉时肠内有声响，后来声响渐小，渐消失，则腹泻好了。蛔虫痛，按摩后可使疼痛停止，但必须服用中西除虫药方能彻底。

七、阑尾炎的按摩疗法

一、急性阑尾炎——由先天性曲折、粘连、粪石、蛔虫等造成梗阻而形成。细菌感染则常由于邻近组

稿号，37—241(文化71.8)
20×25=500

组织炎症的蔓延，或经血循或经淋巴传至阑尾。也有神经反射性血管壁痉挛，引起阑尾血行障阻而发炎的。

二、慢性阑尾炎——是急性的后果。此时阑尾壁中有嗜酸性白血球、淋巴球的浸润和结缔组织增生。患者往往没有症状。

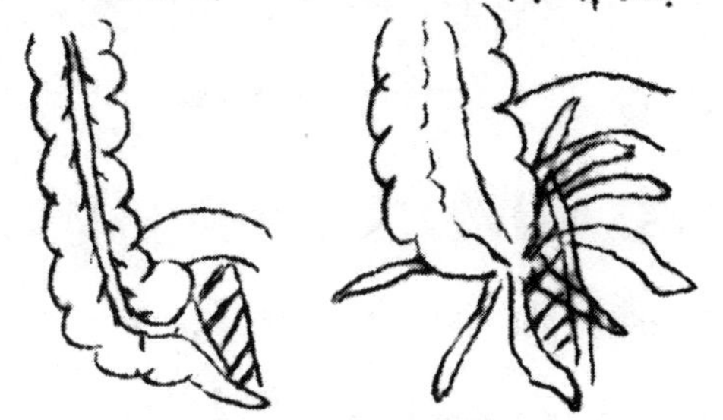

阑尾部位图
附图第62

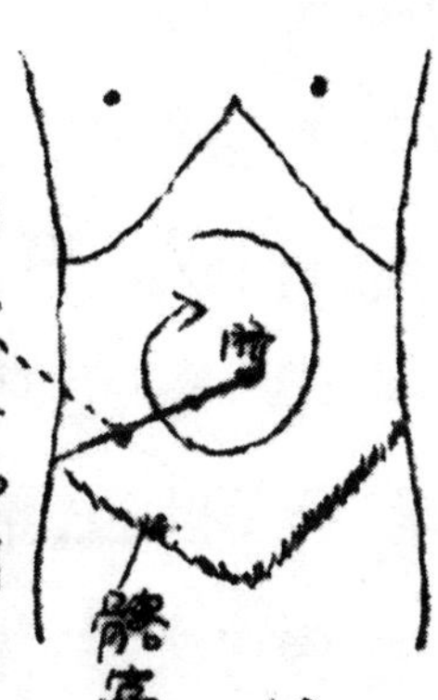

63.

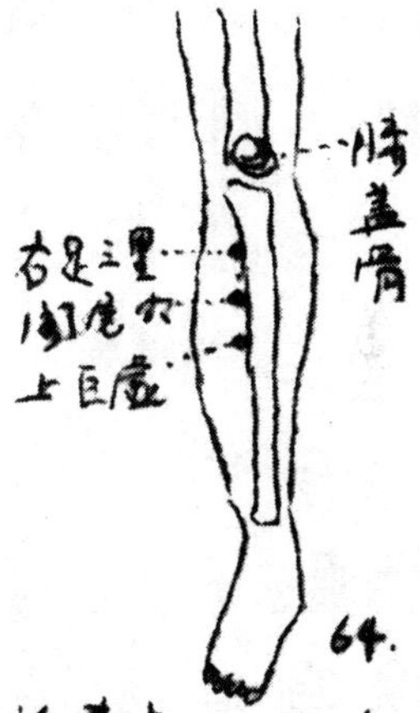

64.

阑尾炎触诊诊查点与穴点按摩区示意图
附图第63、64

三、触诊方法——用拇指之腹着力，点压阑尾炎压痛诊查点（脐与右髂前上嵴联线上中1/3与外1/3的交点，如图63）有压痛。用拇指之腹着力点压、推按右足三里经阑尾穴到上巨虚穴压线（如图64）亦有压痛。

四、按摩方法——㈠用掌着力，顺时针方向（如图63箭头所指方向）揉全腹十数周。㈡用双手食、中、无名指及小指，八指并排，拇指在后，在右髂窝（参看图62、63）（即阑尾炎下的腹边，也是阑尾的下部）部，将指尖立插，然后向升结肠压推（只能向上，不能向下反推），依法三四次。亦可用右手拇指侧腓、左手食、中、无名指之腹紧压髂窝往升结肠压推数次，效果亦佳。依此两法，反复进行三、四遍。如病员是孕妇，则只能用单手操作，且不能按腹，应先于右足三里穴及右阑尾穴（附图64）作快速压刺激，然后依第二法进行按摩。由于阑尾有不同异位（参看附图62），压推方向不能一律。如从右髂窝往升结肠推无效，要进一步考虑其他位置的压推。如系盲肠后位之类不能从体表推出阑尾中的瘀血异物等，则应着重考虑通过背部、腹部及足三里、阑尾穴等按摩刺激，加强其蠕动功能与肠杀病菌能力，排除瘀滞以收功效。

3．肠痛——肠痛也表现为腹痛。各种腹痛应加以区分：从位置看，右上腹痛多系肝胆疾病，上腹中线及中线偏左多系胃病，左上腹多系胰腺病，右下腹痛多系阑尾炎、肠结核等回盲部疾病，左下腹痛偏于小腹边部痛，多系降结肠、乙状结肠病，绕脐痛多系小肠蛔虫病，小腹中部区域痛，多系小肠病或妇女子宫及其附件病。先局部痛而后向全腹发展，多为阑尾、胃肠、胆囊等穿孔而继发的弥漫性腹膜炎。从疼痛的程度看，有隐痛、钝痛、剧烈绞痛，标志不同的病种或病程。依病的性质分：有持续性腹痛，多见于炎症及内出血，有阵发性腹痛，多见于肠梗阻、蛔虫病，如持续性伴阵发性加剧者，则为炎症伴有梗阻，如急性胆囊炎、胆结石、绞窄性肠梗阻等。钝痛和胀痛多见于炎症。绞痛则多为梗阻。隐痛多见于炎症、蛔虫痛缓和时间和凡寒侵袭腹部。各种腹痛的按摩方法，分见于有关章节，此处介绍以肠痛为

京字，37—24（文化71.8）

主的腹痛的按摩疗法。

一、全腹儿痛——多由风寒侵袭腹部或其它疾病引起。其按摩法为：㊀用掌着力，压揉全腹数十周。㊁用掌根着力压揉全腹十数遍。依此两法反复进行，直至腹痛停止。

二、侧腹痛——多由升结肠、降结肠及其附近组织的炎症引起。其按摩手法为：㊀用拇食指之腹着力，拿捏喉管突起部的两侧的人迎穴压合一二十下。㊁用拇指之腹着力，点压、推揉两下肢的阴陵泉穴，来复一二十回合。依法反复进行，直至侧腹痛止。

4、便秘——指排便困难，和排便时间延长（一般食物通过消化道需20～40小时，超过48小时无便排出即可称为便秘）。便秘的原因一般均发生于结肠与直肠。身体因各种原因而虚弱者（老年、生育过多、营养不良、不运动等），均可使肠肌、腹肌、提肛肌协助排便的收缩能力弱而便秘；吃得太少或食物中细粗纤维过少、水分不足，大脑与直肠反不利足以引起排便反射的充分刺激，可以形成便秘；肠本身的反应力因肠疾病或药物的影响而削弱时，可致便秘；中枢神经病变、交感神经过于兴奋或副交感神经过于抑制、或人为的有意识的经常性的忍便，均可引起便秘；维生素缺乏、甲状腺机能减退、肠道狭窄、机械性梗阻，均可引起便秘。中医分虚实两型：嗜酒及辛辣厚味与热病伤津，肠道干燥，形成实性便秘；身体虚弱，肠道乾燥，引起虚性便秘。便秘患者，除大便多停留于降结肠下段与乙状结肠（参阅附图65），使病员仰卧屈腿放松腹肌，可于该处触及硬物，但体胖者不易触及。

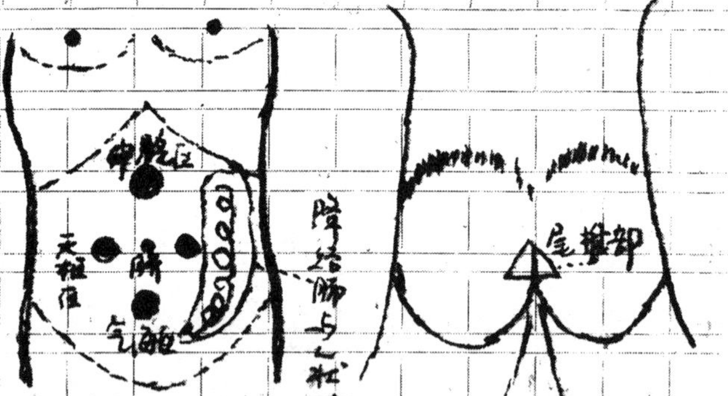

附图65 腹部图

附图66 尾椎部图

便秘基点按摩区示意图

其按摩疗法：先用腹部连路法，然后再选用下列五法中之一法，或五法并用。

一、用右手二、三、四、五等四个指的指腹着力，左手扶助右手之指，从降结肠区的最上段起压、揉、推、推到乙状结肠区止为一遍，依法3～5遍后，与腹部连路法相间运用（下同）。

二、用两手拇指之腹着力，分别压在中脘区和气海区（附图65）上一起一落地点压数十下。

三、用两手拇指之腹着力，分别压在左右天枢区上（附图66）同时用力点压、揉数十下。

四、用两手拇食指之腹着力，分别压在中脘、天枢区和气海、天枢上，四指同时用力点压，或点压、揉数十下。

五、用侧掌着力，压揉尾椎尖部（附图66）数十下。

此外，对虚弱患者，应注意加强整个消化运动功能；对除大便过于硬而太不易排出者，可考虑适当用无毒菜油肠滑润剂，有不良嗜好与习惯者，应改正。

5. 肠胀气与腹泻

一、胀气——胃肠内是有气体的：吃饮食的同时要吞入一部份空气；食物在胃肠中停留久了要发酵产生气体；血液中的二氧化碳和氧气也要弥散到肠腔中。这些气体的去路是从肛门中排出（放屁）和由肠壁吸收。正常人，肠壁每小时可吸收二氧化碳2500毫升和其它气体1300毫升，比肛门排出的多20倍。因此，如果因某些原因而使肠壁吸收气体的功能出问题，或因某些原因而使气体过多不能即时吸收，就会出现胀气。例如，幽门梗阻、肠梗阻、手术后肠麻痹、腹膜炎、胃肠炎、结肠炎、伤寒、肺炎、急性传染病引起的毒血症、肝炎、肝硬变、胰腺炎、胆囊炎、心力衰竭、消化吸收不良、饮食不当等等，均可引起胀气。其个别的病理机制，不一一列举，兹举肝胆病为例：肝胆病如形成胆汁缺少，肠中的菌丛就会滋生繁盛，于是腐败（蛋白质分解）和发酵（糖分解）过程增加，故气体加多而形成腹胀。

二、腹泻——指大便次数增多，大便不成形而稀薄。多由肠道疾病引起。分急、慢性两种：急性腹泻发作突然，多伴有发热、呕吐、肠鸣声等。暴饮暴食、脂肪过多、食物不洁或食物腐败、食物中毒、急性传染病、过敏性疾病、化学药品或毒物等等，均可导致。慢性腹泻，是病程较长的腹泻，有的时好时坏，反复发作。胃癌、恶性贫血、慢性胃炎、胃手术后遗症、胃酸缺少、肠结核、肠寄生虫、溃疡性肠炎、结肠过敏、血吸虫病、结肠癌、内分泌疾病、慢性胆囊炎、胰腺炎以及维生素B族元素中的烟酸缺乏等。无论急性或慢性腹泻可总分为病在胃、病在肠、病在胰、病在内分泌腺、病在饮食不当或情绪不正常等。即食物在胃内因胃的某种病而致未充分消化即流入肠，可致腹泻；肠因某种病因而致蠕动过快、排出过快，未充分消化吸收，可致腹泻；肠因某种病因而削弱消化、吸收能力，可致腹泻；胰腺、胆汁等助消化的腺体因腺体患某种病而分泌过少，可致腹泻；胃肠虽正常，但暴饮暴食超过胃肠的消化吸收量或情绪不正常反射地影响胃肠的消化运输能力，可致腹泻等等。

三、腹胀腹泻的对症按摩疗法——在以病因疗法为基础的情况下，用下列按摩法。㊀用掌着力压、揉全腹部数遍。㊁用侧掌根部着力，压、揉全腹部数遍。㊂用双手拇指之腹着力，一在剑突尖与脐联线上，一在脐与耻骨中点联线上一起一落的来回依次紧接点压或点压、揉数个回合。㊃用双手拇指之腹着力，同时在脐侧的天枢区（见图65）点压揉数十次，再用拳着力，点压全腹数十下。依此四法反复进行，直至气胀和肠鸣声减轻或消失为止。

5. 病例

一、我本人在1966年前常患五更泻（又名鸡鸣泻）。我用按摩法治好我病。其办法为：在五更时，实施

登号，87—241（文化71.8）

被惊醒，腹内肠鸣甚急，乃仰卧，用右手大鱼际、食、中、无名指着力，从胃部起，沿左肋弓前下行，经小腹部到右侧腹，按动全腹数十或百余周后，腹鸣渐消失，次日大便正常。

二、四川宜宾一个开吊车的工人的女儿，解便困难，经我院诊断为热性实症引起，腹部拒按，乃取虎椎部按摩，两小时后便通，其父母大喜过望。

第七节 其它几种消化病症的按摩疗法

1、小儿疳积——即小儿营养不良症。幼儿的消化器官发育不够完善，消化机能较弱，而所需要的营养又是多种多样的。如果喂养物营养成分不足，或甜零食吃得过多影响食欲，过饥过饱影响消化力，胃肠寄生虫影响营养，结核病、慢性化脓性疾病及其他慢性病影响食欲及消耗营养过多，久积成疳，均可形成疳积。故中医分为食积、虫积、疳积、痞积、血积等，是有道理的，把原因总归为脾虚也很对。疳积的症状有腹痛、腹泻、呕吐、发烧、腹胀拒按、吞酸吐乳、不思饮食或嗜食而仍乾瘦不已，或嗜食异物，腹鼓大而青筋暴露、肌肤乾燥、毛发稀少、口疮和指甲苍白、眼结膜乾燥或角膜混浊、视力不佳、全身消瘦等。如蛋白质缺乏，则浮肿苍白。中医根据这些症状又分为心疳、肾疳、眼疳、牙疳……等等，也是具有临床实践意义的。按摩可以根本改变营养状况，使这些症状大部分或全部消失。此处所说的是一般疳积通用按摩法，其他对症按摩法，可参看有关章节。

一、用中指之腹揉拨缺盆麻筋，左右各数下。

二、用拇指腹与食指侧锋相对的拿捏或拿捏提放左右胸锁乳突肌各数下。

三、用掌或手指轻揉胸部数遍。

四、用全掌着力压于脐部，顺时针方向轻揉十来分钟。再复用前三次手法，再用此法时，用力稍重一些。如此反复进行三、四十分钟。

五、揉拨脊中线及其两侧膀胱线各3～5遍。

根据我的经验，腹胀大者，按摩后二三小时，排出一堆大便而腹部胀痛消，从此注意加强营养与生活管理，即可日渐壮健。但病重者，按摩次数需加多，始能症状逐渐减轻而愈。

2. 其他

一、暴食难受——饥饿后吃得太多，或莘嗜味美吃得太多，引起胃腹胀得难受。

二、冷性食物吃得太多，或脾胃本虚弱而又去吃冷性食物，或误服冷性药，引起胃寒腹泻。

三、按摩方法——顺时针方向，用手掌着力揉全腹，直至脘胀消失或胃寒腹泻停止为止。（如泻不止，参看前述腹泻法处理）

3、病例

一、中央民族学院下放到阿坝的×××夫妇俩，带一个三岁多的小孩，大腹便便、青筋暴露、消瘦如柴。适遇余同住四川省民委招待所，诊断为小儿疳积，为按摩约一小时许，排出稀臭大便一大堆而

货号：37-241（文化71.8）

腹胀消，从此逐渐好转，饮食增加。

二、我本人患三期高血压，西医诊断为动脉已硬化，因而牙出血难以止住。在治疗中，我发现菜蔬对止血效果好。春夏交节，日吃黄瓜二、三斤，牙血得以不出。但吃多了黄瓜，引起胃寒腹泻。一日偏用上述揉腹办法，获得非常良好效果。

三、给我按摩的刘医生，一日随其母（也是按摩医生）就餐，菜多味美，不慎吃多了，胃腹饱胀难受。其母叫其仰卧，为之依法按摩半小时后，饱胀消又可再食。我自此用其法消饱胀，多次均获良效。

第八节 泌尿系统病症按摩疗法

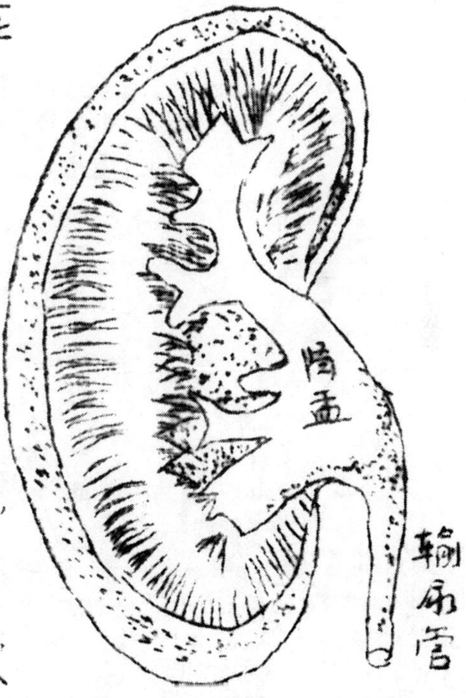

肾的解剖 附图第67

泌尿系统的位置与生理情况，详见本编第一章第三节第十七项。

1. 部分肾病简介

一、肾炎——即肾小球肾炎，分急慢二种。急性以小孩为多，慢性以成人为多。急性肾炎多发生于潮湿、天气和冬季节，在上呼吸道感染后1～2周发病。目前大都认为与溶血性链球菌感染有关。感染后，病人对链球菌的抗体发生一种变态反应，影响全身小动脉和毛细血管，主要作用于肾脏，引起急性肾炎。小儿脓皮病及皮肤化

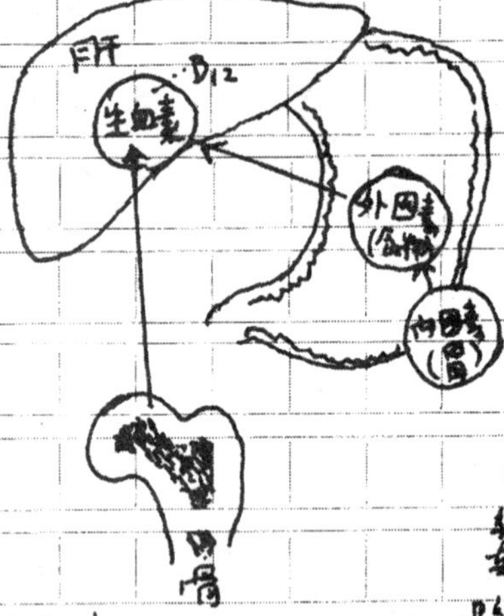

生血素—即B_{12}，储于肝脏，经常释放少量入血作用于骨髓。胃内传部B_{12}不被细菌作用，便于吸收，为内因素。

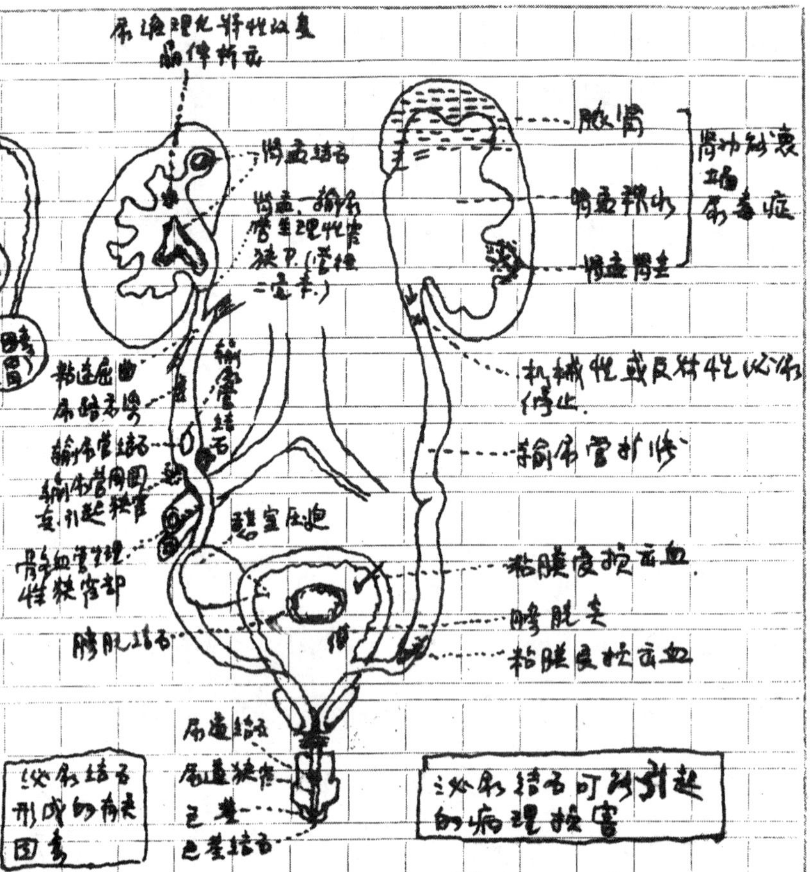

尿路结石病因病理模式图

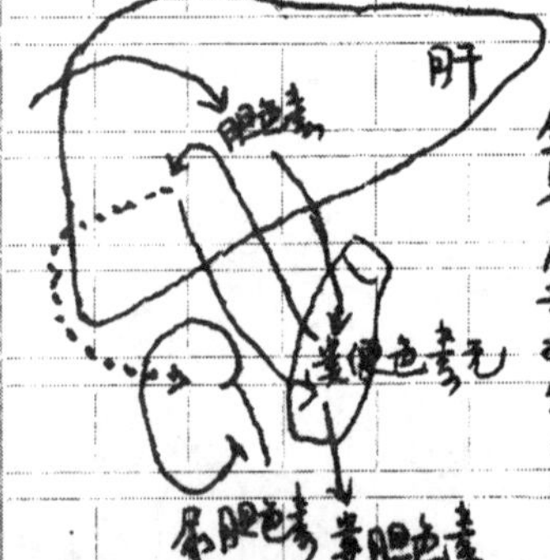

红血球在血中130天死亡，经脾、肝、骨髓的网状内皮细胞吞噬和消散，把血红蛋白中的铁释放出来再用。将血红质氧化为胆色素，由肝细胞排出，随胆汁入小肠后，经细菌还原为无色粪胆色素元（即尿胆色素元）。其大部分又氧化为粪胆色素，构成粪便黄色，小部分重新吸收入肝又重新排出，故尿中少。

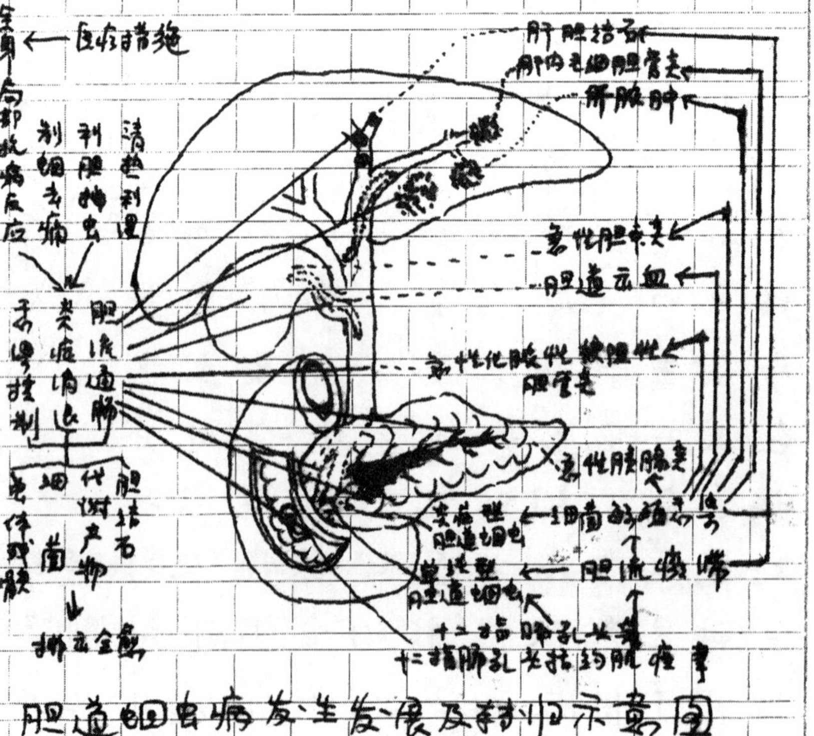

胆道蛔虫病发生发展及转归示意图

實字：37—241(文化71.8)

20×25=500 第 頁

脓性感染也常引起急性肾炎。链球菌性咽喉炎、扁桃体炎、猩红热、丹毒等也可引起。慢性肾炎与感染的关系不如急性肾炎明显。部分由急性肾炎转化而来，部分原因不明，但与机体的变态反映有关。可分潜伏型、高血压型、肾病综合征三种。急性肾炎常先见喉痛、扁桃体炎、感冒。1～3周内出现小便量减少，色浑而混浊，时见血尿，常于早晨见头、面眼皮浮肿，下午减退，脚部肿起渐加重。重者全身浮肿，甚至有胸水、腹水。少数人出现心力衰竭、尿毒症、脑水肿。慢性肾炎的症状变化较多。有的可毫无症状；有的出现高血压症状，最后出现心力衰竭或尿毒症；有的有明显浮肿、营养低差，贫血明显，经反复发作后，部分全愈，其余恶化，严重时高血压尿毒症发生而浮肿减轻。有的时好时坏，反复发作，发作时似急性肾炎。浮肿与腰痛，为一般人常认为的肾炎症状，但并不准确。

二、急性肾盂肾炎——大肠杆菌、变形杆菌、产气杆菌、葡萄球菌等由原发病灶经血液或淋巴转移入肾脏，大部由尿道上升经膀胱、输尿管到肾也可从皮肤、大肠由血液淋巴传来。各种尿道梗阻及糖尿病，使排尿不畅或抵抗力减弱，使细菌得以大量繁殖是其诱因，创伤也是病因。任何年龄均可发病，最多见于20～40岁已婚妇女。急性期症状较明显，主要为寒战、发热、腰痛、尿频、尿急、排尿疼痛等。背部肾区有叩痛。

三、慢性肾盂肾炎——多由急性肾盂肾炎转变而成，或由造成急性肾盂肾炎那些因素缓慢发展而成。症状不如急性者明显，且经常波动，时好时坏。病人可无症状，或仅有轻度腰酸、低热、乏力，或有间歇性的急性发作，发作时与急性同。经久不愈的肾盂肾炎可以引起肾脏损害，出现高血压、尿毒症。

四、肾下垂——因为肾于腹后壁的筋膜拉长、松弛，缺乏收缩能力，就使肾下垂，从而又使输尿管弯曲、扭转，病人自觉腰部酸痛，内脏下垂感，易并发尿路感染、排尿困难。在腹部多可压及肾。

五、急慢性尿路感染——即泌尿系统感染，是尿道、膀胱、输尿管、肾盂、肾脏各部位炎症的总称。病因与症状，参看前面。

丙、触诊经穴——

一、用手握拳，用食、中、无名指及小指的第二与第三指节背着力，横压左右肋弓前软组织经脐侧到膀胱止(参阅附图68)。季肋弓前内的深处有压痛，则可能是肾病的反应。由脐侧到膀胱上面一点有压痛反应，则可能输尿管有病变。膀胱有压痛，则可能膀胱有病变。亦可用拇指之腹着力，压推揉法找压痛点。

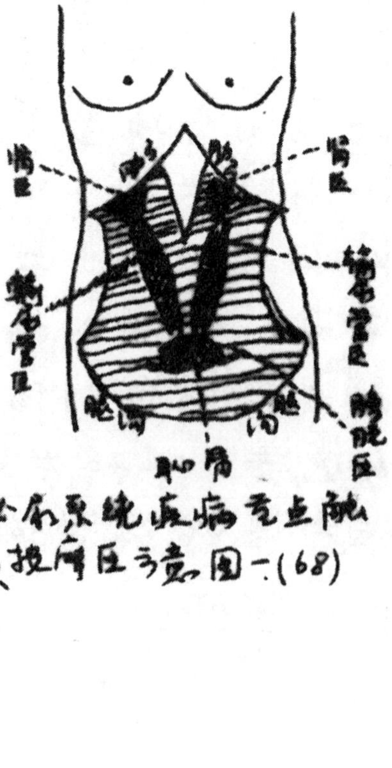

泌尿系统疾病压点触诊、按摩区示意图一(68)

二、右手握拳，用指背第二节扣腰三角区(参阅附图69)。如有扣痛，应疑有肾病。

3、泌尿系统疾病适用按摩疗法：

一、仰卧、曲腿、腹肌放松——

㈠腹部通路法。㈡右手握拳，用指第二与第三的指背锋着力点压或点压揉病灶区（附图68，肾区、输尿管区、膀胱区）来复数遍。㈢用掌或侧掌根着力压、揉全腹部数遍，重点在病灶区。㈣拇指之腹着力，点压、揉病灶区数遍，在肋弓前口，拇指用力应向肋弓内斜向推揉，以刺激肾脏，不然效果差些。㈤用拇指侧锋或指腹着力，揉拨腹股沟数遍。依㈠～㈤法反复进行5～8分钟。

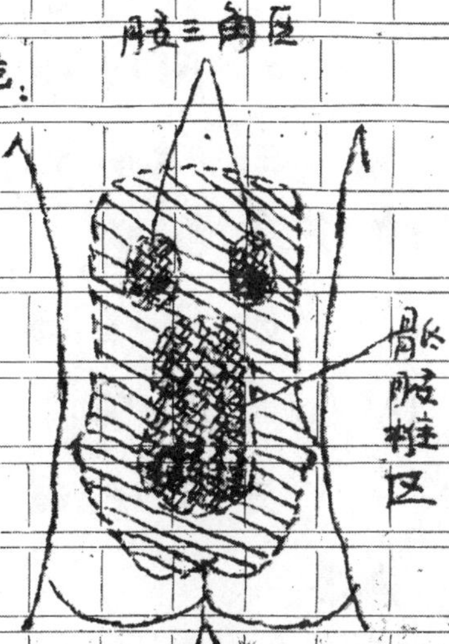

泌尿系统疾病重点施治按摩区示意图二
附图第6P.

二、伏卧式——㈠背腰部通路法。㈡用掌根着力，压、揉腰三角区、腰骶椎区（附图6P）及其两侧部，往返各数遍。㈢用拇指侧锋着力，揉拨骶椎及其两侧部数遍。依㈠～㈢法反复进行3～5分钟。

4、尿频、尿急、尿痛、尿失禁的对症按摩疗法——尿频、尿急、尿痛，是由于支司膀胱肌收缩和内括约肌松弛的神经纤维的功能不正常所引起。尿道炎、膀胱炎、前列腺炎等常有尿频、尿急、尿痛等的刺激性症状。这些病既影响神经功能，又阻塞尿道，引起排尿时的疼痛感。

一、腹部通路法

二、用掌根压揉小腹部、左右腿沟各十数遍。

三、对男性，用拇指与食中无名指之腹着力，拿捏阴茎数遍。

四、用食指之侧着力，揉拨阴茎周围骨上细筋（对男）或耻骨下细筋（对女）数遍。

五、用中指之尖着力，压揉会阴穴（见附图4）十数遍。

六、用右手拇指之腹着力，点压揉中极穴（见附图70）10～20下。须要病人屈起腿以松腹肌，否则无效。

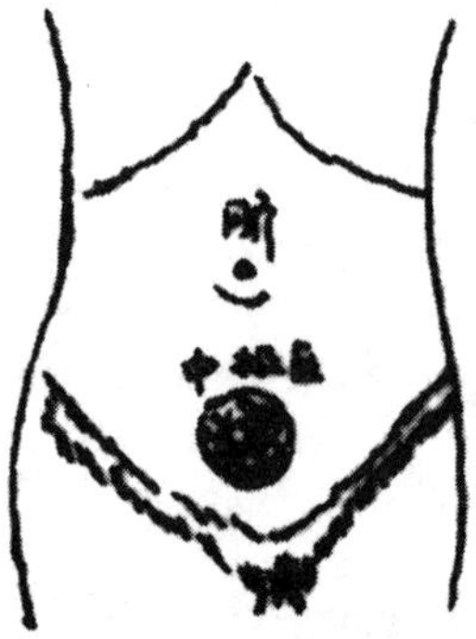

中极穴示意图

附图第70.

依一～六法反复进行3～5分钟，每日2～3次。

5、肾绞痛——由肾和输尿管结石引起输尿管壁痉挛所引起的一种症状。表现为突然发生阵发性的剧烈绞痛，由腰部季肋向外生殖器、大腿内侧放射。

一、用拳拍打腰部数十下。

二、用掌根着力压、揉腰骶部及其两侧部十数遍。

三、用拇指与食中无名指之腹着力，加重拿捏左右小腿肚各二三十下。

四、用中指之侧着力，揉拨左右腘窝筋各十数下。

五、病人原地跳动数十下。

依一～五法反复进行，直至绞痛停止为止。此法只能临时止痛，痛止后，应服以金钱草、玉米须、侧耳根等为主药的中草药处方以化石排石。

6. 其他一些肾及泌尿系统症状

一、尿混浊——由肾盂及肾实质（肾小球及肾小管）有急性渗出性炎症引起。

二、蛋白尿——是化验尿中含有蛋白。由于肾脏病变损伤了肾小球和肾小管，使肾小球的毛细血管的通透性增高，或肾小管的机能改变致通透性增高，蛋白就渗入尿中。

三、血尿——是化验尿中含有血液。凡肾输尿管膀胱有任何病变损害毛细血管的通透性或破坏组织时，都可有血尿。如肾小球肾炎、肾的阻塞性充血、肾梗死、泌尿道结石或结核或肿瘤等。

四、脓细胞和白血球——当肾和泌尿道有化脓和炎症时，化验尿中就会含有脓细胞和白血球。

五、尿少——原因有：㈠全身性的血液循环发生障碍时，肾脏的血液循环迟缓，排尿量减少。㈡肾脏发生局部性障碍时，排尿量减少。㈢肾脏有慢性病变时，大部分的肾小球均因纤维化而失掉作用，排尿量减少甚至无尿。

六、尿多——㈠当脑垂体后叶发生病变时，抗利尿素的分泌减少，水分的再吸收发生障碍，排尿增多。㈡当肾小球和肾小管发生纤维化和萎缩时，大部分肾单位失去作用，再吸收的功能降低，排尿量增多。

七、糖尿病——尿中含糖份较多，尿量也增多，饮水多，人消瘦。由胰岛功能过低，胰岛素不足所引起。

以上各症必需针对病因治疗，同时酌用必需系统通用按摩法及其他对症按摩法。

4. 病例：

一、成都南巷子支农旅店第六门市部主任陈素君之子老大，于1971年10月患急性肾盂肾炎、重感冒和慢性胃炎急性发作。胃剧疼、全身疼、头疼、发热、恶寒、尿频、肾区疼及尿疼，膀胱较持疼。小便常规红细胞卌。经中西医连治两天无效。触压右季肋前区有压痛，扣打肾区有扣痛。首先用"胃肠痛止痛法"以止胃肾之疼。次用头、颈、胸腹、背腰骶部通路法以调动内部抗病因素并打通有关通路。重点：㊀用颈、头上背部以去外感，泻刺激手法退烧解寒。㊁用胃区、脾区、输尿管区、膀胱区、盆腔腹沟区、骶髂椎及其两侧部，以活血化瘀、消炎止痛与生肌止血。依此三法反复进行15～20分钟，每日按摩两次。一次后感胃松、剧痛减，四次后症状消失，七日后全愈，上学去了。

二、铁二局工人罗开宇，患右肾炎、输尿管炎、膀胱炎和左肾下垂。照片呈现左输尿管弯曲。于1970年因搞重物触发。经铁路二地区院及三区院治疗半年多无效。来我治。我以肾区、输尿管区、膀胱区、盆腔腹沟区和骶髂椎区为重点，首按摩三次而疼痛消失，病人自述轻松愉快。次日，他同与本单位一同志逛街多走了路而造成,依法再按摩两次,痛止。嘱其多卧床休息。三月后,由川医照片显影,左肾下垂现象消失。其余症状基本消失,但背腰髋部的走游性风湿酸痛未彻底解决。

三、我侄儿修国司,为农社员,因患肾炎、输尿管炎、膀胱炎及尿道炎,引起便秘、尿阻、尿痛、尿频、腰痛、食欲不振、失眠、精神不安、贫血、消瘦等。经中西医治疗三年无效,病情日趋严重。1970年6月来成都求治,趁去医院排查的时间我给他按摩。他和他的父亲都不相信,但也不便拒绝。每日早、午、晚三次,每次10~15分钟。第一、二次未取盆腔、腹沟、会阴区、阴茎、骶腰椎及其两侧五个穴,无效果。我作了进一步分析,按神经学说,骶2~4椎发出三对纤维到盆腔,组成盆腔神经节。然后发出节后神经纤维,分别到膀胱、膀胱内括约肌、肛门内括约肌和直肠下段等。由于这些神经纤维长期受炎症压迫,使其功能失调,产生便秘、尿阻、尿痛等症状,以致日夜不安,引起失眠。由于便秘、尿阻、疼痛以致不敢正常进食,怕屙不出,加上严重炎症,失血过多,所以出现面黄肌瘦的贫血现象。于是找出了关键抓住主要矛盾进行治疗,取盆腔、腹沟、会阴、腰骶部等处,第三次治疗完毕即尿通、大便通、痛减,于是心情愉快,食欲大增,失眠消失。十多天后(每日三次),症状几乎全消,仅剩尾尖一点痛了。月余后,红光满面而回。

四、成都红光乡路服行段之家属尧刚,和中生患卧床多年，为依法按摩月余后而愈。（病员每日自按摩两次，每次1～2分钟，以巩固疗效。）

第九节　妇科病症的按摩疗法

1、关于女性生殖器的解剖位置，已见前，可参看附图71、72。

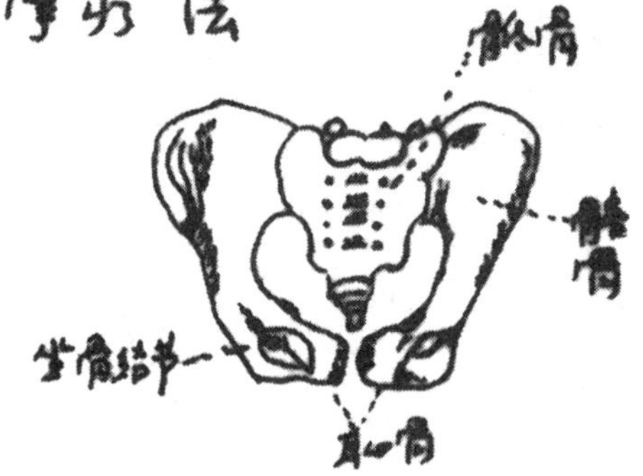

女性盆骨．附图第71．

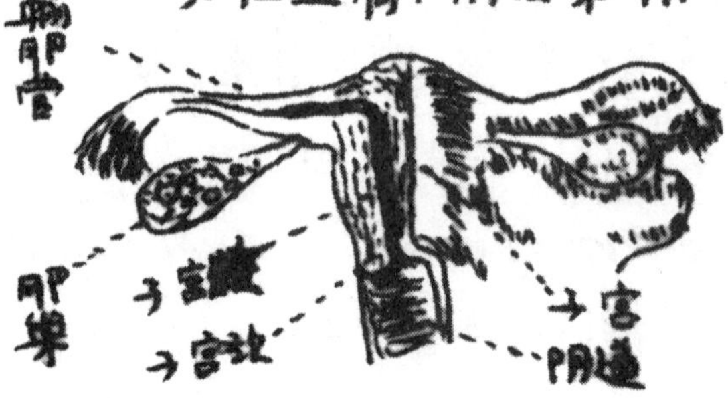

女性内生殖器．附图第72．

2、部分妇科病简介

一、月经不调——包括通常所说的月经不能对期，差前错后；行经日期延长（超过3～7天）；经量过多或过少（超过或不足100毫升）。皆由于卵巢功能不正常所引起。

二、闭经——女子年过18岁从无月经，或已来月经后再发生三个月不来月经，而又不是怀孕，也未到绝经年龄，都叫闭经。全身性的慢性疾病、贫血、营养不良、内分泌失调，以及局部的子宫发育不全、生殖器结核等，均可引起。

三、痛经——在行经前后或行经期间下腹疼痛，严重时伴有恶心呕吐，甚至昏厥，称为痛经。精神紧张、子宫发育不良、宫颈口狭窄、生殖器炎症或器质性病变等，均可引起。

四、带症——妇女阴道平常有少量白色或淡黄色分泌物，青春期、月经期、排卵期、妊娠期分泌物增

多，均属正常。如阴道分泌物不属这些情况而比平
时增多，有特别的臭味，颜色改变或带血色，并可伴
有阴部瘙痒，则称为带症。可因生殖道各种炎症或
身体衰弱等原因引起。中医多认为是湿热下注(多
有认为带为寒湿者)所致，或由下元虚冷，带脉之气
不固，失其统摄之职而成。久而不愈，每损及脾肾二
经。

五、盆腔炎——包括子宫内膜炎、输卵管炎、卵巢
炎、盆腔结缔组织炎和盆腔腹膜炎等。可局限于某部，
亦可几个部位同时发生。临床上往往难以区分，故
统称为盆腔炎。多由妇产科卫生和性卫生差，以致细
菌感染而致。可分急性与慢性。

(一)急性盆腔炎。白带增多、畏冷、发热、头痛、下
腹部疼痛，有压痛及反跳痛，白血球总数及中性白
血球数增加。多有产后、流产后或阴道手术后感染
史。

(二)慢性盆腔炎。多由急性盆腔炎未得及时
治疗拖延而成。表现：白带增多、月经失调(阴道不规
则流血，或月经过多或痛经)，下腹疼痛不适并可放
射至股骶部，腰痠常在劳累、性交、经期前后加剧。有
肿块、压痛。继发性不孕。常有急性或亚急性发作。

六、其他妇科症状——如头痛、头晕、口乾、眼花、耳
鸣、心烦、心悸、恶心、呕吐、畏寒、发烧、浮肿、乏力、胸闷、失
眠、手足心热、嗳气、消化不良、便秘、便溏、面黄、腹痛、腹
胀、腹泻、腰痠、少腹胀痛拒按或喜热喜按等等。其时

症按摩疗法，可参阅有关章节。

3、触诊经验

一、用拇指之腹与食、中、无名指指腹着力，拇指在大腿内侧血海区（附图75），食、中、无名指在大腿外侧，相对拿捏。如有压痛，可疑有妇科病或男性生殖系统病变。

二、用拇指之腹着力，依次紧按、很稳的点压或压揉左侧腹部、小腹部、盆腔部（特别是耻骨）和腿沟部，如有压痛（附图74），亦可疑为有妇科病或男性生殖系统病变。

据此两法，结合问诊等，即可作出诊断。

4、妇科病适用按摩疗法

一、仰卧式，屈腿，放松腹肌。

㈠腹部通络法。

㈡用掌或侧掌根部着力，压揉左侧腹部、小腹部、盆腔部（包括耻骨）、腿沟部和血海区各数遍或十数遍。

㈢用右手拇指与左手食、中、无名指之腹着力，压揉或点压揉小腹部、左侧腹部各数遍。

㈣用拇指侧锋或指腹，亦可用掌侧着力揉拨盆腔（包括耻骨、骶

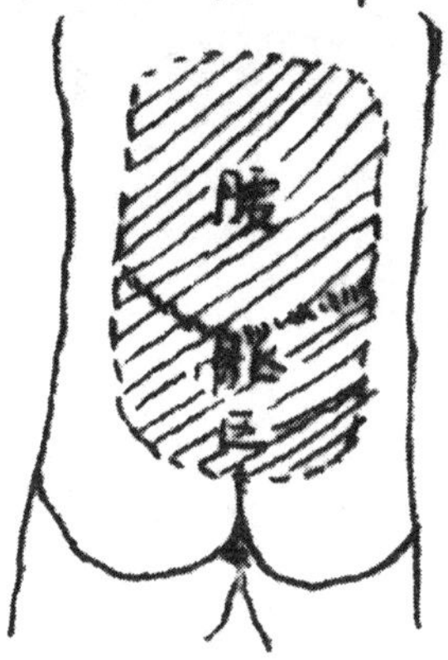

附图74
小腹部
盆腔区

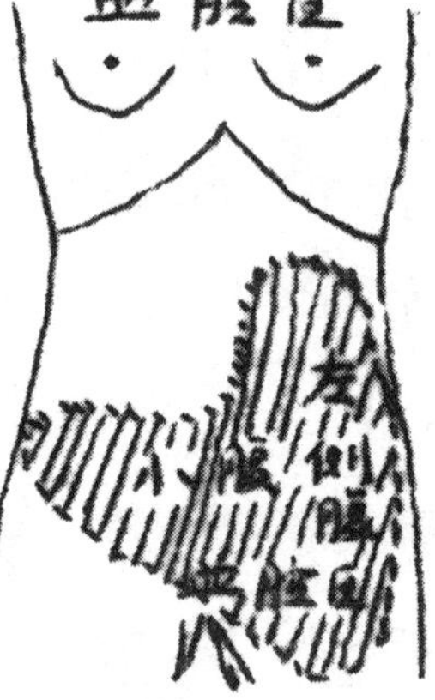

附图75
血海区

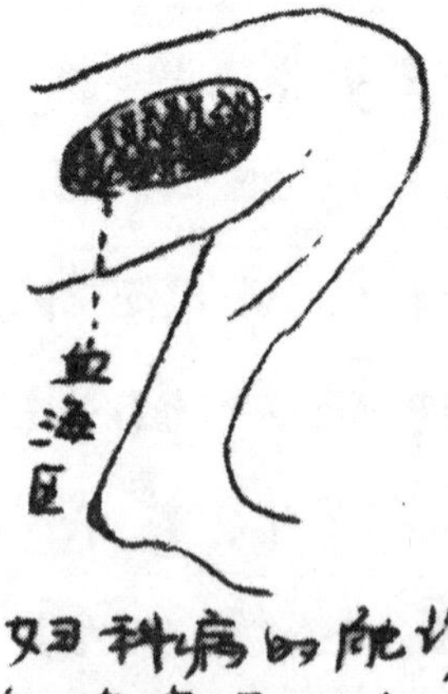

妇科病的触诊与按摩重点部位示意图三幅。

骨)和腿内各数遍或十数遍。

㈤用拇指或中指尖着力，揉按会阴区(附图4)十数下。

依㈠～㈤法反复进行3～5分钟，再用下法。

二、俯卧式

㈠背腰骶部通络法

㈡右手握拳用小指第三节侧锋着力，压揉推腰椎骶椎十数遍。

㈢用掌根或侧掌着力压揉腰骶椎两侧部各一二十遍。

依㈠～㈢法反复进行二、三分钟。

5、分病应加减手法

一、阴道出血——子宫腔、子宫颈及阴道壁之正常的出血经阴道流出形成经期延长、经血量增多、间期出血、周期变短乃至不断出血都可称为阴道出血，但不包括正常月经周期子宫内膜剥离的出血。出血时，小腹部禁按摩，重点应在背腰骶部。

二、少腹胀痛拒按——这类妇科病，在中医应属热症，应先用中下焦清热法，然后再用妇科病通用手法。

三、少腹喜热喜按——这类妇科病，在中医认为属于寒症，妇科病通用手法外，应加用掌着力大揉法。

6、关于手足心发热的按摩法

某些妇科病可见手足心发热症状，但手足心发热不止见于妇科病一种，今一併附于此。在中医看来，这种病，都属于虚热。以上、下肢按摩。

一、手心热

(一)上肢通路法

(二)用中指之腹着力，揉拨缺盆麻筋、腋下麻筋、肘尖麻筋、手腕麻筋各十数下。

依此两法反复进行至手心热退为止。此外，还应注意病因治疗。

二、脚心热

(一)下肢通路法

(二)右手握拳，用中指或食指第二、三节交界处的关节成拳后的突峰着力压揉左右坐骨神经各十数下。用拇指之峰着力揉拨腘窝麻筋、腓骨小头侧麻筋、足腕麻筋、内踝骨下麻筋，左右各十数下。

依此两法反复进行至足心热退为止。此外，还应注意病因治疗。

7、其他注意事项

一、凡急性妇科病，一般七天治愈，慢性者，半月至两月愈。

二、自己按摩更为方便而有效。每天三、四次，每次5～8分钟，疗程可以缩短。对腹髂部可以反手用指揉拨。背心按不到处可放弃。如请他人按摩到处即行。

三、注意妇科、产科和性卫生，始终预防妇科病的发生或复发。

8、病例

一、四川雅江丁翠，患白带多年，按摩月余而愈。

二、成都南巷子文化旅馆六门市部服务员张素芳患急性黄带严重，腰不能伸。按摩一次，症减大半。又三次全愈。

三、成都南巷子居民熊云如，患月经水肿病多年，引起经闭。按摩两月后，月经大为减轻，肿消、腰酸痛减、贫血症状消失、体渐结实，月经复来。但第一次是净经，只要继续坚持按摩，将月经排尽后，就会是热经了。

四、成都红光东路人民银行外西服务处职员袁体清、张中农、贝广陵、李华等同志，患痛经多年。发病时，眼皮、口部、下肢均有水肿现象。依法按摩两月后，痛经与痛经水肿均不再出现。

五、成都南巷子文化旅馆六门市部主任张素君患慢性盆腔炎多年，我教会其自己按摩，半月后全愈。

第十节 男性生殖系统疾病按摩疗法

1、几种男性生殖系统病症简介：

一、阳萎——全身性虚弱、内分泌功能紊乱、先天生殖生理发育不全，精神紧张、房事或手淫过多或其他病变、或遗精过多导致阳萎；勃起神经麻痹，均可形成阳萎不举或举而不坚，不能过性生活。按：阳萎的勃起应是一个较复杂的反射过程。㈠阳萎由具有许多不规则的小血窦的三条海绵体组成，这些血窦平时含血很少，当动脉管扩张时，海绵体因充血而膨胀勃起。而当动脉血管缩小时，阴茎海绵体血窦含血量较少，就恢复原状。因此，血行通道如因某种原因受阻，则会阳萎。㊂此处动脉血管壁中的平滑肌受腰部交感神经（腹下神经）和骶椎副交感神经（勃起神经）的控制。副交感神经发生兴奋，使血管扩张，于是阴茎勃起，交感神经兴奋时动脉收缩，阴茎松软。因此，副交感神经兴奋不足，或交感神经兴奋过甚，都可能引起阳萎。㊂阴茎勃起肌，压迫阴茎海绵体根部，对阴茎的勃起有辅助作用。如此处的神经麻痹，当然也影响阴茎的勃起。㊃脊柱病变，切断或削弱了中枢神经通路，当然影响性机能。㊄大脑受精神因素影响而功能失调，不能发挥其指挥作用。内分泌功能（如肾上腺）混乱，可致全身功能混乱，当然都可影响生殖功能。

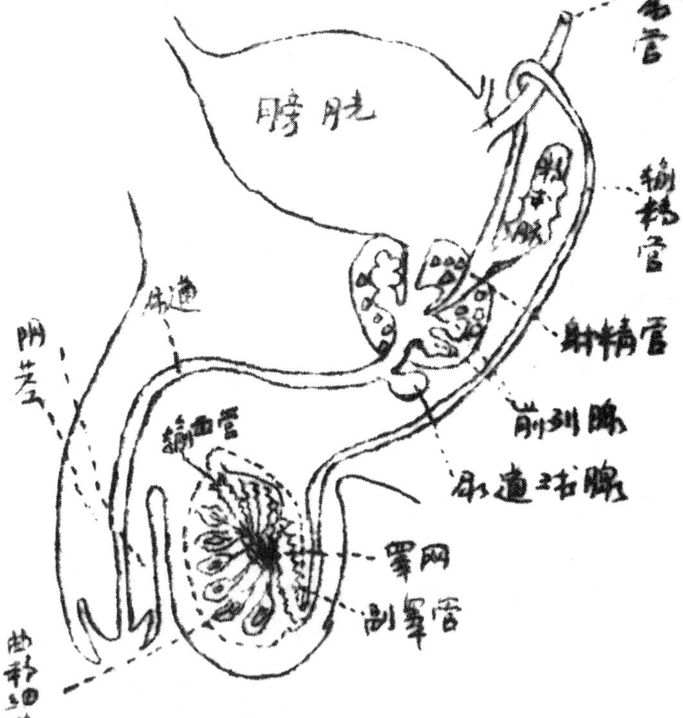

附图第76
男性生殖器模式图

二、阴茎弯曲不能伸——可能与弯曲侧的海绵体障碍或肌肉萎缩等有关。

三、副睾炎——是由于细菌自尿路沿输精管侵入副睾所引起。

四、前列腺炎——前列腺痛可放射至股、骶、会阴、大腿及下腹部，尿痛、尿急、尿频，有时自尿道口流出白色分泌物（前列腺液），性欲减退、早泄、阳萎、遗精，并可见失眠乏力等症状。係由细菌自身体其他处病灶经血循传入，或自下尿路器官及结肠炎症经淋巴引流传入，引起此病。后尿道感染、尿道器械损伤等，亦可引起，有急、慢性之分。

五、其他疾病与症状——尿痛、尿急、尿频、尿滴沥、血尿、遗精、早泄、阴囊湿、睾丸冷、副睾结核、腰痠、脚软、背寒、失眠、食欲不振、发热、恶寒、喜热、精虫成活率低、不能射精等等。

2、触诊结节——用妇科病触诊手法，除子宫及子宫附件区域外，其他压痛反应点大体相同。

3、按摩方法

一、重点按摩区与治妇科病同。

二、附睾炎——应加用：㊀用拇食指之尖着力，相对拿捏或拿捏提拔阴茎与耻骨相接处两侧的四条小筋，各一二十下。拿捏时立即见阴囊缩小，肿大的睾丸也缩小。㊁再用拇食指之腹着力，相对拿捏阴囊及副睾、睾丸十数下。

三、前列腺炎——在用指按会阴陷凹中时，用力应加强，时间也应加长。（有条件，也可改用西医的前列腺按摩法。）

四、阴茎弯曲、阳萎——在每用通用手法一遍后，应加副睾丸按摩的手四法，並用手拿捏阴茎二三十遍。

4、病例

一、陕二局五处干部付正华，自述阴茎仰下弯曲不伸，按以上方法给其自摩，数日而愈。

二、四川金堂招待所职工佟福祥，自述阳萎求治，为按摩一次后，教以自我按摩方法，一连按摩三次，次晨自述临房症状已见好转，天明时已能自动勃起。

三、761部队许××同志，患急性附睾炎，有压痛硬节，西医检查后认为治疗困难。我教以自摩法半月后基本痊愈。

第七章：一些全身性（内科）病症的按摩疗法

这里主要是指血循系统的一些病症，不局限于某一局部，故专章论述。

第一节：贫血的按摩疗法

1、病因——血液中的红血球（红血细胞）或红血蛋白少于正常，即称为贫血。中医的血虚应包括贫血，但不止这种贫血。要了解贫血的病因，首先应知道红血球的生成条件。红血球是在红骨髓中发育成长的，成熟后才放入血。红血球的正常生成，还需要适当的蛋白质、叶酸、维生素C、维生素B_6、维生素B_{12}、肾上腺皮质激素、甲状腺素、雄性素以及正常的骨髓生血功能。所以，有关生成红血球的因素出了问题，都可形成贫血。而最多出问题的是维B12、铁及骨髓生血功能等三个方面。现分述于后。

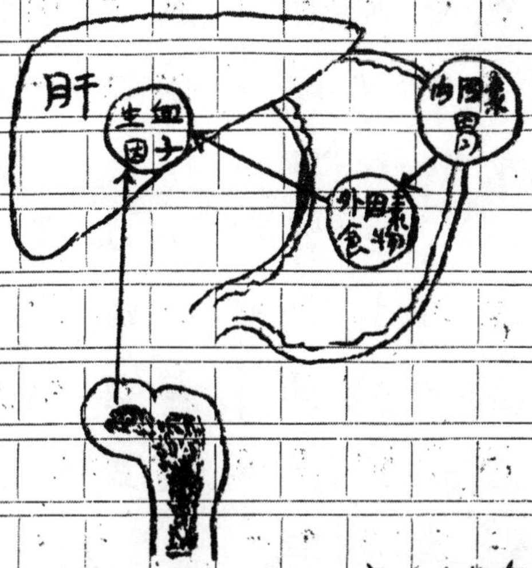

生血因子的生成与储存示意图。附图第77。

一、维生素B_{12}——即所谓生血因子，存于牛肉肝脏、蛋类及某些植物类食物中，此为外因素，必须经胃所分泌的一种粘多糖（称为内因素）作用后，始能在小肠下段被吸收。维生素B_{12}（生血因子）储存于肝脏中，经常释放少量入血液中，作用于骨髓。（参阅附图77）如果食物中缺乏维生素B_{12}，则红血球发育生长停滞，血液中的红血球数量大为减少，红血球的形状也改变为大于正常，所含的血红蛋白也浓于正常。称为恶性贫血或大红血球型贫血。

二、铁质——含于一些食物中，经胃酸作用后，把它释放出来，再经维生素C等还原为二价铁，才能被十二指肠吸收。吸收的多少，还可能与肠壁中的一种蛋白质的情况有关。铁质结合入红血球后，红血球在120天左右即衰老而被脾、肝、骨髓等处的网状内皮细胞吞噬和消灭，而把其中的铁释放出来供重新造血红蛋白之用。如身体由于急性出血失铁过多，或对食物中的铁消化吸取不足，即可发生贫血。此类贫血，红血球数虽减少到小于正常时，所含的血红蛋白，也低于正常，称为脓性贫血或低色素性贫血。

三、骨髓的正常生血功能——如受到砷剂、磺胺类药物过多的刺激，或苯、汞、铅等毒物中毒及毒血症、物理性中毒等，均可抑制骨髓的生血功能，减少红血细胞的产生，造成贫血。称为骨髓性贫血，或再生障碍性贫血。

四、其他——寄生虫病、疟疾、先天性异常均可引起贫血。中枢神经与周围神经，更有重要关系。例如：大脑皮层有机能障碍时，血液中的网状细胞数目减少，红血球的生成也少于正常。切断肝的神经，也能引起贫血。

总之，贫血是一个综合征，可由各种原因引起。一个贫血患者，往往有多种致病因素同时存在。

2、症状——一般色苍白或发黄、虚弱、面于瘦乏、皮肤干燥皱缩、毛发干枯而脱落、匙状指、肌肉松弛无力、体重减轻等。还有头昏、头痛、昏倒、畏寒、注意力与记忆力减退、嗜睡、耳鸣、眼花、口腔感染、喉痛、吞咽困难、齿龈出血、鼻衄、皱静脉曲张、劳动后心跳、心累、心痛、右心的力衰竭、心率及脉搏常加快、恶心呕吐、食欲不振、腹泻、腹胀、便秘、肝肿大、手足发麻、下肢麻木、下肢水肿、走路不稳、皮肤粘膜出血等。

3、按摩方法：

必须查明病因，依病因治疗，否则无效。

一、对于属于内因素——胃对食物中的维生素B12的加工的问题，按摩重点应摆在胃肠功能方面，即用胃肠病与肝病的按摩法。

二、对于属于食物中维B12含量不足所造成的问题，必须从药物和饮食方面予以补充，也应以胃肠、肝为重点进行按摩，以利早日恢复健康。

三、急性出血导致的贫血，首先是迅速止血，止血后，如失血过多，需要输血以后，以按摩消炎、止痛、活血化瘀，使痛止、炎消伤口愈合。慢性出血，则一般可全用按摩治疗，使出血面愈合而得到根治。如胃、十二指肠溃疡、慢性胃炎，治法已见前。其次是多吃含铁质食物以补充铁质含量。

四、属于溶血性问题，应查清病因予以治疗。如由疟疾引起，即用本章第三节按摩法。

五、属于化学药品中毒问题，应即停止使用该药，适当用绿豆汤、萝卜水之类解毒，并以消化系统为重点加强全身按摩，调整全身功能。

六、对属于骨髓功能障碍的问题，作如下按摩：

㈠全身遍踏法以加强全身功能。

㈡红骨髓才是造血机构，骨膜上有神经与血管进入红骨髓，故宜用拇指侧锋或合指锋或掌揉拨胸骨、肋骨、脊柱、指骨、趾骨、四肢长骨关节端。

㈢反复刺激四肢麻所以影响大脑的调剂功能。

㈡、㈢法应加入㈠法中进行，一般每日两次，每次三、四十分钟。白血球病，可用同法治疗。

4、其他——出血病症状甚多，应酌加对症按摩法，可参阅有关章节。

第二节 疟疾的按摩疗法

疟疾为病，发冷后又发热，冷时全身战抖，被子盖得再多也暖不住，故俗称打摆子或冷热病。可每日发作，可间隔一、二日发作，可年年发作，愈后反复。恶性疟疾可一日发作数次，乃至高热不退，来势甚猛，头痛、呕吐、谵妄，或腹泻、昏迷。也有先冷不热或症状轻微的疟疾。按摩疗效甚佳，其适用法为：先仰卧。

1、头颈部通路法。

2、用食、中、无名指之侧锋或指腹着力，揉擦颈两侧十数遍。

3、用掌根着力揉擦或压揉耳前部、耳下部、耳后部十数遍。

4、用拇指之腹或侧锋着力揉擦额部、太阳区、头顶部、偏头部、眼眶十数遍。

5、用拇指之腹和食、中指之腹着力上下拿捏颈椎，往返十数遍。

依1～5法反复进行3～5遍，然后俯卧。

6、背腰骶部通路法。

7、右手握拳，用小指第三节侧锋着力压、揉推胸腰椎十数遍。

8、用拇指侧锋或中、无名指头外侧锋斜向着力揉推压脊柱两侧五分处（夹脊线）十数遍。

9、用掌根着力压揉背腰两侧部膀胱经第一线数遍。

依6～9法反复进行3～5遍，如兼见肠胃消化不好，应加用：

10、腹部通路法。

11、用掌根压揉全腹部数遍。

12、用拇指之腹与另一手的食中无名指之腹着力，压揉全腹部数遍。

依10～12法反复进行3～5遍。

其余症状时应加减手法，可参阅有关章节，这里只提示两种：

1、怕冷发抖

一、大提头颈胸背部十数遍。

二、然后用掌根着力大压大揉、重压重揉背腰髀部，反复十数遍，再用食中无名指之腹着力，揉拨颈两侧及背部的脊柱两侧大肌各十数遍。

依此两法反复进行，直至怕冷发抖停止为止。

2、发高热——用本章第六节的发烧发热按摩法。如用后高热不退，用黄牛屎加清水搓细澄清后用其水加白糖内服，效果甚好，此法亦可用于其他高热病。

在疟疾发生前及发生时，均可按摩，每两小时一次，次10～15分钟。

第三节 中暑按摩法

1、病因与症状——中暑俗称发痧，是由于长时间在强烈的日光下曝晒或高温环境中生活、工作所引起，包括日射病、热射病、热痉挛、热衰竭四种，可单独出现，亦可合并出现。所引起的症状较多，有剧烈头痛、头晕、眼花、耳鸣、恶心、呕吐、瞳孔放大、口干、面色苍白、皮肤发冷、四肢瘫痪、小腿肌肉抽搐、四肢及骨骼均抽搐、呼吸浅而不匀、胸闷、腹泻、乏力、血压下降，高热或不发热、脉搏细数、神志不清、甚至昏迷等等。

2. 当先处理紧急症状：小腿肌肉抽搐、四肢及腹肌痉挛、神志不清、昏迷、昏睡。

一、用拇指之甲重掐人中一、二十下，再重掐十指尖各十数下。

二、用食指之腹揉拨缺盆筋一二十下。

三、用拇指之腹与食、中、无名指之腹着力，相对加重拿捏两小腿各二三十下。

四、用掌根着力重揉头顶数十遍。

五、用食、中、无名指之腹着力，加重揉拨左右颈侧部各二三十下。

六、宽胸三、四十下。

以上六法，可能用其中一、二法即可解除，也可能全用，也可能六法连续并反复进行，才能解除。

3、急症解除后再用全身通路法，并于其中适当加对症按摩法以善后。

一般一、二分钟即可解除急症，再用二、三十分钟全身按摩法与对症疗法，症状即可基本全部消失，再注意休息。

4、病例：四川雅江银行干部柳××，1964年伏天由高原来成都治病，一日忽中暑，服药无效，为按摩一次约半小时而解，能起床闲谈，又两次全愈。

第四节：高血压病按摩疗法

1、症状与病因

（一）症状——常见的有头痛、头晕、头胀、耳鸣、心悸、心跳、发麻、颈项僵硬、烦躁不安和失眠等。而小动脉血压升高为其主要特征，经常在140/90毫米汞柱以上。当出现危象时，突然升高在200/120毫米汞柱以上，剧烈头痛、头晕、视力模糊、恶心、呕吐、意识障碍、抽风，或暂时的偏瘫、失语等。如合併动脉硬化，发生脑溢血、脑血栓形成、脑血管痉挛等，则出现中风。

（二）病因——继发性高血压，多由肾脏疾病、脑内肿瘤、肾上腺疾病引起。原发性高血压病因不明，一般认为与长期精神紧张、情绪激动及遗传有关。

（三）高血压与心脏病——由于血压长期增高，增加左心室负担，逐渐引起左心室肥厚、扩大，最后出现心力衰竭，称为高血压性心脏病。早期无症状，逐渐有心悸气急感。严重时出现劳动后气急，阵发性呼吸困难和充血性心力衰竭。

2、触诊鉴别

（一）用肾脏病触诊法，如发现肾病反应点，疑为肾性高血压。

（二）用拇指指腹横截压股动脉，如搏动减弱或消失，再触肋间动脉有跳动现象，应疑有主动脉狭实。

(三)用外感鉴别诊法证明有外感,且高血压发生在外感之后,则应疑为外感引起血压升高。

(四)妊娠晚期出现血压增高,应疑为妊娠性高血压。

3. 按摩疗法及其他

(一)首先要求高血压病者"有坚强的斗争意志",发扬乐观主义精神和疾病斗争。但自始至终按摩法,太极拳、气功及适当的劳动锻炼。饮食方面,多吃含叶绿素食物、含维生素C食物(如豌豆尖、白菜、青菜、菠菜、红苕、玉米等),基本吃素(即少吃动物脂肪的,如羊肉、鳝鱼、鸡、鸭肉等油腻食物)。进食、沐浴、情绪激动时血压上升很快,尤其紧张时。沐浴时水温高了,亦使血压急剧升高,因此不要太热。

(二)继发性高血压——针对病因采用相应的按摩疗法。

(三)原发性高血压——由于目前病因不明,尚不能作病因治疗。但早期若按摩仍可望痊愈,严重者亦可缓解。特别是病员自己学会按摩,常用高血压适用按摩法和对症按摩法以缓解和稳定病情,并随时用相应的按摩方法排除可以引起高血压加重的其他病症(如感冒),就可促使病情不会继续恶化。即使危象出现,也不致慌张,而能及时自己采取相应的按摩法抢救。我本人就深有体会。

高血压适用按摩法为:

(一)全身通路法

㈡用食中无名指之腹着力，揉按颈项两侧部耳下部各十数遍。

㈢用掌根或大小鱼际着力，揉按耳后部、耳前部、偏头部、额部、太阳部和头顶部各数十遍。然后用大鱼际着力，从偏头部经耳前、耳后部向颈部压推30～40遍，以使静脉血液回流加快。

以上第㈡、㈢两法加入全身通路法中的头颈部通路法中，交互进行三、四分钟。

㈣右手握拳，用屈拳后的指骨着力，从左右季肋下起，经肚脐两侧到膀胱部，依次紧按慢压十数遍。再用四指揉法依前列部位的顺序点压、揉数遍。然后用掌着力压揉全腹部数遍。此法与全身通路法的腹部通路法交互使用三、四分钟。

每天按摩1～2次，每次30分钟。

(四)降低胆固醇的有效方：——生山楂、苦丁茶（或白茶、其他茶）、决明子（或田螺）各1～2两，煎浓液服。

4、病例　我本人患三期高血压已十余年，并发高血压性心脏病、动脉硬化症。血压冬天经常在200/120毫米汞柱，一般180/110毫米汞柱。高血压危象经常出现。按摩医生给我按摩八年，医生和与我要好的同志，见我愉快活下来，均感到惊奇。近年来精神更好，除冬天外，每天至少工作八小时，心情非常愉快。血压仍然很高。由于动脉硬化引起牙龈在冬天经常出血，每次至少在100毫升以上。最初吃西药，效果不大。后来改吃姜蒜效果较好。最近三年吃红茶效果极好。1970年冬天的一天，很冷，晚饭后立即出现反脘作胀，十分难受，心区以上上半身大汗淋漓，如在伏天的烈日下，而心区以下下半身又冷得厉害。脉搏每分钟达150次以上，心慌难受，坐立不安。但我仍冷静对待，不能失静，以免血冲脑加剧，再用治心跳过速、心难受的按摩法，半分钟后即使脉搏每分钟降到100次以下，心脏症状全解。于是缓步背街小巷，抱腹搓动数分钟后，脘胀消失，但大汗仍不止。乘车纳凉，晚回旅馆，大汗仍未止，下肢极冷，仍沉着对待，靠于床头，拂扇至夜半，汗收脚暖，危症全消。以后连发先后三次，均用此法而脱险。1972年冬，一日骤然发轻度瘫痪，不能起床。乃教人替我纸棒拍打全身的肩背臀四肢，并搓拨坐骨神经、委中神经，半月好转逐渐恢复，又能搞按摩了。

第五节 发热、发烧的按摩疗法

一、发热、发烧的原因很多，常见于各种感染性疾病。

1、呼吸系统感染病——上呼吸道感染、流感、支气管炎、肺炎、胸膜炎、肺结核、麻疹、风疹等。常见其他症状为：流鼻涕、喉痛、咳嗽、咳痰、胸痛、呼吸困难等。体征常有鼻塞、咽红肿等。

2、中枢神经系统感染病——流行性脑膜炎、化脓性脑膜炎、脊髓灰白质炎等。症状常有头痛、呕吐、昏迷、抽风、孔儿夹叶等。体征常有缺次征血、肢体强直或瘫痪等。

3、泌尿系统感染病——肾盂肾炎、膀胱炎、尿道炎等。症状常有尿频、尿急、尿痛、血尿、腰痛等。体征常有肾区、膀胱区压痛等。

4、消化系统感染病及症中毒——如肠炎、痢疾、伤寒、副伤寒、肝炎、急性阑尾炎、食物中毒等。症状常有恶心呕吐、厌食、腹痛、腹泻、下坠、脓血便等。体征常有腹胀、腹部压痛、反跳痛、腹肌紧张、黄疸、肝脾肿大等。

5、其它感染病——中耳炎、扁桃体炎、骨髓炎、皮肤感染等。症状与体征常有局部疼痛、红肿、发热并有化脓或溃破等。

其他，凡组织破坏、大量出血、药物反应、寄生虫病以及另外一些疾病，均可能引起发烧发热。神经系统和内分泌机能的改变，也能引起发烧发热。

二、发热、发烧的病理机制

1、正常人的体温常在37°C左右。产热主要依靠蛋白质、脂肪和糖的分解，产热最多的是肝脏，其次是其他主质器官和肌肉，结缔组织产热最少。新陈代谢增加时产热增加，新陈代谢减少时，产热也减少。产热是必然的，也是必要的。同时，散热同样是必然的和必要的。散热通过对流、辐射、蒸发三种方式，呼吸、排大小便、出汗、无汗汗腺皮肤散热，都是散热的途径。产热与散热，都受中枢神经控制。间脑是体温调节的低级中枢，它又受大脑皮层的控制，通过神经纤维感受器的中枢传导，或通过血液循环直接作用于中枢，引起产热、散热的变化。

2、在一定时间内，产热多于散热，使体温高于37°C，则发热、发烧。反之，散热多于产热，使体温低于37℃，则为低温。两种都是病。

3、各种可引起发热的疾病病原，作用于感受器或随血液至中枢，引起体温调节中枢的机能改变，于是改变了机能的中枢发出的冲动沿交感神经到达末梢，使皮肤血管收缩，散热减少。同时，冲动传入内脏器官和肌肉，使代谢增强，产热增加。亦有冲动传至内分泌腺，使肾上腺、甲状腺和脑垂体的机能发生改变，因而更使散热减少，产热增加，结果体温升高。退热时，血管舒张，呼吸加强，出汗，使散热超过产热，因而体温开始下降。

4、认真说来，发热的本身既不是病，也不是症状，而是身体对疾病的一种必要的正常的防御反应。细菌、病毒侵入人体，人体要调动全身的积极因素去抵抗、反击，必然相应的加强新陈代谢，因而产热增加。皮肤血管收缩，散热减少，或散热器官暂时不适应新增加的热量。都属于整个防御反应的一部分。不过，任何事物都不能超过限度，人体防御反应也是如此。发热过高或长期发热，则使身体消耗大量蛋白质、维生素、体液，各系统器官的机能降低，反而不利于防御。因而有退烧退热的必要。

5、中医对热病的认识，又有所不同。体温高于正常者，可叫做热症，又有虚热、实热、内热、外热等区分。体温不高于正常，只是手足心发热，或仅仅自觉有烦热的感觉，或者仅在昼静夜而恶热甚，或腹肌等的指按，都可叫做热症。本节所说的按摩疗法，就是针对这些热症的。故可名为按摩清热退烧法。

三、按摩清热退烧法

如上所述，发热发烧可由多种病因引起，按摩每应作针对病因的治疗，其法分见于各章。此处介绍的清热退烧法，实际上只是一种对症疗法。不外通过对神经、皮肤血管的刺激，减低生热能力，加强散热能力，缓解体表（如腠肌）紧张度。这些按摩，对某些病的发热，有很好的清热退烧效果，并在其过程中，也排去了病因，同时又是病因治疗。对另一些病，则只能清热退烧，不能排去病因。对还有一些病则完全无效。

针对不同的情况，就分为外感、上焦、中下焦、全身四种清热退烧法。其实，都是通过神经与体液起作用，既可清热也可去寒，叫做清热法可以，叫做去寒法不一定不可以。

1、外感清热退烧法——㊀用治外感按摩法中或将结束时，用拇指指腹或侧锋着力，从两眉中间印堂部起压、推至头顶百会止，数十遍。㊁用掌根着力，压揉

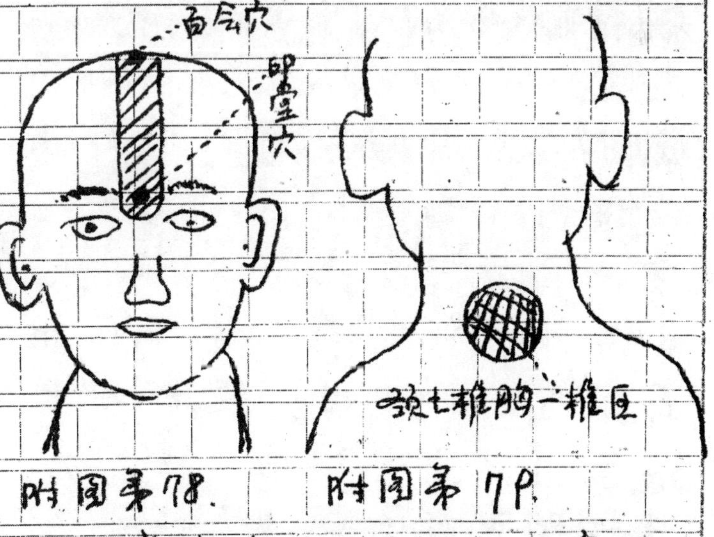

附图第78.　附图第79.

外感病清热退烧重点按摩区示意图

颈七椎与胸一椎压或数十下。依此两法反复进行数遍，烧退为止。

2、上焦滞热退烧法——即头颈胸滞热法。①应用于颈部咽官疾病，适用按摩法与胸腔内咽官疾病适用按摩法进行过程中或将结束时，用拇指与食指之腹着力，拿捏喉管上下部（附图80第①线），反复十数遍。再拿捏喉管两侧上下部（附图80第②两线），反复十数遍。再拿捏喉管两侧的再外侧（附图80第③两线），反复十数遍。依[redacted]此顺序重复进行十数遍后，再用拇食指拿住喉管左右摇动十数下。②双手拇指侧锋着力上下压推耳上竖线区（附图81），反复三四十遍。③用食中无名指之腹着力揉拨胸区（附图82）十数遍。依此三法反复进行，直至喉痛减

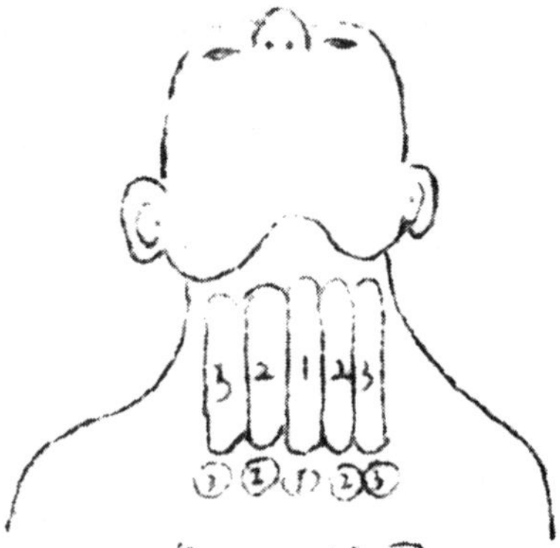

喉五线图
附图第80

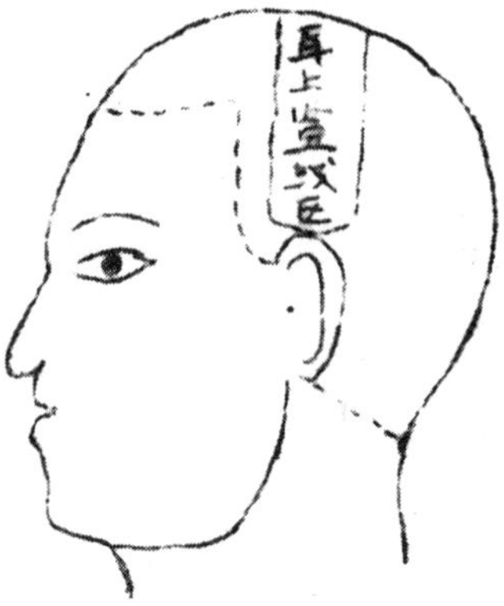

耳上竖线区图
附图第81

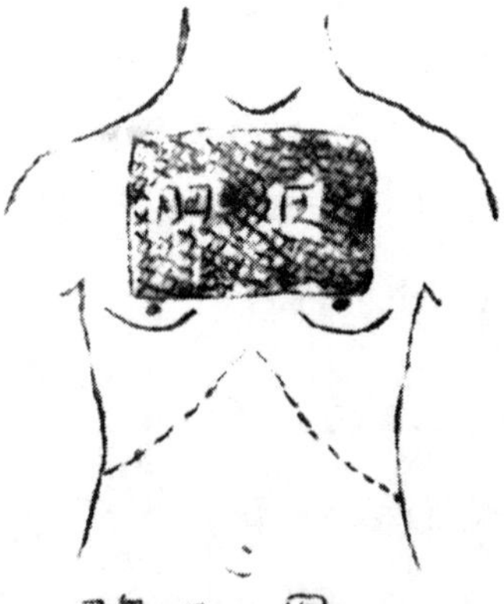
胸区图
附图第82

上焦滞热退烧按摩区与穴图之俯

轻、烧退止。

3、中下焦清热退烧法——又名夹脊线清热法。㊀在中下焦疾病按摩法的按摩进行中进行到背腰部时，或在按摩将结束时，用手握拳用小指第三节侧缘压揉胸椎腰椎十数遍，再用掌根压揉脊柱十数遍。㊁用拇指之缘或中、无名指之尖外侧缘斜向着力，重(压)揉推夹脊线胸四椎至腰四椎一段，左右各二三十遍。依此两法反复进行，直至热退或减轻为止。

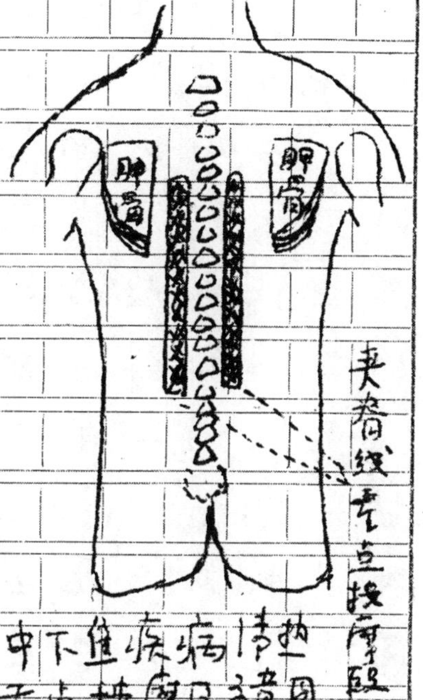

中下焦疾病清热重点按摩区示意图
附图第83.

4、全身清热退烧法——㊀全身通路法。㊁引热发烧疾病的按摩法。㊂用掌着力，大挠大揉、轻挠轻揉全身各部肌肤5～20遍。㊃用中指之腹着力，加轻揉拨臂丛神经40～60次。㊄痛点与痛区加轻揉拨或压揉。依此五法反复进行直至汗出热退止。此係以上手法使毛孔皮脂腺汗腺等畅通无阻从而使病热随汗排出。

如用各种按摩法清热退烧无效，应即用其他中西医疗法。或虽可清热退烧，而反使病情逆转(例如麻疹早期，宜发不宜收)亦应改用他法。

5、病例

一、我本人经常出现喉痛，发热症，当经按摩前九年每日必服泻梅上清丸，予按摩后，当晚痛未止，即用上述清热法按摩二三分钟而止。一月又发作，用上述清热法无效，适逢一股行散之来书治愈，乃教他替我用中下焦清热法按摩，约两分钟而喉痛立即止住。

二、成都南巷子文在旅馆六门市部职工吕的外孙，忽大烧大热，达40℃以上，我用外感上述中下焦清热法后，热仍不退，立即改用宣通清热法，两次后汗大出，热降病而愈。

三、周工作组时素芳之外孙女李燕，三岁半，以往一感冒则高烧，同时出现抽风。此年春，一日晚九时许，又发高烧，当时成都周志为治，诊为外感夹食，用背部清热法使之汗出，最后以腹部通结法收尾，计三分钟。若过一小时后烧未退，可再来诊。结果没再来诊，次晨问之，答一宿烧退未抽风。

四、1971年冬，部门一位老职工，丁在田同志陪伴友同志腹痛、左肩、左臂心悸来寓求治。时成都周志为用心肾疗法、气血法加重按大椎穴、拔肝俞、肾俞，半月后无效，最后为加于大椎、肝俞、肾俞拔出血性火罐一次，左肩左臂心悸全除，因明确了病前三个七一，……后因经济困难而回去了。

第六节 对疲劳的按摩法

劳动后或远足旅行时，常常有腰痛、腿痛、疲困乏等现象出现，称为疲劳。疲劳首先发生在中枢神经，其次才发生在神经肌肉的接头处，最后发生在肌肉。主要是积聚乳酸过多的结果。其按摩法为：

1. 从大腿根部起，到足尖止。用双手指腹着力，相对拿捏十数遍。再用双手握成空拳，相对拍打数遍。

2. 双手握拳，用手背或指背着力，反手由打数十下。

3. 用双手掌着力，揉搓头颈部，特别是头顶部，数遍。

按摩后，前述疲乏现象消失。精神舒畅，又可积极参加劳动。

第八章、风湿病的防治法

第一节、概说

1. 风湿病的命名——风湿病是根据中医命名的。中医又叫做痹症。

风湿病的病因，在西医还没有确切的解释。中医认为与风湿对机体的侵袭不无关系，故名曰风湿病。但风湿病在中医所包括的各种，其病因决不止风湿一种。至于取名痹症，痹乃闭塞不通之意，各种风湿病皆与经络（神经）、血管等的通畅情况有关，故较为有道理。但是机体某部如果完全不通，则将使局部坏死或整体死亡。一般风湿病不至于这种程度，如以为是欠通或不够畅通，则较为恰当。

总之，这个名称还很值得研究。

2. 风湿病的病因与分类——风湿病的病因，西医认为与溶血性链球菌感染有关。其实这仅仅是风湿病的一种的可能有的病因，还不能解释所有的风湿病。中医几千年来对风湿病具有丰富的实践经验，有关病情症状的分类，治疗方法，相当细致具体而有疗效。但对病因的解释，也不很确切，多作虚弱，气血不足以因袭，病邪乘虚而入。这是对的。但作为空气的风和作为水份的湿，怎么会钻进人体而不会出去，则令人难以理解。人们天天吹风喝水，都没变成气球或水袋，什么样的风湿可以入而不复出呢？根据近年资料，根据我们的理解，风湿病可以分为神经型、病毒或细菌感染型、中枢神经病型三大类。三大类又可以分为各种小类。总而言之，都是慢性的、反复发作的与神经系统或循环系统分不开的一种全身性疾病。兹分类分述如下。

（一）对气候特别敏感的神经性疼痛——这一类病的共同特点是对空气中的温度、湿度，特别敏感，一有变化就发作。故有气象表之称。发作时的症状，依敏感的不同部位，在皮、在肉、在筋、在骨、在内脏、在五官、在脑，而各有所不同。比较常见的是痛，但决不止痛一种表现。既是神经敏感，一般没有器质性病变。但反复敏感反应，最终也可形成器官形状质量的改变。事物总不是绝对的。这种敏感的形成，多与身体的本来体质和其所习惯的气候的突然变化并且那种变化因素长时间不能消除有关。北方人习惯于比较干燥的北方气候，到四川空气比较潮湿，久了而得风湿病。四川人也习惯于四川气候，但身体素质差而易于敏感的，或改变到更潮湿寒冷的当地或外地劳动生活条件中，也可形成对气候的这种特别敏感。由于各人的体质与所受外界的影响的差异，又可分为下列几类。

(I)对低温特别敏感者。相当于中医的寒痹（痛痹），对气候温差乃至昼夜温差都很敏感，故病情每至夜轻，日轻值至。痛处不红不肿，有冷感，喜热熨或加倍暖之具。疼痛剧烈如锥刺，而位置固定。

(II)对湿气特别敏感者。相当于中医的着痹。空气中湿度增加特别下雨时，反应很剧烈，疼痛位置固定，身体沉着，腰背或四肢麻木软弱无力，转动不灵。除神经敏感外，还有内呼吸代谢的异常。

(III)神经敏感部位经常转移者。相当于中医的行痹。特点是对气候敏感的部位不固定，可沿神经或经络的通道转移至另一处，时而在手，时而在足，时而在腰背，也可转移到内脏、头部、五官。转移的途径，我们认为不是通过循环，另外，血管壁也有神经，亦可作为转移途径。也有可能是多灶发作敏感，不全都是转移。为什么有的人转移有的人不转移，机制尚不明了。不过转移与不转移，应是相对的而不是绝对的。所以我们通常都应注意使其不往要害部门转移。

(IV)综合型。相当于中医的风寒湿痹兼具上述(I)(II)两种的特点，也有可能还兼具第(III)种的特点。

(二)不是对气候敏感的阵发性神经痛与痉挛。

20×25=500　　第268页

——例如三叉神经痛、坐骨神经痛、其他不受气候影响的肌肉、骨骼和关节痛、肌肉、神经痉挛性疼痛，中医都归入风寒湿痹症一类。这些痛，不红不肿不热，是功能性的，不能归入感染一类。这些病，也不一定不发生转移。

(三)、神经特别不敏感型——这一类与上两类相反，机体某一局部丧失了敏感性，虽打虽掐都不知痛，或痛感甚微。但又非中风瘫痪。前两类是实症，这一类属虚症。神经受长时期接触刺激后，可向两方面发展，一种是形成特别敏感，一种是形成特别不敏感。决定于受刺激的种类、强度、时间、身体素质。这种不敏感型，在四肢者亦发觉，在腰背者往往被忽视。

(四)、风湿结节——往往骤然在肌肉内形成一个或几个肉疙瘩，痛而不剧烈，受压时痛始显著，有活动障碍。热敷有助于消散。中医归于寒湿。

(五)、病毒或细菌感染型——相当于中医的湿热型或风湿热型。发病部位痛、肿、红、热、功能障碍，伴有全身性发烧、出汗、无力。发病部位可以游走不固定，可反复发作，可出现皮下结节、环形红斑、心脏瓣膜病。发病前可有风湿病既往史或上呼吸道感染史。畏寒畏热。病因与病毒或细菌感染有关，如溶血性链球菌感染之类。这类病的表现与前述风寒湿型几种有很多不同或相反，治法也就大有区别。但两者不是不可互相转化的。

(六)、中枢神经病变型——这里是指的类风湿性关节炎。中医亦归入风寒湿痹一类。起病缓慢无明确发病日期，可自发缓解及反复发作，亦可受寒冷、湿气等气候影响，过度劳累时症状亦明显。关节疼痛，急性期可发热。四肢关节对称性发病，亦有从骶髂关节起，向腰、胸、颈椎发展者。晚期四肢或脊柱关节畸形、僵直，逐渐丧失活动能力。西医对此病之因还不太了解。我们以为：病对称性发生发展，或直接出现于脊柱，应与中枢神经病变有关，除按摩治疗外，参照本书治大骨节病经验，可试用草药民方。

（七）增生型或创伤型——由于过度体力劳动或遭闪挫伤治疗不彻底，引起关节组织增生，或关节及关节附近韧带、肌肉、神经变异或敏感，导致疼痛甚至肿胀。中医亦归入风湿病或损伤后遗症性发风湿。

以上是按病因与症状分类。此外，还可按发病的所在部位分类定名。如风湿性皮炎（皮痹）、风湿性肌炎（肌痹）、风湿性关节炎（历节风）、风湿性心脏病（心痹）、风湿性视网膜炎（目痹）、风湿性骨痛（骨痹）、风湿性瘫痪、风湿性头痛、风湿性肩关节炎（漏肩风）……等等。发病可在四肢、体表、皮肌、骨、关节、韧带，也可在内脏、五官、脑部。可以由其他部位转移而去，也可直接发作于体表或内脏的某部位。据现在知道的情况，风湿病可影响的器官和部位，是多种多样的。

3、关于风湿病的治疗注意事项——上述七类风湿病，增生型或创伤性的按摩法，见于损伤按摩法，病毒型或细菌型，首先是消炎消肿杀菌，手法宜参照外伤及疮毒的消肿去瘀手法。这里着重谈的是其他几种风湿病的按摩疗法，即一般风寒湿麻等的按摩法。根据我的经验，要特别注意风湿病可能转移的问题。敏感或感染，都有可能通过一定渠道转移到薄弱的部位，所以我主张一般说来，不论是全身性或局部性风湿病皆以全身按摩或全身拍打为宜。而全身按摩和全身拍打过程中，又要注意保护心、大脑等要害部门，这就是治疗中有预防，全面照顾中又以要害部门为重点。头颈躯干加强或解除病变后再加四肢。

第二节 风湿病适用预防法

凡大热大汗后当风纳凉，远足跋山后，突然涉水；居处潮湿或久卧湿地；体质素弱，而易于敏感，皆可导致风湿病。而工作需要，不能一一避免。故可避免者避免之，[redacted]，不可避免者可以用我按摩方法积极预防之。

1. 每日用纸棒拍打法拍打全身，既可保健，又对预防与治疗风湿病有特效。

2. 每日用全身通路法按摩1～2次，每次一二十分钟，亦可收同样效果。

3. 当大汗后受风寒时，或涉水后受寒湿时，或在潮湿环境中工作结束时，可用手掌着力搓擦全身肌肤，特别是关节部位，然后随即用空拳拍打全身和关节部位3～5分钟。

第三节 纸棒拍打法和纸棒的做法

按摩所用拍打法甚多，不用工具者如拳击、掌拍打，用工具者如豆袋拍打法、蒙合布棒拍打、钢丝布棒拍打、纸棒拍打等。就个人体会而言，纸棒拍打最佳，而制而便捷，轻柔软硬适度，震动力大而不伤肌肤筋骨，不疼痛，对加强体液循环与交换，开放汗腺、皮脂腺、毛孔及细血管，加强神经功能，均有良效，而施术者又较省力，较能持久。故可适用于凡学按摩者，亦可仿做。

1. 纸棒做法——要求：不能轻了，没有震动力，不能过重，运用不便，不能硬了，而伤肌肤筋骨，不能过于软，以致拍打无力，过长过短，也运用不便。经笔者反复推敲●改进，其做法如下：

附图第86. 纸棒做法示意图

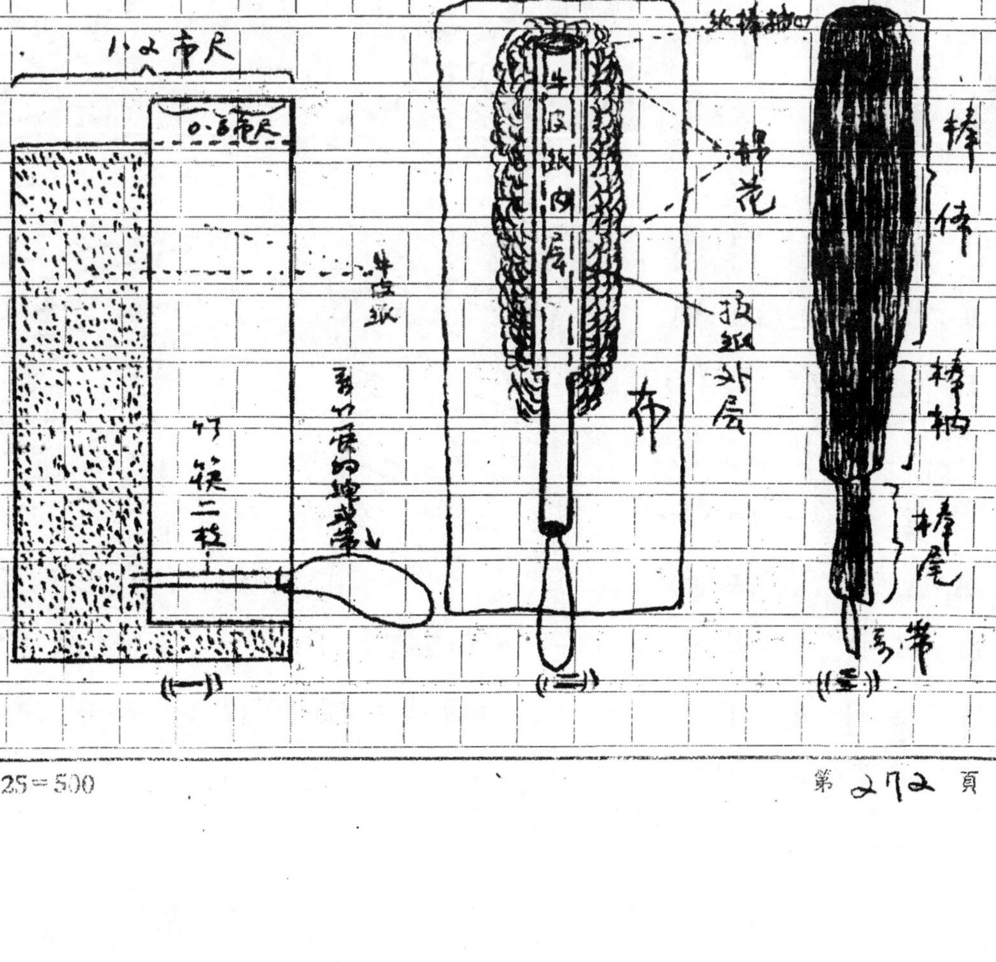

将牛皮纸或水泥袋纸裁成宽1.2市尺50.6市尺的长方，将0.6市尺的一条长方纸放于以竹筷为心作柄的柄部，其长边与1.2市尺长方的长边相齐。柄部用二支竹筷作心，并于竹筷端系绳或带，以使固定于棒底，不使打拍时竹筷向前移（如图一）。然后以竹筷为心卷裹牛皮纸，令紧成纸棒轴心，柄部大小以手便于把握为度。为使轴的前端加大，可加裹报纸数层，再于报纸外层四周覆盖脱脂棉花约二市寸（如图二），以使纸棒柔和，富于弹性。外面再用布缝裹好即成。缝裹布时，不宜太紧或太松。为了清洁，可再加布外套，以便随时换洗。

2、纸棒拍打方法一（压点痛拍打法）

一、先不用棒，用手进行颈头部通络法，痛点压域加重手法。

二、左手或右手执棒，用棒体着力，从颈部起经胸部到腹部（附图84）依次紧接着打着拍，反复进行10～30遍。痛点痛区，在拍打过程中多拍打几下即可，不可久

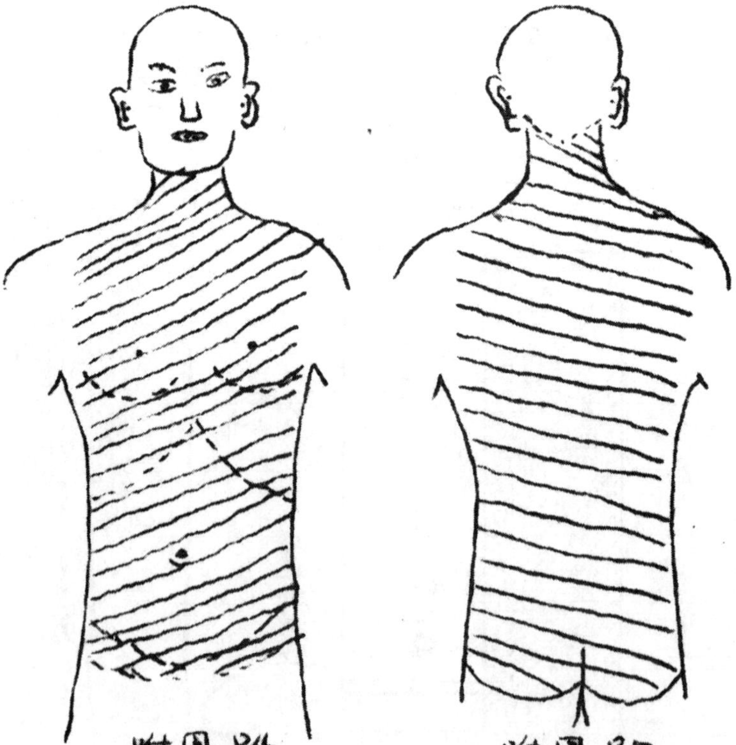

附图84　附图85

躯干拍打区域示意图

在一个部位拍打。

三、再反手如法拍打后颈肩上背10～30遍。

四、再双手握棒从腰部反手向后如法拍打下背部10～30遍。

五、再反手拍打腰骶部10～30遍，腰部宜较轻。

依一～五法，每日拍打3～5次，每次5～8分钟，待头颈躯干对瘫痪的防治已基本完成后，再加第六法。

六、如法用纸棒打上下肢的四面，每肢反复拍打十余遍后，再依一～六法反复进行3～5分钟。

3、纸棒拍打法二（神经纤维损伤麻木拍打法）

一、全身性症状者，依瘫痪病拍打法1～6法反复进行15～30分钟，头颈部的按摩手法用力应加重，加拔上下肢关节。

二、神经伤断者，拍打部位应从接近头颈一端打起，到距头颈远端止，拍打法同上。例如坐骨神经伤应从背腰骶臀部打起，然后才打下肢，腰骶椎部是重点区。

每日拍打5～8次，次6～10分钟。

4、注意事项

一、凡瘫痪重病，拍打后会出现四肢疲乏现象，严重时甚至感到走路都怕大，此亦正常反应，此时可减少次数或缩短拍打时间，或停一、二日待缓解。

二、依上法对瘫痪病进行拍打，经过一定时间后，躯干瘫痪减轻或防御力加强，而四肢瘫痪症状反而会加重。早晨起床后觉四肢发僵，活动后减轻，甚至有包块或皮下结节，疼痛也比未拍打前严重，这是正常现象，不必惊慌。待躯干"风湿"排除后，加四肢拍打，其症状即可逐渐消失。

三、有些人，拍打到风湿病症时，愈打愈舒服，不想松手，这时应注意防止打伤。而且只拍打病灶处，也不能治好风湿病。

四、拍打肋骨及腋三角区应轻些，以防伤肋及肺。

五、外伤内外出血症及急性外伤炎症，均禁止拍打，以免引起再出血。

六、神经损伤性疼痛，当神经功能在急速恢复中，往往很痛，拍打就更痛，应加强思想教育，鼓励病员的斗志。

第四节：全身风湿痛及风湿性心脏病的按摩疗法：

全身性风湿痛，为慢性风湿病的一种，其病因症状已见前，只不过全身都痛这一特点不同而已。

风湿性心脏病，可由躯干四肢风湿病反复发作转移而来，则可兼见躯干四肢风湿病症状与心脏病症状。亦可由心脏直接受风湿影响形成，只有感冒的先驱症状，并无躯干四肢风湿病反应，即出现气急、心跳过速、呼吸困难、全身虚弱乏力、行步困难、怕风、发热、口渴、多出汗、流鼻血、舞蹈病等。皆由"风湿"影响心脏，久而使心脏发生器质性改变，瓣膜畸形、产生瓣膜狭窄或关闭不全。

1.触诊经验——用手轻抚全身，有舒服感，可疑为有风湿病。全身肌肉触痛而无其他病变，可疑为湿气症。按压左乳且有心慌及难受感，可疑为风湿性心脏病。

2.适用按摩法——前述纵棒拍打法，对两者均疗效甚佳，但对风心病拍打宜轻。此处介绍的是专用手的按摩法。

一、头、头部通路法。

二、用食、中、无名指着力，反复揉按胸部、颈部各一、二十遍，用掌根着力揉按胸口部、颈部、额部、头顶部、偏头部及耳后部各一、二十遍。

依一、二法反复进行3~5遍后，再用三、四法。

三、腹部通路法。

四、用掌根着力压揉全腹部数遍。再用四指揉法点压揉全腹部。胃部应列为重点，反复按摩数遍。

依三、四法反复进行3~5遍，再用五、六法。

五、背腰臀部通路法。

六、用掌着力，压揉背、腰、臀部15~20遍。

依五、六法反复进行3~5遍，再用七法。

七、对症按摩，分别详见有关章节。

依一~七法每日按摩二、三次，每次10~15分钟。当头颈及躯干的风湿症状基本消失及肌力加强后，再加入八、九、十、十一的四肢按摩法。

八、四肢通路法。

九、用拇指之腹与食中、无名指相对用力，拿捏旋揉四肢各十数遍。

十、揉拨头侧麻筋或缺盆麻筋、腋下麻筋、肘夹上下麻筋、手腕麻筋左右各十余下。

十一、揉拨坐骨麻筋、腿沟麻筋、腘窝麻筋、内踝下麻筋、足跳麻筋、脚骨小头夹麻筋，左右各十余下。

依八～十一法反复进行3～5遍。

各麻筋是治疗风湿病特别加用四肢阶段后的重点部位，应紧抓狠抓，加强刺激。

3、病例。

一、成都西门南巷子居民熊富如，面无华、全身肿，中西医治两年多，按胃病或肝病或心脏病或感冒等治疗，改换多种处方，均无效，最后用人参大补药亦无效。1970年10月前来求治。触诊左头部有压痛，又无耳疾，断为有慢性感冒。轻拍全身很舒服，断为有全身性风湿。触压左侧腹到膀胱，有压痛及胀感，胃区无扣痛而腹有胀感，揉拨耻骨、腿沟均有压痛。拿捏左血海区有压痛，断为有妇科病。问之，本人答以已闭经两年余，白带多，再问饮食，答以吃不得。结论为风湿为主因引起肿痛、闭经、白带、消化不良，并导致贫血。但慢性感冒又使风湿及其他病症加重加深。故先用治风寒感冒的按摩法以排外感，将治风湿摆在次要地位，用保护要害部门手法，并适当加强左侧腹、小腹、盆腔、腿沟、腰骶椎的刺激以治妇科病。同时亦将脾胃列为重点以排除脾胃风湿，增加内部积根因素的沉积。

按摩十来次后，慢性感冒全愈，胃口渐开，水肿渐消，但四肢于早起发僵，疼痛加重。又月余后，头颈躯干症状基本消失，胃口大开，白带已无，但四肢症状更重，甚至出现皮下结节。于是重点转入四肢，十多天后，四肢症状消失，体渐壮，贫血不再见，月经复来，但系冷经。嘱其自我按摩以善后，并防再发。

二、成都红光东路人民银行外西服务处袁佳清患风湿病多年。风湿性头晕、头痛将重影响工作。风湿病并已开始向心脏发展，常出现风湿性心脏病症状，并有胃炎、输尿管炎及月经期眼皮、脸、脚水肿等。中西医治疗多年无效，每日半天工作半天休息。为按摩20余次后（每次5～8分钟），月经正常，痛经消失，头晕、头痛大减，胃炎、输尿管炎大为减轻，心脏症状也有减轻。又20余次后，情况更好，能上整班，但未彻底。我因他事未再去按摩。

第五节 头颈部风湿痛按摩法

1、风湿性的头晕、头痛、嗜睡——可直接发生于头部，亦可由背脊转移而来。故按摩应注意两方面。

一、头颈部通路法

二、用拇指侧锋着力，压推全头顶部数遍，并揉拨额部、太阳部及偏头部左右各数遍。

三、用拇指指腹着力，从两眉间向头顶中央压推二、三十遍。

四、用拇指指腹着力，相对拿捏颈椎两侧往返十数遍。

五、用两手拇指之腹同时相对着力，重压两太阳部数下。

依一～五法反复进行至头晕头痛减轻，再加六、七两法。

六、用全掌或掌根着力，压揉背腰部数遍。

七、掌根压揉胸一椎至腰五椎一段脊柱数遍。

依六～七法反复进行3～5遍。

2、风湿性视网膜炎

一、头颈部用前面眼病按摩法。

二、此病多与全身风湿有关，故宜加用风湿病纸棒拍打法或全身风湿病按摩法。

三、此病多与慢性感冒并发，如能诱发此感冒，应加感冒按摩法。

3、风湿性癫痫——突然发生意识丧失，全身僵硬，牙关紧咬，持续可到三、四小时，神志始渐清醒，检查全身，有风湿病反应。当昏倒时，不似一般癫痫的吐白沫、叫喊。

一、当其突然昏倒时，用手掌着力，重拍、快拍前头顶，促其清醒，一般百余下即可。

二、当其清醒时，用治全身性风湿法治疗。

4、风湿性哮喘——此病与失枕及感冒发烧相似，可逐渐形成，亦可突发。但不似失枕和感冒发烧那样一、二次可愈，疗程较长，一般有风湿病史。

一、头颈部通络法。

二、拿捏颈椎两侧十数遍。

三、用拇指或食中无名指之螺着力揉拨颈椎两侧各十数遍。

四、拿捏肩大肌数遍。

五、掌根压揉颈七椎与胸一椎十数下。

六、一手扶后脑，一手扶下颏，将头向左右摇动一二十下。

依一～六法反复进行3～5分钟后，依第六法摇动头后，两手按相反方向错推用力，突然向左或向右动作，颈椎喀嚓有声。左右各一次。

丙、失枕——一觉睡醒，突觉颈痛并转动不灵。其病因不止一种。或由疲劳后露卧当风受寒，引起颈肌痉挛或颈肌筋膜发炎。或由睡眠时头部不适，使颈肌一侧压缩过甚而另侧延伸过甚，乃至颈椎小关节的滑膜嵌顿，以及半脱位。外伤引起者不包括在内。

一、头颈部通路法

二、重揉拨痛侧颈肌上下部一二十遍，并重揉拨最痛部位数十下。

三、端着头部向上提，向后仰（半脱向前者宜）。

四、用前述摇颈使发响声法（半脱位者忌用）。

6、病例

一、成都红光公社人民银行庚仲达，全身风湿病并发风湿性视网膜炎，视力不好，疼痛厉害，每年至少休息六到八个月。1971年4月用按摩法为主治疗计七十余次，每次5～7分钟。全身瘫痪大减，视力亦大为好转，疼痛很少出现。截至71年11月止，很少请假休息。但尚未彻底，我因故未能再去。此病需继续按摩，每次治疗时间需加长，每日按摩次数也可增多，才能收迅速彻底之效。

二、四川越西县顺河公社虎文口某，1968年来成都住民委招待所与余同室。一日晚间正与余闲谈中，忽然不晓得了，全身僵硬，牙关紧闭，口无白沫，亦无叫声，全身痉挛。断为大脑病变，当用全掌着力来复压按前头顶部向下，立即苏醒。自述每次发作至少三、四小时才解。以后三次连续发作，皆用同法救醒。给予扳直，瘫痪甚重。成都中医学院附属医院医生，每按瘫痪病为之处方。此后相处半年余，未见复发，他返县后，未再联系。

三、成都红光东路人民旅行社某，患瘫痪性疾病多年，按摩两月余后痊愈。

四、四川安岳镇子场石工怀某，每日可吃大米饭两斤，而全身瘫软，腰膝不能久立，睡眠达十三、四小时，工作三、四天后非休息一日不可。服补中益气汤，只可暂时得些缓解。1971年来蓉，由我与怀诚毅先治疗。诊为瘫痪严重，腰部麻木，脊椎又有外伤史。瘫痪使元气不畅，清阳不升，浊气不降，故嗜睡，无力。按摩两月余，症状缓解而回。

第六节 腰背瘫痪疼痛、麻木按摩疗法

这里包括由瘫痪引起的腰部疼痛、麻木、起破快，腰部

症痛肩背冷痛等，用前述纸棒拍打法每日3～5次，疗效甚佳。补再介绍些加减按摩法。

1、拿捏肩大肌数遍。

2、依次紧按用掌根压按推胸一椎至骶椎脊柱数遍。

3、压按推两侧夹脊线各数遍。

4、双掌着力加重压按背腰髂部，以发热发红为度。

5、掌搓全背腰髂数遍。

依此五法反复进行数遍。

病例：一、成都南巷子文教纸店六门市部主任曾淑君，患风湿病，肩背冷痛特重，气候变化时加剧。每发，为用掌加重压按肩背腰髂十数遍，出暖去寒而痛止。

二、四川资阳县人武部干部陈某，患风湿腰痛多年，病灶在腰部，有硬块，不能久坐久立，坐则解除，立则又腰。为治三月余，基本好转痛去。

第七节 胸胁风湿痛按摩疗法

1、胸胁部通络法

2、用食、中、无名指之指腹着力，按拨胸胁部肌肉、骨与韧带反复数遍。

3、用掌着力，重搓胸胁部数遍。

依此三法反复进行3～5遍。

第八节 上肢风湿疼痛麻木按摩法

包括由风湿引起的肩臂不举、手杆疼痛麻木，腕部风湿痛、手指疼痛麻木等。由于疼痛麻木、运动障碍，久而可引起其他病变。如风湿性肩臂不举，久则肩关节功能降低、勒带僵硬。

1、上肢通络法。

2、用食、中、无名指之腹着力，揉拨肩关节附近部位十数遍。揉拨时面积宜宽。

3、用拇指与余数指相对着力，从肩膀起至手指尖止，拿捏或拿捏兼揉，反复数遍。

4、活动上肢关节。

一、肩关节——将病肢拿起往胸前上方搬，往肩外侧拍、往背后扭，反复三、四遍。应注意勿骤用猛力，以防拉伤。

二、肘关节——一手执上臂，一手执下臂，将下臂向上臂屈数下，往内往外扭几下。

三、腕指关节——摇手腕数下，将手指分别屈伸几下。

5、空拳拍打上肢数遍。

6、执病肢手指，抖动全上肢几下，再扯几下。

依一～六法反复进行数遍。

病例：成都红光公路人民旅行倪绍成，患左肩臂不举多年。71年十月依法为治半月后，手能上举，但肩关节特别是肩三角肌仍痛，再按摩半月后全愈。

第九节 下肢风湿痛、麻木按摩疗法

包括风湿性膝关节炎、风湿性脚杆痛、小腿风湿麻木等。腓肠肌痉挛，又名脚抽筋，乃由腓神经的腓神经部分引起（可自动解除）亦附于此。

1、通用按摩法

一、下肢通路法

二、自大腿根部至足跟，两手空拳拍打其四面，反复数遍。在拍打过程中对疼痛处多拍打几下。

三、按坐骨麻筋，左右各十数下。

四、按腘窝、腓骨小头夹、内踝下、足跟麻筋各十数下。

依一～四法反复3～5遍停。

2、小病加减手法

一、小腿及足麻木——应在前四法外加用拇指与其余四指之腹相对着力拿捏小腿麻木处，反复十数遍。

二、脚抽筋——可用上述手法，具体为：先加压拿捏病肢小腿部，直至痉挛（抽筋）解除为止。再按腘窝麻筋十数下。常抽筋者，可用此法反复3～5遍，以便根除。

三、脚抽筋后腿不能伸直者，改用下法。

㈠下肢通路法

㈡用食中无名指之腹着力，按拨病肢膝关节及其附近的韧带，反复十数遍。

㈢用左手手掌着力压于病肢膝盖上，右手执病肢脚后跟往上提拔，两手同时用力，一次拉伸，用力勿过猛，以防损伤膝关节后的韧带。

㈣腿拉伸后，应再作屈伸运动数次，再用手掌着力压按膝关节及其附近部位数遍。

四、风湿性足底前掌(跖)或后掌(踵)痛——不用前法，仅用下法：

⑴下肢通络法。

⑵用拇指与食指相对着力拿捏脚板与足背反复十数遍。

⑶左手掌抵住足背，右手掌压揉或推揉足底十数遍。

⑷揉拨腘窝及内踝下淋巴部各十数下。

依⑴～⑷法反复进行3～5遍。

3. 病例：

一、四川雅江学生王一，患膝关节炎，依法按摩后痛立止。拍打时他特别感到舒服。此病需经多摩一段时间才能根治。

二、四川阿坝一女同志，患风湿性小腿痛者，依法按摩月余而使症状基本消除。后得按摩法自行回去按摩。

三、我本人一日受凉脚转筋，剧痛难当，依法按摩而愈。

四、成都三洞桥军区第二招待所一女医生的爱人，于68年夏初，患脚转筋，物痛特腿蜷曲，痛止后不能伸直。依法为按摩两小时而愈。

五、雅江二号十处工人甘均友，足前掌风湿痛，跛行四年多。西医透视，拍片查未见病变。中、西药物治疗无效。71年春前来求治。经拍其病肢很舒服，断为风湿。依法按摩一次后痛减大半。教其自己按摩，每日5~8次，间数日又由我按摩一次。病员自摩三次后，痛移于趾腹下，又二次，症状已全消失。嘱其坚持自摩以巩固疗效。

第九章 肌肉萎缩的按摩疗法

第一节 概述

1.症状——某个器官的体积由正常变得小于正常，甚至其细胞也变得小于正常，数目也减少，叫做萎缩。萎缩的器官功能降低。

2.生理性萎缩与病理性萎缩——某些器官到一定时期，不需要再发挥它的作用，形成符合生理发展规律的萎缩，叫做生理性萎缩。如胎儿脐部连于肝、脐动脉、膀胱的三根管子，出生后萎缩为三根韧带，幼儿的胸腺成人后萎缩，妇女的子宫、卵巢、乳腺等于绝经后萎缩，这些都不是病。由病理原因引起的萎缩，才是病。其原因有如下几种。

(一)营养不足——长期饥饿和慢性消耗性疾病，可使全身各脏器都萎缩。而局部血液循环发生障碍使组织营养不足，可引起局部组织或某一器官萎缩。

(二)不用性萎缩——器官的发达与萎缩，与该器官的运动另有密切关系。多用，则新陈代谢加强，器官发达，反之，则发生机能障碍而萎缩。故多用上肢使手足分工劳动，可使猿变成人。惯用右手劳动者，可使右大于左。长期卧床休息者，其神经血管结构

貨号：37—241(文化71.8)

完整，亦可致肌肉萎缩。

(三)、神经系统病变——如脊髓病变引起脊髓前角神经细胞坏死、消失，使肢体某些肌肉萎缩；神经发生营养障碍，也产生萎缩。

(四)、血管系统病变——如脉管炎，使局部血液供应不足，也导致萎缩。

(五)、外伤性萎缩——外伤使神经纤维或血管受损，又未能即时治疗解决，则局部萎缩。

(六)、局部受压——如肾盂积水时，器官的血循发生一定障碍，器官被压迫，机能降低，神经的向心性冲动减弱，于是神经的营养机能产生障碍，引起肾组织的萎缩。局部受压对神经、血管都产生不良作用，引起各种器官萎缩的情况尚多。

3、本章重点——肌肉萎缩，应包括内脏与躯干四肢肌肉。根据本人实践经验，本章着重介绍目前肌肉萎缩因前是较难治的病，而按摩效有良效，对内脏肌肉的萎缩亦同样有疗效。

第二节、上肢肌肉萎缩的按摩疗法

我们临床常治者为外伤引起神经、血管受损，或陈旧性瘢痕形成的神经血管功能所造成。

1、用食、中、无名指或拇指之腹或指端着力，揉拨肩部、腋下部、肩髃及肩井各数遍。

2、上肢通络法。

依1、2法反复进行二、三分钟，每日3～5次，一般1～2月愈。

病例.成都四川省民委招待所,一带服饼的炊事员的儿子,左手因外伤后引起肌肉萎缩,我精他治疗,并教其同亡每日按摩3~5次,月余后,恢复正常。

第三节 下肢肌肉萎缩的按摩疗法

本人临床治疗的为髋骨结核性肌肉萎缩(不用性萎缩与神经、血管受害引起萎缩)和坐骨神经损伤性肌肉萎缩。

1、下肢运路法

2、用拇指或食中无名指指腹或指鲜着力,按拨病肢的髋关节韧带各数遍。

3、用掌着力,压按病肢侧的小腹部、股髂部及腿肉部各数遍。

依1~3法反复进行3~5遍,每日3~5次。

病例一.胜路二分十处工人甘均友的儿子,现年18岁,在乳儿时,因高烧注射针药损伤右侧坐骨神经,引起右下肢肌肉萎缩,同时行走也有困难,为按摩后,走路轻松,但不久又复原,再按摩十多次后,大有好转,病员心情舒畅,乃教他的妈妈精他治,每日3~5次,每次3~5分钟,以后他们离开成都,去了外县,不知疗后如何。

二.成都红光东路人民银行外西服务处邓均的儿子,患髋骨结核多年,引起右侧下肢肌肉萎缩,中医治疗无效,为按摩并教其同摩,一月余后,病肢腿部肌肉胀大,较未按摩前增一寸多,其后未再访问。

货号: 37—241(文化71.8)

第四节 腹股沟斜疝按摩疗法

腹股沟斜疝是腹内脏器官通过腹股沟管向外脱出的一种常见病。脱出物常为小肠，突出所及部位在腹股沟，常可下降至阴囊。分可还纳与不可还纳两种。本节介绍的是可以还纳的那一种。即当站立或用力时，突出物下降，腹股沟部乃至阴囊出现柔软肿块，咳嗽时肿块有冲击感。平卧时，或对局部稍加揉按，肿块即可还纳。中医叫做狐疝，意谓狐从穴中时出时缩，为七疝之一。其病因可能是先天性小腹之壁薄弱或后天性腹壁肌肉萎缩，使闭合空隙过大而致内脏脱出。而长期咳嗽、便秘、排尿困难、抬重物等使腹内压增高而将内脏器官压出，可成为诱发原因。小儿由于机体柔弱，哭闹蹦跳过多，而导致诱发；老年人肌肉老年性萎缩，用重力也可诱发。从按摩治疗角度讲，都以使小腹之壁肌增长为主要目的，故列入萎缩一章。

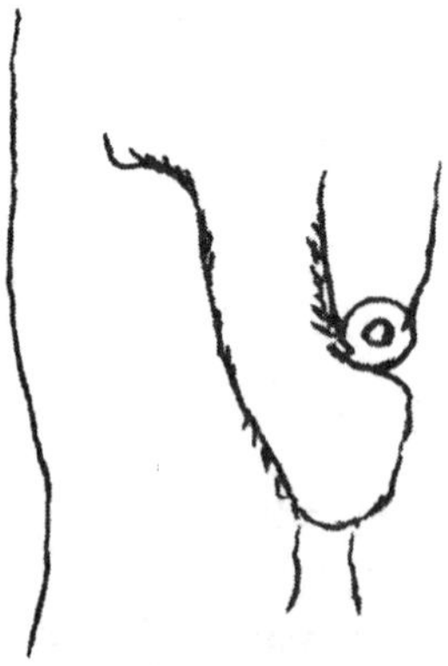

附图87 腹股沟斜疝

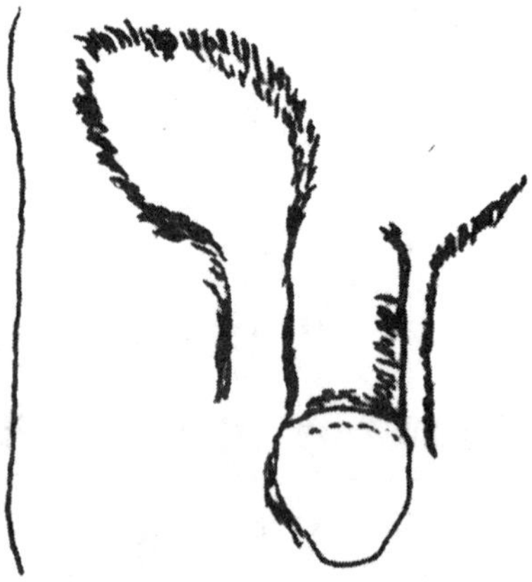

附图88 腹股沟直疝

凡阴囊内有物使阴囊大而悬胀者，俗皆谓之气包卵。但气包卵不一定是腹股沟斜疝，睾丸鞘膜积液也可形成。其区别在于积液的肿块不能还纳，咳嗽时无冲击感。按摩对睾丸鞘膜积液有良效。

腹股内疝：从腹股沟韧带下，股动静脉内侧突出的称股疝，较多见于女性。主要症状为股内侧有半球形肿块突出。其治疗原则与斜疝同。

睾丸下降不全者，若于在腹股沟能及软块，但可上下移动而不下至阴囊。同侧的阴囊内无睾丸，可资鉴别。此病在15岁以前，用按摩疗法多有疗效。

不可复的嵌顿性疝宜用手术疗法。

1. 对腹股沟斜疝、直疝的按摩疗法——西医治此病需手术修补始能根治，按摩不动手术即可根治。

(一)、复位——病员仰卧，将其臀部垫高，拨动疝壁，使脱出内脏回入腹腔内。

(二)、用掌根着力揉全腹十数遍。

(三)、用食中无名指之腹着力，揉髂前部、耻骨部、腿沟部、耻骨部、会阴部各十数遍。

(四)、用掌着力，轻揉小腹肌肉十数遍。

(五)、脱出物进入阴囊者，可压迫阴囊内容物，使其充血、发炎。通常患侧睾丸韧带比健侧粗数倍，应用拇指与食指之腹着力相对拿捏提放这些韧带十数下。立见肿大的睾丸、阴囊缩小，阴囊表皮立收。

(六)、揉拨股髂部。

依(二)～(六)法反复进行3～5分钟，每日2～3次。1～2月愈。治疗期间注意休息，禁止从事使腹内压增高的运动与劳动。

20×25=500　　第280頁

2. 几点说明。

(一) 血疝与淋症的按摩疗法相同。

(二) 股疝、脐疝与腹股沟疝的按摩疗法原则相同。

① 都必须使脱出物复位，并尽量保持少腹内压，而以适当外压封锁口部。

② 都必须使封闭不严的脱出口道迅速长拢闭合。因而附近部位大而规则的、轻重适度的按摩法以通经活血，增强组织，成为必要。

③ 都必需使被脱出物压迫而充血发炎的组织活血消炎。

④ 包括腹股沟疝在内，如系营养不良引起者，需用开降健胃的按摩手法。

(三) 睾丸鞘膜积液形成的气包卵，应当去掉六法中的复位手法，加强对阴囊、睾丸附件及阴囊附近组织、小腹、盆腔(脐间与耻骨)、会阴等部位的按摩，以活血化瘀，使积液被内吸收。

(四) 睾丸下降不全，应除去复位手法。另无被压迫处需要消炎消肿，应加强小腹、盆腔、阴囊及其内容物、会阴、股髂的按摩手法，助其发育成长。

3. 病例：成都西门南巷子文农旅馆六门市部肖青罗的儿子老六，初中生。患狐疝多年，为两月余全愈。该病儿喜打球，故多反复。如不作运动，其治疗时间尚可缩短。

第十章 陈旧性损伤的按摩疗法

陈旧性损伤，即损伤后遗症，是由于新伤的处理不当或解决不彻底等原因引起。按摩治疗此类病的范围，包括已有经验的骨伤后遗的关节僵直、水肿、骨质增生、脊柱弯曲等，手术后遗的瘢痕、感染性不愈合和组织粘连等，韧带损伤后遗的粘连、僵硬、挛长等，软组织损伤后遗的痛、胀、破坏、增生、腱鞘囊肿等，神经伤断后的的麻痹、萎缩、颤抖等，大面积烧烫伤后遗的关节僵直、瘢痕硬化，脊髓损伤及脊髓灰白质炎后遗的肢体瘫痪萎缩、手等均有良效。但一般说来，治旧伤不如治新伤快，而病程已久者不如病程短者的效果迅速而安全。按摩能解决此类病中若干现有中西医水平所不能或难以解决的问题，也还有许多按摩仍不能解决的问题，有待于进一步研究。例如大面积烧伤，按摩可使瘢痕组织软化，却不能解决其因汗腺脂腺不通而发痒的问题。如此者，聊举一端。

第一节 头颈部陈旧性损伤按摩法

1、小脑损伤后遗症——后头痛，减少或丧失随意动作能力（即肢体动作不受主观意志准确支配，方向与动作幅不准确）、上肢发抖、步态如醉、肌肉紧张度降低等。可因外伤，可因内病。

（一）全身通路法

（二）用掌着力，揉搓后脑部二、三十遍。

（三）用拇指与食指之腹着力，拿捏颈椎及其两侧

货号：37—241（文化71.8）

二、三十遍。

(四)、掌根压、揉腰胸一椎至骶椎脊柱十数遍，再压揉椎两侧夹脊线各十数遍。

(五)、揉拨肱骨头下、肘关、腕部之处筋节各一、二十下。

(六)、揉拨坐骨、腘窝、腓骨小头各、及踝内髁骨下方处筋节各一、二十下。

依(一)至(六)法反复进行15～30分钟。

2、前额损伤后遗症——前额长期头痛，凡寒侵袭则疼痛、气候变化时加剧。

(一)、头额通路法。

(二)、用掌着力揉前额及前头顶部二、三十遍。

(三)、用拇指侧峰着力，揉拨左右太阳部、前额部、及眼眶四周各十数遍。

3、病例：四川雅江县草原姚先生，小腿股外侧由伤已四年余，引起下肢颤抖，发生行走障碍，并有局部疼痛、肌粘连、慢性滑囊滑膜等病。79年秋来京我治为按摩两月后，行走颤抖已基本消失，疼痛、肌粘连、滑囊滑膜等病症状均消失，初来时，需坐三轮车，由其爱人扶持上下进出。此时可自由愉快地进城游览。又按摩一段时间以后巩固，然后愉快回山西老家探亲去了。

第二节：背腰部陈旧性损伤按摩疗法

1、腰椎骨质增生——腰椎受外伤后，治疗不当或不彻底，使得于腰椎的韧带长期处于炎症之中。

血液循环不畅，于是钙盐沉积，使韧带逐渐变为骨质。形成腰椎骨质增生。往昔仅服药不愈。愈向后发展愈趋严重，腰不能伸，不能仰卧，行则扶腰，下肢并有轻微运动障碍。目前中西医药对此尚无办法，唯按摩可使增生的骨质溶解而痊愈。

(一)背腰部及下肢通路法。

(二)压揉推自胸一椎至骶椎的每个棘突十余遍。

(三)压揉两侧夹脊线各十多遍。

(四)用掌根或小鱼际外侧和合谷的跳豆骨处着力压揉脊柱两侧膀胱经线各数遍。

(五)掌压揉背腰部十数遍。

依(一)～(五)法反复进行10～15分钟。约十天以后，再加(六)法。

(六)双掌着力，压胸腰椎每个节段的一五遍以活动骨椎解除粘连。

约二十天后，再加(七)法。

(七)用左手扶于腰部上段，右手抬起病员左腿或右腿，向左右摆动十数下，在摆动时骨质增生侧有剧痛发生。然后用掌压揉腰部数遍，用力稍轻。

按摩约满一月左右，再加(八)法。

(八)使病员侧卧，一手扶肩膀头，一手扶髋部，两手同时用力，一往前推，一往后搬，反复十数下。然后用掌压揉腰部数遍。

按摩约40余天后，再加第(九)法，

(九)、病员仰卧，将腿屈起，一手扶其膝，一手握其足腕，合弹压十数次。

每加一法，皆连用于前数法后。最后阶段以每次按摩，从(一)至(九)连用。余类推。

一般在两周后，临床症状可基本消失，但未全愈，必须继续按摩三、四个周，才能彻底解决。

八、腰部压伤性下肢瘫痪——腰部受重物打击，使该部脊髓神经受损，或产生凝血块状物和其他肿块压迫神经，引起下肢瘫痪，严重者可大小便失禁，亦为难治之病，按摩有显效。

(一)、背腰臀及下肢通路法。

(二)、压揉压脊柱从胸一椎至病灶前一椎止，以每个棘突数遍，再压揉或揉拨其两侧部位数遍。在按摩至十数天后，此法的按摩部位可延伸到骶椎部。

(三)、用掌压揉腰椎部及其两侧部十数遍。

(四)、用拇指侧锋或食、中、无名指之锋着力压揉或揉拨骶椎及髋骨边缘部十数遍。

(五)、用掌揉压下肢后侧各十数遍。

(六)、揉拨坐骨麻筋二、三十下，揉拨腘窝麻筋、腓骨小头后麻筋、足腕麻筋、内踝下麻筋各一、二十下。

依(一)～(六)法反复进行十数遍后加(七)、(八)、(九)、(十)法。

(七)、病人仰卧，用掌压揉其上腹部及小腹部十数遍。

(八)、用拇指或食、中、无名指着力揉拨缺盆及腋内各十数遍。

(九)、用拇指与另四指指腹着力压揉小腹部十数遍。

(十)、拿捏或掌捏拉揉下肢十数遍。

背腰臀和下肢部，在按摩后可加用纸棒拍打法。（见前）

3、腰部压伤后遗腰椎突起（侧屈、内凹）（腰椎压缩性骨折）及胸椎压缩引起前凸、内凹或侧屈。

(一)、背腰臀部通路法。

(二)、压揉夹脊线数遍。

(三)、揉拨两侧膀胱经数遍。

(四)、用掌压揉背腰臀部数遍。

(五)、用指腹着力揉拨凸、或凹、或侧屈椎周围。一、二十遍

(六)、双手扶住病人两腋下（病人坐式），向上端提提抖。

(七)、屈踡双腿（病人卧式）。

(八)、对突出或侧屈椎部，于按摩八、九次后，可用双掌正压（突出部）或向对侧压（侧屈部）。内凹者禁用此法。

(九)、揉拨坐骨麻筋、腿内麻筋、腘窝麻筋各十数下。

依(一)、(二)、(三)、(四)、(五)、(六)、(七)、(九)法反复进行数遍。(八)法每次按摩只用一回。并禁用暴力。

4、腰部内伤后遗症、尾椎跌伤后遗症、腰肌劳损

——前二者均为外伤后遗症，后者为常年从事重体力劳动引起的腰肌压缩过甚或过度疲劳的积累。按摩治法相同。

(一)、背腰骶部通路法。

(二)、压揉胸一椎至骶椎的每个椎节十数遍。

(三)、压揉或揉拨夹脊线两侧各数遍。

(四)、掌压揉背腰骶部数遍。

(五)、拇指侧锋着力揉拨尾椎两侧部数遍，勿揉尾椎尖。

依(一)～(五)法反复进行3～5遍。

六、病例

(一)、四川雅江县叶明光：四年前腰部闪伤失治，此后，腰部疼痛加剧，行则扶腰，不能仰卧。1971年，经雅江、康定、成都医院照片检查，确诊为腰椎骨质增生，均以为系不治之症。同年5月下旬起为之按摩，20余天后症状大减，能仰卧，能挺腰而行。一月余后情况更好，回原处工作，请当地的李明同志继续为之按摩。

(二)、铁路二局援坦工人小赵等二人，均因在国外铁路工地因重压损伤胸11～12椎，经治未愈，形成后遗：一后突，一侧凸，背部疼痛，行动艰难。乃回国治疗，住成都铁二局三医院，亦无办法。1972年4月来求治。我和一些业余向我学按摩的人，帮他们治疗，一月余而突、凸度大减，疼痛基本消失，行动自如，住疗养院去了。

(三)、江油302厂一工人，损伤后遗腰四、五椎内陷一横指多深，行动困难。闻按摩疗效甚佳，来成都求治。时我因事留成都，由少城毅同志指导一业务深按摩者为治，用前述治压缩性骨折法去压法，加提上提下蹬法。并于完毕时，令病人起坐，双足跪成乙形，双手压其膝部数遍。如此六次后，内陷处已平一半多，疼痛消失，行动自如。在继续治疗中。

(四)、铁路二局三处工人杨某车伤，长皮撕破，腰椎错位突起，右股骨亦折，经西医治疗后，股骨结合错位，右下肢有麻木感，腰椎仍突起，穿钢背心，扶杖跛行，不能弯腰，西医认为已无法治疗，只有长期休息。他来蓉就医，住旅馆与我寝室相邻，我建议他要用按摩治疗，他最初不相信，以后半信半疑。由一个专业医生和几个业余学按摩的病员轮流给予按摩30多次后，下肢麻木消失，突椎下沉约1/2，钢背心可以半天不穿。经铁路二局三医院照片，认为大有好转。时近春节，病员回家探亲，71年10月再来成都，询之，情况更好：钢背心与手杖均已可不用。如再按摩数月，当可恢复工作。

(五)、四川阿坝州革委炊事员小王，1968年因运柴压伤腰髓，闭合性大出血，八个月后，肌肤紫黑色，压迫神经，引起大小便不通和下肢瘫痪。经西医治疗八个多月无效，全身枯瘦如柴，臀部肌肉几乎全部消失，病情极为严重。病员来成都求医，住省民委招待所，与我为邻。乃用极轻手法为治两月多，每日两次，每次十来分钟。下肢神经开始逐渐恢复，稍有痛感。足心有难忍的自觉痛。身体逐渐好转。臀部肌肉约有一指余厚。但病员缺乏对疾病坚决斗争的意志，终于开始无效。甚至畏痛拒医，因此不能再予按摩。自回单位去了。

(六)、成都郊区龙潭公社光农社员陈化学，挫伤腰杆，治疗不彻底，后遗腰痛，再治月余无效。我为按摩四次而症状消失。但并未彻底，乃教其妻子为之按摩。近来查询，说早已全愈未发。

第三节：上肢陈旧性损伤按摩疗法

1、腱鞘囊肿——亦为损伤后遗症，多发于腕关节。为圆形囊肿，不痛，不和皮肤粘连，可移动，有结缔组织包膜，囊内含胶状粘液。此病，用针刺数孔，用手挤出粘液，数次可愈。亦可用按摩疗法。

(一)、拿捏或拿揉推擦下臂至手背、手掌、手指尖，反复十来遍。

(二)、用掌着力，压揉囊肿部及其周围十数遍。

依此两法进行1~2分钟，每日七、八次，2~3周可愈。

2、手指骨伤后遗症、腱鞘囊肿手术后遗症——手指屈伸不灵，或兼肿痛不消。

(一)、拿捏推揉下臂至手指数遍。

(二)、用拇食指之腹着力，拿捏或拿捏揉病灶及不能伸屈的手指各十数遍。

(三)、由病灶区向上压推数十遍。

(四)、摇动手腕、手指，并使手指屈伸各数下。

依(一)～(四)法反复进行1～2分钟，每日5～8次，十天左右可使手指僵直、肿胀等后遗症消失。但仍需继续按摩一段时间，以求根治。

3、手指刀伤后遗麻木不仁、肘弯外伤后遗麻痛发缺。

(一)、上肢通路法。

(二)、拿捏或拿捏绝揉全病肢数遍。

(三)、揉拨病侧缺盆、腋下、肘弯、腕部麻筋各一二十下。

依(一)～(三)法反复进行3～5分钟。按摩后，再加纵棒拍打病肢四五十来遍，其效更好。

4、外伤性肩关节韧带弃长——可因外伤直接拉长，或外伤神经、韧带、肌肉久而渐次弃长。

外伤性腋下肌腱缩短——外伤后炎症引起肌肉增生而缩短，或因外伤久不运动而缩短。

外伤性上肢麻痹——主要是伤了上肢神经、肌肉增生和瘢痕对神经也起一定压迫作用。

以上三者的按摩法如下：

(一)、用拇指或食、中、无名指之腹着力压揉或揉拨病肢侧的肩胛部、腋下部、前胸部、肩大肌和肩关节周围各数遍。

(二)、拿捏病肢由肩至手指尖，反复数遍。

(三)、揉拨缺盆、腋下、肘尖、腕部等处麻筋各三～四十下。

貿号：37—241(文化71.8)

(四)、摇动肘、腕、指关节各数下。

(五)、将病肢抬起往前搬、往上抬、往后扭各数下。

(六)、用拇、食指着力，拿捏增生的肌肉和瘢痕各十数遍。

依(一)～(六)法反复进行3～5分钟。按摩后用布将病肢挂于颈、肩上，以防关节、韧带再牵长。

4. 病例：

(一)、成都军区第二招待所炊事员孟师父，右手掌背食指腱鞘生一结节性硬疙瘩，妨碍工作。四川省医院诊断为腱鞘囊肿。外科医生认为要动手术切除而伤腱鞘，引起食指瘫痪。乃转而求我。教以按摩法供自行按摩，两月后消失，至今未复发。其后于另处又发一腱鞘囊肿，孟亦如法治疗而愈。

(二)、四川阿坝州某县公安局一股长，右手腕背腱鞘囊肿手术后感染发炎，引起手指僵直不能弯曲。依法为按摩十多天后，手指功能恢复如常。但食指背腱鞘已被割断，无法恢复，故食指仍瘫痪。

(三)、我本人在数岁时，刀伤右手食指第一节，由于治疗不彻底，于40年后出现该指麻木不仁。依法按摩两月后，症状消失。

(四)、成都军区干部于飞，因提水中指劳伤，疼痛，屈伸不利。1970年与怀诚毅同志相遇于成都市二门诊部，怀为揉捏全上肢一遍，按鱼际、腕下筋脉各数下而愈，未再发。

(五)、铁路二局二处三营十三连工人田朝举，于

1971年7月15日，因折查哑炮被爆伤右臂丛神经、上臂肌肉、前臂肌肉。右上肢全肢麻痹，肩关节脱位向下拉开1.8公分。上臂瘢痕硬化，上臂及肘弯、掌部肌肉增生，腋下前后肌肉萎缩而后面肌肉僵硬缩短，五指屈不能伸。由德阳成都三医院治疗三月余无效。同年11月5日前来找我用按摩治疗。二十天后，肩关节已基本收拢，肩部能稍稍往上耸，抬上臂已有痛感，前臂及手仍麻痹，腋下麻筋由无麻感到有麻感。上臂疤痕大部软化。又继续按摩，腋下肌肉前后两部均逐渐恢复正常，疤痕全部软化。肩部可随意上耸，病员自觉症状在继续好转，时觉有热流与痛感由上臂到达手指。72年5月，因事回工地去了。

第四节 下肢陈旧性损伤按摩疗法

1. 膝关节韧带牵长

(一)双手拿捏病肢从大腿根部起至小腿止，反复十数遍。

(二)用拇指侧锋或食、中、无名指之锋揉拨或压揉膝关节及其上下部数遍。

依(一)、(二)法反复进行2～3分钟，每日5～7次，十来天可愈。

按摩此病严禁搬扯膝关节，以防韧带再牵长。

2. 踝骨骨折后遗水肿

(一)下肢通路法。

(二)用掌或拇食指间的虎口着力，从脚背与足底起向大腿部压推二、三十遍。

依此两法反复进行，直至水肿消为止。一、二小时后，水肿又可重新出现，又如法按摩之。10～20天后，水肿即不复再出现。治疗期中应卧床休息或少走动，总之勿使气血多往下坠。

3、膝关节损伤后遗症

(一)、下肢通络法。

(二)、用拇指或食、中、无名指之腹着力，揉拨膝关节周围韧带数遍。

(三)、用拇指或食、中、无名指探寻膝关节上下部受伤韧带，这些受伤韧带，上可延伸至大腿根部，下可延伸至足跖部。必需找到，找到后，加重揉拨之，反复进行数遍。

(四)、一手垫于病肢腘窝部，一手执其足跖部，逐渐用力，使小腿向后弯曲。然后，一手压住病肢膝盖，一手执小腿，逐渐加力往前搬动。用此手法，严禁粗暴行动。

依(一)～(四)法反复进行5～6分钟，每日2～3次。一般月余可愈。

4、病例：铁路二局工人某，左踝骨骨折，接好后，水肿不消已年余，经中西医、骨科治疗均无效。病员来成都治疗，与我住处相近，乃劝其用按摩治疗，他说已按摩过，无效。详问其如何按摩的，乃知他找的骨科医生用骨科推拿法，消肿都向足尖方向压推。我给他指出医生的按摩手法有错误，他不相信，于是当场试验。先用我说的办法，依向心方向向大腿推适其肿立消。再用旧法仍足夹压推，复肿如故。再用新法，其肿又消。病员乃完全相信了新按摩法而去。

第十一章 新伤按摩疗法

第一节 概述

1、新伤的症状反应——局部反应为发炎，其体表现为红、肿、热、痛、功能障碍。重者可有全身反应，如发冷、发热、头痛、食欲不振、疲乏无力等。

2、新伤的分类

(一)按病因分类——可分物理性损害、化学性损伤、生物性损伤。

(二)受伤工种分类——工业、农业、交通、体育运动、战争、日常生活等各种损伤

(三)受伤体征分类

①闭合性——机体或机体某部由于外力刺激造成组织、器官内部受损溢血，而皮肤完整未破裂，血未流出体外。

②开放性——皮肤粘膜也损伤破坏了，体表出血。

③感染性——受伤后，又受细菌侵袭感染。

3、按摩对新伤的治疗效果

(一)不论开放性、闭合性或感染性，按摩均有良好疗效，而且可以说是不可缺少的手段。即使不用于开始，也要用以善后。

(二)骨折或关节脱臼者，先由骨科医生接好骨

或作好关节复位,再进行按摩。

(三)、开放性伤,必须先止血然后进行按摩。部份较小出血,按摩止血有效,大出血,需先用其他止血办法。出血过多者,需先输血补充。

4、按摩新伤与旧伤的主要不同之点

(一)、新伤禁止按摩伤区,而旧伤则必按摩伤区。但二者的界线不是可以截然划分的。新伤的红肿痛基本消失后,即可以按摩旧伤办法按摩伤区。但用力又须逐渐加重。

(二)、治新伤易而治旧伤难。故凡遇新伤,必须处理恰当和治疗彻底,不要以为红肿热痛机能障碍消失即可以放心不管了。也许数年或数十年后发作,治起来困难更多些。

第二节 头颈部新伤按摩疗法

此处介绍头部受打击的新伤.

1、头颈部通路法,至病灶区前止.

2、用食中无名指之腹或大小鱼际着力,从病灶前起向颈部压推一、二十遍。

依此两法反复进行十数遍,每日5~8次。待红肿痛基本消失时,才能按摩病灶区。

第三节 胸肋部新伤按摩法

1、胸部内伤——多伤及韧带.

(一)、胸部通路法.

(二)、用掌压揉病灶周围十数遍,然后轻揉病灶区数遍。

(三)、用食中无名指之腹着力，从病灶压起，向四周触摸寻找最痛的韧带。然后依最痛韧带方向揉拨数遍。

依(一)～(三)法反复进行数遍。每日5～8次，每次2～3分钟。

2、胸部挫伤——咳嗽甚至呼吸皆痛。除用上法外，加用压咳法。即用双手拇指在前压住缺盆穴部位，余四指在肩后，前后同时用力挤压，同时教患者咳嗽一声。压咳同时进行，连续三次。

第四节、背腰部软伤按摩疗法

1、腰部扭伤、闪伤——均係腰部韧带受伤。

(一)、背腰部通路法。

(二)、用掌着力，压揉背腰部十数遍。

依此两法反复进行数遍。每日3～5次。

2、腰椎压缩性骨折——由高处跌下，足或臀部着地，或重物由高处落下，冲击头肩或背部，使脊柱骤然压缩，引起此病。症状表现为：局部疼痛，肿胀，肌肉痉挛，运动障碍，脊柱伤椎凸凹或侧屈，棘突间距离增宽，并有触痛。若伴有下肢不同程度的运动障碍，则兼有脊髓损伤或受压迫。此病应先由骨科处理后，再进行按摩。

(一)、骨科紧急处理后，按摩用轻手法以消炎止痛，活血化瘀，消肿。其法为：用掌或食中无名指轻揉病灶四周部位，以适宜为度，约五、六分钟，每日3～5次。

(二)、骨接好，定痛后，手法可适当加重一点。先用

资号：37—241(文化71.8)

背腰部适踏法，再揉拨脊柱两侧各数遍，最后用掌压揉背腰部数遍。如此反复进行数遍，每日2～3次。

3、病例：

(一)、成都军区二招待所一炊事班战士搬书，内伤腰杆，剧烈疼痛，不能往前弯腰，亦不能左右转动。依法按摩后即症立卸。但此病亦宜多按摩一段时间，以防后遗。

(二)、四川省委招待所工作人员赖以适的弟媳（公社社员），因挑重担致胸椎外突，不能久坐久立，必须卧床才舒服。经医院拍照确诊为胸椎压缩性骨折。药物治疗无效。1965年7月来蓉求治。我依法为按摩十多次后，能坐能立了，又数次就能进城玩耍了。再十多次，症状全消失，但并未全愈。病员因缺伙料而回家，我嘱其回家后教家人如法再为之按摩两三个月。并禁挑抬重物。该病员回家后，既未继续按摩，又挑重物致旧伤复发，并感染化脓，去医院治疗，结果如何，不详。

第五节 上肢新伤按摩疗法

1、手指挫伤——轻者红肿，重者肿痛。我所治者数例为球类运动所造成。

(一)、拿捏或拿捏揉搓从腕关节起至病灶前止。反复十数遍。

(二)、从病灶前起到下节中部止，用拇指或食中无名指之腹着力，压推二、三十遍。

依此两法反复进行2～3分钟，每日5～6次。一两天后红肿痛消失再加第(三)法。

(三)、拿捏揉伤指数遍。

依(一)～(三)法反复进行数遍，几天后即可告痊愈。

2、血坠手肿胀——係由于较长时间将手下吊所致。用上述手指挫伤按摩法的(一)、(二)两法反复进行，直至肿胀消失为止，即愈。

3、病例

(一)、民委招待所一同志，因打篮球挫伤，拇指反向手指，当即自行扯正复位，但红肿痛。该所一炊事员同志，常见我为人按摩，也懂得了一点，就替他按摩，但他不了解新旧伤按摩需区别对待，竟重按伤处，红肿痛更甚，由虎口向腕部发展。找到我后，乃为为之依法按摩，红肿痛渐减。以后教其自己按摩，每日三、五次，我也时或替他按摩，旬日而愈。

(二)、成都市邮票厂工人刘汉城，结业学人，刘步係南巷子文化旅馆服务员傅耀楷之子。72年1月中旬去左手腕挫伤，尺侧肿痛，一周后不减，乃用按摩治疗，几次皆当日缓解，而次日复原。约四五天后，又遇一新学按摩者不区别新旧伤，用抖法加重腕部伤，竟更痛。次日由任天华同志为之按摩，发现为患当影响伤区，而伤区向上方有韧带压痛，于是同时治，一次而病去十之八九，又两次而愈。

(三)、四川省民委一女同志由米易五七干校返成都，由于较长时间致手下吊，引起右手指肿胀，经

京文：37—241(文化71.8)

医院治疗罔效竟无效，为之依法按摩一次而愈。

第六节 下肢劳伤的按摩疗法

1、髋关节闪伤、扭伤——伤在韧带，引起疼痛和肿胀，疼痛放射到小腹、股部与大腿部的内侧。

膝关节扭伤——多伤在韧带。疼痛、肿胀。疼痛向上放射到大腿内侧或向下放射到小腿。

踝关节扭伤、闪伤——皆韧带受伤，肿胀、疼痛可放射到小腿和足背。

脚蹉伤——肌肉、皮肤、血管、韧带均可能受伤。

以上四者的按摩通用法如下：

(一)下肢通路法，髋关节闪伤应从小腹与股部起，均至病灶前止。

(二)用掌或指腹着力，压、揉或搓揉病灶附近数遍，并用食、中、无名指之腹着力，揉拨病灶两端疼痛的韧带数遍。

(三)由病灶前起，向小腹方向压、推十数遍。

依(一)～(三)法反复进行，直至肿胀、疼痛减轻为止。每日3～5次，每次3～4分钟，两三天后症状即可消失，再按摩几天以防后遗。

2、血坠脚肿胀——由从事习惯的久站或久坐引起。

(一)从大腿根部起至脚腕止，双手反复拿捏数遍。

(二)用指或掌着力，从足腕起向小腿压推十数遍。(病人自己按摩，可用双手合抱推十数遍。)

依(一)～(二)法反复数遍后，肿胀立消。

3、病例

(一)、成都南巷子支农旅馆六门市部邹居一，十四五岁少年，72年4月初间，踝关节扭伤甚重，红肿粗大疼痛，来我治。为依法按摩，次日大减，数日而愈。

(二)、同上旅馆服务员陈寿芳之子老九，72年4月16日下午右踝关节扭伤跛行而来我治。由陈诚毅同志为治，拨右腹沟股神经两下，右大腿内侧股神经两下（均有痛感），再拨腘窝神经、腓骨小头后神经及足三里各一下。共拨七下，老九便不痛了，好了。立即走路与跑步如常。此例因受伤两个钟内立即施治，伤又未肿，故效更快。

(三)、第十九冶金建设公司老工人陆洪章，由渝乘火车返蓉，因久坐以致脚肿胀鞋脱不下，依法为之按摩，肿胀立消。

第七节、冻疮的按摩疗法

冻疮系由天气寒冷引起局部血液循环障碍所致。多发生于肢端尤其在关节突出部位，如手指、手背、足跟、足趾、耳朵等处。表现局部充血、肿胀，颜色鲜红到暗红，局部温度较低，胀而痒，可发生水疱，甚至溃破出血。

1、用手掌或食、中、无名指之腹着力，揉按病灶后方近心脏一端十数遍。

2、从病灶前起向心脏所在方向，用手掌或指着力压推十数遍。

稿号：37—261（文化71.8）

依此两法反复进行，直至病灶红肿消痛为止。但不久红肿又可复发，故每日必须按摩5~8次，每次3~5分钟，2~3日后症状消失。注意：病灶区禁止按摩、捏、抓、提、擦。

经常用此法按摩，注意每年冻发部位，则可以预防冻疮的发生。

第八节 烧伤、烫伤的按摩疗法

1. 烧烫伤的致病因素——沸水、火等热力、电力、化学物质、放射线、强光线均可烧伤或烫伤。

2. 烧烫伤分类——一度烧烫伤是皮肤红斑，二度是皮肤水泡，三度是皮肤坏死。亦可依深浅分：伤在表皮真皮为浅烧伤，伤入皮下脂肪以内为深烧伤。另可依面积分为小面积与大面积烧烫伤。小者、浅者易治，愈合后无机能障碍。大者，特别是深者较难治，愈合后常伴有瘢痕、挛缩、伴伤区发生畸形与机能障碍。

3. 症状

(一)局部——依深度而异。浅者疼痛重，深者疼痛轻；浅者皮肤多呈红色而湿润，深者则呈白色或焦黑色，表面发乾，深部组织水肿严重。

(二)全身——烧烫伤面积，成人达10%以上、小儿在5%以上者，均有全身性症状。一般表现为休克、毒血症、脓毒病、营养障碍及支气管肺炎和褥疮等继发症。

4. 按摩对烧烫伤的治疗与疗效——这方面的经验，我们不多，仅写作供参考。

(一)小面积烧烫伤，如沸水、蒸汽、火花小面积烫伤手脚，用上肢、下肢及有关新伤按摩法，可以很快止痛消肿退红。惟大面积则少效。

(二)无论小面积、大面积、浅度、深度烧烫伤，其后遗症均适宜于按摩，而且效果很好。按摩方法，视其所伤部位，与相应的陈旧性损伤按摩法相同。

5、病例：

(一)四川雅江县丁某，被沸水烫伤右手腕，当时红肿疼痛。用上肢新伤按摩法，一次后症状立即减轻。又按摩两次愈。

(二)四川简阳一工厂女工，因抢救酒精失火致大面积烧伤。伤愈后，后遗右下肢挛缩，引起运动障碍。伤且瘢痕严重，皮肤奇痒。遍求各医院无法解决。1962年4月由简阳贾家场中学校长余涛介绍到成都西门红光医院按摩科治疗。三个月后，下肢运动障碍消失，瘢痕变软，惟皮肤奇痒仍未能解决。时我亦在该院住院，目睹其事。

第十二章 外科疾病按摩疗法

外科疾病品种很多，本章只讲皮肤病、疮毒、外部肿瘤和结核。

第一节 湿疹按摩疗法

1. 病因——湿疹分急性、慢性，西医认为与过敏或神经功能障碍有关，即与身体素质有关。中医认为急性湿疹由风热客于肌肤所致，而慢性湿疹乃

货号：37—241(文化71.8)

由湿疹病久耗血，以致血虚生风生燥，风燥郁结，肌肤失养所致，或与身体素质有关。

2、症状——阵发性剧痒喜搔，有时影响睡眠。洗烫、饮酒、酸辣过度及神经紧张会更为严重。急性湿疹表现为潮红、肿胀、丘疹、斑疹、带疹、渗出、糜烂与结痂性片块。慢性湿疹表现为暗红色肥厚浸润、结痂、鳞屑片块。

(一)、丘疹——病灶区潮红、肿胀、阵发性奇痒、头圆，各个之间有距离。

(二)、斑疹——病灶区潮红、肿胀、阵发性奇痒、头平、成片。

(三)、带疹——病灶区潮红、肿胀、阵发性奇痒、成链节带状、中间只有一个头如泡状。

3、适用按摩法。(孩子也适用)。

(一)、从病灶接近心脏的一端起，经病灶四周反复的用食中无名指之腹着力，揉动十数遍。

(二)、从病灶周围向心脏方向用指或掌着力压推十数遍。

(三)、用拇指之腹着力，交压疹头各十数下。

(四)、用掌着力，紧压病灶向近心端推送十数遍。

依(一)～(四)法反复进行3～5分钟，每日3～5次，2～3天全愈，但易复发，需要较长时间坚持自我按摩，即可不发或少发。此外注意：①禁止挖抓搔擦病灶区。②身体素质差者，宜全身我保健按摩。

4、病例

(一)我本人膝关节上下的内侧，每到夏部即发丘疹，伏天溃烂，秋天愈合。1966年夏部又发，痒甚，依法治之，次日症状消失，但不久又发，乃坚持每日按摩，于是未再发。

(二)1971年初去金堂往拘留所，吕所长的幼儿患湿疹，其妻询问按摩治法，我一一告之，但并未给实际操作，她听后回去为幼儿如法按摩，竟获良效，迅速全愈，并以之传授他人。

(三)1971年2月，四川新津一女社员因患斑疹多年未曾治愈，与我同住一旅馆，该病在两大腿内侧部生得十分严重，乃为之按摩，三次而消失大半，教其自己按摩而去。

第三节 神经性皮炎按摩疗法

神经性皮炎，是一种顽固的皮肤搔痒病，可多年不愈，俗称牛皮癣。初发为多角形扁平小丘疹，很快发展成苔藓样斑片。精神刺激过度紧张，生活环境突然改变或其它局部刺激，均可诱发。其病理是由于皮肤神经功能障碍引起。多发于颈、背、耳后、肘后、骶尾部与大腿内侧等部位，经久难移了而。其具体按摩治疗手法，依病灶所在部位而有所不同。总原则不外乎：(一)活血化瘀生新，(二)加强有关神经功能。兹举颈侧部神经性皮炎治法为例，余类推。

1、用食中无名指之腹着力，从肩胸背部起缘病灶四周到头部，反复压揉十数遍。

2、用拇指与食指之腹着力，拿捏颈椎十数遍。

页号，37-241（文化71.8）
20×25=500

依此两法反复进行十数遍，每日按摩3～5次。此病常复发，需要多按摩几天，不要好转即停。禁止摸、抓、挤、揉病灶区，忌饮酒类及食其他刺激性食物。禁用肥皂热水洗擦。

病例：成都五七制药厂李侠，颈两侧患神经性皮炎，已两年多，经治疗无效。依法给予按摩一次，痒止，不再失眠。两次后，病灶疹块消失。但第三天按摩后，他用肥皂水洗浴后又复发，又按摩数次全愈。

第五节 疮毒的按摩疗法

1、病因——多由化脓性细菌（如葡萄球菌、溶血性链球菌等）感染引起皮下毛囊、皮脂腺、汗腺、肌肉韧带或骨质形成化脓性病变。

2、症状

(一)、初发期——多数无头，少数有头如粟米样，或痒或麻，结块，或坚硬，或根深难动，或可能动。一般常有红、肿、痛或灼热。

(二)、成脓期——肿势突起或结块高突，有的红肿而亮，找不到疮头。一般疼痛加剧，有的痛如鸡啄，有的则痛呈搏动，按之，内有柔软感或波动感。

(三)、溃破期——脓破溃而出，有的黄稠，有的稀薄，有的黄白而稠并夹紫色血块，有的初稠后薄，或脓出不畅，有的收口快，有的收口慢，有的长期坚硬不退，有的疮口愈合后复发。

(四)、全身症状——轻者无全身症状，重者可有恶寒、发热或高热、头痛、口干、尿赤、胃纳不佳、乏力乃至骨痨、肠胀等。疔疮走黄，疮毒进入血液循环，则可形成毒血症或败血症，可危及性命。

3、不同类型——由于发生的部位、损害人体组织的浅深、致病因素等之不同，形成了部位、症状、治疗方法的差异。中医对此有丰富的经验，分类命名也较详尽，略举部分如后：

(一)、疖类——暑疖、蝼蛄疖、多发疖。

(二)、痈类——颈痈、锁喉痈、腋痈、脐痈、囊痈、子痈、肺痈。

(三)、疽类——有头疽（脑疽、发背、疽毒内陷），无头疽（附骨疽、腋疽、胁肋疽、股阴疽、环跳疽、足踝疽等），或分为阴疽、阳疽。

(四)、疔类——颜面疔、对口疔、手足疔、红丝疔、疫疔、疔疮走黄等。

(五)、其他——臁疮、流注、无名肿毒……等。

大抵言之，疖较痈疽疔易治，痈疽疔生于颜面、颈部等神经血管较密集的部位者较危险，内陷者、走黄者险而难治，治阴疽难于阳疽，治内疮难于外疮。凡此，当宜拟为预防，或拟作治疗计划。以往按摩经验对部分疮毒疗效较佳，而对所有疮毒的善后，均有用处。

4、适用按摩方法

(一)、通络法——依病灶所在部位，分别用所在部位的通络法。若疮毒严重，引起全身症状，则除病灶区通络法是重点外，尚须加全身通络法。同时针对

稿号：37-261（文化71.8）

个别严重症状加对症按摩。(如针对发烧用降温退烧法)在用通路法时，病灶区禁止按摩。

(二)从病灶区附近向心脏区方向，用手掌或拇指与食中、无名指之腹着力，压推十数遍。

(三)对初发期的疮头或红肿区，用掌着力轻压数下。但在成脓期禁按摩病灶区，以免加重病情。同时，对疔疮、未老先白头等毒疮，应注意保护疮头，切勿挤抓触破，以防散毒恶化。至于破溃期，应注意排脓。

依(一)～(三)法反复进行数遍，每日5～8次。一般疮毒，在初发期，一、二日即可愈。成脓期，按摩后可以减轻红肿、疼痛等症状，并可早出脓早收口。溃破期按摩后，可加速排脓、生肌、收口。

六、臁疮按摩疗法——臁疮生于小腿胫骨(下3部)上。一般在踝骨上三寸、小腿1/3处的内臁或外臁(俗称臁二杆)部位，亦可累及膝、胫部。此病係该处遭外伤后又感染绿脓杆菌、链球菌、葡萄球菌等。由于该处为皮少肉薄，常易碰伤，内部营养供应不够充分，所感染之细菌又较顽固，故迁延不易痊愈，愈者易于复发。可迁延至数十年，又称老烂脚。为农民常见病之一种。按摩疗效尚佳。

(一)下肢通路法——按摩至病灶前或病灶侧止，病灶禁止按摩。

(二)用拇指与食中、无名指之腹着力，拿捏或拿捏拖揉大腿，至病灶前止，反复数遍。

(三)、从病灶前和病灶两侧部起，向大腿根部，用食、中、无名指之腹着力，压推十数遍。

依(一)～(三)法反复进行，直至痛痒消失或减轻时为止。一般每次3～5分钟，每日3～5次，轻者10日可愈，重者视需要而定。

6.病例

(一)、我本人常患臀部疖疮、颈后硬疖和对口，依法按摩之，无不全愈。

(二)、铁路二局二处三营工人金顺全来者治病，与我同室。一夜发现其不能入睡，问之，告以小腿痛痒难当，为之察视，始发觉其患臁疮。依法为按摩三分钟痛痒立止，并予包扎，叫他每日依法按摩数次，九天后痊愈。直至一年以后他因癌症病死时，臁疮未再发。

(三)、成都红光乡路人民银行外西服务处陈光荣右小腿外臁由湿疹溃烂成疮已六年余，久治无效，我为按摩五次而愈。教其自己按摩以巩固疗效，迄今未再发。

(四)、1970年寒假，四川省中学五班一女同志，右大腿剧烈痒痛，放射到右侧股部，但不红不肿。我弟媳资中农具厂工人陈素华向我求按摩，我当以用全身连锁法，重点在右侧四股部腹部和下肢。阵依法为之一日连按摩数次，次日即症状全部消失。

第四节 肿瘤的按摩疗法

1.分类——肿瘤是机体某组织发生不按人体需要的而异常增生的新生物。通常有下列几种不

货号：37—2411(文化71.8)

四、分类法：

(一)按所在的不同部位分——如脑瘤、乳癌、肺癌、皮肤癌、鼻咽癌、肝癌……等。

(二)按不同的组织来源分——如上皮组织肿瘤、间叶组织肿瘤、生殖细胞肿瘤、淋巴造血组织肿瘤、神经组织肿瘤……等。

(三)按生长特性与危害程度分

①良性肿瘤：其特点为：生长慢，有时生长停止或退化；多呈膨胀性生长，多数有完整的包膜，界限清楚；不转移，一般影响小，仅表现出压迫症状。但如肿瘤生长在某些特殊部位（如脑瘤），可压迫某些主要器官，影响其正常功能。

②恶性肿瘤（癌）：其特点为：生长快，常有坏死和溃疡；呈浸润性和膨胀性生长；无包膜形成，界限不清楚；常转移，危害性大，可侵润周围器官和远处转移，以致危害生命。

以上三种结合分类命名，则部位、来源、性质皆清楚了。

五、按摩对肿瘤的疗效——很多肿瘤，都可以通过按摩使之散去，不少按摩医生，均有此经验。但散去的瘤，究竟为良性或恶性，以往缺乏病理证实。据我个人经验及所见，按摩对良性的与恶性的，都有一定疗效是肯定的。对恶性的适应性的广度与远期疗效，尚有待于进一步实践研究。

这里我个人有个附带意见，即确定为良性或

时，切用穿刺、割切组织取样检查，以怕触动癌细胞后，更易扩移为害。

3、肿瘤通用按摩法

(一)、取肿瘤所在部位的通络法。癌症病灶区禁止拿捏揉拨；

(二)、用拇指或食、中、无名指之腹着力，压揉病灶周围部位，面宜宽。先压揉十数遍，并向近心端压推十数遍。

依(一)～(二)法反复进行3～5分钟，每日3～5次。

4、喉良性瘤按摩法

(一)、头颈通络法

(二)、用食、中指之腹着力揉颈两侧及喉管周围，并向胸部压推十数遍。

(三)、用拇指与食指之腹着力，相对拿捏瘤体数下。

依(一)～(三)法反复进行3～4分钟。

5、足背良性瘤按摩法

(一)、下肢通络法

(二)、拿捏下肢数遍

(三)、掌压揉病灶及其附近区域十数遍。

依(一)～(三)法反复进3～5分钟，每日3～5次。

6、乳腺癌及乳瘤按摩法——乳腺癌多起源于腺细胞，少数由较大的乳管上皮细胞生长，肿块坚硬，边缘不清，可位于乳腺的任何部位，早期的肿块可自由活动，癌组织逐渐向囊腺外生长，浸润至周围組织，以致和皮肤及深层组织粘连，活动度减小。

(一)用胸部通路法（病孔禁止按摩）。

(二)用食、中、无名指之腹着力，按动病侧胸部、腋下部十数遍。

(三)从病灶周围向四周用指腹着力压推数遍。

依(一)～(三)法反复进行5～7分钟，每日3～5次。

7. 病例

(一)成都西門南巷子交农旅館六门市部悦壽君的儿子老六，喉部生一瘰子，依法为按摩十余次而全愈。

(二)四川省民委招待所悦惠俦的儿子小苏患膝关节軟滞奔长和足背瘤，二病同治，十余天后，均得按摩痊愈。

(三)四川阿坝一职工的母親患乳癌，乳头已溃破，医院确诊为乳腺癌，本人患开刀割除，其子不忍，並发动旅客帮助其说服母親作动手术。我时与同住一招待所，因为之按摩十数次，红肿消失，胀痛减。教以按摩方法后，回去自己按摩，以后未联系，不知结果如何。從病情緩解，而临床疗效是可以肯定的。

第五节 骨结核的按摩疗法

1. 病因——结核杆菌，由原发病灶经过血液循环转移而侵犯到某些骨和关节，就可以造成骨关节结核病。好发部位多在胸椎、腰椎、髋关节和膝关节等处。

2. 胸椎结核、腰椎结核按摩疗法——早期仅有局部酸痛，背腰困难，病椎有固定的压痛点。病程一久，则出现畸形，严重者造成截瘫。结核病继续发展，可形成寒性脓肿及窦道，即所谓骨流痰、流注结似。中西医治此等病均感困难，手术疗法后，病者也长时期卧不下。按摩疗效甚佳。

(一)、背腰脊部通络法，病灶区禁止按摩。

(二)、轻揉病灶周围十数遍，以宜宽。

(三)、拿捏背大肌数遍。

(四)、掌根着力压揉非病灶区的脊柱数遍，再压揉脊柱两侧非病灶区数遍。

(五)、对开放的窦道，用轻手法排脓汁数遍，严禁施力排脓，以防恶化。

依(一)～(四)法反复进行5～6分钟，每日二次。

(六)、出现鸡胸者，应加头颈胸部通络法，并用食、中、无名指之腹着力，揉拨胸部十数遍。

(七)、下肢截瘫或出现畸形者，应加下肢通络法，并拿捏下肢、压揉下肢，和揉拨坐骨、腘窝、腓骨小头、足腕、内踝骨下麻筋各二、三十次。

3. 髋骨结核及其按摩疗法——本病之灶疼痛，以夜间为重，髋关节肿胀，久则引起髋关节附近肌肉及病侧下肢肌肉萎缩，乃至髋关节出现畸形。

(一)、掌压、揉腰部、臀部、小腹部各数遍。

(二)、下肢通络法。

(三)、拿捏或拿捏旋揉全下肢数遍。

(四)、揉拨坐骨麻筋、腿内麻筋、腘窝麻筋、腓骨小

货号：37-241(文化71.8)

头后麻筋、足踝麻筋、内踝骨下麻筋各十数下。

依(一)~(四)法反复进行3~5遍。每日2~3次。

4、病例。

(一)、成都红光路人民银行外西服务处孙培的儿子，患髋骨结核已数年，引起右侧下肢肌肉萎缩，中西医治疗无效。1971年4月，我教了按摩方法让其自己按摩，次日前去检查按摩情况，自述按摩后膝下小腿有胀感。再查其按摩手法，没有按摩膝以下部位，仅从大腿部血管壁功能加强了而小腿部的却没有，两者不相称，下部血管不能容纳上部增加了的血量，故发胀。教其纠正按摩法后，胀感立消。一月后又去检查，情况大为好转，萎缩的下肢增大一寸多。以后继续按摩，据其母说，近来情况更好些。

(二)、四川雅江县人民银行李远培患股椎结核已八年余，因病房紧未能入院动手术，在院外服中西药无效。改用按摩治疗月余，能弯腰拾物，照片显影清晰。又按摩月余全愈。工作至今未发。此例系由成都另一按摩医生治疗，我所亲见。

(三)、成都红光路人民银行一女同志的弟弟周身煜，患胸8~10椎结核已八年，右背平坦而左背突起，在第十二肋偏脊柱约1公寸处有窦道开口处，已愈合。据西医检查，病灶内尚有部分脓未吸收，前胸如鸡胸突起，致项下沉。1971年4月15日开始按摩，每次5~8分钟，十次后有好转，左背突起部下沉，自述轻松一些。一月后，左驼峰再下沉一些，鸡胸也平了些，口述自觉症状更好转些。出院后他的弟弟替他按摩，久未联系，不知后来情况如何。

（四）三台县西平公社三大队二生产队代名书，位于之人代云洲之子，到72年4月差一点满两岁半。71年6月右膝关节跌伤脱臼，复位后又感染结核菌。经四川医学院附属医院照片确诊为右膝关节及右股骨下端干骺端结核。右膝肿胀发热，伸直困难，关节囊积液胀大，骨质有破坏又有增生。又因于71年9月12日患结核性脑膜炎，愈后后遗左上肢瘫不能伸不能握物。双目视神经萎缩不能视物。于72年3月来成都治疗，中西医均认为无法，乃书信找我们去为之按摩。查其全身干瘦，每日只靠吃母亲的奶，不能吃饭。乃以背部膀胱经为重点，开脾健胃。同时顺坐骨神经与股神经两线加捏节下肢神经，并用活血消肿手法。此外从左前胸至背起治左上肢之瘫痪，揉捏用治目疾手法对双目失明也作一些治疗。数日后，病手肩运已能舒伸。半月后，病手能屈伸握物自如，并有一定力量。病腿膝关节肿消1/2，能伸、能爬、能站、能走一步了。双目在距离四寸处开始有光感。每日除吃奶外，能吃二两米饭和一些肉，神特活跃。又数日，继续有所好转。因其母需回乡处理家务，共治了二十多天回去了。

登号：37—241（文化71.8）

下编：反映在医学领域内，两种哲学思想的斗争

辩证唯物主义，是无产阶级的哲学思想。形而上学的唯心主义，是资产阶级及一切剥削阶级的哲学思想。两种哲学思想的斗争，反映在包括自然科学在内的一切学术领域中。历史决定了辩证唯物主义必然战胜形而上学的唯心主义。但是，这种胜利，不是随随便便、放任自流所能取得，而是必须以马克思列宁主义、毛泽东思想为指导，经过艰巨复杂的斗争，才能获得。表现在医学领域内，也应该而且必然是如此。

我不是学医的，对医是门外汉。由于长时间内患较严重的慢性病，与医、药打交道，久而久之，也知道了一些皮毛，特别是对按摩治病，稍为懂得多一点。常常按毛主席的教导，思考一些问题，慢慢对医学领域内两种哲学思想的斗争，理解得了一些。

这里应该补充说明的是：我休养、治病、学按摩，几乎与老同学怀文同志同时。1970年在成都与张文重逢，发觉其以三期高血压重病之身，而对按摩术能研之深、运用之勤，为其他病员服务的干劲之大，均远超过于我。惭愧之余，乃决心共同探讨、研究，互相批评、总结、促进。关于一些基本知识和实践的可贵经验，实际我得怀文同志之益为多。在实践、研讨过程中，对医学领域内两种哲学思想的斗争，随时有所发现，则记于学习笔记中。根据怀文同志的建

议选录几篇作为下编以供参考。本人水平低，见闻又有限，希同志批评指正，並共同研究。

金堂县休养病区陈傅毅 72.5.18.

调动身体内部积极因素，是防病治病的根本原则。

(一)变化着的人体内部积极因素

(1)人体从生到死，无时无刻不在变化中。这种变化受着内外各种因素的影响。然而，内因才是变化的根据，外因只是促成内因变化的外在条件，只有通过内因才能起作用。这并不排除外因的重要性，在某情况下，外因甚至对生命的存在有决定性的作用。但是，即使如此，仍然是通过内因而起的变化作用，内因始终是变化的依据。

(2)内因与外因，都是在不断变化着的，必须从变化中去认识与对待。

(3)内外因的界线不是绝对的。就人体的各种功能、生长情况与外界环境中一切事物作比较，前者是内因而后者是外因；就人体内部某一特定组织的功能与其他组织的功能作比较而言，前者是内因，后者又是外因了。人，可以改变客观环境的条件，改造食物成分；外界的某种刺激作用于大脑-肠胃，引起中枢神经、消化系统功能的变化，这些变化了的功能又引起体内其他功能的变化。这又是内外因的相互转化。

(14)所谓积极因素或消极因素，是指有利或不利于人体的健康方面发展变化的两种因素而言。内因、外因都既有积极因素也有消极因素，绝不可能是单一的。人，由生到死，都有这两种相反的因素在斗争並发展变化。

(15)有些因素，既有积极的一方面又有消极的一方面。有些因素，表面看是积极的，其实是消极的。有些因素，表面看是消极的，其实是积极的。其积极、消极的程度，也在随时发展变化，因人、因时、因地而异。因此，如不去粗取精、去伪存真，在防病、治病上就会犯错误。

(16)一切防病、治病的手段，对于人体来说，都是外因。防病、治病，就在于排除外因中的消极因素，运用外因中的积极因素，去调动或加强人体内因的积极因素，战胜内因的消极因素，从而恢复、或保持、或加强健康。在这里，防病、治病的手段不妨多种多样，调动、加强内部积极因素的目的都是一个；手段的正确与否的衡量标尺，是看其损害或保持以及加强内部积极因素的多少。外因的积极因素为调动与加强内因的积极因素而始有存在价值。故内、外因虽都有积极因素，在这里都要充分地强调内部积极因素。

(17)中医的"正"、"邪"观念，亦即积极因素与消极因素。不论驱邪扶正、扶正驱邪，事实上都是需要扶正的。驱完了邪再扶正，或不通过内在"正"的力量就要把邪驱出去，是全不可能的。一些医生犯错误也在此。不过，

"正"所包括的内在积极因素的各种作用，把扶正只依看为温补，就成了唯心主义，当然也就犯错误。

只承认内因不承认外因，只承认外因不承认内因，不承认内、外因的可变性，不承认或不区别对待内外因各自的积极方面和消极方面，不承认各种医疗手段服务于人体内因积极性的从属性……等等，即陷入主观唯心主义或机械唯物论，必然犯错误。这种情况，医学中都也不少。

(二)、一切防病治病手段服务于人体内部积极因素

1、从目的方面看——防病治病是为了人体各器官的各种功能健康地运行，而各器官的各种功能的健康地运行，也就是人体内部各种积极因素健康地最大限度地发挥作用。所以说一切防病、治病手段都服务于人体内部积极因素。

2、从作用方面看——各种防病治病手段之所以能起到防病、治病的作用，只有通过或加强人体内部积极因素，才有可能。

(一)针、灸、按摩、拔罐是依靠人体经络神经、体液的积极性而起作用的。

(二)按摩还有一种物理性的力的挤压作用，是依靠人体的器质组织（如骨骼、血管）可塑性和体液的渗透性起作用的。

(三)常被说得很神秘的气功，也不过是通过对经络、内脏器官功能积极性的加强而起作用。

稿号：37—241（文化71.8）

④.吃补药，并不是补药变成了人体某些器官的组成部分，而是利用该药的某些有效成分，刺激了人体的某些内在积极因素，而引起某些功能加强的变化。有些补药，可以直接成为人体的营养成分，但是它仍然不是人体器官的组成部分，它之所以能发挥作用，仍依靠于人体内在能吸收、运输的积极性。而且，最根本的是在保持人体各种功能的正常和对食物中的营养成分的吸收能力。假如一个人只靠药物来刺激功能和补充营养，他是活不了多久的。

⑤.泻（包括汗、吐、下）药之所以能发挥作用，也不过是那些药物的有效成分刺激了人体内在的管道组织等的排泄积极性。油脂类滑肠药，对肠有物理性的滑润作用，然而也必需肠道有了排泄的积极性。任何药物的本身，是不能代替这种积极性的。而且不从根本上解决人体排泄功能的正常发挥，而是光靠药物去刺激或滑润，那样的人也活不了多久。

⑥.某些药物有直接的抑菌、杀菌、杀虫、排虫等作用，然而也必须通过人体内在的对药物可容纳、可吸收和对虫子排出、对伤口愈合等积极性才能起到治疗作用。而且，预防人体不受菌害、虫害，加强人体自身的抗菌、杀菌能力，才是治本的办法。

⑦.关于解毒作用，也是一样的。人体通过食道、呼吸道、体表接触，经常接触有毒成分。在新陈代谢

过程中，又必然不断产生有毒成份和如不及时排出也可变成有毒成份的废物。然而人体可以通过内在的积极因素与其化合中和使之成为无毒之物和排出体外。有些药物的解毒作用，本来就在于加强了人体这种内在积极因素。有些药物虽直接对毒物有化合中和或排出作用，但也必须通过机体内在对药物的接纳、吸收、转运、排出等积极性才能发挥作用。

（八）同样免疫菌苗本身不能起免疫作用，它不过刺激了人体内部对相应的细菌的抵抗力的积极性。

（九）外科手术切除、再植，要必须机体本身有容许切除再植的可能性，术后愈合的内在积极性，不影响维持生命的主要功能运转的可能性，否则手术就毫无意义。

这类的具体事例太多，不能一一列举。总之，各种防病治病手段只有通过和服务于人体内部积极因素，才能起作用；也只有人体内部带有生命性要害性的器官内有积极性可以发挥时，各种防病治病的手段才能起作用。所以真正的死人是医不活的。而只要还有发挥积极性则又能战胜非不治之症

3.还必须指出，在不用医药帮助的情况下，人体自身具有很强的防病治病能力——明确这一点，更足以证明人体内部积极性的重要性。

（一）单细胞动物就能伸出伪足吞噬外物（阿米巴运动）并将其消化或排出，借以获得营养和防御

货号：37-241（文化71.8）

外物侵袭，经过若干万年进化而来的人类机体，不但其每个细胞仍然保留了这种吞噬、消化、排出的功能，而且由许多细胞组成的各种不同的器官，又均各有其吞噬、消化、排出功能，各器官又相互联系、依存、相互制约，形成一个联防的整体。此外，还有专管对敌战斗的白血球等抗体，有专管运输的各种管道组织。特别是有重要的高级神经系统统一联络指挥，尤其应指出，无产阶级革命者有坚强的战斗意志。从精神到具体组织，从整体到各系统到各别细胞，构成了完整的、严密的、坚强的防病、治病体系。这个体系愈健全，其防病治病力也就愈强。这个体系的某一组成部分有缺损，只要整个体系中的要害部门及其功能未丧失殆尽，仍可得到修复。所以有不少人对传染病并不感染或感染也很轻微；有不少人患了病，没有用什么医疗手段，或医疗手段对之已无效的情况下，都可自行好转，乃至全愈。

㊂、人体这种内在的战斗力，既有物理性的，又有化学性的。物理性与化学性又同时并存、互为反应、互相转化，并产生高级的精神因素，故十分复杂。至今，医学科学对许多问题还未搞清楚。举一个较简单的例子：机体的结构，具有弹性、坚韧性，故能耐压，可承受相当的打、拍、掸、压而不致损伤。但机体接受了这些物理刺激后，究竟起了些什么变化，也很难全面搞清楚。又如机体受刺激后的发生反应、变态反应，机体新陈代谢的复杂过程，虽则人们已研究

（当时中的宣传需要所特加的）

得很多，也还有许多没搞清楚。但是，没有搞清楚并不是不能搞清楚，而是说明人体内部积极因素十分丰富，还有医学还研究得不够，利用得不够。应充分掌握其规律，善于发挥其作用，则能在未病前防病，已病后治病。

4、各种医疗手段对人体内部积极因素可能起的作用——人体内部积极因素是富于战斗力的，非常丰富的，但不是无限的。内外的致病因素如果超过它的负荷能力，就可能使其个别的或若干个的积极因素受到损害，削弱或失去作用，造成局部或整体运动系统功能的混乱。在这些情况下，各种医疗手段服务于内部积极因素就成为必要。

㈠消除外境中的各种有害之物，不使其侵袭和损害人体内部积极因素。如各种除害灭病，保持环境清洁卫生的工作。这是非常必要的。但内外环境的有害因素，事实上不可能绝对消灭干净，因而这仅仅是应该做的一个方面。

㈡维护和加强人体内部积极因素的发挥和运转，以抵抗内外环境的各种消极因素。即各种保健(由)方法。这一点应与上一点结合起来进行。

㈢内部积极因素受到器质性的或功能性的损害而不能自行修复时，或虽能自行修复，但迁延时日过久时，用恰当的手段保护和加强其局部常能有助于修复的积极性和全身互相支援，帮助修复的积极性。这是治内外各病的通用办法。

信号：37-241(文化71.8)
20×25=500

④、作为临时措施，用医疗手段的物理的或化学的力，帮助消灭、排出侵入体内的病因（细菌、废物等），或补充一部分人体所需要的物质。对内部积极因素起辅助作用。作为根本性措施，用医疗手段，协助修复和加强内部积极因素去消灭与防御致病因素。这也是治内外各病的通用办法。

⑤在某一局部已完全不可能修复且变成有害因素的不得已的情况下施行手术切除，以阻断不正常通路，以保护内部的主要积极性。

⑥外部积极因素（医疗手段）服务于和依赖于内部积极因素而起作用。而各种内部积极因素中，又以消化功能提供养料来源而显得特别重要，即"脾胃为后天之本"。所以维护和加强它是各种医疗手段所必须着重考虑的。

⑦精神因素，既影响内因又影响外因对内因的可能作用，尤应着重考虑。

按摩之所以能起防病治病作用，也正是根据于这些道理。

（三）两种哲学思想在对待人体内部积极因素这一问题上的反映

是着重考虑或不着重考虑乃至不考虑内部积极因素，是充分发挥或抑制内部积极因素，是医学上辩证唯物主义与唯心主义的重要反映之一。试举一些例如下：

①人，不是无生命之物，也不是植物，也不是一般动

物，而是对待一切客观事物能够发挥主观能动性的。特别是，由马列主义、毛泽东思想武装起来的人，是富于战斗性的。其对于自己的疾病，也应不例外。病员与医生，应该是共同与疾病斗争的战友的关系，而不仅仅是个配合问题。病员与医生的思想、言行、技术等积极因素，双方都应处于积极状态。一些医生，把病员当成完全在治病方面没有主观能动性的，在治疗上没有发言权，至多对病员作点安慰工作而已。遇到危重病情，不是用正确思想武装病员共同斗争，而是哄骗。一些病员也自甘于处于完全被动状态，命运交与医生，糊里糊涂医好，或糊里糊涂死去。这是机械唯物论的形而上学的反映。所以我们非常强调病员自己自力更生，懂得和运用一些医疗办法。在按摩方面来说，强调自我按摩。

(2)从人类的进化史来说，进行细致的社会分工，有了专业医务人员，不能不是一种重要进步。但是，社会继续前进，到了社会主义，向共产主义前进，脑力劳动与体力劳动的差距在缩短，门户逐步消除。人人可以更多的知识，文化复归于劳动人民。而且在我们贯彻备战备荒自力更生的具体情况下，在医药卫生方面，如果只要专业医药人员的内在积极性，而不要广大的工农群众的积极性的通力协作，将是一种反历史倾向的唯心主义观点。所以我们强调医药卫生知识应普及于病员与非病员的广大工农群众中去，人人能治小病，而且人人可措

20×25=500

创造发明。我们发扬按摩疗法是可供推广研究的好办法之一，所以大声疾呼作群众运动性的推广。

(3).从不能动内脏手术·大型手术，到能够动，是医学史上的一个进步。然而随着对人体内部积极因素及有关问题的认识的深化，使许多非动手术不可的病，改为非手术疗法，不仅是一个一般的进步，而且是唯物辩证法的重大胜利。显然，切除一个组织或器官，使其完全失掉作用，比保留下来并充分利用其内在积极性克服疾病，是一种消极办法。即使不切除，手术疗法对人体内部积极性的利用比非手术疗法小而损害大。当然，在不得已的情况下，牺牲局部的次要的积极性，保护要害的整体的积极性也成为必要。故仍需手术疗法。但不能作为墨守成规的人的借口。按摩与若干新医疗法，能使若干手术疗法的急症改为非手术疗法，是为其优点之一。

(4).从无麻醉开刀到用麻醉药开刀，也是医药史上的一个重大进步。然而到了今天，用针刺或按摩代替麻醉药，又是一个唯物辩证法的重大胜利。麻醉药是使局部神经或全部神经的积极性丧失或处于高度抑制状态，从而丧失疼痛的感觉，针刺、按摩事实上既非麻醉也非镇痛，而是充分调动神经及体内有关功能的积极性去战胜疼痛及手术带来对人体组织积极性的损伤。两者是相反的道路，前者消极而后者积极。这是道路问题，不单是一个技术问题。

(5)发炎，是人体的一种防御反应，是内在积极因素的一种表现，是正邪相争的一种表现。因而发炎本身不是病，而是可供利用以战胜疾病的一种积极性。对待凡是这一类的积极性，各种医疗手段的任务，只应引导其上正轨，帮助其发挥最大的作用，而不是抑制其作用。这个道理，病理学上讲得很清楚，但而不少人就不是根据这个原则办事。用大量的消炎药使发炎反应消失了，防御积极性受到抑制或丧失，病反而转入阴，继续发展下去，使病情转重。据我们理解针刺按摩的作用，并非消极的消炎，而是积极的调动内部积极因素消除病原，发挥任务完成，发炎反应随之消失而归于正常。两者表面相似，而实质不同。

(6)以上编所述，辩证唯物主义者，强调战斗与动的哲学，而反对静与等待。当然，动与静也是相对而言的，但动是主导的，绝对的；静是暂时的相对的。一切事物都在矛盾发展中，都是动的。静和等待，不利而有损于人体内部积极因素的保护与发挥作用。故练斗练动，是疗症的可行发至新上天，凡以病号以相持或休息，而嘱咐病人卧床太久为稳固起见，甚至病都强调静卧，是反唯物辩证法的，是错误的。按摩也是一种被动的动，其战斗性也在于动。举个最简单的例子，如近人端推送，就是为了加强血液循环的动。

(7)中医的治病八法：汗吐下和温清补消，可总分为

货号：37-241(文化71.8)

补、泻、调三大类。古代名医学家，各有所偏，派别林立，互相攻讦。其实都是不理解八法与人体内部积极因素的关系，内部积极因素的重要意义，以主观唯心主义代替客观现实。阴阳代表互相矛盾的双方，力量对比随时变化，一般都能维持人体的平衡，怎么能固定某一方常有余而某一方常不足。补法与攻下法，都要通过人体内部积极因素才能起作用。对人体内部不同积极性有不同的刺激作用。应视需要而有所弃取，取舍不当，将反而损害机体内部的某些积极性。误服补药、误服下药，均有伤残乃至死亡的例证。怎么能专用温补或攻下。

(18)很多药物对人体的作用是复杂的，不是单一的。它可能有杀菌、杀虫作用，也可能同时对人体内部某些积极性有损害作用。它可能对某些内在积极性有好处，而对另一些内在积极性则有损害。对此，不作全面的考虑，只片面的针对性用药，也是一种形而上学的机械唯物论的观点。中医多用复方，讲究"君、臣、佐、使"互相配合，以消除副作用，原则上是对的。但对若干药物对内部积极因素的具体作用，则仍然很多不清。不仅药物疗法存在这类问题，非药物疗法也同样存在类似问题。比较起来，我们的体会是按摩的副作用要少得多，比较易掌握，也就容易避免。

(19)日常的许多临床事例，都从正反两方面证明了违反外因的错误和重视内因的正确性。蛔虫钻胆、蛔虫肠梗阻，手术去虫后不久又钻胆、又形成肠梗了。胆结石、肾结石，手术去石后又长石头了。胃溃疡肠溃疡，手术切除后又有溃疡了。怎么办呢？能不能肚子上安拉链，随时去拉开取虫、取石、切除溃疡。应当从内因方面去研究。在同样的生活条件下，为什么有的长结石有的人不长结石，许多人的蛔虫不钻胆不形成肠梗阻，为什么有的人会钻胆会形成肠梗阻。许多人不害溃疡病，为什么有些人害。除去有针对性的排除内部消极因素、加强内部积极因素，才能根治。所以我主张对这一类病除急救性质的临时措施（如止绞痛）外，应从内因的根本上着手。如蛔虫钻胆，按摩退蛔后，还需继续按摩一段时间以消除钻胆的内因。其他治疗办法，当会作类似考虑。

再看正面的例子：针麻、快速针刺治聋哑、割治穴位、强刺激疗法及埋线法、按摩治偏瘫，无一不是通过对内因的加强而收到良效。

（四）内因和外因都有积极和消极两个方面。因此，抑制消除消极因素，维护、加强积极因素，两者都是重要的。但是把两者等量齐观同等对待，则又是唯心主义的。内、外因作比较，内因是主导方面；消极因素与积极因素作比较，积极因素是主导方面。消极因素随时都有，不可能消除干净。作为战略来考虑措施，首先是如何加强能战胜消极因素的积极因素，而不应是丢开积极因素先单考虑如何抑制消极因素。例如治失眠，考虑到头脑这个积极因素是主导方面，批判了催眠疗法而专用电兴奋疗法。用同法

貨号：37-241(文化71.8)

神经性皮炎，原理相同。又如：支气管哮喘随气候变化而疼痛的风湿、皮肤敏感性丘疹这一类敏感病症，作为战略性的措施，不是平喘、止痛、止痒、消除疹块，而是加强身体的内在素质，消除敏感。输液用于失水、注射B_{12}用于贫血、抗菌药用于感染等等，都只能是临时性措施。根本方面在于发挥内部积极因素，不失水，加强对食物中B_{12}的吸收运化，并加强自身的抗菌能力。针刺、按摩等非药物疗法所以有广泛的适应性的原因，也在于此。

(11)内部积极因素是多种多样的，彼此互为因果的构成一个有机整体。要求某一积极因素的正常与稳定，必须解决相关积极因素的正常与稳定。如果不是这样，而是单一的对症治疗，必过只对该积极因素起到刺激性、临时性的效果。这也是反唯物辩证法的。古今中外都有不少问病发药、头痛医头、脚痛医脚的糊涂医生。又如：各种激素，认为见行，靠激素维持某些内在积极性而不去解决根本问题，岂能是长远之计，最终是越弄越糟。所以在按摩方面我强调全面治疗。

两种哲学思想在对待人体内部积极因素这一问题上的反映和斗争，是多种多样的、多方面的，难以一一列举。这种斗争将继续深入下去，以毛泽东思想为指导的唯物辩证法，将不断获得新的胜利，从而引起医学界的大革命，建立独特的祖国新医学。

“按摩的作用”琐記

从无数的实践证明，按摩对防治内、外很多疾病有良好作用。为什么能起那样的作用，总的原因是由于能较好地通过人体内部积极因素，服务于人体内部积极因素，已如前篇所述。但是，到底是如何具体通过、具体服务的，却还搞不清楚。这一方面是由于现代生理学、病理学对人体的很多情况及其变化，没有弄清楚。一方面是由于现在研究按摩的人还太少。再一方面是时我们作为病员业余研究按摩，缺少作动物实验、临床科研的客观条件，无从取得科学数据。我们希望有更多的人予以足够重视，加以试验、探讨，对发展生理学、病理学，改造古典的和西洋的医学的重大意义，当不下于“针麻”。

在这里，我们以下几方面为根据，写出一些关于按摩的作用的零星琐记，以供参考。

1. 所见所闻部分按摩医生的实践，自己的实践，特别是亲见俳文同志的大量临床实践，提供了很多生动的具体的事例。

2. 由于按摩作用于人体的原理，有很大一部分与针刺相同，故引用关于“针麻”讨论中的一些最新看法作为依据。穴位经刺激、按摸等，也以同样的理由可作为参考。此外，药物疗法，也可以对比。

3. 四川体育学院附属医院郑怀贤编的《伤科按摩》及安徽医学院附属医院编的《推拿疗法》，都对按摩的作用有些说明，可以作为佐证。

齋号：37－241(文化71.8)

(一)按摩疗法与药物疗法比较

用药治病，一般人虽不懂其原理，但已养成习惯，信之不疑；不用药也可以治病，很多人感到奇怪和怀疑。其实加以比较，可知两者的具体作法虽异，其基本原理则同。某些情况下，两者还可互相代替，某些情况下，则各有其不可代替的优越性。按摩作为非药物疗法的一种，据我个人了解，其优越性似比药物还要多些。

1、两者都必须通过人体内部积极因素才能起作用，又都服务于人体内部积极因素。

2、中、西药，不论煎剂、酊剂、浸剂、膏汁、片剂、丸、散、粉、丹、敷料、注射液、吸入剂等，都需要有药源，还需要各种炮制、炼等处理手续。而按摩一般仅凭一双手，即使加械按摩，所需要的器械也比较简单，而且可以用很长时间才更换。从这一点来说，按摩疗法比药物疗法更方便节约。也许对医生来说，按摩比开药方、注射、敷药都多费气力，但减少了对药物的炮制、医疗器械的制备，而且人人易于学会按摩，以减少医生负担。所以总的说来还是更方便节约。

3、中、西药物影响机体，是通过口服由消化道吸收转化；体表外敷、擦或撒布；皮下、肌肉、动静脉、穴位注射，使其通过循环系统转运；从呼吸道吸入；药液直接滴注于某内脏器官等。而以口服为最常用，外敷、注射次之。按摩则直接以一双手刺激、按压、活动神经、经络、皮肤、肌肉、韧带、关节、血管及未被骨骼遮隔的内脏器官。所以比较起来，按摩疗法影响机体，不但比药物疗法运用更方便，而且大多数情况下，更直接而迅速（除血管注射、直接滴注、吸入外，比口服、外敷、肌注、外部更直接而迅速，所以治急性病的效果，很多时候比西药还迅捷），可刺激的体积与面积也更广泛，可同时作用于机体的几个系统。

4. 人体构造十分复杂，生理关系及其变化，更是复杂，很多问题至今未弄清楚。但总的说来，不外物理的和化学的结构联系、变化。而物理因素与化学因素又相互联系、传导、转化。外因作用于人体，包括机械力、化学物质、生物因素（细菌、病毒、寄生虫等），对机体所引起的变化，归根到底仍是物理性质的变化和化学性质的变化及二者的相互联系、传导、转化。物理能与化学能可以互相转化，在人体内也不例外。

药物疗法作用于人体，多数是利用药物的有效化学成分引起人体有关部分的化学变化或物理变化，少数是利用药物的物理性能以主要引起人体有关部分的物理变化（但不可避免也有些化学变化）。按摩、针刺、拔罐等均属于物理疗法，完全以物理的力作用于人体，它引起人体有关部分的物理变化，显然比药物广泛而迅捷（按摩尤为突出），而通过物理性刺激，也能引起机体的化学变化，有与药物作用相等者，有超过药物者，也有不及药物者。相等者彼此可以代替，超过或不及者则不能相互

貨号：37-241（文化71.8）

20×25=500

代替。试举几个例子以比较药物与按摩作用的异同和优劣。

(一)骨折、关节脱臼与半脱位、椎间盘突出等一类需要复位的工作，只有借助于按摩的物理力，药物是无能为力的。中药虽有所谓跳骨丹，实际上单纯依靠那种药，骨头还是跳不拢的。

(二)对于胃肠管道组织的通排功能，有些药物可以直接利用其物理性能起物理性作用(如滑润剂可以通便、水剂洗肠可以通便，某些固体粉末类药物可以吸水止泻)。有些药物则是利用其化学性能引起物理变化(如蕈毒类药物使肠蠕动加快而起泻剂作用，鞣酸类药物使肠内粘液和肠粘膜细胞表层的蛋白质凝固成膜以保护粘膜内外受刺激而止泻)(又如杀菌抑菌类药物杀菌、抑菌，从而使细菌、以致刺激胃肠的毒素的根源被消除)。按摩则既可利用物理性的挤排作用，从顺方向或逆方向加速或迟滞胃肠管道内容物的排出，亦可利用其对胃肠结构、神经的刺激作用，调整胃肠蠕动的速度，以加速或迟滞胃肠内容物的排出。这可使抗体的数量、质量增加以消灭细菌而止痢。故按摩本身是非化学性的，引起胃肠的变化却既有物理性的，也有化学性的。两者相比：(1)同一种药物，不能既止泻又通便，而按摩刺激同一部位，却可能起两种调节作用。(2)各种药物对物理作用、化学作用各有所偏，按摩则易于同时起两种作用。(四)药物增加内脏的吸收与排出负担，按摩则否。[IV]以"捏结术"为例，用按摩的手法使硬结大便成碎块得以排出，或通过其他按摩手法使肠粘液分泌物增多以使硬结大便变软破碎，同时并使肠蠕动加速，容易排出。而同时采用药物疗法，虽未能解决此类问题(针刺[包括电针]也可收到同样效果，而那也是非药物疗法)。[V]也可能有药物能解决肠道排泄问题，而目前按摩不能解决或解决得不如药物疗法那样好的情况存在，那么就宜用药物，或两者配合运用。

㊂、对于循环管道对体液的循环功能，药物只能通过消化道吸收运转后，以其化学性能作用于与循环管道有关的神经或有关体液分泌腺体而起作用，而且这些药中的不少品种含毒性或其他副作用。按摩，则既可通过刺激神经起对心血管内外分泌腺体起调节作用，又可以其物理性挤压力，直接影响血管内血液的流速和肌肉内体液的灌注交换速度，一般无副作用。所以在一般情况下，用按摩代替药物调整循环管道的功能，优越性更多些。当然根据具体情况，也有必须互相配合或单独使用药物的时候，例如：光明日报70年4月10日载抢救倪涛扬心脏停止跳动，用心脏直接按摩配合输氧，而人民日报69年1月26日载抢救周伟明心脏停止跳动则用肾上腺激素。

㊃、对于人体因缺乏某些营养而成病，按摩和某些药物都是刺激和加强机体相关的积极性，以

稿号：37—241(文化71.8)

加强对食物中这类营养物质的吸收或体内对这种营养物质的合成。两者比较，按摩比药物简易而作用的广宽，故按摩配合食物疗法，优于药物配合食物疗法。但是，另有一些药物，本身就是营养成分，可以直接补充体内所缺乏的同类营养物质，而按摩则不能，这是不如药物的地方。不过，从根本上说，人体所需要的营养，从食物中吸收和体内合成，才是长远的、根本的办法。如果一个人长期都只能靠药物来直接补充营养，他是活不了多久的，也不会活得很健康的。所以，凡缺乏营养物质引导致的病症，在通常情况下，均以按摩疗法代替药物疗法为佳，而在某些病的急性期，则宜配合营养类药物以资抢救，如恶性贫血注射B_{12}、低血糖昏迷静脉注射高渗葡萄糖、缺氧输氧、某些元素严重缺乏症的暂时大剂量的补充等。

⑤对生物类病原（细菌、病毒、寄生虫），按摩与某些药物有相同的功效，即通过物理性或化学性的刺激，使机体内的抗体数量增加和吞噬能力增强，或排虫能力增强，从而抑止、消灭或排出生物性病原，或预防其侵袭。两者相比，仍以按摩为更简易、直接、迅捷而无副作用。但是，还有一些药物（抗菌素类、磺胺类、呋喃类、抗结核类、驱虫、杀虫、抗虫类、抗癌类、消毒类药物），对生物性病原，有直接抑制、杀死、驱除作用，而为按摩所无，这是按摩不如药物和某些情况下不能完全代替药物的地方。但是，这里必须注意：[1]这些药物

大都有毒，对人体内部积极因素，有相当严重的损害。部分这些中药毒性较小或无毒，但多服仍有副作用。〔三〕久服则产生抗药性而无效。〔四〕对某些生物性病原，药物本来就比按摩无能为力，既有抑止杀伤作用而只有害于身体。例如对肝病毒，按摩有良效，中草药也有效，西药就无效。目前，药物对癌细胞的作用，也不比按摩高明多少。〔五〕这类药物虽可抑制或杀死病菌寄生虫，也同时抑制或杀死对人体非常有益的在口腔、肠道内的"共生菌"，这些"共生菌"又为维持作为整个防御体系的白血球、合成机体所需要的许多维生素、参与调节血液的胆固醇水平和参与矿物质及其他物质代谢所必需。　根据这些情况，我个人的意见是：〔1〕一般细菌性、病毒性病，以按摩代药物，效果好而无任何副作用。对感冒、肝炎、肾炎、菌痢、结核等病，其优越性比药物显而易见。〔2〕像大面积烧烫伤无法按摩，又发生绿脓杆菌感染等重危症，必须用杀菌抑菌药物，否则不利于抢救。但是若既能抑杀细病菌，又不损害或少损害者，也能迅速恢复机体有关功能和共生菌的作用，应当用按上面介绍的方法，唯物辩证法地掌握时机与分寸。或选以本用毒性小的中草药代毒性药。〔三〕目前，用按摩治寄生虫病，我们还缺少办法，需要药物。癌症，按摩完全可以解决。胆道蛔虫，按摩可使蛔虫退出胆管，但尚需药物将蛔虫驱出体外。扎针已驱蛔有效，估计将来可用按摩驱蛔。对血吸虫病，扎针按摩均有疗效，但尚不能完全代替药物疗法。

貨号：37-241(文化71.8)

对其他寄生虫病，尚缺乏经验，估计将来均可用非药物疗法，但目前尚不能代替药物。其实，南瓜子、槟榔一类之毒而得之物，在一般情况下，不代替也可。〔四〕也可提倡按摩与药物配合，用于某些必要的情况下。例如：拈振等，按摩可以消除抗药性。那时，仍如用那种药成为必要，可配合按摩以消除抗药性。又如大面积烧伤等，用药物抗菌及其他方法治愈后可用按摩解决后遗症。

⑹一些药物，对化学性毒物有直接解毒的作用，而按摩则没有。这是按摩不及药物的地方。但按摩在防治化学中毒方面也有其良好作用。〔1〕某些外毒进入胃中尚未起多少变化，或内部废物、残渣积于胃、梗于喉，用拨喉法或探吐法促吐之，比药物催吐来得简捷。〔2〕经常自我按摩，加强脏腑、机体功能，使降解防代谢的旺盛进行，则内毒可以不生。当受创伤而产生内毒的外界刺激时，也能降毒排毒，至少可减轻症状。(内毒，包括各种代谢废物(如尿素、尿酸、胆色素、肌酸酐、磷酸、脱落上皮、衰老的血球、食物残渣腐化后所产生的毒物等，及代谢过程中产生的毒物，如氨等。此外还有多余的热量、养料等)。同样，对侵入机体的外毒，也有较好的解毒、排毒作用，至少可以减轻症状。(外毒，包括各种药品的化学性中毒。病菌侵入体内，会产生毒素，从其来源说，也应是外毒)能解毒排毒的器官可以说包括人体所有组织，肝、肾、唾液、大肠、肺、汗腺、皮肤、脾，皆其著名者。

按摩时保护和加强这些器官的功能，有良好的作用。[III]由剧毒性的化学药品中毒、毒蛇狂犬咬伤等，必须用药解毒，非按摩所能解决。[IV]有些通用解毒物，如绿豆，实际上就是食物，即代用食物，如甘草也简单易得，因时因地制宜，因宜广泛应用。

⑦物理性损伤，种类甚多，情况复杂。有必须用按摩者，有必须用药物者，有两者均可用，而以按摩更简而宜用者。[I]如前所述，骨折、脱臼、组织移位，必用正骨手法，亦即按摩之一种。[II]新伤肿痛（包括打伤、小的挫伤与冻伤）、旧伤后遗，药物按摩均可奏效，而以按摩为简捷。至如后遗脊椎间盘突出、组织增生等，据目前所知，还只有按摩效果好。[III]高温（包括中暑）昏厥及小伤，低温冻伤昏厥及其他全身症状与感冒，按摩效果好而迅速，仍优于药物。惟大的损伤则必须药物。溺死、缢死、电死，进行人工呼吸，胸外心脏按摩与心脏直接按摩，实际都是按摩，成为必不可少，但必要时也需用药。[IV]从日光、其他强光、强射线、高山、高空、深海气压改变等所导致对人体的伤害，事前经常按摩，有些可以加强抵抗力，事后对症按摩，亦有显著疗效。已有例证，推广应用，比较药物方便。急救必须药物者例外。

⑧大的按摩擦皮肤，使汗腺、皮脂腺畅通，活动各个关节，使其利而不僵，非按摩不可，药物不能代替。各种体育运动与武术、保健功（五禽戏、八段锦之类），与按摩的相应手法同，故作用亦同。

賢号：37—241（文化71.8）

㊈、药物与按摩，均对消炎、消肿、退烧、止痛有疗效。两相比较：[1]如前所述，红、肿、热、痛发生，是人体积极因素对疾病的防御反应而不是病，宜因势利导而不应压抑。按摩的作用正是因势利导，而有些药物却是压抑。两相比较，当然按摩为优。也有部分药物的作用也是因势利导而不是压抑的，例如内服补气血、固正气的中药以治疮毒，然仍不如按摩既简而又便于掌握。[2]在按摩尚无经验解决的情况下，特别是垂危病人又尚无经验解决的情况下，仍必需用有效的药物。或者根据具体条件，有更简便的草药可用，也用。

㊉、前已九点，都涉及到按摩、药物对神经的作用问题。一般说来，抑制神经功能的药物（镇静、麻醉、催眠类药物）不及按摩和加强神经功能的药物（不一定就是兴奋药）优越，暂时性兴奋神经的药物不如根本改善神经功能的药物与按摩优越。后两者相比，按摩又更为简单、节约。特殊情况需用药物者例外。例如结石症，小结石，按摩可以排出，不必用药；大结石超过管道必要扩张后的直径的极限，就要用药。

5、无论按摩疗法或药物疗法，均以人体从食物中吸收营养作为基础。中草药把许多食物（肉类、粮食类、蔬菜类、植物油、糖等）都作为药。而我在这里是没有把食物作为药看待的，否则无法比较。至于这当配合饮食疗法，对任何一种疗法，显然都是非常必要的。

(二)、按摩疗法与外科手术疗法比较

1、如前篇所述，非手术疗法比手术疗法优越，而按摩为最好的非手术疗法之一。对许多急腹症、疮毒、跌打损伤、结核、瘰疬等，疗效显著。

2、必不得已，需要外科手术处理时，一般均可用按摩配合，因为按摩不用任何工具，很方便。

㈠、必须开刀的急性病人，如按摩可缓解症状，先用按摩缓解后再开刀。

㈡、慢性病人因体虚弱而又必须开刀者，先按摩一段时间，加强其体质。

㈢、按摩与针刺一样可用于外科手术止痛，并获得不少附带收获。

㈣、手术后遗症，如瘢痕、粘连、强直、萎缩，最宜用按摩。

3、在少数情况下，也可以需要用外科手术配合按摩，如心脏直接按摩，第一步就是开胸手术。

(三)按摩疗法与其他物理疗法的比较

按摩疗法属于物理疗法的一种。物理疗法有很多种，中医、西医都有运用的，惜乎治疗范围多应用不广。据我的看法，可大别之为两类，一类是不用工具的物理刺激法，即按摩，另一类是用工具的物理刺激法，包括最简单的扎针、拔罐、砭法、棒打、热熨等到很现代化的电疗、声疗、光疗等。两类的作用，其实最基本的东西是相同的。其中，按摩与扎针、捧打、拔罐等的"血缘关系"最近，同属机械性刺激法。兹将其同异之处，比列于后：

1. 按摩与扎针、捧打、拔罐、挑法、导引等其他机械性刺激疗法的比较——按摩是徒手，其他则各使用不同的工具。刺激的作用、性质、效果都大体相同，所以我认为扎针、捧打、拔罐、导引、挑法等等，都是按摩的变相，实际上都可叫做工具按摩。各种工具按摩，各有其特点，彼此不能代替，也不能为徒手按摩所代替。然仍以徒手按摩为最灵活、方便，刺激面广泛，效用多种多样。其他工具按摩，则只能代替或加强徒手按摩的功效的某一种。从人类发展史看，徒手按摩当先于工具按摩而存在。应该承认，工具的发明，是一种进步，今后还会发明更多的按摩工具，各有效用。但在工具不能代替的情况下，或适应客观环境缺少工具的情况下，徒手的优越性就最显著了。

(二)扎针——扎针是用金、银、合金、钢等金属刺激人体的经络、神经而起调整作用。按摩也可起同样的作用。它不如按摩的地方是刺激的面积与体积远不如按摩广泛，而且缺乏按摩的物理挤压作用。但它优于按摩的地方是刺激的深度深于按摩，特别是肌肉肥厚处、骨缝处按摩的力难透，而针可以扎几寸深。同时，由于针尖远细于手指，容易压切对相邻紧接的组织，而按摩则较难压分，往往一指压下去按压到几个不同的组织。同时，扎针也比按摩省气力。正由于有这三个优点，古人发明了扎针，在社会主义时代更广泛地发挥它的作用。但是必须指出，按摩的手法、作用、效果多种多样，扎针的优点，仅能代替按摩的"指针法"而显示其优越性，但不能代替其它。（扎针事实上是作为二类按摩，"以针代指"，一些误解了按摩的历史，反而颠倒将按摩的"指针法"说成是"以指代针"）还必须指出，扎针只能代替按摩极小一部分功效，而按摩可代替扎针的大部分功效。偏僻乡间与农村阔大面积按摩根本用指针取得优良效果的情况，尤其如此。而且按摩比扎针更不要工具而安全。

还有很多疗法，又从扎针演化而来，是扎针的变相，各有其特点。(一)耳针也是扎针，不过专在耳部找刺激点。其他如：手针、鼻针、面针、背针、脚针等，性质相同。(二)梅花针或七星针，即快速密针点刺法的发展变化，亦即按摩的啄法、群点法的代替法。(三)毒医针疗法，即黄针法，扎针的一种。(四)埋线疗法、埋珍疗法、埋动物肾上腺组织疗法、埋针疗法、穴位注射水或空气（水针疗法、空气针疗法）、磁性疗法等等，与扎针的作用，并无多大区别，不过借针、钢珠、羊肠线、金属或尼龙线、动物组织、水、空气等，延长刺激时间而已。因为不论快速针刺或停针时某些慢性病来说，都嫌刺激时间太短，于是就想出了各式样延长刺激时间的办法。这

訂号：71—104 貨号：37—241(文化71.12)

也可看成是延长持续按摩时间的一些办法。用橡皮头或棒代替手或肘作穴位按摩麻醉，其道理正与此相同。（空气、水、动物组织的弹力进入穴位，可能还另有作用，后面再谈。）

㈡、穴位强刺激疗法——将某些穴位的体表割开，用止血钳伸进去弹拨、按摩神经干，使发酸、胀、麻、热四感。其作用是通过对运动神经施以强烈刺激，以唤醒麻痹状态的神经，治疗瘫痪。并强烈反射于大脑，引起全身性的调节作用，对包括癔症在内的神经官能性疾病，起一定治疗作用。这，其实与按摩的弹拨臂丛、腋下、坐骨等神经（麻筋）的作用性质完全相同。我曾在作过这种手术的病员上试用拨麻筋作比较，病员反映比穴位强刺激疗法的刺激要有过之无不及，临床疗效亦然。故我们为可以不用这种疗法代替按摩，以减少麻烦。

㈢、棒打法——用于治疗的棒有数种：弯头棒、柳裹铅丝拍等。我们为修义同志制作的柳裹纸棒，比较起来较为刚、柔、轻、重适度，震动另大而不伤肌肤。无论何种棒，都只能代替各种按摩手法的一种——拍打法。单就拍打法而言，纸棒只有比徒手省力而震动大的优点。

㈣、拔罐——有两种作用：一是造成皮下出血，属于人工创伤疗法。这种轻度人工创伤，可调动人体内部积极因素去抵抗疾病。或者同时破坏了皮下组织释放出某些化学物质刺激神经，引起调节作用以抵抗疾病。二是向外拔的作用，拔出已竭的危毒的脓和扎针后拔出瘀血废物。这两种作用，实际上是代替按摩的挤拧扯提反复至推等几个手法，性质与作用均同，不过用了罐，可省力些，故可认为是器械按摩的一种。

㈤刮痧——具有拔罐的第一种作用和推法的作用，为器械按摩的一种。

㈥挑法、割法、截根疗法——都是属于人工创伤疗法，性质与作用，和拔罐的第一种作用同，也与拔罐、扎针一样有穴位特异性，但刺激的比挤拧扯提、刮法都要强些，刺激的深度则要深些，刺激的时间也持久些。因为挑法挑断了肌肉纤维，割法割破了皮肤、真皮，或粘膜，或者还要摘取皮下脂肪、结缔组织、肌膜。（割法以刺激神经为主者，与穴位强刺激法同，以摘脂肪並埋入深部为主者，兼有割法与埋线法的作用）截根疗法，有的用的是割法，有的用的是挑法，作用性质相同，总之，这些办法都主要是为了延长按摩的人工创伤疗法的刺激时间而有其各自的作用。

㈦放血疗法——在中国古代叫做砭法，与扎针齐名称"针砭"，在欧洲中古时期也非常流行，甚至割破静脉血管放血。我们常用的是体表毫针点刺或梅花针叩打出血，或三棱针刺皮肤静脉出血，出血量小。此外，应该指出，在食中指横纹挑小儿疳，实际上不是"挑法"，而应该属于放血疗法。不过放血疗

訂号：71—104 貨号：37—241(文化71.12)

法放出的不一定是血，也可以是粘液素体液。放血疗法，当係由于古人在劳动生活中受小创伤出血反而病减，受到启发，逐步总结而来。放血疗法兼有去恶血、瘀血和刺激性两种作用。据我个人体会，用之得当，对某些病确有捷效。全堂栖霞常有一位姓农民，用按摩的掐法放血，亦有良效。但不如用针或磁片作工具来得干净。按摩另有活血化瘀法，使恶血瘀血内消，可以代替此法。

⑪熨引疗法——用洋金属片作成大小适度可密闭之圆筒，内装温度适当的热水，用之以代替指掌在人体上作推、揉、摩、擦等按摩动作，叫做熨引疗法。它与热敷不同，而是按摩加热，与热掌按摩法（掌心雷）、鸡蛋热滚法及礼针的温针法，性质作用相同。属于以工具按摩代替徒手按摩中的"温法"，对寒性病有较好疗效。这类疗法，也属于机械能与热能的综合运用，合乎近代要求。

2、按摩疗法与电疗、光疗、声疗、热疗等的比较

⑴热能的作用——热能作用于人体，可降低神经的兴奋性，因而有良好的止痛、镇静、解痉作用，并可调节中枢神经的兴奋性和抑制过程，故对失眠、头痛、神经痛、慢性溃疡、脱发、肌裂、各种痛症、慢性与亚急性炎症都有效。热能又可扩张血管，改善血液循环，提高新陈代谢，促进网状内皮系统的功能，加强抗体的作用（机体的生物免疫过程和细胞的吞噬作用），故对各种细菌性、病毒性及非生物性病原

所致的急症病，都有疗效。（开放性伤口出血不宜热疗，严重烫伤不宜从外部再施加热。）用热能治病的方法，多种多样，不仅水疗、蜡疗、泥疗、蜡疗、沙疗、家庭常用的水袋热敷、农村热砖贴熨以及前述的温针法、鸡蛋热滚法、熨引疗法，要以热能防病治病。应该指出，与扎针齐名的灸法，实际上也是一种热疗法，以热能作用于一定经络穴位而防病治病。至于电疗、光疗、声疗，尽管花样繁多，以其所产生的热能防病治病，均为其最主要的作用之一。那么，除了特殊必要之外，应该不用那些麻烦而造价高的洋机器、洋办法，尽量土法上马。还应该特别指出的是，徒手按摩可以通过几方面对人体产生热能的刺激作用，因此是最便于选用的土法之一。(i)热手按摩。(ii)大面积搓摩捻揉，磨擦生热。(iii)截按动脉，利用动脉血冲激力量生热。(iv)震荡压挤腹腔内脏，以生内热。(v)挤压震动肌肉骨骼组织细胞，以生内热。(vi)刺激神经的调节，加快血循，以生内热。

(三)电能的作用——由碳、氢、氧、氮、硫、磷、氯、钠、钾、钙、镁、铁等十数种基本元素组成水、蛋白质、脂肪、碳水化合物以及各种矿物盐类，又由这些构成有生命的人体。这个人体，不仅是非常复杂奇妙的导电体，而且应该强调地指出，人体还是非常复杂奇妙的带电体，人体自身的生理电流在经常流动变化，各部位的电位也在不断变化。当用外电加以刺激，或有意识地引起内在的生理电按照需要起变化（两种电又可互为作用），就可以引起人体内部的复杂

訂号：71—104 貨号：37—241(文化71.12)

而奇妙的物理的、化学的变化。有关变化的很多具体情况还搞不清楚。据已知的，由于电子的流动，离子、小胶体颗粒的转移，引起小潜在的电解、酸碱反应的变化，组织的软化或硬化、蛋白质的分解或凝固、血管的扩张或收缩、肌肉的收缩或延伸、神经的兴奋或抑制，等等。也就是促进了引起全身各系统的变化。至于变化的方向，应视需要和对变化的规律及对引起变化的方法的掌握而定。电能的来源，包括直流电、感应电、长波电、中波电、短波电、超短波电、微波电等电疗法及最新的电兴奋法等等利用外电的作法，固然都是行之有效的办法。但是，长期以来忽视人体内电及各种疗法作用于内电所引起的变化及作用，则是错误的。我们认为人这个高等动物本身，包含了多种多样的化学能，也包含了声、光、热、电等多种物理能。如何保护和引导这些能发挥正常的符合需要的作用，对生命的维持、延续、发展、加强，有决定性的意义。也就是我们强调的调动人体内部积极因素的实质。一切外能（外因）也只能通过内能（内因）而起作用。上一项所强调的内热，即发挥人体内部的热能防病治病，这一项也要强调发挥人体内部的电能（生理电流）（参看文汇报72年1月7日三版"谈针麻时人体内生理电流的作用"一文）。

生理电流在人体内的通道、交通网，到底如何，现代生理学还没有搞清楚。经络（包括神经）可能是主要通路。大脑皮层的作用及神经的主导作用，也与生理电的作用不可分（孔有的神经系统也是极不完备的。）除神经系统外，生物电当可广泛影响其他各系统。可以引起人体内生理电流变化的方法很多，扎针是其一，灸、火罐、挑、割、热疗，都可引起；气功也可引起。可科学地测出人体各部位的电位在随之而变，就是明证。气功的"通大、小周天"也可能是一种电流的变化。我以为，药物也可以引起。因为，在人体内，如果化学变化不引起相应的物理变化，是不符合唯物辩证法的。反之，当然，病理因素当然也可引起人体内的物理的和化学的变化，也就有电位的测出、电流及其他种的变化。治疗的目的在于以调节新的变化使那些病理变化逐步回归于应有的正常。这里应强调指出：按摩当然可以作为引起人体内生理电流变化有效而最简便的办法。弹拨麻筋，固然有强烈的电麻感，其他不麻的手法，也事实上不同程度引起生理电流的变化。

㊂声疗——"声"是一种波，用于医疗，目前仅限于超声波。据有关报导，噪音不但破坏听觉细胞，而且使神经及有关系统受到损伤，而乐音对动植物的成长发育有利。则危害身体或对防治、治病有效的声波应有许多种，包括音乐、母亲哄孩子睡觉的催眠儿歌在内。根据声波对人体的作用，在这里我提出下列看法：[I]只有"热"的作用。热的具体作用已见前述。有热的作用的方法，包括按摩在内，有多种，不限于声波。[II]声波振动对组织细胞有轻微的按摩作用。例如小剂超声波对神经有按摩镇痛作

訂号：71—104 貨号：37—241（文化71.12）

用。乐音可以使人恢复疲劳，某些有节奏的声音可以催眠。那么，这可叫做声波按摩法，可属于工具按摩法的一种。不用这种工具的按摩，当然也可有其们的作用。但革命音乐群众性的普及，既鼓舞战斗意志，又防病、治病，正宜人人学习。再者介偏度。〔四〕指说起声波之类，对人体还有化学作用，我们认为那应是指的由声波这种物理刺激引起的人体内部化学反应，而不是声波本身有什么化学作用。其情况与针刺、按摩及其他物理疗法相同。总之，声波这种能发出其们按摩的机械能，引起人体产生热能、化学能的变化，导致加快血液淋巴循环，增强细胞吞噬作用，改变细胞胶质状态，以清除、改善局部营养，软化瘢痕组织等。按摩及其他乐音也可取得这些效果。按摩的作用更为广泛，故不必安专设超声波那种详设备。〔四〕这应指出，人体自身是能发声的，不仅喉舌、鼻、口腔构成说话的发声器官，心脏跳动、胃肠蠕动、肺收缩与肺舒张，关节活动，都有可听到的声音。我们认为还可能有听不到的其们超声波的声波存在。组织与组织、细胞与细胞之间，只要有气体存在，那么他们的运动就可发出声波。总之，人体自身发出的这些声波，由于若干万年进化而来的适应性，应对自身起有益的作用。而按摩是保护、调整发声功能最有效的方法之一。此外，按摩摩擦体表，也会发声，作用如何，尚待研究。有节奏的按摩发声，应该也有良好作用。

⑨光疗——[I]书介绍：包括红外线、多种可见光线在内对人体的作用，主要是转化为热能而起作用，如前所述，可用按摩等法代替。[II]足够量的紫外线可造成紫外线红斑，红肿、热痛，与前面提到的按摩、拔罐等人工创伤疗法的性质与作用其实相同。[III]参看前述按摩等机械能、热能、电能对人体的作用，就可知道，红外线及可见光线促使血液、淋巴循环加速，物质代谢提高，生物免疫过程加强，神经兴奋性降低；紫外线镇痛、杀菌，刺激网状内皮系统和增加机体免疫过程，加速上皮、血管和结缔组织的生长，改善局部血液和淋巴循环，除去过敏，增加新陈代谢，促成维生素D的形成等。并非为光疗法所独具的作用。按摩等其他能同样可收到这些效果。[IV]日光对地球上各种生物的生成、成长，有极其重要的意义，对人类也非常重要。在这里我无意全部否定光疗的作用。我只是认为：第一，按摩等简单办法，可以代替通常用的造价高的洋光疗仪器而取得效果，乃至更广泛。第二，很遗憾医学界对日光对人的健康作用研究得太少。日光应有为任何洋光疗仪械所不能代替的、也是为按摩等其疗法所不能代替的特殊作用。农民、猎人，经常在日光下劳动，皮肤黝黑而健康，抵抗力强，就是明证。而日光取之不尽，用之不竭，最为简廉。舍而取难，舍贱取贵，舍多数取少数，显然是错误的。所以我主张按摩等简单办法与日光下的劳动或日光浴配合，少用不用洋仪器。[V]我按唯物辩证法的推论，认为人

訂号：71—104 貨号：37—241(文化71.12)

体内也是具有光能这种积极性可以发挥的。这不仅表现在人体对外界光能可以吸收、适应、配合，人体内含有发光物质磷(对脑有很大关系，骨中也含磷)，也许还有其他与光能有关的因素，有待于研究。

3、按摩与一些综合性物理疗法的比较

如前所述，壁引疗法、温针法、电针法及按摩前加用红外线照射~~[illegible]~~等，均系机械能加热能或电能的综合性物理疗法。蜡疗法兼有热作用与滑润作用，磁珠疗法兼有钝性刺激与磁力刺激，也应属于综合性物理疗法。这些疗法，都各有其作用，但除壁引、温针比较简而可常用而外，其他均需要相当设备，而其总的作用又不如按摩全面。

4. 按摩与一些理化性综合疗法的比较——也就是与一些物理疗法结合药物法的比较。如系穴位充氧疗法、穴位注射中西药物疗法(组织疗法、穴位注射疗法、淋巴结核杆氏准注射法、药水针疗法、耳穴穴位注射疗法等)，动物组织穴位埋线法，拔药罐法(拔水罐)、各种灸法(艾灸、隔姜灸、隔蒜灸、隔盐灸、阳燧锭灸，均系热力加艾、蒜、姜、药、盐……等药力。用刺激性药在一定穴位上引起发泡，叫做冷灸或自然灸，则系借药物化学力代替机械力作人工创伤疗法，有副作用，不如揪掐、拔罐)、药物按摩法(如蘸药泡药酒按摩)，药水浴疗法(包括热力和药物挥发性成分的力量)，药物热熨或热搽搓法(多系用中药)，药浴法，热药敷或热药水湿渍法；药囊吸香嗅法，中药直流电透入法（药物在溶液中不能分解的离子，可以胶体分子状态附着于氢或氢氧离子上，为电流所移动，从穴位或某部位透入人体）……等等，以上都是理化刺激同时进行的，并都是外体表进行的。还有物理疗法与化学疗法交互进行的，或同时内服药物而外用物理疗法的。（如前述以按摩解决合并症、解决抗药性问题。）对于这些办法及其与按摩的比较，我有如下的看法，并作为按摩与其他所有疗法的比较的结语：

㈠"病者所患在病多，医者所患在术少。"病的种类繁多，因前人虽对若干疾病有办法防治，对若干疾病则尚缺少办法防治。工业愈发达，还有不少新的疾病品种出现。由于适应这些需要，也由于科学的发达，各种科学成果对医药的运用，特别是由于我国群众广泛投入医药卫生运动，各种物理的、化学的、物理的与物理综合、化学的与化学的综合、物理的与化学的综合，运用于防病、治病，其具体办法，将愈来愈多。新医新药疗法层出不穷，许多更新的医疗法，代替已有的新医疗法，一日千里。但是，我们必需古为今用，洋为中用，推陈出新，不能推陈出陈，以新的批判继承旧的，不能以旧的批判旧的。尤其是要用唯物辩证法地看待简繁的发展。由简入繁是历史发展的必然规律，由繁归简也是历史发展的必然规律，即花样可以要求多样并举，而对每种花样则要求简单、而学、而掌握运用、节约、适用于多种疗

訂号：71—104　貨号：37—241（文化71.12）

境的适应性强、副作用小或基本上没有。鼓足干劲、力争上游、多快好省、多样并举，我们认为到了共产主义社会以后一万年，也是适用的。那时，还是要求人的思想积极性，还是要求多快好省地建设一切，才会使人类获得更丰富的幸福。由于人、时、地条件永远有差异，也就永远必须多样并举。当然具体内容可以不同于今日。医药方面，也不能外此。故不必繁者贵者都好，简者廉者都不好。当然，我们也不应得出相反的结论。

㈢、按摩最大的优点是什么？它能治许多病，特别能治一些目前中、西医难治或无法治的病，固然是优点。但这种优点，有些可用其它疗法代替，有些目前还不能代替，经过发展，将来可以代替。它的不容代替或不能代替的优点是：与其他任何一种理化疗法或综合疗法比较，不用任何工具，最简单、节约，不择任何地点，都可以施行。而作用于人体的面积、体积大，灵活（任何工具都是双手创造的，所以归根到底，任何工具的灵活性、全面性不如双手），作用多种多样。而且最容易普遍运用，不论男女、老少、文化程度如何，皆容易会运用。用以自我按摩、家庭按摩、最小的生产、工作单位按摩，防病治病，简、效、安全。经修义同志努力改进后，少用难记之穴位名称，多用大面积部位，又发展了"通路法"、快速法自我按摩，扩大防治范围，尤其以此见长。符合多快好省、多样并举，符合自力更生，符合古为今用、洋为中用、推陈出新、创造发展祖国新医学符合备战备荒为人民。虽还很不完备，然而方向对，效果不错，则可断言此法最宜于搞群众性推广。全国七、八亿人口，如有四分之一，即约两亿人学会此法，则具有极大的战略意义。对人民体质健康，节约建国，抓革命、促生产、促工作、促战备，其好处不可胜言。即使将来社会物资极大丰富现代化时的运用，极端普遍按摩的简而和某些特殊作用，仍然是不能被代替的。

㈢任何技术都不可能是万能的。如前所述，各种物理的、化学的、综合的用于防病治病者有其作用，有必须按摩才可以解决的，有必须用其他疗法才可以解决的，有可以互相代替的，但在具体条件下，代替后有更为更好的，也有反而差些的，有只用一种疗法的，有以按摩为主必须配合其他疗法的，也有以其他疗法为主必须配合按摩的，也有同一病，前阶段以一种疗法为主，后阶段又必须以另一种疗法为主的。不仅按摩与其他疗法之间的关系如此，其他疗法相互之间的关系也是如此。我们熟习按摩，有点偏爱按摩。按摩作用于人体的各种体液、组织系统，防治范围与若干单一的疗法比较而言，也的确要广泛些，多样化些，简而些，但也是有限度的，相对的。有不少按摩不能解决的问题，在具体条件下也可能有不当的时候，故必须因时、因地、因人全面考虑，注意㊂的门、㊃两项原则，不要只相信其所熟习的办法，而忽略其他办法的优点，特别是新生事物，不要为难

訂号：71—104　貨号：37—241(文化71.12)

样而措施样，就对了。

5、理化疗法的品种很多，本文不打算一一列举，故请读者均去加以比较论述。

(四)、几种与按摩同性质的体育运动锻炼

防病治病法的比较

体育运动锻炼的种类很多，按摩其实也是体育运动锻炼的一种。广义地讲，劳动、走路，都是体育运动锻炼。其他各种球类、游泳、跳高、跳远、拳击、射箭、赛跑、掷铜球、铁饼、标枪等一般体育活动，国防体育运动、医疗体育运动、武术、广播体操、气功、六段功等等，都属于体育运动锻炼。

1、坚持动的哲学，从动的战斗中，尽量发挥与加强内部积极因素，以防病治病，战胜病敌。这是所有体育运动锻炼的哲学基础。

2、各种体育运动锻炼，我主张两种分类法。

(一)、主动运动与被动运动——由病员或一般人主动自己进行运动锻炼，叫做主动运动。由别人帮助病员活动机体有关部分，叫做被动运动。两者比较，主动运动是主要的、经常的、多种多样的，也是每个人必不可少的。被动运动是辅助的、暂时的，种类也要少得多的，只应用于全部丧失主动运动能力的人，或某一局部丧失主动运动能力而其他局部无法进行帮助运动而需要别人进行帮助运动的人。例如全瘫病人，双上肢瘫痪病人，昏迷不醒的病人，身体十分虚弱暂时完全无力自我运动的人。所以，不仅一般体育运动、国防体育运动、带动、走路（包括散步、长途步行、爬山、骑自行车）、武术、气功、广播体操、太极功等，都完全是主动运动，医疗体育运动、按摩也应以主动运动为主。我们所以提倡自我按摩，人人以自我按摩防病治病，只推广过程的方苞按摩和上述失去自我按摩能力的人例外。这里涉及到要不要自力更生的原则问题，愿不愿意在防治病方面发挥主观能动性的问题，也是革命责任心问题，革命意志问题。这个精神，不仅适用于体育运动锻炼防病治病，也适用于对其他物理疗法、药物疗法的态度。是主动的搞好卫生和锻炼身体防病，还消极等待生了病去依靠医生、医院；一有了病，是主动用按摩或一根银针一把草药解决，乃至像有些工人、农民同志那样创造性地解决自己的老大难病、支气管病、三期高血压，还是去一切依靠医生、依靠公费医疗，饭来伸手，患了重病，是单纯依赖医生、消极拖延等死，或像某些革命意志坚定的解放军战士（以及病人）那样，断了手断了脚、生了癌，还是不怕艰难痛苦，坚持斗争与锻炼，争取恢复活动能力，走上战场、生产、工作岗位。这是两种不同的世界观的反映。就按摩来说，是坚持自我按摩，还是只希望别人代为按摩，甚至别人给按摩，还要求躺着舒服的，不许有一点刺激压痛反应点，其性质也是一样。还必须指出，从哲学观点和生理学观点讲，没有什么绝对的被动运动。上述接受被动运动的人，其本身内部的机

訂号：71—104 貨号：37—241（文化71.12）

能，仍然是在主动运动的。即使全瘫和昏迷不醒的人，其某些重要生命器官，还在作主动运动。否则，岂不完全成了死人！！

我之所以支持修文同志，首先是因为他主动与三期高血压斗争了十年，并主动积极研究为广大工农兵服务的按摩术的精神可嘉。而他也非常强调自我按摩。

㊂、以活动躯干四肢为主、以活动经络神经为主、以活动内脏为主、全身内外综合性的活动等的区别及其比较——人，是一个整体，上下内外及各系统要互相影响。所以不论以活动哪部分为主，都对内外上下及各系统的新陈代谢、发展变化有影响，都有良好的作用。但是，不同的体育运动锻炼种类，究竟各有所偏重，效果并不完全一样。(1)、一般体育运动、国防体育运动、劳动，是着重锻炼意志智力（大脑皮层）与躯干四肢的，当然也给内脏以影响。(2)、走路、太极拳之类的武术、广播体操、国外一般推行的以治外伤为主的医疗体育运动，以全身舒活络为主的自我保健按摩，均以锻炼四肢、躯干、体表为主。(3)、气功，我以为有两种作用。一是呼吸练习，锻炼肺和呼吸道的功能，并通过横膈膜的升降，挤压内脏、腹壁、胸肋，通过各种途径影响睡眠与消化。一是通过意守调整大脑的功能并引导生理电的流通（即所谓通大小周天，也就与经络、神经的功能不可分）。但缺乏对躯干四肢的锻炼，所以练气功的人，常要辅以外

功。[IV]穴位按摩主要是刺激神经经络。[V]以上各项运动，虽然其对人体物质性的组织锻炼而言，各有所长，也各有所偏重，很难全面均匀；而且人体组织某些部位有死角，即使活动量最大的全身运动，对那些死角，往往仍运动不够，再者躯干四肢由运动神经支配，受主观意识指挥，容易锻炼到，而内脏由植物神经支配，不受主观意识指挥，就不易作到合乎要求的锻炼。此外，这些运动方式各成完整的一套，不能按不同的人不同的身体条件与疾病，既全面又有重点轻重、反顺、张力、分力、合力恰好适当的手法，既不，即使运动量也要另有其他一些措施，才能完全保证健康。所以我很重视黄子忠的全身按摩法加重点按摩，尤其是修文同志努力所研的以自我按摩为主的全身通络法加重点按摩法。当然，作为意志与智力锻炼，仍还不如劳动、一般体育运动、国防体育运动。[VI]棋类活动，事实上是脑力活动，不属于体育运动锻炼。

3、一些重要体育运动锻炼，只能互相配合，不能偏废。——如前所述，我强调了按摩的作用，但并非只有按摩才重要，还有更重要的，按摩必须与之结合，乃至为之服务。如体力劳动，它创造了一切，也创造了人类自身。进行体力劳动，是权利、是义务、是光荣、是美德、是改造世界观的途径，也是世世代代改造人体构造促进化得更高级的途径，高度机械化、自动化以后，体力劳动仍然成为必要至少是必要的运动锻炼之一。至于国家劳动对建设社会主义

订号：71—104　货号：37—241(文化71.12)

接世界革命的重要意义，更不待言。按摩为劳动者和劳动服务，正好说明按摩的价值。军事体育运动，既锻炼身体，又为保卫国防。一般的体育运动，既锻炼了身体，又是与世界人民加强友谊、团结的重要手段。坚持走路、爬山、骑自行车，既锻炼身体，又为祖国边设各种野外作业所必须。少用汽车代步，还可减少空气污染。我想，到现代化交通工具广度普遍化，步行也应该是不可取消的。有益于全身机能，並防止下肢的不用性萎缩。按摩服务于各类运动员及走路者的肢体伤疲劳，也已行之已久，今后必更是普而广泛。至于其他各项体育运动锻炼，因人因时地制宜，各取所需用。按摩本身，当然可广泛运用而不矛盾。

(五)按摩与环境卫生工作的关系及按摩与饮食调节的关系

按摩的重要性在于：它以最简而有效的办法，调动身体内部积极因素，预防身体内及周围环境中对身体的致病因素的侵袭或已侵入的病原和其合并。如前所述，内因是根据，外因是条件。如果没有对内部积极因素的保护、调动加强，环境卫生再好，饮食营养再好，也是不行的。何况要把环境搞得绝对的纯，丝毫没有致病因素存在，办还不可能，要人人天天按照营养表进饮食，也办不到。所以调动人体内部积极因素，是个根本性的问题。当然，其办法並不止按摩一种。

环境卫生工作的重要性在于消除外界环境中可以侵袭人体的致病因素，例如空气、水源、食物污染，带有或具有病菌寄生虫的动物、水沟泥土，职业性病害因素，洪水、酷暑、飓风、崩冰、大雪、地震、山崩、泥流、火山、雷电、火灾、水、严寒等自然灾害。强调内因是根本，并不否认外因的作用，和在某种情况下，外因会起决定性的作用。人体内部积极因素的防御能力是有限的。若不注意环境卫生与安全，发生外界致病因素超过了内部防御力的极限时，不论为何调动，也是抵抗不了的。即使没有超过或达到那个极限，也增加了内部积极因素的负荷，加速了内部积极因素的不必要的消耗，必然要缩短生命。改善了环境，使其对内部积极因素不仅不是一个消耗性的负担，而且变成一种有利的帮助与促进，则内部积极因素加以按摩之类的其他办法帮助发挥，争力于克服内部消极因素（如代谢毒物、废物及人体的自然衰老），必然可以延续生命，保持健康。对饮食来说，不搞好环境，饮食不仅不能起营养作用，将成为危害人体的带菌带毒品。尽管不可能把环境中的致病因素消灭得百分之百的干净，或者绝对的纯，但随着社会主义革命、社会主义建设的胜利，群众运动的不断掀起，科学的发展是可以愈来消灭得愈多，以致最后消灭其绝大部分的。

饮食是人体内部积极因素得以维持和发挥的动力来源。适当的饮食，给人体内部积极因素以支

订号：71—104 货号：37—241(文化71.12)

按、补充按摩之类的办法，才有可能得以发挥作用，也才有精力去改造环境。[redacted]有些饮食的本身，本来就有治疗作用。所谓好的饮食，既非肥鱼大肉，山珍海味，也不是按营养表每日鱼、蛋、猪肝、花生、白菜等各若干克，而是要从各种粗细料吸收多种多样的营养，并锻炼肠胃的多种适应性。动物脂肪不如植物脂肪好。不适当的饮食，给人体内部积极因素以损害，也就抵消了或减少了按摩之类的作用，容易使内外环境中致病因素的侵袭。有的饮食的本身，就是致病之物。所谓不适当，不仅包括带细菌毒素、病毒的食物，还包括渐进性的损害人体的烟酒、过饱过饿、某些不适合具体病情的食物。还包括嗜好"甘脆肥脓"、辛热、厚味，追求高级烹调，只喜单一的精去细料。古人叫做"腐肠之药"。

所以以上三者，是防病治病、保护人体健康，鼎足而立的三要素，缺一不可。另外还有属于三者的要素，即精神因素、革命意志。

(六)、按摩的物理作用。

1、磨擦作用——摩、擦、推、揉、拨等凡平行、斜面、施轴用力的手法，都有磨擦作用。

㈠、磨擦的作用——[1]、磨擦生热。[2]、磨擦生电。[3]、磨擦可除去附于磨擦处的各种细菌。这是只有按摩才能有的。[4]、刺激神经。[5]、刺激各组织细胞的活力。

㈡、几种不同情况的磨擦——[1]、用按摩的手磨擦表皮，除去附着于表面的灰尘、脱落表皮、汗腺皮脂腺排泄废物，保持汗腺、皮脂腺畅通，加强皮层毛细血管功能，加强表面防御能力。[II]使皮、肉互相磨擦，使肌肉与肌肉互相磨擦生热，活跃肌肉组织细胞。[III]使肌肉或韧带磨擦骨面，通过骨膜的神经血管，影响骨的营养、代谢、成长、造血功能、支撑作用，去除增生。[IV]活动关节，使关节面受到磨擦，利关节、去增生，影响红骨髓造血功能。[V]磨擦神经干与神经纤维，加强生理上的传导。[VI]振动腹部，使内脏互相磨擦，生热、去瘀生新。[VII]使舌头磨擦口腔内部，作口腔保健。

2. 旋转、收展、摇摆、屈伸作用——人体的脊柱（特别是颈部与腰部）和四肢，本可作额状轴的屈伸运动，额状轴或垂直轴上的上下左右摇摆运动，矢状轴的内收、外展运动，围绕垂直轴或本身纵轴或两个、三个以上的轴作圆柱形或椭圆形、锥形、球形的旋转运动。所以能灵活地从事工农业劳动、战场上的战斗动作、各项体育运动。但是，由于各个关节活动的性能、作用不同，各种职业对各种关节活动的要求不同，各人的生活习惯也不同，因而不是每人的每个关节的运动幅度与运动量，都达到恰如其分。过度可形成劳伤，不足可形成不用性障碍。还有各种外伤、感染，可引起运动障碍。按摩预防与治疗的手法，包括运用的还不止一种，而作主动的或被动的旋转、摇摆、屈伸、收展动作，对治风湿、去僵直、去粘连、利关节、解拘挛，都是重要的。如上所述，还有磨擦作用。作为预防性的锻炼，尤为重要。

此外，眼球也是可以旋转的，舌头既可屈伸又

訂号：71—104 貨号：37—241(文化71.12)

可旋转为自我按摩用于眼保健、口腔保健必不可少的动作。

3.机械性的扩大作用——最明显的是：主动运动（自我按摩）的扩胸动作、深呼吸、加强胸式呼吸、伸臂等，及被动按摩的宽胸手法、膝顶胸椎同时反扳双肩等手法对胸腔的扩大作用。此外，某些组织受压后的回弹作用，可以暂时瞬间促其大于原组织。

这里不包括神经受刺激后所引起的反射性扩大作用。

4.机械性的拉伸作用——拉、扯、蹬、端、提、托等均有拉长的作用，针对的是韧带、肌肉等软组织强直、挛缩。脊椎关节如向前后、左、右弯曲及压缩，向上端提，向下拉、扯、蹬，则有拉伸的作用。

5.机械性的移位作用——(1)这个作用对骨科特别重要，脱臼及骨折错位的复位，粉碎性骨折的捏拢拼合，都有赖于机械性的移位作用。(2)治气包卵、宫下垂、胃下垂等脏器位置变动一类的病，常用的手法很多，机械性的复位手法也是必要的。(3)、推软腹内的器官去挤压胁腔的器官，也是利用了内脏可小幅度移位的作用。

6.人工造表创伤作用——刮痧、扯痧、挤法、拧法、爪甲掐法，均可起这个作用，其效果、用途见前述。

7.分离作用——目的在于分开粘连、分解理气、通气。拨法、掰法、旋转法、提扯背皮、胸皮，均有此作用。

8.震动作用——拍打胸、腹腔，背腰臀部，对内脏有震动作用；蹬腿，对小腹盆腔器官有明显的震动作用；蹬上肢，对胸腔器官有震动作用；将身提起，再往下蹾或跳跃（立式或步式抖法），对全身都有明显的震动作用；跑步乃至散步，对全身也有较轻或轻微的震动作用；拍打头部四肢，对有关组织有震荡作用。震荡作用所产生的效果：(I)使某些管腔内容物下降，如尿路结石、胆道结石、陈大便、胃肠停止。(II)对粘连的组织的分开有一定作用。(III)作为个别内脏复位的特殊手法。如：王雅仪在"脏腑图点穴法"一书中所介绍的蹾法解陷尿泡与肺经等一例。(IV)较轻和较柔和的震动，使血管毛细血管开放，组织液的渗透交换增加，氧和二氧化碳的交换增加，神经轻度兴奋或轻度抑制，全身肌松，疲劳得以恢复。故练武功者（特别是内功）者，多加用立式或步式抖法、全身拍打法。(V)震动可使内脏相互之间起一定的按摩作用。人自己发声也有一定震动作用，而声波对组织细胞有轻微按摩作用，故古人练功有所谓六字声诀。(VI)震动法不宜于内脏下垂或破裂出血。(VII)震散硬结之物，如"捣结术"震碎硬大便而不伤肠。

P. 对体液渗透的挤压作用——挤压、推、拿、捏、揉、搓、拍、打、点穴、按等对人体某部有一定压力的按摩手法，都有此作用。当某部承受压力时，该处体液即向四周加速渗透；而压力解除时，四周的体液又可再往此处回流。如此反复进行，再加上通路法，就可使陈旧瘀滞、废毒体液迅速排除，而新鲜体液增加，即所谓活血化瘀。揉腹、揉肝、揉胆、揉脾胃、点胃肠等手法，此

訂号：71—104 貨号：37—241(文化71.12)

种作用极为明显。

10.对管腔内容物的挤排作用——挤排的方向有顺有逆。[I]顺静脉血管向心回流方向推挤、排，消肿去瘀。[II]从阑尾尖向阑尾根部在盲肠内的开口推挤，去残遗食物瘀血，治阑尾炎。[III]顺胃肠向肛门盘旋而出的方向推挤，消饱胀、去除便。反方向推挤，则迟滞其排出以止泻。[IV]颈痉挟喉，用口吸法，也属于一种按摩挤作用。

11.波动作用——用手或腿引叩，在软组织部位（特别是软腹部）作轻柔的大面积揉动或波浪式推动，使表皮、软肌、腹壁、腹膜、腹腔内脏作波浪式波动，实际上也是轻微的震动作用，和组织间的摩擦作用及挤压作用的混合，对活血化瘀、脱离粘连、活跃功能与增促新陈代谢，均有一定作用。

单手在腹部或双手在腹两侧的鼓动作用，与此相同，不过幅度更大一点。

12.弹动作用——弹动，是针对人体表成条成线、成股而带韧性的软组织（如神经干、血管、韧带、肌束）作弹琴式的弹动。具体动作包括单向拨（拔）、来回拨（拨拔）、提（提弹或抓弹，俗又名之曰拿，捏提取）、滑拿弹（滑拿用于成股状较粗的肌束群如肩大肌、胸大肌、带肠，实际上也起弹动的作用）、旋拨（拨拔的一种形式）。对被弹的线条状组织，起震动和波动作用，也有一定的拉长和分离作用。被弹的组织，一定是两端绷得较紧的，故肠道也成条状，不能弹。弹动的着力点，可弹中间的波动两端，或可弹任何一端的中部及另一端波动（的弹近的端的远的端波动为多）。线条长者，亦可拨次弹动。其振幅的大小，视线条的长短、粗细、着力的大小及角度、拉度而定。其刺激量，视用力的大小与久暂而定。其具体作用，视线条组织分周的性质而定。但均以沿所在线条波动或震动为主。拨麻筋，可使生理电发生冲激，影响神经功能；拨韧带，可起拉长作用，并去瘀消炎、止痛；消拿肌肉，可活血化瘀，亦可施刺激神经，振奋血管，可改善循环；拨弹粘连组织，可使分离。

13 回弹作用的运用

㈠有压动力必有反动力。按摩给机体的一是压力。当去除压力时，机体必有回弹作用。故所有的按摩手法，都利用了压力和回弹力两种力的作用。压力愈大，回弹的力与幅度也愈大。回弹可到原有的位置，或可超过原有的位置。体外的脏按摩或胸内的脏直接按摩，都是要利用回弹力使心脏恢复跳动。压挤肌肉、脏器，利用压力去瘀血，也利用回弹力引来新鲜血液。压挤静脉血管，利用压力挤去前一段的血液，也利用血管壁的回弹力引来后一段的血液填补空隙。震荡脏器，既利用了脏器可移位，也利用了脏器可回弹复位。弹拨条状线状组织，更是利用了条状、线状组织的回弹力。而且，正是由于有了这种回弹作用，才使经了按摩导致机体的移位能够复位，不致成为病态。

订号：71—104 货号：37—241（文化71.12）

㈡、人体各部分均有回弹力，被动按摩、自我按摩及其他主动运动、很多动作，都明显地作为加强回弹力的动作。如深呼吸之于肺、肋间肌、膈壁；扩胸之于胸腔、内在器物；弯股蹲四肢之于关节；压、搓、揉、拿、捏之于软组织；拨弹之于条状、线状物。

㈢、有时，为了加强回弹力，需要主动运动与被动运动配合。这种配合，有先后进行，也有同时进行。胸部受挫击瘀血而内部疼痛，压缺盆并配合咳嗽，就是同时进行的例子。

14、其他

上述十三次按摩的物理作用，都是指的机械作用。至于由按摩产生的热、电等其他物理作用，前面已有述及。后面涉及有关问题时再加以补充。

（七）、按摩对经络、神经的作用

1、关于经络与神经的关系——这是首先应该弄清楚的。关于经络与神经的争论，由来已久。近来通过对“针麻”的讨论，全国正在作进一步的争论与探讨，尚无定论。我个人有如下的一些意见。

㈠、应该承认，原有的经络学说与神经学说都是不完善的，乃至有缺陷错误的。必须都有所批判，有所继承，古为今用，洋为中用，加以改造发展，推陈出新。而现有的讨论文章，有的人是以全盘肯定西洋神经学说的完善性的基础上，用老框框、既定概念，否定经络的存在。另外一些人，则又以旧的经络学说概念，为经络学说辩护，实际上都是以旧对旧，以唯心主义先验论对唯心主义先验论。

（三）我国古代，无论医学家或政府医药部门，都不曾对医用术语名词的含义作过统一的界说规定，因而同一术语名词在不同的书和不同的人的用语中，往往具有很不相同的含义。"气"、"经络"都属于这种情况。关于经络，有的指动脉（"脉经：十二经皆有动脉"），有的指静脉，有的指不同的病程或证候群分类（如伤寒论六经辨证），有的指扎针时针感的传导路径，有的指联络（调整）与营养人体内外上下的综合性功能与通道。我们不能只根据其中某种说法来认定经络的性质，由于其都有一定的客观实践作依据，我们也不能因其解说混乱，论述系统有不符合客观实际的理论部分，而予以全盘否定。我比较同意红旗杂志1971年八期北京针麻协作组在《穴位、经络和针刺麻醉原理》一文中提出的一些看法："经络可能包括神经、血管及内分泌结构及其一些功能，但无论用神经、血管等都不能完全解释经络学说关于人体各部位之间联系的规律。因此我们认为，经络是有物质基础的，它包含神经、血管等在内，而又不止于此，可能还包含着我们现在尚未认识的人体内部的某种联系途径和活动规律。但是，经络并不一定是一个独特的系统，因为人体的各系统的功能都是非常复杂的，仅就神经系统而言，无论其结构或是功能，到现在为止，我们的认识还是很有限和不完全的。"经络学说和神经生理

訂号：71—104 貨号：37—241（文化71.12）

学的知识不仅不是对立的，而且有可能殊途同归。"既不能把现代神经解剖生理学的知识绝对化，对经络学说采取一概排斥的态度；也不能把古代的经络学说绝对化，盲目搬用，全盘继承。"对此，我再作归纳和补充如下：

（1）经络学说与神经学说，各有其客观实践根据。但是，经络学说是成于封建农业与手工业的基础上，又经封建知识分子之手整理。神经学说是以现代大工业生产为基础，但完成于资产阶级知识分子之手。且科学发展，一日千里。故两者均有时代以及阶级的局限性。这里不存在以经络学说改造神经学说或以神经学说改造经络学说的问题。而应该是以矛盾论实践论为指导，经过临床的大量的科学实验、防病治病斗争，敢于创新，提示新的东西，对经络学说与神经学说都来一个改造。

（2）经络，应包括神经通路（生理已通路）、体液循环（血液、淋巴液、组织液、内外分泌腺）、各器官的先天特异性功能、各器官的互相依存制约等几个方面。这其中，有我们现在已认识了的，也有我们没有认识的。

（3）经络包括的既如此之多，当前着重讨论的由扎针或按摩刺激所引起的反应（包括针感及生理变化）的传导途径及其所到达的器官，仅仅是经络的一部分，正如神经仅仅是经络的一部分。至于这个传导反应系统与神经系统的关系如何，目前面在探讨中，我个人倾向于认为：扎针或按摩所引起的反应及其传导，包括了现有已知的神经传导反应系统，而大大超过现有已知的神经传导反应系统的范畴。它有两种可能：一种是将现有的神经解剖生理学知识加以充实、改造、发展，使之趋于完善后，有可能与扎针、按摩所引起的经络传导和有关反应统一起来。另一种可能是经过充实、改造、发展后的神经学说与现有的比较，已面目大异，不仅仅是现有神经学说的扩充，而是对人体内外环境的统一协调、感应、交流的说明，有根本性的改变。现有的神经学说只是伯那个最新学说很小的一个组成部分，因此不必再叫做神经学说了。

但不论如何说，神经还是应作为经络的重要的组成部分，是扎针按摩的作用的重要研究对象之一。神经的传导和综合分析反应，到底是怎样产生的。生物电电位的变化和电流的传导，应该是一个重要问题（参看红旗杂志1971年第9期《在针刺麻醉下为什么能开刀》一文63页的叙述，同期《关于针刺麻醉原理的一点认识》一文73页的叙述，文汇报1972年1月7日第三版《谈针麻对人体内生理流的作用》一文的叙述）。④人的视觉、听觉、味觉、嗅觉、触觉神经受到光、色、声、味、气、机械的、化学的刺激，均引起电位的变化（根据许多关于按摩、气功、扎针、针麻的实验证明，可以测出人体穴位部的电位及其变化）。这种变化可由多种刺激乃至为气功的调控呼吸"意守"某个穴位获得，不一定限于扎针、按摩一类的刺激。（在《针刺麻醉下为什么能开刀》一文中介绍一个用气功解决手术开胸后的纵隔扑动病例，也可证明此点。）这些不同的刺激是如何具体引起生理电位的变化的，值得进一步研究。Ⓑ.电位变化，形成电位差，引起电流沿神经纤维传导，传导到什么地方，也还需要研究。一是向大脑皮层传导，引起大脑的电位变化，与其他部位刺激引起的大脑电位变化作斗争（参看《关于针刺麻醉原理的一点认识》一文）；大脑电位变化后，其电流又沿传出神经向有关内脏及躯干四肢传导，引起相应的变化；电流传到大脑后，不仅引起物理性的电的变化，还应有化学变化（文汇报1972年1月7日3版《体液与神经在针刺麻醉中的作用》一文指出：针刺能使脑中乳酸含量降低或升高，加速脑中某些与含氮酸有关物质代谢的变化）。神经干受到刺激后，电流可向两端传导（如按麻筋，传至四肢末端及大脑同时受到强烈刺激），这与一般物理电的传导方向大为不同，原因何在？有待研究；扎针、按摩，刺激内脏神经（植物神经），没有触电样的麻感，而刺激躯体神经（运动神经）都有触电样麻感，而这种麻感的部位又主要是在肢的特别是末端，脑部感觉知这种麻感，其本身并不麻。内脏神经、躯干神经、中枢神经各对电流的传导与反应的差异及为何产生那些差异的，有待研究；根据光明日报1972年1月31日三版《脑干网状结构活动与针刺麻酬一文所介绍的情况而论，肢体感觉器官受到刺激后，生理电流应首先传到脑干网状结构，再影响大脑，再由大脑反过来影响人体其他部位，或由脑干网状结构直接影响人体其他部位；生理电流的传导途径应该非常复杂而多种多样的，感觉器官受刺激后，电流传入大脑脑干网状结构再传出去到达有关部位，只是途径之一，它也可以不通过大脑或脑干网状结构去转一转，而直接传导到有关部位。《经针麻时人体内生理电流的传导》一文指出："由于人体通过长期来活动的实际需要，可以在大脑的允许下进行直接的传导。这些人体内横贯的生理电流的传导途径，已是很多年来无数次的临床实践所证实了的。"我以为，不存在大脑允许与否的问题，生理电流的传导途径有纵有横有斜，多种多样，是必然的客观存在。这一点很重要，可提供我们对病理的认识，经络现象的解释，按摩、扎针防病治病以更多种多样办法，■有更多的下手之处。至于怎样解释这些除通过大脑以外的其他传导途径，那可能是古代现代神经解剖生理学所无法发现、说明的神经通路，也可能是为经络所包括而不为神经所包括的另外传导系统（此系统也与神经系统通连）。"痛者不通，通者不痛"，也可以说是"病者不通，通者不病"。通与不通，包括多种功能，生理电流的通与否，也应该是主要的一种。这就需要研究生理电流的多种传导途径为何去其不通而使其畅通。Ⓒ机体受刺激后，

訂号：71—104 貨号：37—241（文化71.12）

不仅引起大脑的电位变化，首先是受刺激处的电位就会发生变化，势必产生动能，生理电流动，引起一系列的电位、电流变化。不同性质、不同量、不同部位的刺激，引起的电位、电流变化应该不同。同时对几个不同的部位进行刺激，当其所产生的不同的电位电流碰在一起时，发生斗争，谁胜谁负，谁抑制谁，可能与刺激的强度、开始的先后、体位的多少有关，但不完全决定于刺激的强度与先后。故针刺的强度不必开刀，扎针、按摩治疗疾病刺激人体虽比病灶刺激强一些，都均能收良效。这应与体位多少有关，或者经与动员全身的积极性多少有关。㈢电子的流动，应能发生热，对原子、分子有磨擦作用。磨擦生热，本身就有治疗作用。㈣人体本来是带电的，按理也不可能是绝对静止的，否则生理电本来就该在人体内流动。这种流动是周而复始永不停止的，构成经络学说周而复始循行说的一部分。给以外力刺激后，不过使本来在流动的电流加强或抑制，或引起循行途径的变化。㈤人体内循环周流不息的种类甚多，生理电流仅其中之一。到底是神经兴奋引起生理电流动呢？还是生理电流就是神经兴奋的物质基础呢？假如是前者，那么神经兴奋到底是怎么一回事？是一些什么样的物理变化、化学变化？它又为什么引起电位的变化和电流的变化？电位、电流变化的目的是什么？是否只有神经兴奋才能引起生理电的变化？我们为机体的其它因素也可引起生理电的变化，那吗，与神经兴奋引起的有何不同。假如是各种电流又是怎样使大脑形成综合、分析、判断的。生理电流的传导，除了神经通路外，具体情况如何。与神经通路的关系又如何。神经除传导作用外，还有营养作用，是否也与生理电流有关。限于知识水平，我弄不清楚这些问题，不过，我觉得应该弄清楚。

(四)解剖生理学，切至目前为止，对人体的各组织及其功能，很多问题都没搞清楚，因不止对神经系统而已。不过神经系统既列于统一指挥协调的地位，它没有搞清楚的问题就显得特别重要了。纵横交错直接间接的传导途径，决不是现在知道的那么简单。感觉在高级神经中枢部份各细胞之间的移行，实在不够明了。高级中枢与低级中枢、中枢周围神经，躯干神经与内脏神经，彼此之间的关系还得进一步研究。综合分析、高级意识活动的形成，也远不如现在的生理学所说得那么简单。神经系统影响全身各组织，被非常强调，而全身各组织特异的机能对神经的作用，却实际上被忽视。解剖学可以看作是生理学的基础，但人体不是零件的拼合，而是有机的结合，只靠仅解剖学，是不能解释与掌握人体的复杂生理情况的。人类已能制造许许多多高精尖的机器，但却制造不出一个"人"这种活机器。假若能一点一点的解剖组织形态，一样一样化验其化学成份，仍然不能"人工合成"，还得"十月怀胎"。其原因正在于"人太复杂"。对于这种复杂情况，任何机械唯

訂号：71—104 貨号：37—241(文化71.12)

物论式的判断，都是错误的。所以不能仅凭神经系统，更不能仅凭现有的神经学说，去理解与说明人体的全面统一协调情况。现有的神经解剖与功能知识，可提供我们作进一步研究的材料。

经络学说是中医理论的一部份，它与中医的其它理论是不可分割的。中医也讲解剖学，也讲脏腑形状位置，但全面观察中医理论的特点，解剖学极为数浅而错误很多，解剖学在中医理论中也只占了很不重要的位置。中医理论实际上主要不是建立在解剖学的基础上，而是建立在防病治病的临床的实践的经验的综合归纳应用的基础上。表现在解剖方面，是只知其大概，甚至有的有经验的中医，连大概的解剖位置也搞不清，却能治好很多病，不下于懂洋医的。表现在生理方面，主要不在于具体各组织各器官的具体功能，而在于将人体功能分成若干大类型，治疗时，针对功能类型为主，而不是针对具体器官为主。藏象学说与脏腑学说是两码事。有人主张中医学说以脏腑为中心，是大错而特错。中医的心肝脾肺肾，不是实质解剖学上的心肝脾肺肾，而是若干功能大类型的代名词，其含义仅部份地包括了原器官的生理作用。表现在病理方面，主要是按八纲六经营卫气血等分类，针对不同大类型进行治疗，而不在于像西医那样具体病灶病名。病型分类又是与生理功能分类统一的，互相联系的。这样作的好处是：概括性、全面性是活性比西医高。实践经验永远先于理论而且经常表现为内容比理论丰富。中国从古代史上就是文化发达最早人口最多的国家之一，其在医疗方面的实践较之于世界其他各国自有其独特而丰富之处，非他国所能及。而且认识事物的本质，有多种方法，细致解剖其内在成份是一种，综合分析其表现状况加以归类也是一种。所以不能认为西医的方法才是正确的，中医的就不正确。当然要两者结合才更好。中医理论的缺陷与错误之处，不仅在于解剖与生理知识的差错，以致形成以藏象系统为中心的不完整，造成经络分布、六经（病症）、内因等与藏象关系的诊辨证、药物归经等之均不完整。还在于那些搞医药理论的封建知识分子，凭割削所得的主观臆断，对实践经验加以综合分析并入了唯心主义，对不完整之处搭些想当然耳的推论，这类例子不少，不一一论述。就经络学说而言：有人指出它来源于在扎针按摩、气功三者实践中对"感觉路线"的发现与总结，我认为是对的。但我认为经络学说的来源还远不止这一样。从扎针、灸、按摩、气功中总结而来的，也不只是"感觉路线"，还包括敏感和反映敏感的部位。经络学说也来源于对血液循环的粗略路线、作用的观察，故包括了动静脉及血液营养作用。经络学说也来源于藏象学说。十二经的分布及命名、表里关系、生克关系，在内脏的循行路线，皆依据于藏象学说。十二经的主病中关于内脏部分，也与藏象学说的吻合

訂号：71—104 貨号：37—241（文化71.12）

脏腑所主一致，乃至一些特殊穴位的用途，也与藏象学说一致（如肺主皮毛、心主神、肝主筋、肾主骨、脾主肌肉，在针灸、耳针、"头针"实践中，至今仍明有实际效用）。可以说，在藏府相互关系及与体表的连系，经络学说对藏象学说有所补充、发展。经络学说还表现于对病程的机转、病位的转移、路线、部位的观察，和对包括药物疗法和非药物疗法在内的对人体的作用路线、部位的观察，治疗机制的观察。表现为：伤寒的六经辨证，药物的归经，按经络学说治病也必须用八纲辨证，治病八法、四诊察病、表里、生克取穴等等。经络学说，也以一定的解剖知识作依据，"络"什么，"系"什么，"走"哪里，都按解剖位置讲的，不过讲得不清楚。这里应指出：经络学说，将经络内连脏腑、外连躯干四肢头部，又有所谓十二经筋、十二皮部，是将人体里外、上、下无所不包的，范围这比藏象学说的解剖内容为宽而完备。经络学说的最主要的、核心的来源，还在于治疗实践，所以经外奇穴、新穴、以痛为俞等等，其实是不受许多经络学说固有理论范围限制的。某些理论，没有跟上实践，而且限制了实践。经络的循行路线，我以为大部是有实际根据的，一部分是有错误的，还有缺少的部分。已有材料证明，实际感觉路线与古书所载不完全相符，我特别怀疑内脏部分的循行线路。脏腑学说的不完善，导致经络学说的不完善。消化系统四官，所占太多。循环系统，仅一个心，呼吸系统，仅一个肺，膀胱肾上膀胱、垂体、淋巴系统等不知去向。奇恒之府（胆除外）有名无实，以致脑、脊髓、骨髓、脉管、男女生殖系统分编落实，所属所络的官，也得补充研究。何者为正，何者为奇，应有的说法未必要有。正经的数目，我们为肯是不止十二，奇经的数目，何必一定为八。各经的连系，当不免全如古人所说，且还应有未说到的连系途径。用五种元素（金、木、水、火、土）之生克来太简单的学说加以牵强附会，定为不可逆的单线连系的机械唯物论性质的生克关系，并加以主观唯心主义的推论，显出十分错误，不能说明各经之间复杂的、互相依存互相制约的辩证关系。由于"经"的数目与循行路线的不完善，限制了新的线路的发现，并将许多应归于经上的穴位长期列为奇穴，使有效的穴位部位不能进一步提高利用价值。穴位的特异性和为什么有这样那样的特异性，研究不免少，以致取穴方法多、穴位多，某些情况流于繁琐。经络学说的范围既然包括如此的宽，神经、体液、各器官先天机能、淋巴路线等之彼此间的联系，实际上没有指清，不便掌握运用。周流不息的经气循环说，实际上是机械唯物论的，把客观事物的变化简单化了。我们为循环是存在的，但是是不断更新的，而且循环不是单一的，有多个循环构成一个总的循环。以上并非否认经络的存在，而是应加以改进发展。

【问】就现有神经学说与经络学说看，循行通路，也不是简单的传入传出单一循环。

订号: 71—104 货号: 37—241(文化71.12)
20×25=500

神经方面：Ⓐ.各种刺激反作用于感受器→通过传入神经元→传导到中枢部位→再由中枢通过传出神经元→传导到另外的器官（效应器）使其发生作用。Ⓑ.神经与神经之间有混合交叉，不同神经间，还有反、回两种交通支，此外还有些什么纵的、横的、斜的、合併的、先分后合及先合后分的错综复杂的交通线并不十分清楚，则传入传出的途径，就必然不像上述公式那么简单。可有分有合，可有捷径直达，也可转弯抹角到达。某条线不通，另外的线也便可起代偿作用。Ⓒ.我们尚应注意从感受器直达效应器的途径，并不是都要经过中枢转一圈。前面说生理学的横贯传导途径，性质相同，也应是非条件反射的重要部位。Ⓓ.刺激传导到中枢后的情况，也甚为复杂。有的只须通过脊髓中枢，就可到效应器，有的要通过脑干网状结构、延脑、桥脑、中脑、小脑、大脑纹状体等，再到反应器，有的必须通过大脑皮层，再到效应器。不仅体表部位与相应体表部位的相互反应是如此，体表部位与相应内脏部位的相互反应也就是如此。例如腕部、掌部的神经，都属于运动神经的臂丛。为什么刺激正中与尺侧对心脏的影响显著，而刺激桡侧却不见得，可见该部尺侧与正中神经可能与心脏有直接连系，或通过其他中枢与心脏连系，或通过大脑与心脏有特殊连系。受刺激引起的兴奋，在大脑细胞之间的扩行情况，一定比现在所知道的，也更为复杂。Ⓔ.内脏神经，不受主观意志支配，但仍受精神因素影响。

是见运动神经与内脏神经（植物神经）在大脑引起的兴奋不一样，传导的情况也不同。Ⓕ人体的几个不同部位，如果同时受到刺激，引起不同的兴奋，其矛盾斗争的地点，可能在大脑，也可能在某一受刺激点，我们认为后者的可能性更大。例如，某种病痛在某一病灶区引起刺激，固然已传导到大脑，用按摩、扎针来治这种病，一般是刺激另一部位，也是传导到大脑，但是两者的矛盾斗争是可在大脑解决的，然而具体的战场还应该是在病灶区，才能解决问题。Ⓖ神经的传导，不应像上述公式那样单向，而应是多方、多向。Ⓗ传导作用，是综合作用的综合，大脑的综合、分析能力，更是根据实际情况变化。

经络方面。Ⓐ十二经表里通连，手足同名经通连，构成大循环。Ⓑ督脉总诸阳，诸阳又与诸阴表里通连。Ⓒ任脉总诸阴，诸阴又与诸阳表里通连。Ⓓ冲脉为诸脉之海，当然也就要与诸脉发生关系。Ⓔ带脉束纵行诸脉，可能通连诸脉。Ⓕ诸脉上于头部在头部交会。Ⓖ阴跷、阳跷、阴维、阳维四脉，本来就是些贯穿交通的经脉，通连八奇经。Ⓗ还有各种会穴，为两条以上的经交会之处，八会穴、三阴交等，是最有名的。以上这些情况，不一定都符合实际，但总的是说明了经络的纵横交通情况，十分复杂，不是单一的。

作为经络内容之一的体液循环的通连情况，也相当复杂。Ⓐ心脏动静脉血管构成一套血循

訂号：71—104 貨号：37—241（文化71.12）

循环系统。Ⓑ淋巴结、淋巴管，也构成一套淋巴系统。Ⓒ血液循环与淋巴循环是互相交通的。Ⓓ血管与血管、淋巴管与淋巴管之间的通连，也会自很复杂。也是一条路不通，还有另一条路起代偿作用。Ⓔ大循环、小循环，各种循环具不同的作用，而又互相通连（如肺循环、心血管循环、门静脉、淋巴、局部循环系统等。）Ⓕ内外分泌腺液，各以不同的作用参予体液循环，它们彼此间及其与血液、淋巴之间，又有互相依存制约的关系。Ⓖ体液循环与神经、针感路线三者间，又互相交通，互相依存、制约。

经络学说，还应包括人体各器官固有特有的先天机能，这种机能是由若干万年进化得来。Ⓐ各器官自有其本身特有的运动机能、调节机能，故割断神经的肢体的腺、肌肉，还能发生运动，而人死亡了，并非所有的细胞立即死亡。植物没有神经，也能运动、调节，单细胞生物，也有其生命活动。Ⓑ各器官的机能，相互之间互为依存制约。它们都要与神经发生关系，受神经的调节，也反作用于神经，也受其它器官机能的调节和内因的调节。各器官机能之间的连系，神经是重要的途径，而不是唯一的途径。应该是非常复杂的。这与藏象问题，是同一问题。

(Ⅵ)我有一种看法是：人体由不同的系统、不同的组织，构成大大小小多种多样的循环，这些多种多样的循环，共同构成的循环。所有这些循环，都是不断运动、不断更新的，并非机械地周流。每一种循环，除具有自身的特性外，都能或多或少反应全身组织。各循环之间，又彼此互为反应。Ⓐ每个细胞是最小的循环和反应单位。人由单细胞动物进化而来，成为复杂多细胞动物以后，每个细胞仍保持一定的相对独立性，内在循环和反应全身的机能。那些物作用是很微小的。Ⓑ性质功能相同的细胞结合在一起，构成一个器官，也就是一个较大一些的循环和反应单位。这些细胞共同构成一个循环，形成器官的功能特性，并较单个细胞更能多反应一些全身。Ⓒ服务于同一目的的器官，构成一个个组织组织或系统，也就是一个更大一些的循环和反应单位。这些器官共同完成某种任务，也共同构成一个循环，并能较全面地反应全身。Ⓓ各系统都各系统构成一个整体的人，也就是最大的循环和反应单位。也可以总名之曰经络系统。

这些假想，将可以说明下列四方面的情况，并反过来证明假想的真实性。Ⓐ我们为鼻针、耳针、面针、头皮针、手针、足针而外，还发现有颈针、胸针、腹针、背针。即是说，从鼻、耳、面、手、足、颈、头皮、胸、腹、背及其他部位，都可找到对全身各组织各器官的诊病反应点、防病治病点、敏痛点，而且那些反应点的排列，都有一定规律。耳穴的倒婴形，是明显的例子。其他，经过仔细研究，我估计也将都会得出某种排列规律的结论。这种排列规律，又与大脑皮层反应点的排列，有某种类似。Ⓑ按照上述的全循环的类反应法则

訂号：71—104 貨号：37—241（文化71.12）

反应点似乎太多了。然而那是事实。可以说，刺激全身的任何一点，对全身各组织都有影响。不过，各点各处反应的敏感度、强度、效果，并不是相同的，而且差距很大。某点对某组织反应强烈，对另一个组织则较差，对其他组织，则仅千万分之一，不易觉察。这就是穴位的特异性。这就是为什么某些器官的病，可以取一百余个穴位都有效。但却不是说任何一处都有显效，而这一百余个穴位中，最有效的又只有几个或一、二个。Ⓒ、有的点、区，对某器官的病，有特殊效果，用经络、神经学说都难以解释，或解释起来十分勉强，容易被驳倒。名之曰"奇"穴。其实也不奇，用这个假说就可解释。Ⓓ、各种大大小小循环，是实际存在的。体液循环，仅是明显的例子之一。各细胞时时自己吐故纳新。细胞核与外层，各分子间，各原子间，电子对原子核的围绕运行，好像星体一样，都有循环或循回运行。由于人是高级动物，零件系统多，构造复杂。各组织间的循环，往往不那么明显。其吐故纳新，是与其他组织其他系统相衔接的。但这并不能否定各组织间有小循环的存在。据一些科学实验，一些离体的组织，也有自己更新的功能。离体肌肉可将自己产生的乳酸重新合成肌糖元，就是例子之一。明白了这个问题，就可以供我们在某些情况利用各种循环通路和循环功能，防病治病，以至维持生命活力于相当时间。离体若干小时的手，可以接活；用一小点小点的皮子植于烧伤的大面积上，可以生长盖满整个伤口;停止跳动若干小时的心脏,可以恢复跳动;病灶压域直接按摩,可以加速疗效,以痛为俞,压痛点刺激法,可收到相当良好效果。如此等等,都不能不与此有关。

(四)十二经与奇经八脉的数字及其分布,也有不合理的成份。我提不出成熟意见,手边也没有资料供参考,这里仅提出一些零星的意见。(A)虽说诸脉皆上于头,但而神经系统没有干线。比起消化系统的肝、胆、脾、胃、大肠、小肠,各有一经,分得那样细实在不合理。按督脉的循行路线,起于下极,行脊里,入属于脑,应该是一条中枢神经干线,"属脑络脊髓"。膀胱经不一定是络肾属膀胱的线,也应是一个神经干线,"属脊髓络脑",与督脉形成表里配偶关系,并通联脏腑于四肢与内脏。或者说,它是一个周围神经干线,连络12对脑神经、三十一对周围神经及内脏交感与副交感神经。它原来的循行路线,没有上肢,应补入。夹脊线(自颈至骶,不限于华佗夹脊)也应归入膀胱经,作为分路之一。或者,原有的膀胱经路线加上夹脊线,分成两个经脉,一为属脊髓络脑与督脉表里的经,一为周围神经干线,专管属脏于四肢而络内脏。这样一来,膀胱本身,当另外归属一组或另列一线。(B)任脉是一条很独特的线,它的位置与督脉对应,也属于中线,是一根对称轴。凡左右成对对称的经络神经皆以此与督脉为对称中轴。不同于督脉的是:它不是成对神经的出发线,而

20×25=500　　第384頁

訂号: 71—104 貨号: 37—241(文化71.12)

是首尾的交点。它总络阴，与全身都有关系，对内脏的关系，似更密切。可通治内脏诸病，然而与肢和躯干也有关系。它可能是"系内脏络躯干四肢"，与"系躯干四肢络内脏"的相表里。或者"系内脏而络胞"的内脏中相邻部位"。总之与周围神经特别是植物神经关系密切。 Ⓒ、心包似不应独占一经，应认为血管经，"系血管而络心脏"，与心经相表里。小肠与心，固然有密切关系，如小肠吸收营养供循环之用，小肠的脉循环，回收水分等，然而不如血管与心的关系更为密切。

Ⓓ、三焦不是一个器官，与所有内脏都有关，似乎是指的协调内脏或内脏互相协作的某种功能，例如水液代谢功能，所以三焦经"系三焦络心包"是不可靠的。这条经，可能是指内外体液调节循环通路，具体地说，可能指淋巴器官与淋巴管，或胸垂体之类的内分泌腺与内脏及体表的联络通路。也就不一定与心包经相表里。 Ⓔ、冲脉也是一条颇为独特的线。督脉总络阳，系脑而络脊，是关系全身的经；任脉总络阴，是系内脏而络四肢躯干，或者是至今尚未为解剖生理所认识的、与中枢对称平衡的另一经，总之也是关系全身的。大脑都从上面把这两条经统连起来，冲脉却从下面把它们联连起来（与任脉同起于小腹胞中、上循脊里），所以成为经络之海。也是关系全身的。其体表循行路线，紧夹任脉两侧而上，也说明与任脉关系密切。而有相当长一段又与肾经的路线同一，故与肾经的关系也密切。有可能，冲脉

对内脏的络属关系，是肾上腺与男女生殖器。肾上腺对很多器官的功能有调节促进作用。生殖器官，不仅用以延续生命，而且也分泌激素，影响全身。两者都是具有全身性重要意义的。古人把肾上腺与肾视为一物，未予区别，故未分配专经，显然不合理。古人明知有男女生殖器官，都不列入正式脏腑，不分配专经，更不合理。都仅冲脉分络属肾上腺与生殖器，也该另有络属肾上腺与生殖器的专经。内外生殖器那样多，其络或属的经也还应不只一条。

Ⓕ、古人把胰脏作为脾下的"散膏"，以致将胰这样重要的器官与脾混为一谈，未列入内脏，经络学说中亦无专属，应该另外有专线，它与小肠经互相表里，或胰经与胰自己互相表里。

Ⓖ、古人知道骨与骨髓，列入奇恒之府，而对其造血与运动功能不明。古人知道肌肉、韧带，而对其维持全身健康的作用与运动功能不明。[十二经筋经、皮部之说]此两者亦应有专经络属[或另作说明]。

Ⓗ、其余肝、胆、脾、胃、肾、大肠、小肠、心、肺等九经，各为各该器官与体表联系及相互联系的通路，可仍其旧。

Ⓘ、带脉作为腰部横走的经脉，有一定存在意义，不只与胆经有关。但横绕全身以作横线通连的经脉，应还有若干条，不只带脉一条。

Ⓙ、阳跻、阴跻、阳维、阴维，各纵行串联数经，补联络通路之不足，主所循行路线的疾病及所串联的经的所属内脏的一些病，是较为合理的。然而这类的经是否只有这四条也有待研究。

訂号：71—104 貨号：37—241(文化71.12)

以上意见，与下列几点不可分：Ⓐ经脉与脏腑是不可分的，业经弄清楚了。五脏、五腑之外尚有肾腺、肾上腺、淋巴系统、脑垂体等。而所谓奇恒之府的脑、脊髓、骨髓、脉管、生殖器的作用与重要性也实在了。还有肌肉、韧带的重要性也更明白了，那么联络的路线自然不该只有二十条了。(十二经加八个奇经)。Ⓑ为了同样理由，正经不应只有十二；任督二脉，肯定应归入正经，冲脉也该列入正经。冲、带、维、跷六脉是否无自己的穴位，只借用其他经的穴位，恐怕不见得。任、督、冲脉肯定联系了脏腑(包括奇恒之府)，带、维、跷脉也不见得没有。这些经脉列入奇经而不该正经，适道值得怀疑。Ⓒ如上所述，心、肺、肝、胆、脾、胃、大肠、小肠、肾、督、任、冲，是十二条正经。原有的膀胱经加上夹脊线，分为属脊髓经脑与属躯干四肢经内脏的两条，膀胱经另列一条，心包经改为血管经，淋巴系统一经，脑垂体一经；肾上腺如归于冲脉，内外生殖器应各有一经，胰脏一经；肌肉、韧带也不属于各经，造血的骨髓应独有一经，又得十条正经，共该二十二正经。此外，如呼吸、循环(动脉、静脉、淋巴结、淋巴管等分别安排)、泌尿(输尿管、尿道另行安排)、生殖(零件甚多)、脑(好几部分)、感觉器官等等，如果都照消化系统分成胃、大肠、小肠、肝、胆那样细，那么正经的数字更远不止二十二了，还未计带、维、跷脉在内。

Ⓓ、大循环套小循环，大表里关系套小的表里关系。经外有经，经内有经，表中有表里，里中有表里。一分

为二，可至于无穷。再加以互叉错综关系，就更复杂。所以究竟应该有多少条经？表里关系如何？很难简单确定。比如消化系统，是藏象、经络方面都分得最细、占的比例最大的了。肝、胆、胃、脾、大肠、小肠六项，达50%。然而还可分十二指肠、空肠、回肠、阑尾、结肠上段与下段等等，每一部分又可再分又再分。可以想象每一部分都有一条小经或络，若干小经与络汇成中经，若干中经汇合成大经。经与经之间还有串线交通。类似血管神经的网状结构。其中，每一组系属，构成一个表里关系。总共有许许多多大大小小的系属、表里关系。有正面的系属，也有侧面的系属。因为人是一个整体，彼此制约、依存的关系是多方面的。我们有责任把这些通通搞清楚。 Ⓔ、就大经而言，各系统的分配要均匀。不能平均，也要大体相称。消化系统的部件多，可以多些。体液循环与神经系统的部件也多，不是只分配一二经所能解决的。生殖系统，也不能没有。 Ⓕ、多出来的经，位置怎么摆？当然要靠实践去证明。这里不过是提出研究的方向。不过，我也有一些想法：就体表而言，上肢和下肢内侧、胸腹部的经是够密的了。下肢后侧、外侧，侧身，特别是背部还大有安排余地。 Ⓖ、许多经外奇穴，应该大胆加以处理，有的应归入旧有的经路，有的应连成新经。不应老是都叫做奇穴。 Ⓗ、旧有的经，除任督冲带而外，均要到四肢，並以四肢为起止点。按我的看法，会有更多的经，不经过四肢，也许有的经只在四肢。

而是通过经别、络脉之类，取得某种联系。(I).经的循行路线，古人是通过针灸、按摩实践中的感觉总结出来的。实践有完善之处，总结有错误之处，自易形成缺陷。内脏受植物神经支配，体表扎针、按摩，针按感不尽从内脏感觉出来。所以关于内脏部分的循行路线多凭疗效与想像而成的，而疗效的取得，只有多种因素。想象成分，加上生理解剖学的缺陷，就易造成内脏循行路线的许多缺陷。(J).各经作用的广度，是不相同的。督脉总统阳、任脉总统阴，冲脉为经脉之海，膀胱经与夹脊线，形成那么多的脏腑俞，当然比其他经的作用广泛。而且经与经之间的统率(总、督)、汇纳(海)关系，到底如何，值得研究。是否如像神经学说讲神经统率全身一样？但是，应该指出，在相互之间的关系中，应当看到其主动作用、对抗作用，不能机械唯物论地认为被统率者无独立自主与对抗作用。其次，经络包括神经而不等于神经，前面已谈到，督、膀胱、任三经，可能与神经一致，其他就不一定了。(K).耳穴、鼻穴、面穴、头皮穴、手穴、足穴等等，各以小小的一团为根，为什么能反应和治疗全身病变？按旧有的经行路线，是很难透彻解释得使人信服的。有人引用旧的经络学说解释耳针，介同耳前、耳后、耳中都拉上，就是没有找到耳部的根据和证据，总之嫌勉强。不如说各经本就互相通连，任何一个部位又都不止一经，于是任何一个部位都可反应、治疗全身病变。这样解释还圆通一些。但是如何解释人体各部位对反应、治疗具特定的官病变效果的差异性呢？有人解释耳针作用时想像了在耳廓有六条经循行路线（六阳经），其实不妨想象更多的经的循行路线，不必受旧经络学说的限制。这个想像是有些道理的。照此类推，鼻部也有六阳经及其他经循行，手部、足掌部、趾部等，也不止于三阳三阴，或只是三阳、三阴循行了。整个经络循行路线应大加修改。⑸藏象学说，应该与脏腑学说是两码事。二者有关联而不能划等号。中医的解剖生理学很差，这方面远不如西医。而藏象学说中很多东西，都是中医在世界医学中的特殊贡献，内容见前。这些东西，至今有明显的科学性实用价值。如肺穴治皮肤病，肾穴治骨病，肝穴治筋肉病之类。藏象的发现，本来就应与针灸按摩有关。但是藏象是怎样反映到经络穴位上，因而按藏象经穴能收到疗效呢？其原理，还搞不清楚。从内脏解剖生理和经络学说两方面，都很难作出完满解释。比如，皮毛应分属于各经，不能将全身的皮毛归于肺经循行路线。肺主呼吸，呼吸器与皮毛也有关系，但不比心血管循环功能与皮毛的关系更密切。至于肺输送卫气于皮毛，到底是怎样输送的，也很不易理解。皮肤的预防御功能，这种功能是与其本身的组织特异性和按摩营养、经络与神经的调节作用分不开的，不能单归功于肺。我以为：中医的藏象，虽名以一内脏命名，其实只是一个代名词，它的含义，并非专指所用以命名的内脏的功能，而是几种内容相关係的功能的统一归类代名词。它一般包括了用以命名的内脏的主要功能，但还包括了不属于用以命名的内脏的若干功能；有的内脏，如肝与脾，根本没有指其本身的主要功能，主要作了人体其他一些综合性功能的代名词。那些不同的功能，为什么可以归在一起，并用那一脏的名字作代表，企图用古代的、现代的解剖生理学去解说，都是不可能的。中医另有一套解说藏象的理论，把解剖生理与代号性质的功能混在一起，实在是欠科学性，有点玄。我以为"所主"与"被所主"二者之间有某种为我们至今尚不理解的特殊联系。如肺这个器官主气的功能，皮毛这个器官、皮毛的防御功能，还有通调水道这种人体功能，五者之间，有一个共通的特殊的联系，而且有共同的压痛、治疗反应点，所以按藏象取其一穴位，既可治肺的病，也可治皮毛的病，也可调整相关的几种功能。其余类推，如脾与运化、益气统血等功能和肌肉之间，肝和疏泄功能及与筋之间，肾与藏精、纳气、调节水液、促使生化与性机能等功能及与骨髓的关係，心与神志、汗腺、排泄功能之间，都是如此。这些特殊关係，大约就是前述的某些大脑的联系。

三、关于经络实质的存在（这里是单指"针感"路线的解剖实质的存在），目前尚不能确定，然而下述一些通常用以否定或怀疑其存在的理由，也是不能成立的。

[三]"中医的解剖知识太差，又有许多属于想象，故经络的存在不可靠。"

中医的解剖知识差，并由此造成不少错误，中医有部分属于想像的推理，的确也是错误的，然而中医的针感路线，本不是以解剖学为根据的，其中的主要内容，也不是从想象推理得来的，而是从针刺、灸、按摩、气功的实际感觉中得来，从针、按、气功、医药的实际疗效中得来。其它如藏象学说、八纲辨证等，均非从解剖得来，而是从实践中得来，然而不能否认其存在价值。故上述理由，不能推翻否认经络的存在。

[四]"从古至今，并未发现有专门为这个路径服务的单一组织结构，因而针感路线只是一种复合的机能路径。"

我们认为，这种说法是有道理的，可能性很大，但因为仍不能作为否认经络实质的充足理由。Ⓐ解剖学并未发展到顶，因为在解剖中未发现的组织，不能说将来也不会发现。从肾分离出肾上腺，肾上腺又分成皮质与髓部，安知道将来能分离不出个针感路线系统。Ⓑ机能路线不附于一定实质性的物质上，简直是不可想像的。所以，肯定是有为针感路径服务的组织结构的，问题在于哪个组织结构是为经络所专有呢，还是与其他功能共有，还是借用其他功能的专用组织结构，我们认为，几种可能都向，都有待于进一步证实。不过，"针感"既有固定的循行路径，这个路径必有它的连续性、特殊性、一贯性、不可代替性，其本身是独立存在的。借用，是无法解释其选择性的。若用也不能说得通。ⓒ同一机能路径上的任一点，受刺激的效果应大致相同。这就不好解释穴位的特异性。ⓓ广义的经络包括针感路线、神经、体液、以及各器官的功能等，更非"机能路径"所能解释。

[Ⅲ]"实验证明，针感路线与古人所说经络路线不完全一致。"

这是事实。但是：ⓐ不完全一致，就是说有一致有不一致的地方。不能以其不一致之处而全盘否认一致之处。的确也有许多实验证明是一致的，还没有实验是完全不一致。ⓑ不一致，不能作为否定经络实质存在的理由，只能说明古人的实验和总结不够完善。重新实践总结，使其趋于完善，正是我们责任。前面，我也指出了其许多不完善之处。其实，神经及其他各系统，至今不完善之处甚多，岂独经络为然？ⓒ许多实验也证明针感路线与神经有一致有不一致，那么是否也证明没有神经那种东西？或者说针感路线既非神经也非经络，而是一个其它什么玩意？显然不能那样说。ⓓ光明日报7×年4月×日《经络现象和针刺麻醉》一文证明：循经针响速度，远较周围神经传导为慢，方向也不同。我们认为正好说明经络不同于神经而自行存在。作为一种大脑的幻觉，也是错误的理由见后。

〔IV〕“有两点根据，证明针感路线也未存在于人体各部分，仅仅是大脑皮层细胞间的一种兴奋移行感觉所反映出来的在人体各部分的幻觉路线。Ⓐ循经针响速度与大脑皮层细胞间的兴奋移行速度相近，而与周围神经传导的速度差别大，其移行方向是多向邻近经络移入，而十二经循行次序的排列，又与大脑皮层中央沟前后的运动区、感觉区节段排列次序近似。由此得出结论：针感路线是人体受到某种刺激后，引起大脑皮层某部位的兴奋或抑制，这个兴奋或抑制，又向大脑两半球的其它部位扩散，并下降到大脑下位的各部分，包括间脑、视丘、脊髓神经、植物神经、以至垂体以下的各种内分泌体液系统的复杂体系。在这扩散过程中，引起经络体表循行路线的幻觉。而扩散的结果，造成刺激的治疗（包括镇痛）效果。Ⓑ幻觉的具体例证是常见截肢病人的诉说已截去的肢体发生疼痛痉挛或似行感等。而那些感觉不可能发生在已截去的患肢。”

这个理论，颇为新颖。但是，Ⓐ所谓“速度相近”，“方向”、“排列次序”“近似”，并不等于“相等”，怎么就能以此把针感路线与大脑皮层细胞间的移行、扩散等同起来，硬说针感路线仅存在于大脑中，这不是科学的态度。Ⓑ关于“相近”或“相似”，我们可以作下列解释：第一“循经针响速度与周围神经传导的速度差别大，”正好证明了针感路线不是周围神经路线，此系铁的事实。第二，经络学说所说的经络内容很多，包括针感路线周围神经、大脑皮层……等都是其组成部分。各组成部分之间，可以容许有某些属性更相近或差别更大一些的情况存在；也容许有关系更密切或密切程度差一些的情况存在。但绝不是因之就可以断定为其中任何两者相等，也不是彼此间毫无关系。循经针响速度与大脑皮层细胞间移行速度"相近"，也不过说明两者在速度这个属性方面"相近"而已，岂有他哉。第三，十二经循行次序的排列，大脑皮层运动区感觉区的排列，耳针穴位的排列，都是有规律的，而不是乱糟糟的。人体各器官的排列，本来就是有着非常合理的规律的，而经络针感路线大脑皮层细胞、耳穴……的排列都是反应全身的，由于所反应的人体各部分相同，排列的顺序规律，也就必然有"近似"之处，由于各自的组成和职能不同，除"近似"这个共同性外，也必然还有"差异"，"近似"不会成为等同。这是由单细胞动物进化成人类所获得的进化结果，然而怎么也得不出等同的结论来。前述人体大大小小的各种循环，可以补充说明这一问题。第四针感路线及其穴位，已由现代仪器测出其电位的不同及其变化，这个"机能"路线的存在，是铁的事实，不可能被这样那样的"相近"或"近似"所否定。©这个理论的提出者，其目的不仅在于否定针感路线，而是要否定整个经络学说。所以他用大脑皮层细胞间的移行及其扩散的效果代替所有经络涵义的作用，认为治疗效果是通过这种移行和扩散取得的，而不是通过经络的作用取得的。但是这种移行和扩散如何就能取得人体任何部位疾病的治疗效果，理论提出者没有说清楚，其实，凡是片面理解巴甫洛夫学说，把中枢神经作用绝对化，又对中医经络学说的全部涵义没搞清楚，企图以高级中枢、或中枢神经、或神经取代经络学说的人，都不可能说出使人信服的符合客观实际的理由。“心理学说”，有一定根据，但药物疗法及一切疗法，都与病人的心理作用密切关联，我们都能说成完全归于心理作用吗？“痛阈学说”，也并非毫无道理，但不能解释针灸、按摩的全部治疗作用，已如前述。“刺激后，脑脊髓液中增加了内源性吗啡样物质，所以能止痛”，也有一定的根据，但那只解释了止痛作用，解释不了全部治疗作用。而且，他们只想到麻醉作用，没有想到“通”的作用；总是在中枢神经方面绕圈子，不是直达病灶区起作用。又不理解针灸、按摩的作用，可以从刺激点通过多种途径到达病灶区：它可以通过中枢神经转而作用于病灶区，也还可以不通过中枢神经直达病灶区。中枢神经有统一指挥作用，各器官各机能路线乃至各个细胞都还有相对独立性（甚至各自包含全部遗传密码），并不是全被中央司令部控制的滴水不漏，完全没有丝毫主动性（他们甚至还可以反作用于中枢呢，他们离开中枢后也还有一定生命力呢）。要知道：如前所述，中医的经络学说的经络包括针感路线（是其中重要的、讲的最多的，但不是唯一的），高低级中枢及周围神经，动静脉血液及淋巴与内分泌体液循环、呼吸系统……等“复杂体系”，以及一些未知的通路与密码信号，也包括筋、皮、肉、皮肤（十二经筋、十二皮部）。针灸、按摩的作用，是通过经络所包涵的这些“复杂体系”，起着非常复杂的多样的生物物理和生物化学的变化，其中任何一系统的通路被阻断，都会阻止一部分乃至全部变化的进行，作为重要系统的神经，当然不例外。变化的结果不仅产生内源性吗啡样物质镇痛，还会调整新陈代谢，改变多种机能，提高多种免疫指标，……故能达到治疗效果。此岂“移行”“扩散”所能解释。“移行，扩散说，”把脊髓神经植物神经等周围神经的传导作用，都说成“扩散”也造成神经学说的混乱。①截肢患者的幻觉，不由外界刺激引起，是无意识的，与针灸、按摩在一定穴位有意识地予以刺激引起的不同。而其疼痛痉挛蚁行感也不同于针感路线的感觉。即使针灸按摩也能引起他们的幻觉，并与针感路线的感觉完全相同，那也只证明了在大脑皮层细胞间移行，不能证明在脊髓神经植物神经内分泌系统间移行、扩散。同时我们可以认为：大脑细胞间的移行，与躯干、四肢、内脏的针感路线都是实际存在的，截肢有实在的针感路线，又可诱导出幻觉，二者并不矛盾。不是“非此即彼”。对此，下面将再加阐述，可以补充说明这一问题。㊁"针感路线往往移入邻近经络"也就有不移入邻近经络的吧?!这又怎么解释?针感的十二经相连循行,是否如其相应位置而分布。气功的周天循行,是有实感可资证明的。与大脑皮层的节段排列,并不一致。实际上,十二经相邻排列次序与大脑皮层感觉区、运动区节段的排列,也只近似而并非等同。㊂既然刺激人体任一点,都可引起反应在大脑皮层细胞间引起同样的扩散移行,针感又就是这种移行。那吗,怎样解释刺激不同经,产生的针感路线不同呢?刺激人体很多部位,甚至并无这种针感呢?为什么扎针或推拿要讲究手法的准确性呢?讲什么宁失其穴不失其经呢?穴位功能的特异性又怎样解释呢?这与几千年的实践和"针麻"实践,都不相符。㊃有些截肢人,确实可能产生那种幻觉。但是,那又怎么能证明经络循行感都是一种幻觉呢?人受了某些较强大的深刻的刺激,在大脑细胞中可以长期把这些刺激的影响保存下来,甚至可占压倒优势,例如精神病人的幻觉,例如老年人可以梦见少年时印象深刻的某事。人的条件反射,也可以说是由此形成的。不独截肢病人为然。这与针感循行路线是两码事,可以并存,而不能合二为一。截肢病人的幻觉与针感的经络循行路线并不一致,即使是一致,也不能否认经络循行路线的客观存在。因为神经受刺激后,可以由于其影响的后遗而产生幻觉,而幻觉的产生,并不能否认神经传导路线的存在。那吗,按同样的道理，经络受刺激，其影响的后遗也可以产生循行路线的幻觉，而幻觉的存在并不能否认经络循行路线的存在。应该指出，四肢的每一肢上有三阴三阳六条针感循行的路线，而截肢病人的幻觉仅仅是疼痛麻木蚁行感等，显然与针感路线不同，而仅仅是神经感觉在大脑中的残迹，故完全不能证明针感路线实质的有无。我曾碰见一个病人，自诉经常有一种自觉感：一股水从头顶中线向前流入鼻内，而医检查，并无其它病变，也患者受什么刺激，我以为这是一种自发的经络现象（督脉），证明经络路线的存在。

[四]有人主张针刺的效果，主要是通过脑干网状结构的作用而取得，从而从实际上否定了经络的存在。

我们不否认脑干网状结构的重要作用，但是脑干网状结构也可以同大脑皮层及整个神经系统一样，是也仅仅是经络的主要组成部份，而非经络的全部。刺激点与脑干网状结构的联系途径，也应有神经以外的经络途径。

[五]人体五百多个穴位中，有一半的穴位下面有神经直接通过，另一半的穴位，则在其周围半厘米范围内有神经通过，故经络即神经。

经络穴位的确与神经的位置存在着互相邻近的情况，但是在人身上，位置互相邻近的组织甚多，根本不能成为彼此互相否定的理由。总么能规定一个部位只许存在一种组织呢。神经也与血管並存，我们是否也可以因此否定血管的实质存在，认为血管即神经呢。举出不胜。这类例子太多了。Ⓑ"在周围半厘米范围内有神经通过"，不管距离如何近，总还是有距离。数目竟占50%，不为不大。古人实践中的针感误差，不会有这么大的比例吧。穴位不都在神经上，这是说明神经作为经络组成的部份之一，与针感路线有不符合，不是一码事。要知道，穴位的作用完全是从实践中得来，不比循行线路，也许还夹杂有揣测成份。

[四]"耳穴与耳廓上的神经分布一致。消化敏感点全在迷走神经分支分布区，代表头面部的敏感点，在头面神经的耳廓分支区域。所以刺激经络穴位即刺激神经，经络即神经。"

反驳理由：Ⓐ刺激耳廓上的神经，肯定可以起一定治疗作用。本来神经就是经络的一部份。但耳廓上常有除了神经以外的经络，刺激它，也可以起作用，甚至有的作用更好。经络点、神经点配合运用，则效果最好。据中国科学院动物研究所编《耳针疗法》(科技出版社1971年10月版)一书中指出：上海第一人民医院的实践证明，耳针针感可按经络循行路线反应而不是按神经传导路线反应。又，从临床疗效看，加上有关经络反应点，疗效才更显著。同名经几个不同症候群，刺激一个反应点可同时缓解其它症状。用病经加上其表里关係经的主穴，疗效更佳。文汇报1972年1月19日《从耳针麻醉的实践谈对经络的认识》一文也指出：耳穴有着相对的特异性，这种特异性规律超越神经范围，反映了经络功能的存在。耳针适应从头到脚、从表到里几十种大大小小的手术，与一般神经分布规律不符。《耳针疗法》中也指出：耳穴压痛反应点也与经络循行路线符合。某经的病，本经出现明显反应点，还出现与该经有表里关系的反应点。Ⓑ耳廓上虽有许多神经分枝，都很细小，远不如刺激更粗的一些神经干，作用更为强烈。那吗，耳针疗法或耳针麻醉，远不如神经干刺激法，为什么还有存在价值，而且实际效果的确很好，较之于刺激神经干不仅并无逊色，而且应用更为广泛。这只有用经络的作用来解释。Ⓒ耳穴中，也有两个穴位距离较远，又不在同一神经线上，然而却可作用于同一内脏器官的情况，这里也不能用神经来解释。Ⓓ作用于消化系统的，既有迷走神经，也有交感神经，例如说消化敏感区，全在迷走神经分枝分布区，那就出现了片面性。Ⓔ还有一种从神经角度解释耳穴为什么适应全身上下内外的理由：即耳廓上有耳大神经、耳颞神经、枕小神经、舌咽神经、面神经的分枝或混合支。耳大神经与枕小神经来自第二、三颈椎，耳颞神经来自三叉神经，与面神经同属脑神经。均可影响高级中枢。三叉神经与耳大神经在脑桥与脊神经联系。三叉神经有大量分支进入脑干网状结构，并在此和其它内脏传入神经纤维发生广泛联系。支配耳廓的脑神经又与其他脑神经在大脑皮层有纤维联系。一句话，耳廓上的神经所直接联系的范围虽然有限，通过它的上游或上游的有连关系，或上游的上游可以影响全身上下内外。我们承认这种影响存在的可能，但说服力也不大。这种转弯抹角地去找联系的办法，几乎可以适用于全身任何一处，岂独耳廓为然？耳穴又有多大的特殊意义？耳廓神经分枝那么细小，弯子转了那么多，其作用也就不那么突出了吧，为什么效果却又那么显著呢？(下)取耳穴的肺穴治皮肤病和切开关皮，取胃穴治胃病和胃溃疡，取降压沟、肾上腺穴稳定血压，取心穴调节心律。这是藏象学说在耳穴方面的具体运用。我在前面有关论述中已指出这种运用方法及所取得的效果，单按旧的经络或神经学说，都解释不通，解释耳廓与全身的关系也很勉强。手穴、鼻穴、口穴、足穴等等，也存在同样问题。我确认以前已关于人体有若干序志为我们弄清楚的可以通连和反应全身的大大小小的缩影体系的假说，可以合理地回答这一问题。

给穴位注射了麻醉药，麻醉神经，再给以针刺，或者对截瘫偏瘫患者的患侧进行针刺，都没有针感，测量运动神经的传导速度，也是没有变化，不像刺激没有麻醉和瘫痪的穴位那样可使传导速度加快。刺激两小时后验血，红血球、白血球、血糖均无变化，不像刺激不麻醉不瘫痪的穴位那样可明显增高。脑电也无变化，没有镇痛效果，都与不麻醉不瘫痪处的穴位受刺激的结果不同。因此，经络即是神经，神经被麻醉或瘫痪了，针刺行以也就没有效果。”

对于这种看法，我们照样可以提出反驳理由。Ⓐ、神经作为经络的组成部分而与经络并存。注射了麻醉药的穴位或瘫痪了的肢体，其被麻醉了的、被瘫痪了的，不仅仅是神经，也还有不是神经的经络，故刺激被麻醉或瘫痪处的穴位与刺激不麻醉、不瘫痪处的穴位，其效果之所以不同，不仅仅由于神经，也由于不属于神经的经络。Ⓑ、神经与不属于神经的经络，可以同时丧失功能，也可以只丧失一样，而另一样单独存在。据文汇报71年12月3日载《神经能代替经络吗？》一文中指出：“在某种条件或某种病变下，某部神经机能已完全消失，经络规律的活动现象仍然存在。”在临床上，我们也碰到神经完好而没有针感的病人，已非一例。Ⓒ、自觉有针感，固然有赖于大脑的反应能力，但针感的产生，不一定是由于神经。某种原因使大脑不能反应针感，并不等于针感本身不存在。Ⓓ、按摩与扎针，固然是强调以得气（针感）为佳，但而不得气并不等于完全无效。以按摩临床经验，按摩麻醉、瘫痪以外的其他部位，固然有助于麻醉瘫痪的解除，即按摩麻醉、瘫痪的本部位，也是相当有效。Ⓔ、退一万步说，即使所说的理由完全正确无误，也不能以神经代替经络。因为经络所包括的，除神经、针感路线外，还有体通循环、各器官先天机能等。

[IX]"痛或不痛都是神经的感觉，所以通过药物、按摩、针刺，使痛变为不痛，并使不痛变为痛，都是通过神经起作用，明明不是经络的作用。"

反驳理由：Ⓐ自觉的痛与不痛，的确是大脑的反应，但引起这些反应和使反应彼此转化，其起始点与传导途径不一定是神经，不能以旧有的神经学说来限制。大脑也是经络的一部分，可以通过属于神经的经络传递刺激至大脑，也可以通过不属于神经的经络传递刺激至大脑，同样会引起痛或不痛的反应。Ⓑ痛与不痛及其相互转化的过程，不是单纯的神经作用，也不是单纯的针感路线的作用，而是神经、针感路线、体液、全身各器官本身机能的共同作用。如像许多文章所指出那样，不单是一个痛阈的提高问题，这里涉及到很多变化。所以，与其说是神经的作用，毋宁说是经络所包括的多个系统的共同作用。

[X]根据针麻的经验：Ⓐ不管经络穴位，按神经干、神经丛发出处、神经分布末梢处刺激，即可收到镇痛效果。即近处找神经刺激点，又优于远端找神经刺激点。Ⓑ还有人主张"任意点刺激麻醉"，即任意一点给予持续的适度刺激，都可镇痛。Ⓒ手术范围所涉及的脊髓神经数目越少，"针麻"效果就越好。因此，经络即是神经，或神经可以完全代替经络。

反驳理由：Ⓐ神经本来就是经络的一部

份，按神经找刺激点可取得镇痛与防病、治病效果，也就是经络的功能，是无足奇怪的。但不能以此否认按不属于神经的经络（如针感路线）取穴，也具有镇痛与防病、治病的效果。光明日报72年4月2日载《经络功能和神经传导关系》一文中介绍，循经取穴和刺激神经干都获得90%以上的成功率，胃部手术证明，用神经并不比循经取穴优越。该文指出：经络功能包括神经传导，神经传导不能包括经络功能，神经传导只能是经络的主要组成部分。我以为是较为合理的看法。⑬.按神经找刺激点与循经取穴，二者都有功效，在某些情况下，单取任一种方法，取得的效果都近似。然而针感路线（循经）与神经都作为经络的重要组成部分，彼此的功效不能互相代替。故单用一种不如两者配合运用，效果更好。我们的新按摩法，事实上是两者配合运用的，在实践中屡已体会到它的优越性。《穴位、经络和针刺麻醉》（红旗71.12）一文指出："穴位对某些脏器和某些部位在功能上有特殊作用。"目前还不能用现在已经知道的神经结构和神经生理学方面的知识加以解释。如肺切除三类，取足三里、三阴交、公孙配合腹部手术。此外如合谷之于手，哑门之于喉，郄门之于胸膈，是安眠穴之于脑，与神经关系都不密切，而配合取用，效果都好。另如按摩拨揉桡骨上端麻筋（臂丛神经），适用于配治各病均有良效，则明明是刺激的神经，不能用针感路线代替。还应指出：经络穴位与神经刺激点很多时位与神经刺激点并存于一处。如前所述，有一半的穴位下面有神经通过。文汇报71年12月3日《我们是怎样向针刺麻醉"三关"进攻的》一文介绍，命门与管理腹血壁肌肉和大腿神经丛的发出场所并存，股俞部位腰丛神经分布于此，带脉部位有肋间神经通过，用来作下腹部手术，效果很好。但仍不能认为两者是一个东西，理由已见前述。即以命门、股俞、带脉三穴而论，其功效也不能全归于神经。还有神经丛、体、通过之处，不限于此三穴，何故要取这三穴呢。不然就是全与经络无关。所以不少文章都赞成两者并用。②任意点刺激都可镇痛和防病治病，那就是说，不管是否经络穴位，也不管是否神经干、神经丛所在的地方，只要给以刺激就可镇痛和防病治病。我却有一些同意这种看法。因为，如前所述，我以为人体有很多大大小小的循环，甚至每个细胞都可反应全身各部位，而且刺激了也就有效果。然而人体各细胞各部位对其它部位、器官的反应力与作用效果，却不可能都是相等的，而是有很大的差异的，也就是说是各有其特异性的。不仅各个循环之间有差异性，同一循环的不同的刺激点也应该是如此。所以古代的经验证明，各经的作用不同，同经各穴的作用也不同。同对一病有效的穴位，彼此间的作用也有不同。现代的新针疗法，只针刺一二穴治病或镇痛，正是利用了那些穴的特异性，都非任意另取一、二穴所可代替的。神经也是一样，刺激不同的神经和同一神经路线的不同点，效果应该是有差别的。我们承认它们的共同作用，也要承认它们的不同作用。否认事物的共性和个性，都是唯心主义。(D)穴下有神经通过的穴位和穴下无神经通过的穴位，均各有其特殊作用，也证明神经不等于经络。(E)对任意点刺激法，按旧的经络学说还可有一种解释：全身肌肉、皮肤都可分属于十二经脉与十二皮部，所以任意刺激一点，也超不出经络的范畴。(F)临床实践证明，很多情况下用临近取穴可收捷效，但并不都是愈邻近患部或愈临近中枢的效果就愈好，远端取穴也有特效，有时还优于邻近取穴。足三里之于胃肠病、内关之于胸腔病，都是远处取穴见特效。解放军某部介绍治肩疾的经验，于眼附近取穴未解决问题，最后从手部取穴解决了问题。(G)在神经少的部位动手术，"针麻"效果就更好，也不能说明神经之外便没有经络存在。一种可能是：神经为经络的主要组成部分，神经少即经络的组成部分少，受的刺激少；第二种可能是：不属于神经的经络与属于神经的经络平行存在，神经少的地方，不属于神经的经络也少，故手术引起的刺激少；第三种可能是，神经少的部位不属于神经的经络多，因受刺激的经络反过来帮助起了止痛作用。第四种可能，也是有很大的可能是：对"针麻"的规律性还有待于进一步探索，未必在神经较多的地方开刀，针麻效果都差。

[XI].放血疗法也是以刺激神经为主，去瘀血为辅。"拔罐也是以刺激神经为主。"

我认为：放血与拔罐确实都有刺激神经的作用。放血还可去瘀消肿，拔罐配合针刺同样可拔出瘀血脓等。但是，它们的作用决不止于刺激神经。Ⓐ.刺激神经有多种方法，按摩与扎针刺激神经的程度可以超过放血与拔罐，那么放血（疗法）与拔罐为什么不能废除呢？据我个人的临床经验，彼此的疗效大大不同，不能互相代替，也就不能废除。我治一些热性病，用放血法或拔出血性火罐，效果远较单纯的针刺、按摩迅捷。而另外很多急慢性病，放血、拔罐又不如按摩与针刺。这也不仅是我个人的经验。Ⓑ.放血、拔罐、挤拧、刮痧等疗法，都具有人工创伤疗法的作用，除不同程度影响神经外，如淋巴运动的连锁反应等，致全身性的救应反应亦应有重要的关系，甚至是更为重要的。植物是没有神经的，但给以创伤性刺激后也会引起全身性的救应反应。一些农作物在移栽时伤了部分根子，反而有利于该作物的生长发育。一棵包谷只结一个包谷，在其下一节上如用竹签穿刺一下，营养供应其处可以再长一个包谷出来。其理均相同。挑法割法也有这个作用。Ⓒ.放血出体外，与按摩、针灸乃至拔罐、挑割都有所不同，效果也不同。到底是什么原因，还搞不清楚，有待于进一步研究。什么都归于神经，方法确实简便，但把人体复杂的矛盾变化简单化了，成为以不至成为空的形而上学。在这里我仅仅提出一点想法：按中医的理论说，放血属于泻法，可泻出混入经气中的邪气。但邪气到底是怎么出来的，却很难具体地理解。如果说是从针孔透出来的，那么扎针也有针孔，不能解释两者作用的差异。如果说随血液流出，还有些道理，随血液而流出瘀血代谢废物一些病质，但究竟数量有限。放血疗法的很多适应症并非瘀血。我以为，有可能随血液流出了某种尚未为我们熟知的东西（如生物电之类），造成了人体内部的不平衡，为了求得新的平衡，调动了全身的或有关方面的积极性去战胜疾病。

[XIII]古代经络学说本来就是以高级神经中枢——大脑为中心：督脉入属于脑，膀胱经络脑，诸髓皆通于脑，十二经上走空窍，六阳经皆会于头，六阴经通过表里关系再会于头。此外，主神明的心包括大脑，心包经又与心经不可分，而三焦经与小肠经又和心包经与心经有表里关系。所以经络即神经，不过由于时代局限，古人未搞清楚。

我以为，这的确可以说明脑和神经系统与经络有密切的关系，是经络的极其重要的组成部分。古人虽未能从生理学的角度弄清脑的作用，却从某些方面发现了这种重要关系。但是：（四）脑和神经系统也仅仅是经络的极其重要的组成部分，而不等于经络的全部，局部不等于整体。（五）古人以心代脑，本来是错误的，不能据以论断经络与脑的关係、心、心包、小肠、三焦の各经的安排（包括循行路线、络属关係表里关係）是否妥当，也值得重新研究。而且即使心即大脑，与之有关的仅の各经，仍不能以局部代整体。其理由还没有"十二经皆上走空窍"充分。

(XIII)"经络循行周而复始，很像心血管系统。"

Ⓐ经络包括体液循环，但经络却决不止体液循环，更不止心血管系统的循环。Ⓑ在人身上，周而复始的循环不只是心血管系统，如前所述，而是有很多个。我以为，神经系统也是以脑为中心的循环系统，也有某种物质在周流不息，不过其结构比心血管系统更为复杂，周而中枢也就不止一个，而是有高低级两个。流动的是什么物质，待查。（有可能是生理电吧？）至于经络，可以说是各种循环的总称。

(XIV)"根据经络学说的理论，十二经皆内连脏腑，经气也来源于脏腑，故经络机能即脏腑机能，经络路线不过是一种脏腑机能路线。"

反驳理由：Ⓐ脏腑机能和全身其他各器官的先天机能一样，都只是经络机能的主要组成部分，不等于经络机能的全部。Ⓑ经络包括各器官的先天机能及体〻表〻彼此间的联系通道与联系功能，故其范围大大超过脏腑机能。Ⓒ有些经并不直接内连脏腑（如阳跷脉、阴维脉），有些经一经联系数经（如膀胱经、督脉、任脉），经络机能怎么能等于脏腑机能。⑩脏腑是经气的主要来源地，而不是唯一来源地。循行所过之处，皆应有经气不断产生与汇合。人体各器官各细胞都该有产生经气的功能。而且，来源地与通道，也该是两回事而不是一回事。

〔XV〕"按摩、扎针时，不能引起体液的变化，则经络不包括体液，只剩下神经"。

反驳理由：Ⓐ按摩、扎针，肯定要引起体液的变化。是无"镇痛素"之类的新物种产生，但内分泌、外分泌、血压、血液循环速度、红血球与白血球的数量和质量、组织液的交换、淋巴液的功能等等都要起变化，已为许多实验所证明。Ⓑ按摩、扎针除影响神经体液外，还影响所有器官的先天功能，所以决不止剩下神经。Ⓒ按摩、扎针引起机体多种变化，其原因有多种，也不单是通过神经。按摩还有机械的挤压、震荡等作用，对没有神经的、乃至没有生命的东西，都能起作用，岂必依赖于神经。

以上列举了十五项怀疑经络存在的理由，一一予以驳斥，怀疑的可能还不止这十五个方面，不再逐一列举了。我的意图不是要肯定地证明有专门为经络路线服务的单一组织结构存在，不过是指出，凭这些理由否定不了其存在。我也不绝对认为没有"经络即神经"的可能性，而是指出，按目前这个样子的神经学说是代替不了经络的。比较有把握的看法是：针感路线也仅仅是经络的一个组成部分，所以也不等于通路。经络包括人体所有组织的官的先天功能和彼此间多种多样、大大小小的循行、联系通道。神经、针感路线、体液、脏腑机能(包括生殖、伴随功能、在内),都是其组成部分。其中的针感路线,有可能是不属于神经的单独组织路线,也有可能在神经学说进一步发展后被完全合併于神经系统。至于无所依托的机能路线的说法,则是完全讲不通的。

二、按摩是怎样刺激神经的?

㈠弹拨麻筋——即末梢及中枢两端兴奋,还可能通过错综的交通线即有关神经兴奋。

㈡按、摩、推、拿、压、揉、捏、搓、掐、拍、打,广泛作用于末梢神经,兼即中枢兴奋。

㈢从胸腹孔窍肌后内提弹交感、副交感及肺神经等,可直接影响内脏神经。

㈣从软腹部压按内脏,也就直接刺激了内脏神经。

㈤掐、挤、扯、痧、刮痧等法,使某些组织和细胞损伤,散放出某些化学物质,刺激神经末梢,反应于中枢,再引起连锁反应,这才凸的作用,按摩比扎针的作用大。(参阅文汇报70.1.7《体液与神经在针刺麻醉中的作用》一文)。

㈥同一神经路线,不同的刺激点可以产生不同的效果,这是由于:[1]同一神经路线上的某些点与对相应的某组织器官有特殊联系,[2]刺激处的神经细胞密度、纤维粗细、距两端的长短,影响刺激效果。至于刺激不同的神经路线,当然作用不同。

㈦、如前所述,按摩对神经的刺激,是机械性、热、声、电、化学性等的综合刺激。除机械性刺激引起生物电的变化外,热可使神经的兴奋降低,也是很重要的。

㈧、按摩刺激神经的效果,还与手法和时间有关:

[I]、与手法的种类有关——如揉摩有利于生热以降低兴奋,锐性刺激易于引起兴奋,弹拨有利于引起生理电的冲激,震抖有利于加强对神经的营养,使麻木者转醒,较重的点压易于使组织深部的感受器兴奋等。

[II]、与手法的轻重有关——如重刺激可使抑制甚者转入兴奋,也可使已兴奋甚者转入抑制。轻刺激可使抑制者转入兴奋,对抑制过甚者则可能无效,在某些情况下,而可使兴奋过甚者平静下来。

[III]、与刺激的时间长短有关——按摩用于手术镇痛与针麻同,需要先有半小时间进行诱导,治某些病则可于几分钟乃至几十秒钟内见效。大约,比较顽固的慢性病及用于手术镇痛,需要的时间较长,轻病、小创伤、急性病,需要的时间较短。

[IV]、与刺激的速度及间歇情况有关——神经对刺激引起的反应,有可因袭性和极限性。经常的间歇性的刺激,不如连续的快速刺激的冲激有力,但过久则反而形成抑制。关于上次治疗与下次治

疗之间的时间距离，可视情况而定，可每日一次，可每日二、三次、四五次。可按摩了，停几分钟又按摩。以引起足够的神经反应达到治疗目的为准。

以上几点，也适用于对神经以外其它组织的按摩。

(九)、按摩刺激后，可以引起生理电的变化，是肯定的。生理电的变化，是否只限于神经传导路线，则不一定了。因为人身上处处都可能是有电的。神经的传导作用，是否只由于生理流构成，也还不清楚。但按摩引起生理电流的变化，生理电流的变化又影响神经，则是肯定的。

3、按摩刺激神经引起的变化

(一)、生理电流对神经的冲激——按摩使受刺激部位的神经，发生电位的变化，于是电流发生向心性脉冲，传到中枢系统，再在中枢神经细胞之间移行，再向下沿传出神经纤维路线，到达有关部位。此外，还有横的传导路线，不经中枢而直达某部位。这个生理电的流动过程及其效果，应像某个电疗而比电疗优越，因为它是人体内部自己产生的，更具有适应性。随着按摩手法的不同，它可使神经兴奋，也可使神经抑制，可使神经的再生加速，解痉、止痛或去除多眠嗜睡及昏迷，並调整神经所支配的组织的收缩、舒张、闭锁、开放、加速、减慢。

以上是从生理电流这个角度看的。但按摩引起的神经变化，未必都是由于生理电流。

㈢改变神经的营养状态、代谢情况——针刺刺激神经的作用，与按摩相同，但不如按摩广泛，所以我们可以用扎针作用的实验，说明按摩的一些作用。《体液与神经在针刺麻醉中的作用》一文指出，刺激可以使脑中的乳酸含量减少或增加，而乳酸是代谢过程中的产物，氧化后能供给能量，或再合成糖元以供给能量。刺激又使脑中的谷氨酸转氨酶的活性显著增加，说明加速了脑中某些与谷氨酸有关物质的代谢变化。脑组织中的转氨酶，是联系糖和蛋白质两类物质代谢的桥梁，又是促成氨与谷氨酸结合为无害的酰胺以解氨毒的重要因素。因而乳酸与转氨酶对脑的营养和代谢，有重要意义。按摩和扎针对脑的营养与代谢的调节作用，不仅此两者，但就这样也可说明问题了。

应该指出，脑仅係神经系统的一个最重要组成部份，还有低级中枢，周围神经。按摩扎针以后，也同样能引起乳酸、转氨酶等的变化，改善其营养与代谢状况。

还应指出，按摩不同于扎针，它对周围神经有广泛的直接的、机械性的挤压、振弹作用，对神经细胞接受的营养及代谢产物，有直接加促及排除作用。

*痛与不痛，病与不病，都是人体神经系统及其它组织的某些物质变化的结果。按摩可以调整、改变那些变化，而收到止痛治病的效果。这个原则，

不仅适用于对神经系统，也适用于按摩对其他系统的作用。

③、神经本身适应能力的增强——如上所述，改善了营养与代谢，其适应内外环境的能力，必然相应增加，按摩对神经，本身有被动运动的锻炼作用。人体的任何一部分都多得到锻炼，必然能够增强，这是人所共知的常识，神经也不例外。

由此使神经，易于加速再生，促睡眠、麻痹状态的苏醒，消除敏感、痉挛、炎症；适应身体内环境对神经的更多需求，外环境对神经更多的刺激、工作与学习中对神经更多的要求，反应力也增加，这都是必然的结果。

④、打破恶性循环——按神经学说，大脑居于司令部地位，本具有调动、指挥全身抵抗因素去消灭病灶的功能，但若遇病毒顽固，迁延成慢性，久攻不克，成胶着状态，大脑这个司令部也就可以因疲惫而成抑制、麻痹，同时大脑本身的营养也被削弱，因而减弱了调动、指挥攻击病毒的能力。这种能力的减弱，使病毒更有发展的可能，病毒发展，反过来又再削弱大脑的功能，若此反复不已，就形成恶性循环。按摩给神经以相当多的刺激，加强对大脑的营养，使大脑从疲惫、麻痹状态中苏醒、兴奋，加强调动指挥能力，去攻击病灶，这就打破了恶性循环。

其实，恶性循环以及按摩对恶性循环的打破，并不只表现适用于大脑，也表现适用于整个神经系统和消化、呼吸、循环、生殖等各系统。

[redacted]、如前所述，人身内有包括神经系统在内的各种大小循环。按摩有助于恶性循环的打破，良性循环的恢复和加强，以抵抗疾病，保持健康。这种各循环是互相影响的。以神经为例，神经系统状况的改善，有助于其他系统的改善。其它系统由按摩得到改善，也有助于神经系统的改善。

五、关于对神经兴奋与抑制的调节——这与按摩引起生理上的变化、热的作用、神经的营养和代谢情况的改变，都是分不开的。兴奋与抑制，是神经功能的具体体现，通过按摩得到调节以后，使其包括高级思维活动在内的神经系统得到提高或改善，使受神经支配的组织生理状况也得到改善。

六、关于对受神经支配的组织的影响——内脏、五官、躯干、四肢，不只[redacted]是接受神经的影响，按摩也不只是通过神经来影响内脏、五官、躯干、四肢。但神经是一个重要方面。按摩通过神经的作用，可以调节支气管、血管的扩张与收缩，心搏动、胃肠蠕动的加速或减慢，红血球与白血球数量、质量的变化，血压的升高降[redacted]低，各种内外分泌腺体分泌的增多、减少，吸收、排泄；体温的增减，大小便排泄功能的改变，肌肉运动功能的变化等等。

七、关于按摩一般应在神经清醒的情况下进行。

(1)、麻醉与针灸疗法，以使神经通路不通或处于高度抑制状况下而取得效果，按摩和扎针与之相反，是要在神经清醒情况下，打通或加强神经通路和功能，以取得效果。一些文章介绍了临床实践的结果：先用了麻醉药再刺激的效果很差。积极地发挥能动性，永远优于消极地抑制能动性。

(四)"针麻"需要调动病人精神因素的积极性。按摩防病、治病也是如此。病人精神因素的积极性，不仅使其容易接受按摩，积极配合按摩，或积极自我按摩，而且影响整个神经系统的活动状态，使按摩导致的生理电流复活、神经营养与代谢的加强，适应能力的加强，恶性循环的打破，兴奋与抑制的调节等，得以顺利进行，并增加助力。反之，则刺激的传导与功效的发挥均将受阻。但是，我也同意《穴位、经络和针刺麻醉原理》一文的意见，而有我们的看法：按摩的效果不只是由于病人的精神因素，而应是病人精神因素的积极性、医生的积极性、按摩技术的科学准确性三者的结合。三者又可互相促进：积极性可争取好的效果，好的效果又增加了信心与积极性。

(八)关于徒手按摩对神经的功效和其它方法对神经的功效的比较——这种比较，在前面关于按摩与其它理疗法的比较中，已谈过了。从我们临床实践中也证明按摩刺激神经的强度及其可控制的灵活度与效果，一般不低于扎针、理疗，有时可以超过。

这里还有一个旁证：文汇报1972年1月14日载《从耳针麻醉的实践谈对经络的认识》一文中证

明：手捣针的效果有时比用电针的电刺激的效果还要好。手捣针是一种单纯的机械性刺激，其性质与按摩同，故按摩亦效力优于电疗。同时也证明按摩、针刺所引起内电流的变化优于外电的刺激。

4. 通按摩、扎针引起神经及有关机体组织的积极性加强以后，到底在什么部位与病敌作斗争并完成斗争任务？——在这里，我是把止痛和手术镇痛都作为与病敌作斗争来看待的，痛也就是一种病。

问题的提出是由于：有人根据"针麻"的效果得出结论：针刺或按摩所产生的生理电与手术创伤所产生的生理电，都传导到脑部，在脑部进行斗争和解决问题。至于在脑部的什么地方？有的说在大脑；有的说在脑干网状结构；有的说可能在脑部的同一细胞内；有的说先各传导到脑部不同部位，然后移行到一处进行斗争。总之，都是在脑部。此外，还有一种说法是：按摩、扎针之类的刺激，使某一生理电路的电流，通过大脑、丘脑传到脊髓，关闭了手术创伤所引起的电流的通路，因而感觉不到疼痛。那么斗争和解决问题的部位仍然是在中枢神经，不过不在大脑，而在中枢的低级中枢。

我是不同意这些看法的，我认为斗争和解决问题的部位，应该是在病原侵入的部位，即病灶所在部位，而不应该是在中枢。其理由如下：

㈠理论建立在按摩扎针只能通过引起生理

电的变化而起作用这一论断上的。然而按摩、扎针本来就不仅仅通过生理电起作用，按摩尤其是如此。因而理论的依据成了问题。

㈡、理论建立在按摩、扎针仅仅通过神经系统才能起作用这一论断上，然而按摩、扎针本来就不仅仅通过神经系统起作用。因而具体斗争和完成斗争任务的场所，就不一定又在神经系统。

㈢、理论以手术镇痛的临床经验为依据，然而按摩、扎针的作用不仅仅在于手术镇痛或一般止痛，而是能消除细菌、消肿、去除组织增生、软化硬化组织、加强各内脏系统功能、修复损伤组织……等等，治内外多种疾病。作为斗争和完成斗争任务主要不是在病灶区，而是在大脑或中枢神经的特定部位，那就成了不可思议。即使中枢是司令部，具体的战斗任务还是要在战场上进行和完成。否则成了典型的唯心主义。

㈣、即以止痛而言：有手术创伤引起的痛，有跌打损伤的痛，有细菌病毒感染引起的痛，有各种原因构成阻塞不通引起的痛。临时止痛是一回事，彻底根除痛又是一回事。彻底根除痛，需要消除病因和由病因所造成的后果。按摩、扎针，不仅能临时止痛，而且对若干种类的痛，是能消除产生痛的病因和后果，彻底根除痛的。包括创伤、感染、阻塞在内。所以决不可能仅仅在或主要在中枢部位进行斗争。因为痛与痛止的自觉感，虽然是一种脑的反应。

但是，脑的反应必须以客观现实存在为依据。痛的感觉的产生，必须有刺激元、受刺激的部位、传导到脑的路径。临时止痛，可用切断传导路径取得，或以另一种优势的不痛的刺激抵销、压抑痛的感觉而取得。但在这时，脑虽然没有痛的反应，感觉不到痛了，引起痛的刺激元及其所刺激部位遗留的后果依然存在。所以，一旦借以切断传导路径或抵销痛感的手段消失或失效后，仍然要痛。只有彻底消除引起痛的刺激元及其所刺激部位造成的后果以后，才能彻底根除痛。痛，本来是一种防御性反应，它作为一种报警信号，告诉大脑"某处受到损害了，赶快去解决吧！"绝对不能把对创伤报警的信号当作创伤本身来对待，以为只要感觉不到信号就没有创伤了，那是一种可笑的自欺。而解决创伤的本身，即消除引起创伤的刺激元和使创伤完全愈合。这就无论如何只能在创伤部位进行和解决问题。除非创伤部位就在大脑，那当然要在大脑解决问题了。所以手术镇痛与其它临时止痛一样，都是一种临时性措施，以减少手术进行中病员的痛苦。痛的彻底解决，还是在于使刀口完全愈合而不留后遗症。

㈤痛感的产生，也是由于物质变化所引起。什么样的物质呢？我们认为除生理电、神经系统而外，还有不属于神经的经络体腔等的共同作用。传导刺激的路径也不只是神经，还有不属于神经的经络。生理电的传导路径，也不只是神经。既然引起痛的物质变化，不只神经。解决痛的也不同，痛也就必然不能只从神经着手止痛，也是多种物质变化的结果。所以解决痛的战斗进行部位，至少不只是在神经系统，更不只是在中枢部位。

⑹把传导路线简单化了，也容易得出有关的简单化的结论。以为痛和止痛两种刺激，都必须由神经传导，而且必须到中枢去转一转，然后再传出去。中枢（脑脊髓）是枢纽，于是得出斗争和解决问题都是在中枢进行的结论。然而传导可以由神经进行，也可以由非神经的经络进行。传导线路，可以到中枢去转一转，也可以不经中枢而直达其部位。假如斗争只在神经系统进行，由非神经系统的经络传导和接受的两种刺激反应，怎么安排呢？假如斗争只在中枢神经进行，那么不到中枢转一转而直达其部位的刺激感应，又怎么安排呢？难道都成了散兵游勇无所归宿或莫明其究竟了吗？总之是遗漏了（这性早是以偏不全了）吧。所以，即使是临时止痛，也必然是通过多方面的途径在多方面进行战斗的。而要解决问题，仍是在病灶所在部位。经络、神经、体液、去中枢转一转以及直达的力量，都要最后落实到病灶部位。

⑺药物麻醉止痛，是使传导线路失掉传导能力，或使整个神经系统处于抑止状态，因而都使大脑没有痛的反应。那是消极的办法。按摩针刺止痛，是加强传导能力，加强经络、神经、体液以及器官组织的积极性，以共同战胜痛，这是积极的办法。积极的办

法，不仅可以止痛，而且产生全面的效果，可以有助于根除疾病。如果认为"针麻"的效果只是止痛防痛，而之所以能止痛防痛又仅仅是由于按摩、扎针时刺激在脑中引起的反映，以优势抵消或抑制了疼痛刺激反在脑中引起的感觉，即提高了痛阈，那么它与麻醉药物对神经所起的抑制作用有多大区别呢？又有多大优越性可言？何必多此一举呢。这种认识的错误在于：将本来复杂的多方面作用和变化情况简单化，以致将代表两个不同方面、不同性质的积极的和消极的两方法的效果，混为一谈，缩小"针麻"的创造性的意义。

㈧尊敬用按摩、针刺作手术镇痛而言，据《在针刺麻醉下为什么能开刀》（红旗杂志，71年第九期）、《针刺麻醉和疼痛的奇迹》（文汇报，72年1月7日）、《从国外针刺麻醉的实践谈对经络的认识》（文汇报1972年1月18日）、《针刺麻醉与药物麻醉》（同前）、《经络功能和神经体系的关系》（光明日报72.4.2）《对针刺麻醉镇痛原理的探讨》（红旗杂志71.11）《谈谈经络和针刺麻醉原理》（红旗杂志71.12）《针刺麻醉理论根据的初步探讨》（全国中草药新医疗法展览会资料选编·技术资料部分480页）等文中的有关叙述，我们为还有下列一些问题值得提示。

①用于手术镇痛也与用于其他防病、治病一样，按摩、针刺的作用，决不止于镇痛，而是有多方面的调节作用，"调整体内各器官的机能活动，调动身体的抗病能力"，从疏通经气，通畅气血，调

和”也就是我们所再三强调的“调动人体内部各种积极因素”，对抗疾病、维护健康，有多方面的积极作用。如像、使低血压升高，高血压降低，血糖增多，白血球和嗜中性白血球的数量增多和吞噬能力增强，转氨酶活性增加，以及对脉搏、呼吸、胃肠活动变化、乳酸含量升降等都产生良好调整作用。这些作用都是与镇痛作用同时并存的。因而，它能使一些用药物麻醉法不能作的手术（如血压过高过低的病人），得以顺利进行；它有利于在病人清醒配合下，准确进行手术，避免在药麻情况下易于误伤的神经和其它组织；它可避免由药麻容易引起的肺炎等呼吸道感染并发症（对呼吸系统有刺激性的麻醉剂易引起），血压波动，脉搏波动，头晕头痛，食欲不振，腹胀、尿闭，以及肺、肝、肾在排出麻醉药时所受的损害；它使在手术后，伤口较药麻疼痛为轻，愈合快，很少感染化脓，即有利于对“病”的彻底根除。以上这么多的、已为很多临床经验、科学实验所证实了的作用，根本不可能仅仅在脑脊髓或神经系统中进行并完成。

〔四〕既然那么多作用与镇痛作用同时并存，它们与镇痛作用之间，决不是各自孤立的现象，而应该是互相联系的。也就是说，其它作用与镇痛，都是在同一个人身上、同一针刺、按摩手法、同一刺激量所引起的人体内因的同一复杂变化机制中所取得的。在变化过程中，它们又互相影响、互相促进；正是其它各项作用，促成镇痛作用的形成，而能镇住痛，减少了精神、神经的紧张，经气的不必要消耗，也有利于其它作用的形成与发挥。至于其它各项作用的相互之间，也是互相影响、互相促进的。例如胃肠活动变化及代谢的良好，为抗体的数量与活力来源提供保证，抗体的加强，又有利于胃肠代谢的正常，不受并发症侵袭。如此等等，无一不都是在神经系统中进行的。

[四]由此，我们可以肯定地认识到，镇痛作用的产生，不是简单地由于针刺、按摩的刺激在脑中抑制住了疼痛刺激后所引起的疼痛刺激、提高了所谓的痛阈。首先，把这种镇痛作用理解为一种抑制作用，就是原则性的错误。它本来就是由于性质截然相反的通和加强，通和加强了的。又不只是脑和神经系统，而是相应的多个部位的多种作用。我基本上同意《经络功能和神经体液的关系》一文中这样一段话："由于手术创伤致使相应经络不通，不通则痛；若针麻相应穴位，促使相应的经气通畅、气血调和，于是通则不痛。因此针麻的调整作用过程，就是通与不通的斗争过程，而这一过程是在心主的指挥下进行调整的。至于通的物质基础是哪些，不通的物质基础又是哪些，只有在弄清了全部经络的物质基础后才能得到解答。"这段话的基本精神是对的，用通与不通的斗争来解释，就比用抑制性的提高痛阈来解释，正确和全面得多。但这段话仍有缺陷和不足

统之处我再作几点补充。Ⓐ既然这种镇痛作用根本与麻醉不同，而且作用还不仅止于镇痛，应取消“针麻”“针刺麻醉”这个词，另行命名。Ⓑ这里的原则适用于各种刺激所引起的痛，不限于手术创伤性痛。Ⓒ通与不通的含义，不要解释得过于死板。手术创伤、跌打损伤、感染、肿胀、炎症、各种原因的阻塞，都必然导致相应的经络不通或不够畅通，绝对不通者少，不够畅通者多。不通或不够畅通又都必然引起痛。因此，根除痛的总的原则是以通为不通作斗争。最后消除了不通或不够通，达到完全通，痛也就被根除了。但是，不通或不够畅通的部位，在很多情况下，不是一下就能消除的，必须有个时间过程。例如，各种创伤的伤口在没有完全愈合以前，即被割断、损坏的组织在未接好以前，或各种炎性感染、炎症、溃疡、肿胀、瘀塞在完全痊愈以前，都不能说已彻底解决了不通或不畅通的问题。只能逐步解决。为何逐步解决，一系列是通过按摩、扎针刺激有关的部位、穴位，以加强与被割断、损伤、阻塞的经络有依存关系的其他[redacted]经络的经气的流通速度和活跃程度，以帮助病体尽快克服病敌、消除瘀滞、愈合伤口。这些有关的经络本未受损害，因而其经气本来是畅通和活跃的，按摩、扎针对它们只是起加强作用而不是起打通作用。它们的任务，不在医治自己本身，而在帮助被割断、损伤、阻塞的经。同时，另一方面，按摩、扎针也需要直接刺激与被割断、损伤、阻塞的经络有关部位和穴位，以加强被割断、损伤、阻塞的经络固有的战斗力和修复能力。因此，那段话中的"针刺相应穴位，促使相应经气通畅、气血调和，于是通则不痛"太简单化了，与事实不符，应予修改。(D)这个通与不通的斗争过程，是通过经络及其作用去进行和完成的。如前所述，经络包括人体所有组织器官的功能和联系道路，即包括神经系统、分泌神经系统的针感路线体液、藏象、内脏、感觉器官、运动器官等的功能和联系。也就包括各种大大小小的循环。这么多的经络组织是否都全部以相等的积极性参与活动，那都不一定。手法与效果有很大的关系，每一个穴位(部位)对身体不同部位的镇痛效果和治疗效果，又各不相同。即使其中有些对同一部位有类似的效果，但亦也存在异样的差别。所以，依情形而言，竟而积极参与活动的是哪些经络组织，都由按摩针刺的手法、所选用的穴部(部位)及个体差异性决定。(E)这些积极参与活动的经络组织中，肯定有脑，而脑作为经络的重要组成部份，却有指挥、调节其它积极参与活动的经络组织的功能，中医的"心主"包括了脑和心的作用。所以在"心主"的指挥下是讲得通的，但是被指挥者并非被动的，是有主动性的，可以对指挥者有反作用的。指挥者不光是指挥，也要具体投入战斗的。战斗主要是病灶处进行的。(F)这些积极参与活动的组织，神经系统仅是其中之一。就神经系统来说，大脑皮层、两半球、脑干网状结构的其它部份、间脑视丘、脊髓神经、植物神经、运动神经等，实际上都有可能参与。㈦在这些积极参与活动的组织中，神经系统不一定从任何情况下都居于指挥者、主导者的地位。正如《从针麻的实践谈对经络的认识》一文所指出的那样，"在某些条件下，神经系统的作用的发挥是起到直接作用，并占据主导地位"。"在另一些条件下，有可能由不属于神经系统的经络或脏象、或体液、或某部位机能起主导作用，或者叫做主要的作用。还应指出，神经、针感路线、脏象、体液、有关组织的机能等都是互相联系、相互依存的，通常都是共同参与，起着综合作用。但是作用不都是相等的，在不同的情况下，可由其中一个或两个起着起作主要的作用。大脑是有统一调节的作用，也不是任何情况下，起着主要的作用。不仅被指挥者有其主动性和反作用，且体病变多种多样，所损害的组织和所需要调动去改变病灶的积极因素种类数量，也不尽相同。千变万化的客观情况，不能千篇一律地看待。㈧按照前述经络所包括的内容看，不能说其物质基础都不清楚，有些是清楚的，有些还不清楚。通与不通的物质基础有关。通与不通，即全身大大小小的循环通路的通与不通。其中，如像神经系统及其通路，生理电通路，血液、淋巴、内外分泌腺液、组织液及其通路，呼吸器官及其通路，消化、排泄器官及其通路，运动器官、感觉器官及其通路，以及每个细胞的小循环等等。现代解剖学、生理学虽常远远没有彻底搞清楚对其物质基础总的不是无所了解。同样，这些通道因损伤、感染、瘀滞、痉挛而发生不通甚至出现痛感，用按摩、针刺等物理疗法或化学疗法，加强生理电流、神经冲动、吸收运输、代谢、更生、消炎、杀菌、消毒解毒能力，以使其通而不痛。现代病理学对其物质基础也有一定的了解。当然很多问题尚需解决，需要进一步研究。至于还很不清楚的是：不属于神经的经络路线（针感路线）、内脏与体表藏象反应的联系、耳穴、鼻穴、面穴、手穴等与全身各组织各部位的特殊联系，一些尚不清楚的循环和大大小小循环之间的关系，需要进一步研究。㈢此外还应指出：我也不认为在对病斗争的过程中，在以通治不通作斗争的过程中，在以止痛治痛作斗争的过程中，绝对排斥对抑制、阻截法的应用。相对的利用是可以的，有时是必须的。而且一般而言，相对的现象是必然存在的。不过“通”和“加强”仍然在任何情况下都属于主导方面，属于积极因素。按摩针刺，本来就可具有两方面的作用：可使兴奋者抑制，抑制者兴奋；慢者加快，快者减慢；少者增多，多者减少；瘀滞者畅通，过于流走者迟滞；痛者不痛，不痛者痛……有时刺激同一穴位或部位，可起两种相反的不同作用，它是调节作用，不是单向作用，与药物不同，而正是其优越之处。要起什么作用，依手法、病情需要及个体差异性而定。那么，兴奋、加快、增多、畅通、止痛，属于“加强”与“通”，抑制、减慢、减少、迟滞、痛，就属于对抑制、阻截法的应用了。而都是相对的。但是，抑制和阻截效果的取得，仍要靠加强与打通，或者以倍加强与打通为最好。例如：兴奋不足，嗜眠多眠，胃肠蠕动减慢而不必与胃肠分泌不足、湿滞瘫痪、麻木之类，固然需要强刺激的加强、打通；而兴奋过甚，失眠不睡、胃肠蠕动过快、分泌过多，也可用强刺激，使其达到兴奋极限，转入抑制。这是已为电兴奋疗法、针灸疗法、按摩等所证实了的。而且比任何疗法或其他药物麻醉、抑制办法优越。这是针对兴奋过甚的组织本身着手的。我们还可从其对抗面着手：加强与打通与兴奋过甚的组织的对抗方面，以抵消其兴奋，求得平衡。例如交感神经兴奋过甚，就加强副交感神经；副交感神经兴奋过甚，就加强交感神经。肠道功能失调，分泌过多，可加强其回收力。吃多了，胃得饱胀，吐泻得法不好，加强其消化排泄能力。中医的滋阴以潜阳，扶阳以抑阴，也是这个道理。还应指出：只从加强其本身与其对抗面，仍然是不够的。加强与打通，乃实际上是调剂双方面的矛盾机制。人体本来保持相对的平衡的，有自动调整其不平衡而趋于新的平衡的能力。其所以成为病痛，不论其为兴奋过甚或抑制过甚或其他病象，总由于其自身调整平衡的能力不足或克敌制胜的能力不足，通通存在一个加强与打通问题。不同的是，不同的情况，着眼的手法、针对的对象有所偏重，刺激量也有所不同而已。有加强与打通，就必然存在抑制与阻截的另一方是相对的存在。止痛的因素加强与打通了，痛与致痛的因素及其扩散的道路就被抑制和阻住了；抗病的因素加强与打通了，病灶、致病因素及其扩散的道路就被抑制和阻住了。通与不通进行斗争，通的因素加强了，不通的因素就被抑制和阻住了。从这个角度看，加强与打通也是主导方面。所有的兴奋、加强、抑制、打通、阻塞，都不限于在神经中进行。

(九).但是，我也只是认为与病痛作斗争和完成斗争任务的具体场所应该在病灶所在部位，并没有否认脑和神经系统参加斗争的重要意义，也不否认两种刺激在脑中有广义的斗争的可能性。例如前已所说的，恶性循环使脑处于病态状态，按摩扎针以良性循环就要恢复脑的病态状态，那也可叫做良性刺激与病灶在脑的斗争吧。不过那是间接的，所以只能称做广义的。实际上仍是在病灶部位进行斗争，因为病态状态的脑，也已形成一种病灶。至于两种生理电流（病灶刺激引起的和按摩扎针刺激引起的）在脑、脊髓或神经系的其他部位相遇，发生斗争，也是可能的。但是那仅仅是整个斗争的一个次因而已，而且这种斗争不应该在脑脊髓等处停留和终结。优势的电流必然压倒劣势的电流继续前进，到达病灶区。（当按摩扎针刺激引起的电流占优势时）或者引起神经系统的功能紊乱，形成恶性循环。（当病灶刺激引起电流占优势时）其结果都要从病灶区体现出来。按摩扎针刺激引起的电流的优势还可以增

示来；来；来；刺引

强最后在病灶区御底压制住病灶刺激引起生理电流的可能，则说明按摩、压制刺激引起神经、体液、针感路线、有关组织机能、腺系的加强共同对病取得了决定性的胜利。

5、关于按摩、针刺的镇痛作用——这个问题前面已讲了不少，这里只作几点补充。

(一)、据我们的临床经验，按摩对多种急性、亚急性、慢性病所导致的疼痛，有良好的镇痛作用，且可根除痛。用于手术镇痛，我们没有作过，但国内已有"指压麻醉""按摩麻醉""穴位按压麻醉"的经验（详阅全国中草药新医疗法展览会资料选编·技术资料部分476～477页），效果也是肯定的。

(二)、按摩、针刺用于手术镇痛，其所起的作用绝对不是"麻醉"，也不止于镇痛，故应改坚决取消"针刺麻醉""按摩麻醉"一类不能代表实际内容、模糊、混淆真实性质的命名，可改为"针刺去痛法""按摩去痛法"。"去痛"可包括对手术及手术以外的各种病的镇痛和根除痛。

(三)、按摩、针刺之所以能去痛，是由于对全身功能的调整所起的综合作用。至于其他解释，皆不可靠，理由已如上述。这里再提一下对《关于针刺麻醉原理的一点认识》（红旗杂志71年1期）一文中关于两种生理电位的斗争的三点设想的看法。

(1)、把斗争限于脑细胞内，是错误的。把脑作生理电信号的终点，本来就是错误的。正如把脑作为神经活动作用的终点是错误的一样，神经的作用的终点是改造客观世界的力量。

〔Ⅲ〕把镇痛作用的形成仅限于生理电的斗争或神经的作用，也是错误的。

〔Ⅳ〕"绝对关系""先入为主""占位优势"三者，我以为有决定意义的是"绝对关系""占位优势"可以作为"绝对关系"的表现形式；"先入为主"在某种情况下有意义，在有些情况下没有意义。"占位特异性"与"动员力与质量"有重要意义。Ⓐ"先发制敌"可以少些阻力，易于取胜；"后发制敌"多一些阻力，但仍然可以取胜。防病优于治病，治病于萌芽阶段优于治病于极盛时期。但已病了（病已极盛），仍然可以治好，说明"先入为主"是可以打破的。手术镇痛，按摩、扎针在手术之先，与用针按摩防病的道理相同，确实可占点"先入为主"的便宜。但是，一般疾病及其引起的疼痛等反应，皆早于治疗若干小时，乃至若干年，然而按摩、针刺仍能形成"强势"以止痛治病，打破了疾病的"先入为主"。Ⓑ"绝对关系"肯定是存在的，不仅生理电，止痛之于痛，治病效能之于致病效能，总的说来，都有个以强制弱的事实，不然不能取得效果。按摩治病，就是要动员人体内部各种积极因素，形成良性优势，以压倒疾病。不过，斗争决不能限于在脑细胞中。Ⓒ"占位优势"的形成，不限于生理电，所占的位，也不限于脑细胞。按摩、针刺需要一定诱导的时间，其作用在用充分加强全身有关机能的良性作用，以抵消病灶引起的不良作用，其他剩余的优势去根本消除病灶。按摩、针刺先于疾病的产生而进行，则有可能先加强全身有关组织的机能，不让后发的疾病影响那些组织，或减轻影响到最低限度，当然有个"占位优势"在里面。按摩、针刺在疾病已产生后进行，它也可以以优势的量和质形成相对的优势，经过由疾病对有关组织的恶性影响，而转为良性。于是也形成一种"占位优势"。在这里，重要的不是谁先、谁后，不是谁最先所占的位的宽窄，而是优劣问题是关键。从生理上来说，按摩、针刺为能比疾病所形成的生理上占位优势更高，不论先后，都能以优势的，冲入病灶区（不是在大脑）去帮助消灭疾病。Ⓓ优势的形成，与诱导时间有密切的关系。某些情况下，时间还有决定性的关系。但是，时间是相对的而不是绝对的。手术镇痛的诱导时间，一般定为30分钟，现在有的缩短到15分钟，还有可能缩短。快速按摩、快速针刺，治病止痛，每次几分钟甚至几十秒钟，都可收到疗效。可见优势的形成，不单决定于诱导时间的长度。在前面"按摩是怎样刺激神经的"一段中，已指出除时间长短外，与手法的种类、手法的轻重、刺激的速度及间歇情况有关。在其他地方还指出了：与穴位所在处的神经特异性、针感循行路线特异性、感受反应特异性、耳穴手穴……之类的特异性、细胞特异性及其他未知循行路线特异性、不同的人的个体差异性有关。这里应该补充说明的是，这些有关因素，不仅共同决定对神经系统的加强与优势的形成，也决定了对按摩、针刺所能影响的人体各个系统的良性优势的形成。此外，手法方面，还应注意下手的方向、操作的熟练程度；治疗对象方面，还应注意不同的情绪，不同的病种和患病部位。Ⓔ优势的取得，如此，可归纳为手法特异性、各种穴位（部位）特异性、治疗对象的个体特异性（包括不同的病、情绪、年龄、性别、体质、先天反应能力）、时间长短等。几者又是互相影响的，一样有变化，可影响其他因素的变化。治同一个人的病、痛，刺激的部位与时间也相同，由于采用的手法或掌握手法的熟练程度不同，效果可以大大不同。病变的种类、部位相同，刺激的部位、时间相同，采用的手法和掌握手法的人也相同，但病人的情绪或体质、先天反应力等不同，效果也可以大大不同。刺激手法、部位、对象相同，而刺激的时间不同，效果也不相同。至于特定穴位、部位对相应组织、相应部位的特殊作用，已为我国几千年的实践、特别是现在的新针法、新按摩法、手术镇痛法所证实。即使作用大体相同的穴位、部位，也还有一定的差异。几十个有相同作用的穴位，最能形成优势的，却只有几个，甚至一两个。有些穴位、部位，在某方面的作用相同，在另一方面的作用却完全不同。所以如果治疗的对象、刺激手法、时间相同，而刺激的部位不恰当，效果会有很大的不同。但是，这几种因素，在一定程度上也可互相补充，因而我们可以根据具体情况，灵活运用：新按摩法、新针法选择的穴位、部位恰当，加上手法的强刺激，就可缩短治病、止痛时间，某些年老或先天性反应的敏感度差的，也获得满意效果。某些特效穴位、部位由于某种原因不便刺激时，可用效果近似的体穴、耳穴、手穴、面鼻穴、足穴等代替。由于不同的穴位可对同一部位起近似的作用，而同一穴位，对不同的部位都可能有作用，这种灵活性相当大。按摩对某些为骨骼的穴位的刺激深度不如扎针，但由于其具有为扎针所不及的刺激面积、体积更广泛，和具有灵活的物理性挤压作用，故对很多病痛的效果可优于扎针。不能受刺激或受刺激的时间太短也不能解决问题的病人，可延长刺激时间。如此等等，不一一例举。

6. 按摩对经络的作用——如前所述，经络包括神经、体液、内脏、藏象、各器官机能、针感路线等。按摩对神经的作用，上面已作了详细论述，对其他系统的作用，也已有多处论及，后面还要作专题补充，这里只再提一下对针感路线及耳穴之类的特殊反应区（特殊循环区）的作用。

(1) 按摩实践，本来就与针灸、气功同为总结出针感路线的来源之一。刺激针感路线的某一点，按摩与针灸的效果相同，故又叫做“指针法”。背部俞穴、夹脊穴，胸腹部的任脉穴位，足三里、手内关等等，都是我们常用的。不过刺激面要宽得多，往往是一片而不是一点。刺激针感路线，由于不同路线（经同的经络)具有不同的特异性,同一路线上的不同的点又具有不同的特异性,可通过已知的线路(即经、奇经等如前)和其他未知的线路,调整经气及有关的官机能,形成对病痛的优势,以治病止痛。何况经络与经气是一种实际存在的物质,按摩对它还有直接的挤压推送等作用,应该指出,针感路线仅是参与对病痛作斗争的积极因素之一。

(四)《耳针疗法》中已介绍了耳穴按摩法、耳夹法。其他如口穴、鼻穴、头皮穴、手穴、足穴等等,我们用按摩代替扎针,加上大面积"通路法",其效果都是非常好的,有时还超过扎针,因为既利用了特殊循行区的反应作用,又加上了多条路线的打通,自然更有利于形成优势。

(八)按摩对神经、针感路线以外的其它组织的作用

这个问题,前面已见于各处,已谈了不少,这里还要作一些归纳性的说明。

1、作用的取得

(一)、传导的过程、动员力量的过程、对病痛作斗争的过程,都是神经、针感路线、传导、有关的官机能、有关藏象、有关特殊循行反应的共同协作的结果。从这方面讲,与扎针完全相同。

(二)、从刺激角度方面讲,按摩与扎针虽然都是机械性刺激,但按摩还能生热、生电,因而事实上作用于

神经、射感路线、体液、有关的官及其机能、有关联系、有关特殊循环反应的，就不止机械性一种了，而有热能、电能参予的共同作用。

㈢由于按摩这种机械性刺激由皮肤、体液，可以根究，对力的使用又可有多种多样的变化，因而就有许多不为射经所要有的作用。如以揉、推、刮等法，造成人为浅表瘀血以治病，这是对没有神经的植物，也照样会起作用的。如拉长与压缩、移位与复位、震荡、波动，曲伸、摇摆、刺激、弹动，是纯机械作用，不必借神经、体液、射感路线的官机能、特殊循环之力，就可起作用，对没有生命的随便什么物件，从橡皮管到钢铁机件，都照样要起作用。而这种作用用于对人体治病，也有非常重要的意义，举个简单的例子，骨科的接骨复位，肛门部的促进静脉回流，都是用的这个作用。

2. 共通的作用。

㈠下列各种按摩作用于人体所产生的效能，适用于人体各种组织。

⑴机械性——触性、反射性刺激作用，摩擦作用，震颤、拍打作用，挤压作用，移位复位作用，回弹作用，步骤作用，适用于各种组织。拉长、压缩、波动、弹拨、屈伸等，只适用于肌肉韧带等软组织或关节。

⑵由内部、外部按摩被动活动所产生的热能、电能，适用于各种组织。

㈡按摩对人体各组织器官的作用——引起所有

各组织的物理性能的良性变化、化学性能的良性变化，运动的良性变化，综合功能的良性变化，利有积极增强，对内外环境的适应能力增强。

㊂、由于下列三个原因，按摩作用于人体，所起的作用决不仅限于某一组织。

〔1〕人体各组织的机能是相互联系的，不可能是孤立的。

〔2〕神经、神经以外的经络循行路线、血管、淋巴管，密布于全身。内外分泌腺体，也基本上全身都有。按摩时，不可能只接触其中一样，而不接触另一样。

〔3〕按摩不比扎针，本来接触的面积、体积较宽，我们的按摩法尤其宽。

㊃、对各种组织物理性能的改善——按摩是一种对各种组织的被动运动锻炼，可以改善各组织的物理性能。如：弹性、韧性、张力、延伸度、扩大度、收缩力、压缩度、升降、旋转角度、紧张度、松弛度等。这样，各组织就能更好适应外界物理性的变化或抵抗物理性的打击。也能更好适应由于内外其他因素（如精神因素）引起的机体自身的物理性变化。就能更好的战斗、劳动、工作、生活。这种作用相当于体育锻炼，而对内脏的作用则超过之。

㊄、对所有细胞基本性能的作用——人体的不同组织的细胞，其性能是不同的，但其基本性能仍有共通之处。按摩可对其起良好作用。

各细胞的物理性能、吸收排泄能力、营养状况、内外渗、胶质状态、防御力（防御运动、活动力）等等，通过按摩对细胞及有关方面的作用，都可得到加强或调整。

㈥、加强全身新陈代谢，改善各组织营养，调整各组织的运动。

[1]、人体是在不断矛盾发展变化过程中的，矛盾发展变化，有赖于新陈代谢的不断进行。糖、脂肪、蛋白质、矿物质、水、维生素、能量等的相互转化、代谢，来源吸收、废产物排出，与消化系统、呼吸系统、循环系统、泌尿系统、神经系统、经络、内分泌、酶……等多种因素不可分割。按摩可以改善、加强调节这些系统的物理性能、化学性能、综合性的功能，已为无数临床经验所证实。全身新陈代谢是个循环整体，各局部组织、各细胞也自有其吐故纳新的活动，按摩无论对整体或局部的代谢，都有良好作用。其影响的大小，视其着力的面积、体积大小和着力的穴位、部位特异性而定。其具体机制，有很多我们还不明了。机械性的挤压、摩擦、加强静脉血液回流，通过机械的、电的、热的作用调整神经兴奋、抑制以影响有关组织……等，我们是清楚的。胃肠蠕动的加快或减慢、消化液分泌的增加、胃肠吸收功能与肝转化功能的加强、红白血球的增多、酶的活跃力的增加、乳酸的减少、瘀滞的布于恢复、以发汗排出大量热能、之力增加、精力充沛……等等，我们见到了实际效

果。具体机制也还有很多不明了之处。

〔四〕新陈代谢的改善过程，也就是营养的改善过程。营养是代谢过程中的必须表现。按摩可治病、可保健，可使虚弱者强壮，瘦和虚胖者变得结实。使某些器官发育得不够完善或受到切除性质的损伤的情况，获得一定再生能力或功能性的补偿。

〔五〕人体内部各组织、各器官无时无刻不在运动中，尤其重要的是对外界的改造客观世界的运动（工作、劳动），那是保健治病的目的。新陈代谢的过程，是各器官体现功能的过程，也是运动的过程，其目的也是为了运动。按摩可使局部或整体运动正常并加强。

㈦、按摩可加强人体的防御功能和免疫过程——免疫也是一种防御功能，人体的防御功能是多种多样的，按摩对它们都可有加强作用。

〔Ⅰ〕、细胞对异物的吞噬能力（阿米巴运动）——已见前。

〔Ⅱ〕、物理性的防御能力——一定的韧性、弹力、收缩力、硬度……等已见前。此外，如鼻毛、睫毛对异物的阻挡作用，呼吸道纤毛摆动对异物的清除作用，也是物理性防御。按摩亦有助于其正常生长或活动。

〔Ⅲ〕、按摩通过机械能、热能、电能的作用，可提高网状内皮系统的防御功能，包括肝脏的枯氏细胞、脾脏的网状内皮细胞、毛细血管内皮细胞、白血球等的吞噬代谢废物和细菌的能力。

〔Ⅳ〕、按摩可增加白血球、特别是嗜中性白血的杀菌及吞噬能力，与扎针的作用同。(参看文汇报1962.1.7《针刺麻醉和消灭病菌》一文。)

[V]按摩可增强淋巴结对细菌的吞噬功能，西医按摩，尤其注意对淋巴的按摩。

[VI]所有的腺液，几乎都有直接、间接的杀菌能力，或对异物的冲洗能力。如唾液、胃液(中有盐酸)、胆汁(中有胆盐)、皮下粘膜腺液、呼吸道粘液腺液、阴道腺液、汗腺、皮脂腺……等的直接作用是很显著的。其他内分泌腺液也是有间接作用的，而按摩刺激，可以直接调节腺液分泌的量和浓度，对消化液的腺等是最经常、最明显的。

[VII]皮肤、皮下粘膜可以阻止微生物的通过，并具有一定杀菌能力。按摩可以清洁皮肤，改善皮肤的营养，加强其防卫功能。

[VIII]对侵入人体的细菌、病毒的进行抵抗、包围、吞噬，吞噬不了就包围起来或排出去，这种战斗可发生于任何一处，战而不胜，就会成病。按摩不但可加强细菌、病毒侵入处的组织的抵抗、吞噬、包围、排出的能力，还可调动全身其他处的积极因素去帮助进行战斗。

[IX]某些食物、药物具有一定的毒性，侵入人体的病菌，会生产毒素，代谢的一些中间产物(如氨)也具有毒性，人体对这些毒素的处理，一是化合成无毒物，二是化合不了则排出去。此外，一些代谢的尾产物虽然无毒，如排不出去，就可成病(如尿毒症

黄疸、便秘等)还有一些多余的营养物质，既吸收不了，如果又排不出去，也就会成为"毒"。解毒、排毒之作，其实人体各处都在进行，不限于某一器官。这是各细胞的防御本能之一。并且病毒和代谢废产物那些毒素，本不限于一处。不过肝的解毒功能要多些，并有排泄功能。肾、皮肤、汗腺、肺、大肠等排出的也较多。按摩有促成解毒的化合作用的功效，如前述按摩可使耗氧酶更活跃，以促成毒被化合为无毒物，即是一例。按摩可以直接的机械挤推作用和间接的刺激连锁反应，加强排毒和打通有关排出通路。

[又]所谓免疫能力，是指机体受到某种细菌、病毒的侵袭后，自动在体内形成一套对该种细菌、病毒具有抵抗力的而且相当稳定的防御体系，所受过一次感染痊愈以后，不再受同样细菌、病毒的感染。但能否免疫，我以为不完全决定于细菌、病毒的种类，而是与身体的素质有关。例如对于免疫力，我们不是放任自流地让其去自动形成，而是主动去帮助形成，那么效果就会更好。甚至一般认为不能免疫的病，也可免疫，乃至根本不让其侵入。其办法，不一定要注射疫苗，按摩就有良效。很多传染病，并不是人人都受感染，不受感染的就因为身体抵抗力强。按摩可以加强身体的抵抗力。感冒一般是不能免疫的。我从前只要稍微一吹风，就非感冒不可，而且一定是高烧、重感冒，起码睡一个周。从

1963年下半年起，我开始用按摩防治。以后虽然我的其他病多，身体虚弱，但很难再患感冒。

〔三〕人体对外界的侵袭，在大脑未清楚意识到或未意识到其严重程度时，就可有一种自发的、警告性质的反应，信号传到大脑，供大脑采取对策。同时，人体对外界的侵袭和不良环境的改变，有不待大脑的有意识指挥而自动调节抵抗能力或适应性的功能。如像炎症的红、肿、热、痛、机能障碍，既是一种调节抵抗力，也是一种告急信号反应。又如，运动生热，即以出汗排热；能量消耗过多，即加强心血管系统的工作；一处血管受阻，即由另外的血管作功能代偿；一个肾切除，另一个肾就长大，担任双肾的任务；一处受感染、创伤，即全体救应。但是，这些警告反应和调节功能的灵敏度，也决定于身体的素质。而按摩是可以改善素质，加强灵敏度的。

〔四〕还有一些不正常的对外界环境的敏感形成的敏感病。如像胡豆黄、哮喘、阴雨而痒痛但并不发生的过敏性皮肤病，以及部分神经分裂症。也有一些病是由于缺乏应有正常敏感反应迟钝或衰弱，包括神经性皮炎（其实不是炎症）。这两种情况，都与身体的整个素质或机体的局部素质有关。按摩可以改善身体素质，加强有关功能，以脱敏或降低衰弱。

〔五〕机体受损后，即使病因排除了，还有一个对被损坏的组织的修复问题，也应属于防御功能的范畴。而据我们的临床经验按摩对各种伤口的愈合、肌肉、神经、上皮组织、结缔组织的生长是有明显的促进作用的。

(XI)神经系统在发挥防御功能中有很大的作用但是神经系统本身也需要防御。例如脑膜、室管膜、脉络膜、血管内皮组织等血脑屏障及颅骨对脑的保护作用，神经膜对神经纤维的保护作用，每个神经细胞自身的防御作用，各种抗体进入神经所起的防御作用，神经组织内的化合解毒成分等。按摩对加强神经的防御功能、解毒功能、修复功能、脱敏、消除隐患，有良好的作用。

(八)、按摩可调节人体各组织的生长——组织的正常生长是由于营养代谢的整体和局部的正常进行。按摩能调整营养代谢功能，当然也就能调整组织的生长。这种调整是由按摩所产生的机械能、热能、电能对神经经络、血循、内分泌、免疫系统和器官机能……等进行调整来完成的。

(I)未成年的人，所有的组织都需要生长，已成年的人受到损伤的局部组织需要生长修复。按摩可促进肌肉、神经、上皮组织(包括心、血管、淋巴管、[illegible]间管、肾小管的内皮、体腔的间皮、消化道、子宫、输卵管、阴道、男性生殖道、前列腺、精囊、肛门、膀胱、输尿管、胆囊、腺体、腺管、眼睑结合膜、呼吸道、神经、皮肤等的上皮)、结缔组织(包括血液、淋巴、脂肪组织、皮下和各种器官及血管间的疏松结缔组织，腱、真皮、韧带、软骨、骨等)，都有刺激其生长的作用。

京印：37－241(文化71.9)

（四）、还有因某些病而产生的不正常的各种组织生长情况，需要予以清除或抑制。如组织增生，瘢痕组织，癌，类风湿骨节变形，大骨节病等，都由于代谢的不正常产生的。根据已有的经验，按摩对其中一些病有抑制作用，乃至可以根治。如对类风湿骨节变形，可控制并使其好转；对脊椎骨质增生，可以治愈；对部份良性癌有消散作用，对部份恶性癌，也有一定作用。对瘢痕组织，可使软化。

（五）、老年人的新陈代谢降低和混乱，引起细胞、血管组织萎缩、僵化、变形。按摩可以加强代谢或维持代谢的正常，虽不使组织再生长，但可使其不萎缩，或降低退化速度。故经常按摩对长寿有相当的效果。

3. 对体液循环的作用

（一）、按摩可以有助于改善血管、淋巴管及其它可接触到的腔体的物理性能。

（二）、按摩的机械性挤压作用，可以加强静脉回流，体液渗透，以防血液化瘀。心脏按摩，还可利用其回弹力，诱导心脏恢复跳动。

（三）、按摩骨髓内的神经、血管，可改善红骨髓的造血功能。

（四）、按摩刺激的间接作用，可调整心跳的快、慢，血液、淋巴流量的多少，血管的舒张和收缩，血压的升降。

（五）按摩可使更多毛细血管开放，改善体表营养，使皮肤红润。

㈥按摩可促进血液中的营养物质转为能量，促进氧和二氧化碳的交换，带一些有用物回肝脏再合成可直接利用的东西，或储存于肝脏，运走代谢尾产物及各种废物。

㈦按摩刺激的间接作用，可调整内外分泌腺液的量和浓度。

㈧按摩刺激的间接作用，可增加红血球、白血球各种酶的量和活跃程度。从而有助于营养、消炎、杀菌、解毒、消化、止血等。

㈨由于按摩对消化道、呼吸道、泌尿系统、淋巴腺等都有良好的作用，对水分、矿物质、维生素的吸收、排泄或合成都有良好影响，对体液正常酸碱度的维持，当然也就有一定作用。

㈩按摩对淋巴结肿大，淋巴结核，腺管炎，腺管痉挛，肝胆、胰、睾丸、卵巢、甲腺等腺体的炎症，都有较好的疗效。

据光明日报72.8.7载《实践出科学》一文报导，微小动脉痉挛引起微循环障碍，是暴发性流脑中毒型、痢疾、感染性休克、过敏性休克、重症大叶肺炎、出血性肺炎等重症早期最本质的变化，那么不仅"654"对这些病有效，按摩也应有效，因为按摩也能治疗多种循环障碍病。

4.对消化系统的作用

㈠按摩有助于消化器官物理性能的改善。

京印，37-241(文化71.9)

二、按摩的机械性作用，可以直接送回移位、突出的肠组织(疝)、分离粘连、增加腹内压以利排大小便、推进肠内大便、推出阑尾中的异物、挤压出消化器官中的瘀血以换新血、推进饮食。

三、按摩可以调整胃、肠的蠕动速度，以帮助消化，或排便，或止泻。

四、按摩可以增加消化液的量或浓度，而那些消化液是搅拌食物，分解脂肪、蛋白质所必须，还有消毒杀菌和冲洗消化道的作用。按摩作用于消化腺，可分直接刺激和间接刺激两种，我们常用的如下：

〔I〕压揉外金津、外玉液、腮部，可增加唾液。

〔II〕引起肠液分泌的最主要的原因是食物对肠壁的机械刺激，按摩按压揉肠部，可起同样的机械刺激作用，其反射只通过肠壁内神经丛即可完成，而外来的迷走神经交感神经，对肠液分泌有抑制作用，故欲抑制其分泌，则揉拨胸锁乳突肌后面的迷走神经及背部俞穴。

〔III〕十二指肠分泌胃泌素、胰泌素、胰酶泌素、小肠促泌素、胆囊收缩素以促成胃液、胰液、肠液的分泌和胆汁进入十二指肠，按摩压揉十二指肠，是有助于这些"素"的分泌的。

〔IV〕食物对胃粘膜的机械性刺激，也可引起胃液的分泌，而按摩也可起同样的刺激作用。

〔V〕刺激迷走神经引起胰液分泌与胰泌素，

的作用类似。按摩是可以从胸锁乳突肌后刺激到迷走神经的。胰腺炎、胰腺破裂，则不宜刺激之。

㈤、食物中的有用成分，都要由小肠的上皮细胞吸收，然后供人体应用。按摩对促进上皮细胞的生长与功能活跃，是有效果的。

㈥、按摩是有利于加强肠内小循环对水的输运与吸收。这与治腹泻和保持人体必要的水分，是有关系的。

㈦、从临床上看，按摩对治肝、胆炎症，加强肝、胆功能，有明显的效果。

㈧、刺激胰、肝、胆、脾胃俞背俞穴、手内关、足三里至上巨虚一段，对消化系统的功能，有多方面的调整作用。

㈨、扎针对驱除消化道寄生虫有一定效果，如蛔虫。按摩也应有效，尚待进一步研究。

㈩、按摩是有利于消化系统全身的营养。

5、对呼吸系统

㈠、按摩对加强呼吸道的营养与防御功能，有良好作用。因而对防治呼吸道传染病，哮喘一类敏感病，肺结核等，是有很好的效果。对尘肺，也有一定效果。

㈡、按摩有机械性的扩胸作用。按摩的宽胸顺气作用，是机械作用与反射作用协同形成的。按摩增加肋间内外肌、肺、膈的弹性、韧性活力，有助于扩大肺活量。肺活量的扩大，不仅增加吸氧吐炭的量，可使人能担负更多劳动量。同时由于对腹腔内脏的挤压力增加，有利于腹腔内脏及腹壁的健康。

(三)、按摩刺激的反射作用，可调整支气管、气管的扩张与收缩，以治该疾。

6. 对五官及触觉器官——按摩对改善五官及触觉器官的营养、防御功能、运动功能、感觉功能，有良好效果。因而对防治其疾病，也有良好功效。并可以主部位略形已见前，不赘。

7. 对运动器官的作用——运动器官直接负责对外界的劳动运动。

(一)、如前所述，按摩的机械性移位复位作用，可以分离肌肉、韧带粘连，使骨折、脱臼复位。还有机械性的拉长、压缩作用，有助于关节、韧带活动角度、幅度的正常。

(二)、如前所述，按摩可以改善运动器官的物理性能，能更好地更多地承受劳动中运动中的重力，和增加其活度。

(三)、如前所述，按摩可使运动器官本身的代谢营养、反应力、防御力增强，组织健壮，储备含能量的物质增多，乳酸及代谢废物排出快。因而能耐力、耐久、灵敏，易于恢复疲劳。

(四)、如前所述，按摩有助于恢复肌肉、骨、韧带损伤，并消除其病态增生，消肿，排脓。

(五)、如前所述，按摩对改善皮肤营养、颜色、防御机能，清除皮垢，开通汗腺、皮脂腺，治某些皮肤病，均有良好作用。

8. 按摩可使药物对人体发挥更为有效的作用

㈠ 涂上药液进行按摩，借按摩的机械挤压作用和热能，使药液的有效成份离子，渗入或透入组织深部。

㈡ 按摩加强消化、吸收、排泄、循环，使药力分子和迅速到达必要部位，发挥作用。

㈢ 据实验证明，按摩可解除抗药性，使已产生抗药性的药，再发生效力。其所以能解除抗药性，是由于改变了机体对疾病斗争的应激状态，加强了对细菌、病毒等病原作斗争的综合因素，改变了病原已习惯的环境，加强了药物有效成份在机体中的作用。

㈣ 由于按摩的多方面调整作用，有助于消除某些药物副作用的后果，和解毒、排毒（某些药物有一定毒性，需要加强肝的解毒功能，肾的排毒功能等）。

（九）按摩的诊病作用

1. 含义——将按摩治病的方法用于诊病，其所取得的效果，叫做按摩的诊病作用。

2. 原理——按摩诊病法是凭一双手，用按摩的手法作用于人体皮肤、肌肉、韧带、骨骼、关节、腹腔内脏、血管、经络等从体表可以触及的组织，以检查其温度、润滑度、湿度、活动角度、深度、组织形状、感觉的

京印：87-241（文化71.9）

敏感度、声响、松紧度等有无异常情况，何种异常情况？从而判断是否有病，什么组织有病？什么性质的病？

人体某部位发生疾病，该部位的形状、物理性能、感觉反应等的一种或数种情况，不能不发生异常变化，用手加以触摸或刺激，就可以发现不同的异常变化。又由于人的各部位是一个有机的整体，彼此间通过各种循行通道，有着密切的联系，特别是神经、经络、感觉路线、内脏反应路线、体液循环路线及其它特殊路线的联系，是我们经常碰见的，前已有反复的论述。所以，发生于这个部位的疾病，可以在另外一个部位有所反应，发生在脏腑（包括脑、髓、生殖器等奇恒之腑）的疾病，可以在体表有所反应。所以某组织有病，用手在其相应的反应部位加以触摸、刺激，也可以发现不同的异常变化。这就是说，按摩诊病，是从病灶部位直接进行检查和从与病灶部位有特殊联系的部位进行检查，以发现异常变化。不同的部位和不同的异常变化，代表不同的疾病，所以用按摩方法能诊病。

对病灶部位直接进行按摩检查，其反应敏感又便于确定病灶所在部位。但是，有些病灶部位是直接按摩不到的（如心、肺），或者按摩的力量可以达到，但不易区别相邻近的两个器官（特别相重叠的两个器官如胰与胃）到底是谁有病。所以从与病灶部位有特殊联系的部位进行检查，以发现异常变化也非常必要。而且按摩治病，不仅需要对病灶区域进行直接刺激，还需要对与病灶有特殊联系的部位进行刺激以影响之。这种影响往往不下于直接刺激，有时是具有特殊疗效。按摩诊病的直接、间接反应部位，也就是按摩治病必用的部位。甚至可以说，我们某病的各种反应点，其用于治病的意义比用于诊病的意义与重要性还要大。因为，有时即使未查明什么病，只要找准了反应点进行治疗，仍然照样有效。反之，找不准反应点，即使确定了什么病，对某些难治之病效果也不会很大。当然，一般说来，我们既要求找准反应点，也要查明是什么病。与病灶区有特殊联系的间接反应点（部位），其部位反应也是非常敏感的。不过，一个反应点（部位）可以反应若干不同病灶区的不同疾病。如国外资料大巨穴压痛可以反应约二十种病。据我的经验，肩胛骨中线下部微凹处按拨痛，血海区按拨痛，也各可反应十来个不同部位的十多种病。即以按拨颈侧痛而论，虽绝大部分反应感冒，也有少数反应急性肝炎、急性胃炎、急性肺炎等。所以，如果要确定是什么病，单凭一个或两个间接反应点是不行的。

就检查者来说，按摩诊病有许多时候是依靠触觉，如脉诊、皮诊、摸形状的变化等。但是，也有许多时候是按摩动作和视觉、听觉的结合，与触觉无关或关系不大。如扣诊是按摩动作与听觉的结合，我们常用的压痛点诊病法，是按摩动作与视觉（看病

索号：87－241（文化71.9）

人的表情)或听觉(听病人说有无压痛感)的结合。所以，一律叫做"触诊"是错误的，是名不符实的。由于诊病的办法是用的按摩手法，经验也是从按摩中不断积累的，用途也主要是用于按摩治病前和按摩治病进行中，所以叫做"按摩诊病法"，较为妥当。

3. 意义

(一)、按摩诊病的优点与按摩治病的优点相同。

[1]. 只凭一双手，不要任何工具，这是第一方便，第二节约，多检查几个项目，也用不着多开化验单，多费检验化验的药品与其它设备。

[2]. 不择地方都可进行，不必在医院，也不必在室内，车间、野地、旅途、战场都行。

[3]. 全身的反应点多，按摩诊病法可检查的部位也遍及全身，就可发现许多为一般病员自己与医生不注意的病变，避免头痛医头、脚痛医脚，向病发动，从而进行整体治疗，这是多次临床证实了的。

[4]. 易学，而适用，不识字的人都可搞，不必依靠专业、半专业医务人员，有利于搞群众运动。

(二)、按摩诊病的缺点是：一般能查出病变的部位、轻重，不能确定病变的性质，少数也能确定病变的性质，少数连病变的部位、程度也不能确定。

(三)、根据上述优缺点，按摩诊病的意义应为：

[1]. 按摩诊病用于按摩治病的主要意义是决定性的，因为只要能确定病灶部位与反应点，或只要能确定反应点，按摩一般就有办法治疗。

（四）按摩诊病用于其他治病方法的诊断工作也有重要意义。第一、它适宜于针对每个病人作全身的普查。第二、它适宜于针对一个地区一个单位特别广大农村的众多的群众的健康情况作普查。其理由即在于简便、不费财力设备、不择地方、不需要专业人员。在按摩诊病的普查基础上，如果疑难病例需要进一步检查，或为适应其它治病方法的需要而要求进一步检查，再用现代化设备的检验方法。有些为按摩诊断法查出的病，而为现代化设备查不出来的病，可以促进现代化设备的检验法的改进，反之亦然。（这两者情况，我们在临床上都碰到过不少，可起互相纠正误诊、漏诊的作用，不过漏诊，西医一般比按摩诊病法多）

（五）因此，按摩诊病法大有发展推广的前途。应该指出，按摩诊病的经验是多，中医（特别是脉诊）、西医（触诊、叩诊）实际上是按摩诊病法的一种，按摩医生（各家各派的）各掌握了一些，但无人汇合成完整的一套。即使能汇合成完整的一套，也远远说不上完善。从理论上讲，按摩诊病的机制与按摩治病的机制相同，若干重要问题需要进行研究。从具体经验讲，需要不断向前发展。据我现在知道的，目前临床按摩检查经验已有二百多条，包括有几十个检查点。至于人体到底到底有多少检查点，有待于进一步研究，检查经验也必将进一步丰富，形成专门的科学。

87－241（文化71.9）

(四)各种诊病法,归根到底都是利用视觉、听觉、触觉、嗅觉(特别是前三者)去察知症病。现代化的查病工具,也不过是作为视、听、嗅、触的辅助工具而有其价值。按摩诊断法虽然触觉用得多些,仍是视、听、触、嗅的综合运用。从这点说,与中、西各种诊断法是一致的。但是,按摩诊断法,仅仅是诊断法的一种,我并不认为只需要这一种而不需要其它。按摩诊断法或其它任何一种诊断法的存在和发展,不应该是孤独的、各自为政的,而应该是互相促进、互相补充、取长补短,最后汇合成完整的一套,酌情取用,不分疆界。一个要求是:节约、常掌握、常运用、广于科学的准确性和精密度,是应该大家共同追求的。至于各家各派,只迷信自己,是绝对错误的。我们从临床中发现了按摩诊病方面解决不少中、西医的检诊、诊洋办法也迷信不得。同时也发现了若干按摩诊病法不能确诊的病例,需要配合中医的望、闻、八纲辨证、西医的检查检验,洋办法也自有其用处。我希望西医、其他中医也能有这种想法,不要迷信自己。

4.按摩诊病的一些常用手法

(一)对皮肤的湿度、温度、滑润度的审查,用按摸。对皮肤的松紧度、弹性,用压法或掐提。提背皮中线听响声(捏脊),用提蹬,结合听诊。对皮下结节,用捋摸。以上总称"皮诊"。

(二)对脉搏的变化,用"切脉法"。切压动脉,然后放开,问患有无热感?热至何处?是切压法结合问诊。西者总称"触诊"。

㈢对变形组织的审查：如果从体表可以看到，就用不着再用按摩手法去找了。但查其软硬情况，仍需用压、揉、捏等手法。而且，还有看不见的部位的形状大小如何，更需要用压、摸、揉、捏检查。至于被皮肤、肌肉、骨骼等所遮蔽看不到的结节、增生、肿大、缩小、移位、破裂、内陷、外凸等肌肉、韧带、内脏的异常状态及硬度变化，当然需要用压、摸、揉等手法去进行探查。还有完全为骨骼所掩蔽或位置太深，触摸不清楚了，只好借助于其它诊断方法了。

㈣对肌肉、韧带、内脏的弹性的审查用压、拨等法。

㈤对关节活动角度及声响的审查，用搬、拉、扭、摇等手法。

㈥对神经敏感度的审查，用压揉或揉拨结合观察问诊，查其是否麻木、压、痛酸或舒适，及拨麻筋时有无电麻感。其中，压痛点检查法我们用得最多，既获良效，然而也有教训，即注意抓压痛点，而忽视了不痛而麻木或不痛而舒服。

根据上述六点，再在下面分别作一些论述。

5. 从十五个方面去寻找按摩诊病的反应点——

按摩诊病的方法和反应点很多，我们并没有完全掌握，已掌握的也难以一一详述。但是，方法是根据所要检查的反应点的解剖、生理特点确定的。所以首要的是确定反应点，而寻找反应点，是有一定规律的。

貨号：37-241（文化71.9）

我以为：下列十五个方面，可以完全概括所有已知反应点的发现途径，并可据以不断发现新的反应点。这十五个方面，又可总分为两大类：一类是直接反应点：即按摩检查的反应点就是病灶区。病灶区的组织，由于病理影响，发生形状、硬度、温度、湿度、光滑度、弹性、位置、感觉（关于感觉，按摩检查的不是自觉的疼痛感之类，而是指的受按摩刺激后的被动反应）等的异常变化，可用按摩的方法察知。直接反应点检查法适用于体表及内脏之可以由按摩触及的地方。检查直接反应点，要细致手法宜较轻，注意避免病灶区有损伤、破裂、出血、移位、机能障碍等因检查手法不当而更加严重。另一类是间接反应点：即按摩检查的反应点，是与病灶区有某种特殊的联系的部位，包括各种生理性的和物理性的联系。间接反应点的种类极多。[illegible]。间接反应点的反应形式，很多与直接反应点的相同。但间接反应点一般在体表，二者是不难区别的。不论直接反应点或间接反应点，都应区别是那一层组织什么组织的反应。不然而形成误诊。例如：将腹壁的压痛反应误认为内脏的压痛反应；胃的压痛反应，误认识为胰的压痛反应，或胰的压痛反应误认为胃的压痛反应，都是临床上常见的。

（一）直接反应点。

①病灶附近的反应点——在病灶附近找到的反应点，可能有三种情况：

〔1〕、由于与病灶组织互相邻近，彼此间的有机联系较为近，所以容易有灵敏的反应，属于间接反应的范畴。

〔2〕、由于相邻的两个组织同受病，或一个组织先受病，发展到相邻的组织也受病，所以两个组织都有反应点，都属于直接反应的范畴。

〔3〕、检查点并无异常反应，但由于机械性牵引挤压作用，相邻的病灶区有了压痛反应，或者，检查点也有变形移位情况，但并非直接的间接的病理反应，而是由于相邻的受病组织因病变形移位，机械性的挤压这部分组织也变形移位。这两种情况，在找到直接反应点后加以比较，就可区别开来，并可作为找直接反应点的参考和旁证。

③、皮疹——皮肤的异常变化，不仅可反应皮肤本身的病变、肺的病变（肺主皮毛），而且还可反应许多其他内脏、肌肉、骨骼的病变。因为通过体液循环路线，各种纵的、横的、已知的、未知的神经反射线和针感路线及其他循行路线，皮肤与人体其他组织，有着广泛的联系。中国古代对皮疹有丰富的经验，据传古有名字者庞季平对伤寒论的叙证，其中有许多关于皮疹经验的记载，不下百条。后来由于封建礼教的限制，皮疹的应用大为减少，但民间仍在发展，据我们现在知道的，简单介绍部分如下，以供参考。

〔1〕、温度——除运动、饮酒、气候变热变冷引起的正常体温变化而外，各种体表病、手术后、跌打损

貨号：37－241（文化71.9）

伤疤、毒、癌症等均可引起全身性或局部的体温改变。而这种改变，都可从皮肤摸按查知。虽说后有体温表准确，仍不可废除。不仅在没有体温表的情况下，可以简单适用，而且像手足心发热或发冷，病灶局部发热，并无全身发热症状、体温表不适用的情况下，用按摩检查就显得更为必要了。皮肤温度的异常变化，可以是热或凉，而以热居多。引起变化的病也多种多样。总的说来，体温是由代谢产生的。某些病变使代谢增加，产热增多，同时又使一些内分泌机能发生改变，皮肤血管收缩，散热减少，所以发热。反之，代谢功能太低，散热太多，则必发冷。某些特殊之人，手足冰冷。皮诊温度辨证，可参考以下几点。

①、发热也是一种防御反应。说明体内在加强代谢以支持积极因素的战斗力加强，去抵抗疾病。治疗的目的，不在于退热，而在于帮助战胜病敌，病去而热自退。否则热退而病不去，属于一种假象。初起发热，体内消耗不大，战斗力旺盛，为实体实症，按摩去病退热是很快的，几套手法立即解决。长期发热，为慢性病引起，体内消耗太多，即成虚症，所谓虚热，治疗当着重先抓增强固本。开胃促[illegible]是首要的。②、经常性的低温发凉者也是虚证。代谢情况太差，宜增强固本。③、中医皮诊，对寒热之辨，有许多经验，可供参考。如：皮肤先寒后热或先热后寒、寒热往来，多为疟疾；杂病，手足温者易治，手足冷者较难治；皮肤[illegible]热、常冷者，多为久病虚症。脉必细；躁发产热神昏或

骤发手足冰冷、昏迷，皆为需抢救的急证，或为中暑、温病之类，或为虚脱、惊厥；肤热如火，而思热饮、盖厚被，为外假热而内真寒。皮肤冷或温度如常，而思冷饮，不欲穿衣，为内真热；皮热有汗，多为实证、热证。皮冷而多汗，多为虚证、寒证；全身皮热，多属外感热病。全身皮冷，多属阳气不足；脐下皮寒者肠中寒，脐以上皮热者肠中热；脉象有热而腹皮不热，多为表热。脉象有热，腹热灼手，多为伏热。腹部热甚者，内热亦甚。腹部热轻者，内热亦轻；额热，多为外感热病；额热甚于手心，多属表热证。手心之热甚于额部，多属里虚热证；掌中热者腹中热，掌中寒者腹中寒；手背热与背上热，多为外感热病。手心热或小腹热，多属内伤。足心热，多里虚内热。这里应作比较：手足心灼热甚于手足背热，或手足心灼热而手足背不热，应为内伤。而手足背热比手足心热，则为外感。手足心常热不退，为阴虚血热。手足心常冷，为阳虚、气虚兼血虚，皆慢性病；小儿高热、指尖发冷者，当防抽风；小儿发热、咳嗽、流鼻涕、目红流泪，指尖发冷者，为麻疹将发；肘独热，腰以上热。手独热，腰以下热；肘前独热，胸前热。肘后独热，肩、背热。肘后粗以下二、三寸热，肠中有虫。臂中独热，腰腹热；足胫冷，寒证；关节局部冷，多为寒痹。关节局部发热，多为湿热炎症；疮毒局部发热为阳症。疮毒局部不热不痛，为阴证。一般阴证较阳证难治；皮肤温度正常，而病人自己觉得发热或发冷，除精神因素外，可能是表解而里未解，外寒、外热满

訂号：71—104 貨号：37—241(文化71.12)

留于内，或内寒、内热郁发，而表达于皮肤。然必兼见内证。……以上列举了一些可供参考的经验，很多条目，而有待于更多的临床进一步证实和研究其机制。总之，皮肤之所以出现温度异常，可由内外多种原因引起；某些病可引起全身性发冷、发热，某些病则只引起局部发热、发冷。故全身皮肤冷、热异常为有病，局部独热、独冷亦为有病。发冷、发热部位，可以是反应本部位病，也可以是反应其它部位的病。如全身性发热、发冷，就不一定全身都是病灶，局部皮肤发热，也往往反应某内脏的病。此亦穴位（部位）特异性的反应作用之一种，按摩诊病运用之，即为间接反应点检查法。皮冷，多属虚证；皮热，多属实证。因为外感侵袭，有个正邪剧烈斗争阶段，必然发热，而机体本身内外虚，才易出现冷，所谓虚寒相联。但外寒初侵体表，皮肤亦冷，则为实。慢性炎症、肺痨、骨痨等损耗过多，皮虽热，亦属虚证。又，急性高热，虽不久，亦可因损耗大而虚。故新见寒热多实，久见寒热多虚。老病久病见寒热而虚，轻病而实。此外还要注意真寒假热、真热假寒之辨。皮肤冷热，随季节而有变化。冬季皮微凉，夏季皮温热，为正常。相反，则为病。太过，也是病。客观情况总是复杂的。至于皮肤冷、热异常之所以出现，正是反应了正邪相争的虚与实两种不同的情况，具体情况则甚为错综复杂。此外也与气血因病不能畅通有关。通，则热易散，塞易生。

［四］松紧、软硬、厚薄、弹性、韧性——常常劳动锻炼者，皮肤腠强结实，皮肉紧附，且皮下无脂肪过多的松泡组织。厚薄适度。虽紧仍易稍稍提起。坚实而有韧性，不同于僵硬；富于弹性，按下松手后即回复原状，不同于水肿的按下成凹，松手后回复很缓慢；也不同于气肿，按下松手虽即回复，按时有按在橡皮球上的感觉，满而胀。毛细血管不易破裂，用一般手法按揉（不用冲、拧、扯、刮等手法），皮

紫、青、黄

下不云乱瘀血斑点。此为正常。此外，随气候、外界温度情况的变化，皮肤遇冷则收紧，遇热则弛缓，亦属正常。皮肤健实者，一定程度反映全身健实，耐劳，不易伤于四时不正之气。至于属于异常状态者：Ⓐ皮肤绷紧，不见肌肉纹理，按之下凹，久不能复，缺乏弹性，多为肿病。Ⓑ皮肤绷紧，不见肌肉纹理，皮下松泡肥厚，皮提不起，肌肤厚软，多为虚胖，弹性亦不足。Ⓒ老年体虚，久病体虚，皮不附肉，松弛焦脆。Ⓓ皮肥厚与皮薄弱，皆为脆弱容易得病。Ⓔ练气功的人，皮肉肉节常显得松缓，但神色充实，运用力时则见肌肤健韧。Ⓕ稍重压按后，皮下出现瘀血紫斑，后转青黄，为毛细血管脆弱，易于破裂，或血小板有问题。Ⓖ皮肤绷紧而又非肿非胖，按中医理论，为内外寒者急。五脏寒皆可使皮急。急者多寒。Ⓗ痛症使皮肤收缩而绷急。Ⓘ内外热皆使皮松缓。五脏热皆可使皮缓。肺主皮毛，肺经热应尤著。Ⓙ肺经虚寒则皮肤虚弱薄急，肺经燥热，则皮毛枯焦。Ⓚ皮下结节，多为寒湿。皮肤硬块，疮、癣、瘢痕。Ⓛ皮虚弱者，多下陷，胖者虽不下陷，但亦脆缺乏坚韧性，故多虚。

〔Ⅲ〕滑润燥涩——健康皮肤，正常分泌水分（汗）与油脂（皮脂），皮肤在手下的感觉是润泽的，不是枯燥的，但润而不滑，泽而不湿。劳动人民，战斗于高温严寒，艰苦操作，手足可能粗糙、皲裂，但全身大部分皮肤仍是润泽充盈的。其属于病态者：Ⓐ不是润泽而是触手滑腻，为皮脂分泌过多，久则成为虚症，有

貨号：37－241（文化71.9）
20×25＝500

的过分泌一种黑臭难闻的粘液(多见于外阴部、腋下)，亦为病态。Ⓑ不是润泽，而是角里气如油脂出，像一种不自觉的出小汗，植物神经功能混乱所致，属于一种虚症。Ⓒ滑者多微热，主伤风。Ⓓ卫气虚则皮肤枯涩；气血不足，则瘦而涩。皮脂腺分泌过少；或阻塞不通，如衰虚弱无可分泌。故总归于虚症。五脏内病过久，均可导致，亦兼见其他病。Ⓔ皮肤病亦局部涩。

④查肌肉——肌肉主运动，又为神经、淋巴、血液循环之所必经。肌肉之正常与否，可反映全身情况，亦可反应局部情况。

(1)肌肉坚实而不僵硬，柔韧富于弹性而非绝软，是为健康。

(2)肌肉肥厚而绝，多为虚胖。或见绝一块，板结一块，细胞内外结构变异，中医称为痰湿，屡见于胖人患高血压者。肥胖而饮食少，代谢过低之所致，不由于缺乏运动，即为内分泌过低。

(3)全身肌肉消瘦，衰老或久病虚弱。虽瘦，其肉贴骨而结实坚韧，皮肉相附，则仍属健康，所谓筋骨人，素来如此。此则有赖于触诊。

(4)全身大肉(如大腿、小腿肚、臂膊肌肉)消失，见于急病者，多由失水，见于慢性病者，多由体内储存养份损耗太多。此可由视诊、触诊而得。局部因病萎缩(如损伤、小儿麻痹后遗、骨结核后遗，仅上肢或下肢或一手、一足萎缩)其显著者，亦可由视诊而得。其不显著者，往往不易觉察，而触诊有经验者，往触搭手即可发觉。其患肢的皮肤因营养不足，每较健侧有粗糙枯燥感。此可区别于一般人的生理性右大于左。

〔V〕肿而结实，弹性、软性正常者，非病，属于健壮。

〔VI〕大面积肌肉僵硬而无弹性，系细胞组织变性，屡见于全身性风湿病，神经反应每必迟钝。练武功者、多运动者，肢、背、腰四肢肌肉，每较一般人的坚硬，但仍可察知其软性、弹性。局部肌肉僵硬而无弹性，多为损伤后遗、肌肉增生。

〔VII〕疮毒根盘深入肉里者，较在表皮者难治。按捺之，其可移动者，又较不可移动者亦佳。

〔VIII〕肉中硬块、淋巴肿大、寒湿结节、各种痞块，其未凸出于皮外者，按摩可察知。其为血瘀、气郁、五脏内热、内积、寒凝、七情所伤，其种内外必或无毒邪气、病菌滋生、神经痉挛，参照有关情况而定。

〔IX〕疮痈未穿孔，压之中软者已化脓，中硬者未化脓。

〔X〕全身肌肉处处压痛者，湿气重，络脉、孙脉不通形成普遍性。压按肌肉无感觉者，为麻木。压按肌肉感到舒适者，多为虚寒。

〔XI〕肌肉关于颅腔、胸腔、腹腔、盆腔内的器官及肌肉其它部位的间接反应点的按摩检查，分见于有关部分。

（五）查声响——查声响之法甚多，包括西医的听

貨号：37-241（文化71.9）

诊(听呼吸音、胸膜摩擦音、心音[redacted]动脉血压测压时的搏动声、肠鸣音等)、听扣诊声(听胸部、腹部叩声),按摩常用的听关节响声、胃肠水响声。(叩诊亦应列入按摩检查范围内。)中医的听语声、咳嗽声,由于声音的形成,决定于发声器的素质、振动频率、共鸣器的素质与形状、传声物质的素质。在人,还有神经、精神因素。故听声音,可以一定程度上诊断局部的乃至全身性的病变。在这里,只谈用按摩手法查声响。

[I]听关节声响——摇或折指、趾、腕、踝、颈椎、腰椎关节,皆可发出响声。不响者为僵直,太响者为松垂。怎样叫太响,可由比较而得。不响,要排除手法不当造成的因素。

[II]听提皮的响声——用捏脊法提蹬脊二椎至胸十一椎一段脊椎皮,可响3~5声。又,用同法提蹬胸胁背稍上横线胸皮,惯者可响一声。检查目的与注意之点,同于听关节声响。

[III]听摇抖胃肠水响声——胃肠停水,摇荡腹部,或病人仰卧,从背后顶抖,可听见水响声。

[IV]听鼻道气流声响——交换按住一侧鼻孔,令其向外喷气,听响声,以查哪一侧鼻孔不通或欠通。

[V]听叩肺压声——大概言之,凡中空者叩声清,中实者叩声浊,中脏之如鼓者叩声如鼓音。肺压、心压、腹压皆同。关于肺压:Ⓐ正常肺充气,故叩音响亮清脆。肺内空气增加,如肺气肿,清音更增加,叫过度回

响。肺部炎症、实变，叩声为浊音。胸腔积液，肺区叩声亦为浊音。如有大量积液，如叩击实体，浊音更显，名为实音。叩处正当肺部肿瘤，亦得实音。自发性气胸，按气胸多少，可叩到过度回响或鼓音。Ⓑ从胸肺部查肺的下界，及区分心、肺、肝、胃的叩音。心、肝皆实，故叩音为浊音。心浊音在左胸下方，在锁骨中线内1~2厘米为界。肝浊音在右胸下方，从右胸五肋间开始，在下胸外侧，有时因胃充气，可听到鼓音。Ⓒ从背部查肺下界和膈的呼吸活动度。从上向下叩击，在正常的清音消失、出现浊音的地方，即肺下界。再令病人深吸气，并憋住不出。再叩击之，则清音的下界比原来的肺下界更往下移，(正常的可移6~8厘米)。移的幅度即为膈的活动度。肺气肿可使肺下界本来下移，而肝脓肿和膈下脓肿，又限制了膈的下移。因三者均可使膈的活动减少，或固定不动。

[VI]听心区叩声。——沿肋间隙从肺到心进行轻叩，叩到心脏时，声音变浊。正常情况，心脏被肺遮盖部分浊音较轻，未遮盖部分直接与胸壁接触，成实音。正常心脏的浊音界，左界，在第二肋间处与胸骨左缘相合。以下逐渐左移，到达心尖时，成人在左锁骨中线内1~2厘米，婴幼儿则在左锁骨中线上。右界，几与胸骨右缘相合，但在第四肋间处，在胸骨右缘之外。心脏位置因病变异常，叩声位置亦相应变化。Ⓐ心脏本身病变，如心脏扩大、心包积液，心浊音界根据不同病情向左右扩大。Ⓑ心外因素，如肺气

貨号：37－241（文化71.9）

肿、胸腔积液、积气、胸膜增厚、肺实变、腹胀等，均可使心浊音界改变，与心尖搏动的改变相似。

(四)听测动脉血压时的搏动声——当打气使血压计的水银柱上升至160毫米左右，肱动脉被压迫中止流动，再放气，水银柱逐渐下降至肱动脉血液恢复流动的第一次搏动声时，血压计上数字为收缩压，再继续放气，至动脉搏动声突然变轻或消失时，血压计上的数字为舒张压。气袋压迫动脉的方法，与按摩切压动脉法性质相同，故另列入按摩检查法。

(五)听腹腔叩声——肝、胃为腹腔的器官，但为肋腔遮蔽，叩诊法前已有述及。此外：Ⓐ腹水超过1000毫升时，可用叩诊测知。病人平卧时，前腹中部叩得鼓音，腹部两侧呈浊音；病人侧卧时，水流向侧下方，浊音区增大，上侧变成鼓音。Ⓑ胃肠穿孔发生气腹时，气体积聚在膈下，肝浊音区可以消失。

(六)脉诊——血液流经全身，血管壁又布满植物神经，体液调节作用，均须通过血液循环，而血液循环本身，又受消化、呼吸、排泄、内分泌、红骨髓、神经、经络的影响，即全身的器官都与血液循环有不可分割的密切关系，所以从脉象的变化，可以反应许多的器官或全身性的病变。中医脉诊，即按摩触诊的一种，有深入细致的研究，按摩于脉诊方面有所发挥，于此，我以为应注意下列几点：

(1)查脉象，不外乎脉的流动速度，流动在体表的位置深浅、流动的力量强弱、流动的形状大小、粗细、长短、中空、中实，流动的状态整、乱、紧、缓、滑、涩等。我国古代医学，对脉学研究得很细致，积累了丰富经验，可以说是对人类诊断学的一种特殊贡献，应该继承。虽说一些具体生理病理机制，需待进一步研究，其中很多内容是合乎科学的，则无疑义。但是，脉诊究竟只是诊病法的一种，单靠这一种是不行的。“从脉”“从证”，古人已指出必须根据具体情况判断，不能固执。不讲病情，单要医生凭脉处方，早就有人指出是错误的。所谓“太素脉”，把脉诊当成算命一类的把戏，更是反动的。此外，自明清以来，把脉象分得过细，二十八脉，十怪脉，还有其他怪脉，不下四、五十种。那种分法有的有必要，有的没有必要，显得烦琐。现在有人认为浮、沉、迟、数四大类也未必完全恰当。作为初学按摩诊病的人来说，我们认为可注意这几点。ⓐ、要求掌握浅(浮)、深、快(数)、慢(迟)、有力、无力六种情况为主的几种脉象就行了。以后再继续深钻其它脉象。ⓑ.查脉的部位不一定只限于腕部桡侧尺、关、寸部位，颈动脉、腹动脉、股动脉等处，皆可参考。ⓒ、将腕部脉分成六部脉(左右各三)，配属十二脏腑，到底如何配搭法，古人争论甚大，没有结论。实际上也有合有不合，并不太可信。至要脏腑本来也就不止十二样。同属一条脉的一段，分属几脏几腑，按穴位特异性解释，也许有些道理。但穴位特异性如何使同一段脉中的血液连续流动中表现出六个不同的脏腑的状况，需

質号：37－241（文化71.9）

有许多疑问。据我在临床上体会，用中医摸脉处，检查与治疗呼吸系统疾病，确有效果，表现了其穴位特异性。对肾、肝、心、膀胱、胆、脾、胃、小肠、大肠，效果就不显著，故对此可以不采用。D.其它切脉的查脉法，亦宜采用。

四.查脉象——仍用中医摸脉处。A.浮（浅）脉：轻按即得，稍重按反觉脉搏跳动减弱。主病在表，常见于外感病初起。B.深（沉）脉：轻按时感觉不明显，较重按至筋骨才能清楚感到脉搏跳动。主病在里，所主的具体病症，须结合其它脉象而定。C.慢脉（迟）：正常脉每分钟72次，60～80次这个幅度，一般都称正常。但据临床实践，慢至六十一二次，快至八十次左右，都应进一步检查是否有病。惟小儿可快至100次。慢脉主寒证，如寒性腹痛、心阳虚。D.快（数）脉：主热证，常见于各种热性病。E.有力主实热，如数，无论何种病均较有力，仍有脉实而内虚者，有力为正气未亏的现象，有力而超过正常，则为邪实，如食积呕吐、热邪炽盛、热性便秘。F.无力主虚，常见于失血、脱水、久病虚弱，急性病出现脉无力，尤应注意。亦有少数实证见虚脉者，故不宜一概而论。G.间歇脉，多见于心脏病。无规律的间歇脉较有规律的间歇脉严重。H.弦脉：手下的感觉是像摸在绷紧的琴弦上一样，细、直、长、硬、有动、有弹力，但手不是一跳一跳的搏动，而是一条弦在一起一伏。常见肝胆病气郁、胁肋痛、头角痛、失眠（肝阳上亢）、抽风、疟疾、痰饮、各种痛症。高血压等。　除弦脉外，也还有比较重要的十一一列举。这些脉象的正常与否，乃比较而言，其之一个不可变更的数据。成人运动后、饮酒后及小儿的脉，都快于正常；胖子的脉较沉，瘦子的脉较浅；女子的脉力较弱，长人的脉较长，矮人的脉较短，这些都不能称病。练内养功的人，脉一息均较舒缓；经常锻炼的人，较不锻炼的人脉更有力；还有的人先天性脉状异常而很健康。孕妇出现间歇脉也自来不以为病。此外，适应不同的气候、不同的地区，脉象还有正常的变化。所以不能执一而论。中医论脉，还有一点值得注意，即：不论如何，脉象要匀称而不紊乱，多少总有些力量。表示不论病情如何，体内尚具备战胜病敌的相当良好的基础。

(四)查孕妇天突脉、神门脉、指脉等——Ⓐ如女停经在天突穴诊有脉动的，为怀孕已两月以上。若脉动明显到肉眼可见，为怀孕在四月以上。Ⓑ如妇女停经，能摸神门脉明显，可疑为有孕。Ⓒ孕妇中指两侧的固有动脉，在妊娠期间即渐趋明显。随着妊娠月数的增加，指脉搏动可由第一指节渐达指端。在宫缩开始进入产程后，指脉则显得强而有力，是冲击感。随着产程的进展，冲击样脉动也由中指根部向指端移动。至临产时，达至指头末端。

(五)查小儿指脉——查小儿指脉是查指面静脉显现至哪一指节，形状如何？先将脉管推压明显再看。所以是按摩诊病法与视诊的结合。一般适用食指面三指节，多见有书文介绍是五指之面并用，是位置同小儿推拿的指节脏腑位置，而有出入。查的面

货号：37-241（文化71.9）

宽些，可能参考价值更大些。推时，从指尖向指根部推，不要向指尖推，也不要反复推，多推几下，血管反正都要显出来，如无诊断意义。指纹愈长，病愈重，直达指尖者最重（透关者凡主虚）。艳红主寒，淡红主虚寒，紫红主热，青主惊风或伤食、停痰，黄白主消化不良、疳积，青黑为风热邪深重，闭塞血络，达指尖者危重。这些，一般认为有参考价值，然而每不可全据以断证。根据脉形弯曲状态，按图断症，尤不可信。脉形本先天生来，岂是病所扭曲。夏禹铸在《幼科铁镜》中用实际临床经验予以驳斥，甚为有理。此外，以浮沉定病之表里，类似寸口动脉诊法，还有些道理。

〔V〕截放动脉查热感——截压住肱动脉（在腋下截压）、腹动脉（在脐上季肋腔下缘处截压）、股动脉（在腿根、腹股沟下方中点截压）各两分钟左右，然后放开。肱动脉被截压时，掌、指应有凉感，放后掌、指应有热气冲激感。依例，股动脉的凉感与热感达于足掌、趾。腹动脉则截压时小腹热而足掌、趾凉，放后小腹与足掌、趾皆热，至少小腹应热。有这些感觉，为上肢、下肢、小腹与小腹至足的气血通畅情况较好，反之则为不好，可能有风湿、麻木等。这个方法是利用了动脉血液的冲激力与神经的感觉功能；反应的正常与否，由血液的流通与神经功能的正常与否决定。神经与血，为中医气血的主要成份，故可借以查病。

〔VI〕查皮下是否有云血，查动脉压，均已见前。

㈦查骨——包括查骨本身的病变和借骨的异

常状态，查有关组织的情况。

[Ⅰ]、摸骨的变形、移位、碎裂情况，中医骨科在这方面有丰富经验。

[Ⅱ]、骨的变形移位，可以使附近组织随之而发生病态改变。例如，胸胁脊柱的变形移位，可以压迫一些内脏，使成病态。此外，骨的变形移位还常常必然引起附近肌肉、韧带的病态变化。所以摸查骨的情况，有助于了解附近组织的情况。反之，附近组织的病态变化，亦可能在骨方面有反应。我曾看到一个资料，从背脊胸胁不同部位的凹凸及其他变形，可查知有关内脏有病变。骨变形点与所反应的相应内脏的关系，有一部分适合植物神经的排列，但也有很多不是。这是一种间接反应的检查法。

(八)、查腹部——腹部检查的时候主要是内脏器官与腹壁的形状与压痛反应。西医与中医按摩都很重视腹部的触诊。

[Ⅰ]、听腹及叩声，听搐抖胃肠中的声，查腹部皮肤肌肉的一般状态，注意相邻组织的关系等，均已见前。

[Ⅱ]、对中间是实的的腹腔内脏，如肝、脾、肾，可触摸其是否肿大、硬度如何。因肝脾肾都被肋腔遮蔽，只能摸到下部或边缘，如病在其上部，则摸不到。胰腺因大部分被胃遮蔽，用直接触摸法不好检查。胆囊肿大，亦可摸到。

[Ⅲ]、对中空的腹腔内管道内脏组织，可触摩

晋号，37－241(文化71.9)

其内容物及部分移位情况，如从胃部查停食，从降结肠乙状结肠部位查是否有隔大便，从小肠部位查是否有蛔虫构成条状物，摸脐疝、腹股沟疝、肠扭转成包块，从子宫部摸孕如婴儿状态。

（IV）所有腹腔内脏（包括腹膜）均有病变，一般情况下均有直接压痛。上腹压痛，为胃、十二指肠、胆、肝、胰、脾、横结肠病变。（胃偏左，十二指肠偏右，胰的压痛而与胃混淆，肝在右肋腔内，脾在左肋腔下部内，胆囊压痛点在右肋缘下锁骨中线内侧，横结肠在脐上方一横线，检查点在脐上平两肋腔下缘）脐部附近压痛主要见于小肠病变。下腹压痛，主要反应泌尿、生殖器官、阑尾、盆腔、女性生殖器、大肠病变。（大肠在小腹周围——右侧腹、脐上、左侧腹，阑尾压痛点在右髂前上棘至脐所引直线的外1/3与2/3交界处，膀胱压痛检查点，在耻骨联合部上方，女性生殖器，在小腹中下部）反跳痛，为炎症刺激腹膜所致（如胆囊、阑尾、腹膜炎）。

（V）按压腹部，腹肌紧张，表示腹内有炎性病变。急性弥漫性腹膜炎，则有全腹紧张，有时可呈板样。又据部分按摩病例，小腹肌挺硬，为下肢风湿痹痿先兆症状。腹内炎症所致腹肌紧张往往与压痛同时并存。

（VI）据中医辨证，肚子胀满按之不痛的是虚证，按之疼痛的是实证，按之濡软不痛的为湿证。小腹硬痛拒按，多为瘀血或蓄水；按之如入死灰为虚极；自觉疼痛，压之不痛而反舒服，为虚寒之证；自觉痛

或不痛，压之疼痛难受，多为实热之证。结核性腹膜
炎，按腹部有特殊柔韧感，推脐根牢固，基础尚佳；推
脐根若无所系，为虚危重症。腹内包块，按之坚实，疼
痛（或不痛）不移，多因气血凝滞或寒气痰食凝结（癌
子、炎症肿块、肠扭转、痉挛、憩室等。癌子与炎症肿块
皆慢性，较硬。消化道憩室多慢性，较软。肠扭转，急性
发作，兼见阻塞证状。胃肠痉挛，急性发作，按拨神经
即可缓解）。腹内包块，按之则散，系气聚，多系七情、气
滞所致。腹内胀水、胀气，兼用扣诊。

〔四〕按压脐上平两肋腔下方边缘联线中点。上腹部牵引痛，多为胃、十二指肠病；下腹部牵引痛，多为小肠病；两边横线牵引痛，多为横结肠病；仅按压处痛，为胆囊、阑尾或横结肠小局部病；向背后牵引而难受感，为肾病、胆痛或盆腔炎症。

〔四〕截压效腹部肠道热感，已见前。

⑨查位置——位置不正常，反应一定的病变。位置之所以异常，可由本身病变形成，可由相邻的器官病变影响而成。按摩检查骨、内脏、胎儿的位置，已见上。叩声查心、肺、脾、肝、胃位置，[redacted]亦已见上。这里只作一些补充。

[redacted]〔1〕查气管位置——将食指及无名指放在左右胸锁关节突起部位上，中指放在气管上，查看气管在中间或已向左右移位。正常者应在正中。气胸、胸膜积液和肿瘤可以将气管（有时连同心脏）推向健侧。肺和胸膜的纤维化或支气管阻塞引起的大片

京印，37－241（文化71.9）

肺不张，可将气管牵引到病侧。

(三)查心尖搏动位置——正常人心尖搏动在左锁骨中线内侧第五肋间隙，幼儿可在第四肋间隙，略超过锁骨中线，其面积约为2~3公分直径。心脏扩大时，搏动范围扩大，并向左下或向左移位，超过左锁骨中线，同时搏动强度也增加。在心包积液或肺气肿时，心尖被积液或气肿的肺脏同胸壁隔开，因此不能摸到。胸腔积液或气胸时，心脏及心尖搏动常向健康一侧移位。在肺不张或胸膜增厚收缩时，心脏常被拉向病侧。高度腹胀或腹水使横膈上升，心尖搏动多向上向左移动。

(四)查心脏震颤感位置——震颤感是一种病态，先天性心脏病，一般在胸骨左缘可扪到，具体部位根据病变情况而有所不同。

(五)有些脏器下垂，如肝、肾、小肠(疝)、子宫、直肠，下垂移位多少，是可以摸到或扪到的，但是如肝，要区别肿大与移位。

(十)查活动——人体各组织、各系统、各细胞，无时无刻不在活动中。活动有一定正常规律，如果失去正常，而出现异常，就表示有病。活动的正常与否，凭视诊可察知一部分，凭按摩的方法、叩诊等也可查知一部分。还有许多活动，凭感觉器官无法直接查知，必须另用其他办法。这里只谈属于按摩诊病范围内的。所查的活动情况包括器官的自动活动的情况和用按摩手法使其发生被动活动的情况。

[I]. 摸动脉流动情况，已见"脉诊"。应该补充的是：除摸腕部桡侧寸口动脉外，上肢、头面部、腹部、下肢，很多地方的动脉都可摸到，都可作诊断之用。在《难经》独取寸口以前，古代本来是从人体三个部位的九处进行脉诊。独取寸口施行以后，人迎、趺阳两处仍常用。按摩则用腹动脉、股动脉之时甚多。

[II]. 查心尖搏动位置及先天性心脏病震颤位置等已见上。古代按摩也很重视查心尖搏动情况。据《厘正按摩要术》介绍，心尖搏动的位置叫做"虚里"穴，属于胃经"丰隆"以外的第二个络穴，用以查"胃气"（实际上是查心脏搏动情况），非常重要。用手摸其处，如感觉不到跳动或十分微弱，或跳动得过于厉害甚至肉眼可见，都属于重症。（剧烈运动后心跳得厉害除外）。

[III]. 心脏的震颤感，即如你用手摸着猫儿身上那种它们叫唤的震颤感。在人来说，是属于心脏的一种不正常活动情况，是由于心脏瓣膜或血管病变，使血液流动不正常，产生激涡，振动传到胸壁而形成的。用手可以查知。二尖瓣狭窄和闭锁不全，有心尖区舒张期和收缩期震颤；主动脉瓣狭窄，有胸骨右缘第二肋间隙收缩期震颤。

[IV]. 遇疑有脑膜炎的病人时，按颈部或叫病人作点头动作，查看颈部肌肉有无阻力。

[V]. 用手扪住甲状腺部，叫病人作吞咽动作。可摸到或看到甲状腺随吞咽动作上下移动的情

况，同时注意手下有无轻微的震颤感、杂音，大小，软硬等。(A)、如甲状腺功能亢进，过多的促甲状腺激素作用在甲状腺使甲状腺呈弥漫性肿大，腺体内血管丰富，故常可扪到震颤或听到血管杂音。(B)、凡甲状腺肿大，随吞移动而触诊，则更显著。

(Ⅴ)查呼吸运动幅度——将两手手指并拢，手掌分别轻轻扶在两侧胸部，可以观察呼吸运动的幅度。如作深呼吸，则更为明显。正常者，两侧应对称。如有一侧肺部有广泛的炎症或纤维化、肿瘤、胸膜积液或气胸、胸膜增厚等，均可使此侧的呼吸运动幅度减小或消失。在病侧呼吸运动显著减退的情况下，健侧呼吸运动可以增强。

(Ⅵ)查语颤——将双手扶在两侧胸部，病人说"一，二，三"时，声波从呼吸道传达到医生的手上，觉察到声波的震颤，叫做语颤。两侧的语颤，正常的应相等。如肺部有炎症、实变，则有利于音波的传导，语颤增强。如有气胸、胸液、肿瘤或胸膜增厚，因气体、液体、实体把音波隔开，则语颤降低。

(Ⅶ)查关节活动角度——凡关节屈、伸、旋、展幅度小于正常，或虽可达到正常，但很勉强，或不灵便，或疼痛，均为关节或关节韧带、关节囊等有病。如增生、炎症、积液、僵化、萎缩粘连等。至于幅度大于正常，是否有病，则视具体情况而定。体操运动员与杂技演员的全身关节，练盘足坐式气功的下肢关节，幅度大于正常为健康。但关节必须富于弹性、韧性、有力、无畸形。若外翻、内翻、伸、屈不能回复，成畸形，或虽软，则幅度大为病。

(4)通过活动关节，查不属于本关节的其它部位的病变——由于骨骼关节有杠杆作用，加以活动后，可使有关组织受牵拉、挤压，产生反应。故通过活动关节，如发现异常反应，可查知不属于本关节的其它部位的病变。例如：Ⓐ病人仰卧，将其一下肢抬起与躯干成直角，如病人感到疼痛或动作受限，可能表示脑膜受病变刺激，如脑膜炎。Ⓑ阑尾炎病人，取左侧卧位，将其右下肢向后伸直，则引起右下腹疼痛；或病人仰卧，以左手压其右下腹，右手使病人右腿伸直抬高，则引起右下腹疼痛或疼痛加剧。这都是利用腰大肌收缩压迫发炎的阑尾而出现疼痛之。或病人取仰卧位，将其右髋屈曲90°并内旋，而见右下腹疼痛，这是利用闭孔内肌压迫发炎的阑尾而出现疼痛。Ⓒ上述拉(抬)头坐起，看颈肌有无阻力，以查脑膜炎，也是这一类检查法。此外，查腰椎间盘突出，也可利用活动颈椎的办法：病人仰卧，两腿伸直，医生两手扶住他的头部，使颈部向前屈曲，并突然用力向前一屈，则病人感到患侧腰腿疼，这是由于突出物压迫于神经根的上方，当屈颈时抽提脊髓，引起受压神经根的疼痛反应。Ⓓ查腰椎间盘突出还可利用髋关节的活动：病人仰卧，两腿伸直，将其患腿抬高到离床面40°左右或更低时，则病人感到腰部和大腿后侧有牵引性放射痛。此乃由于

曾导，37－241(文化71.9)

使被压迫的神经根更紧张之故。由于神经根受压程度与受压后发生的炎症程度不同，反应也就不同。轻的可指（趾）得较多，严重的稍抬高后即痛，有的患腿甚至根本不能伸直。还有一种情况是，不指病腿而是指健腿，同样可引起病侧的股、腿疼，这叫交叉痛。

Ⓔ还可利用拇趾关节的背屈活动，查腰椎间盘突出症。由于突出物压迫神经，往往引起下肢特别是小腿伸肌的肌力减退。因此，病人两腿伸直，两拇趾用力背屈（仰趾背翘），医生同时用两手指对抗扳压，可以发现病侧拇趾的背屈力弱于健侧，甚至缺乏背屈力。这种检查法，对间盘突出病灶来说，是一种间接反应之检查法，对小腿伸肌的肌力来说，则是一种直接反应检查法。前面的指腿、抬髋、屈颈检查法，是在间接点着力，引起病灶的直接压痛反应，仍属直接反应点检查法。

[五]利用神经对关节活动的支配作用，给以按摩手法刺激，根据活动情况，查有关神经的病变。——这种方法，对所要活动的关节来说，是直接反应检查法；对支配该关节的中枢神经来说，是间接反应检查法。它与上述“通过活动关节查不属于本关节的其它部位的病变”的方法的不同之点，是所用的手法不是去直接活动关节，而是刺激有关神经，使关节活动。Ⓐ正常的人，扣击膝盖下肌腱，可见小腿向前伸直的反应。扣击跟腱，足部有差付反应。如无，或反应减弱，表示脊髓神经有病变。如截瘫，肢

椎间盘突出（以第四、五腰椎间盘突出为最显著，少数病例亦有反射至足底，总之为异常反应）。Ⓑ按压小腿肚（腓肠肌）或以竹签划脚底外侧（自足跟向前划动），若各趾均向足底弯曲，为正常。若拇趾背屈（翘）其余各趾呈扇状分开，则为表示锥体束有病（除不会走路的小儿除外）。

（九）查其他软组织的活动情况——如：Ⓐ按揉阴茎周围软组织，查阴茎是否能立起，对查是否有阴茎病有一定的作用。那是因为阴茎勃起肌的兴奋，对阴茎的勃起有一定作用。亦有刺激阴茎勃起肌后阴茎并不勃起，其并不阴茎病，那是因为阴茎的勃起还有其它主要因素。Ⓑ捏着鼻孔，闭着嘴鼓气，查耳鼓膜受气鼓动后是否有活动感，以查耳鼓膜的病变。Ⓒ关节腔内积液压挤之，软组织有波动感。其他浅部脓肿，亦有此波动感。

（十）查淋巴结——淋巴线路，亦为人体主要通道之一。故除淋巴本身病变外，有关组织病变亦易引起淋巴结发病。故查淋巴结情况，有直接与间接诊断意义。查的部位，包括颌下、颈部、锁骨上、腋窝、腹股沟等处的淋巴结，用手扪查其大小、数多、坚硬度、活动度，与邻近皮肤有无粘连，有无压痛，及是否发热。

〔1〕扪着有硬结，一般无压痛及不适，常活动，一般不发热（少数发热、全身乏力），多为淋巴结结核，一般发于颈部，由肺及其他处结核病灶转移而来，或从口腔侵入。故发现淋巴结结核后，应查是否有

書号，87-241（文化71.9）

其它部位的结核病灶。

(四)扪着有硬结,压痛,发热(慢性者可能发热不显著),易活动,为淋巴结发炎。若有因急性病所害,红肿发热,全身不适,淋巴结发炎,多由其他部位如原发病灶转移而来,故俗称"痒阴"(痒羊),"是痒起的",所以发此淋巴结发炎后,应继续查原发感染病灶。如:头、面、颈部的某处感染,可使颌下或颈淋巴结肿大;上肢、胸壁、乳房感染,可使腋窝淋巴结肿大;下肢、会阴、臀部感染,可使腹股沟淋巴结肿大。

(五)扪着肿块,质地特别坚硬,推移不动,发展迅速,压痛反不很显著,可疑为恶性肿瘤转移而来。应继续查原发病灶。

(六)颈部淋巴结异常,但颈部出现肿块硬结,不一定都是淋巴结病变。甲状腺囊肿在颈部正中线,扪之,可随吞咽上下活动,一般无不适。甲状腺良性瘤,常位于两侧叶,质地呈坚韧,圆形而活动,可随吞咽上下移动,结节性肿大,发展缓慢。甲状腺癌,为单个结节,特别坚硬,发展迅速。鳃裂囊肿,则多位于胸锁乳突肌前缘,破裂后形成瘘管,流出粘液,酷似颈淋巴结核。同样在腹股沟发现肿块,不一定是淋巴结病变。肿块容易回复入腹腔者,为可复性疝;肿块不能回复入腹腔,兼见肠梗阻症状者,为嵌顿性疝;肿块在股内侧部,呈半球形,多见于女性者,可疑为股疝。此外,腹股沟内尚有其组织发生病变也可能被扪着,应加以区别。如精索或子宫圆韧带,在腹股沟管内，其位置与深度，与肿大的淋巴结不同。凡睾丸停留于腹股沟管内，可扪其阴囊发育较小，内无睾丸，以资鉴别。

(十二)查形状与硬度——已分见于上述各项中。

(十三)查感觉——亦已分见于上述有关各项中。由于这是我们从事按摩诊病经验最多的一项，检查发现的异常点即作为按摩治病重点，也主要是指感觉异常点，所以这一项显得特别重要，再作补充如下：

(1)异常感觉的种类——除正常神经感觉反应外，所谓异常的感觉反应，应包括各别几种。(A)压痛：这又是异常感觉反应中用得最多的一种，即压痛反应检查法或压痛点检查法，但检查手法不一定都是用压，可以用压，也可能是用搓、拨、活动关节，所以今称名之曰"异常痛感反应检查法"为宜。所谓异常痛感反应，包括两种情况：一种是，该刺激点，给以某种相适应的按摩手法刺激之，本来不应该痛，而有了痛的感觉反应。另一种情况是，该刺激点，给以某种相适应的按摩手法刺激后，虽然一般正常的人，也能有生理性的痛的感觉的反应，然而这里所说的却不是一般正常的生理性的痛感，而是一种特殊怪异的奇痛，可能是剧烈的痛，也可能是酸胀痛麻等，总之是一种难以忍受的奇痛。这种奇痛，多见于间接反应点（即纽结反应点）。异常痛感反应点，在皮肤、肌肉、关节、内脏等于可扪到、压到的地方都可发现，甚至

20×25=500

訂号：71—104 貨号：37—241(文化71.12)

外乎直接反应点和间接反应点两大类。直接反应点在病灶部位，间接反应点的寻找办法，已分见于各项，后面还要列专项加以概述。Ⓑ、查麻感：揉拨麻筋应该麻，若无麻感，说明躯干四肢神经麻痹，属于瘫痪或瘫痪的先兆。Ⓒ、截、放动脉查热感（已见前），如不热，也说明躯干四肢神经压迫麻痹。Ⓓ、查舒适感：压、揉、拨某部皮肤、肌肉、韧带、关节、内脏，不但不痛、不难受，反而感到舒适，往往说明其部位属于虚寒。Ⓔ、查酸感、查胀感：两者都是难受感，往往与"异常痛感反应点"并存，故多合併叙述之。两者多见于间接反应点。Ⓕ、查无感觉反应点：就一般情况说，用按摩手法刺激人体某部位，不论为何种感觉或感觉的强弱如何，总应有感觉反应。若无任何反应，则说明是麻木。此种情况，往往易被忽视。曾治一病例，我们按通常习惯只注意找压痛反应点，没有发现主要的病区。因之，治疗起来，虽效果显著而反复甚大。最后才发现主要问题在于腹部，给以按摩检查，毫无感觉反应。对准这一情况施治，效果进展满意。Ⓖ、查神经支配活动的能力，如前述查膝反射、跟腱反射、跖反应、阴茎反应等。

四、查异常感觉反应的注意事项——Ⓐ、这种方法，不是单纯的触诊，而是按摩手法与视诊或问诊的结合。以查异常痛感反应为例，一面用按摩手法，一面要看他的表情或问他的感觉。Ⓑ、检查的手法常用者为压、压揉、揉拨、活动关节、磨揉等。在腹部查腹壁及内脏：用压或压揉、截、放动脉，是压的一种变化。查头、颈、背部、四肢反应点及麻筋，用揉拨查关节及关节活动所影响的肌肉、韧带、内脏、神经，用指、掀、推、展、压、叩击等手法。摩擦法用于查骨面和关节面，如髌骨劳损（髌骨软化症），不但压髌骨上面、下面，有痛感，按住向内外摩擦滑动亦有磨擦痛，检查者能觉有髌骨面的摩擦感。⑥无感觉的反应点常被忽略，最宜注意生理性的感觉反应与病理性的异常感觉反应，亦宜注意区别。⑦注意异常感觉反应到底属于什么组织。例如腹部某处有压痛反应，应弄清到是腹皮痛，是腹壁肌肉痛，是腹膜痛，还是内脏痛。内脏的器官又层层重叠，到底是哪一层的什么器官压痛。常见有人将右肋边缘压痛，误认为是肝胆压痛反应。又常检查几个病例的腹部，压痛反应点甚多，竟以为奇。再查四肢、背部，几乎处处皆有压痛点，断为全身湿气或痿湿病在肌肉而不在内脏。询之，原来是人体组织除内外表層外，还有上、下、左、右牵连，有时按摩检查虽有压痛或其他异常感觉反应，但反应点其实不在下手用力之处，而在其他处，如前述腹诊压脐上两胁脘下缘联线中点、查胆反应等，都是这些情况，多见于直接反应点。

（四）以查痛、胀、奇痛为主的查异常感觉间接反应点的一些经验简介——直接反应点，即在病灶部位，间接的异常感觉反应点则很多，所反应的病情、病位也很复杂。可以一个点反应若干种病，也可以若干点反应一种病。中西医、针灸医生，均各有一些经验，按摩在这方面的经验更多些。但都不成熟。

稿号，37－241(文化71.9)

新的反应点和旧反应点的新作用，都在不断发现中。关于耳穴、口穴、鼻穴、头皮穴、手穴、足掌穴的反应点所反应的病种与病位及治疗作用，可参阅有关资料，这里不拟抄录。大体言之，一般的特效穴位，是"对症"作用、治疗作用、诊病作用三者兼而有之，可以用于其中一项的穴位（或部位），也可以用于其他二项。按摩的部位，有很多不宜用针刺的办法，而针刺的穴位，绝大多数按摩都可用之有效。这里只简单介绍几项以酸、胀、奇痛为主的异常感觉间接反应点。这些反应点，我们较常用。其经验来源于黄子负医生、陈文同志和我个人的体会。Ⓐ、诸经脉通过颈部以上于头部，又，全身与高级中枢的联系，皆必须通过颈部，故颈部大有文章可作。按拨颈侧硬筋（在胸锁乳突肌后）痛，最初我发现反应感属鼻病，即上呼吸道病，以后又发现急性咽喉炎、急性肺炎、急性胃炎、急性肝炎、头颈风湿发作等，均于此处有很明显的压痛反应。似为中腹、胸、颈、头等处相当一部分器官的急性病压痛反应点。医风—安眠$_1$、医明—安眠$_2$、风池穴，如压揉疲胀难受，反应头昏、头痛、失眠（包括起了[illegible]）、多眠、多梦等症状甚为灵敏（但不一定是神经衰弱）。我用医明带安眠$_1$、风池尤多，觉得更灵敏。又，从风池起，并以之为起点，沿后项两大筋（斜方肌）外侧揉捏或压、揉、拨而下到肩部，感觉反应可达头顶、前额、偏头部，检查与治疗头部症状（头昏、眩晕、头痛、失眠、多眠、多梦等），甚有实效。其余反应头颈颈肩背及腰。又、医风、安眠$_1$、医明、安眩、风池、风池以下至项侧，均可诊反应颈痛、背头之风理及耳、目、鼻、口腔、咽喉、上下呼吸道疾病，乃至高血压、低血压、虚弱等。⑧下巴以下一片（颌下，包括廉泉、上廉泉、外金津、外玉液、扁桃体外方……等穴），压揉其痛，反应咽喉（包括扁桃体）、口腔（包括唾液腺）、上呼吸道（包括感冒）疾病。⑨胸锁乳突肌及其后方的筋，拿捏及提弹其痛，据修义同志的经验是反应感冒，左为风寒，右为风热。按其解剖生理看，其反应当不止感冒。颈部凡是头面器官（包括腺体）、胸腔器官（包括胸膜、心脏、肺、乳等）及另一些内脏器官疾病，均可能于此有反应。⑩头面反应点。除耳穴、面穴、鼻穴、头皮穴外，起于眉头陷中，沿眉棱横行至眉中，再斜向上行止于顶角的一根筋，黄乃必氏叫做“脑筋”，作为检查与治疗头部疾病（头昏、头痛、失眠、多梦、梦游…）的主要筋。在眉头或眉中处揉拨，有弹动感直达顶角。修义同志进一步发现，揉拨时如整个前顶有跳痛感，甚至颈子都绷起了，则肯定证明是神经官能症；否则，虽有神经官能症症状，仍非神经官能症。据我的经验，不能如此绝对，也有例外，但可靠性如此例的确很大，达百分之八九十。此外，揉拨此筋有弹动感，揉拨处痛，也反应感冒，如影响大脑前庭者，反应困倦。在此筋的头部下方，即眼眶内上角，有一疣瘤形的筋，据修义同志反复试验研究，发现即黄乃需用以查目疾的疣瘤，如大而硬，肯定有目疾。据我的经验，目疾不但使此疣瘤变形，压揉之尤特别疼痛。此外，眼眶下缘中点微陷

訂号：71—104 貨号：37—241(文化71.12)

处韧带及眼眶周围韧带的变形与揉拨痛，均可能反应一定的眼睛病变。但是，眼病的部位有内外深浅之别，其由内影响外或由外影响内并由此而影响周围韧带，也应有个时间发展过程。与眼有关的神经、脏腑、经络路线也很多。故眼眶周围及其韧带有压痛或变形者，固然眼有病，而未发现压痛或变形者，不一定眼就无病，还应从眼的周围邻近部位、颈部、背部、耳部、手穴、足穴等处进行检查。同时，若发现有反应点，即使不能完全肯定，也不要轻易放弃。有些眼病，并不明显影响视力，因而病人很可能予以忽视。例如我本人的眼睑内上角韧带，已有变形和压痛，而我的视力很好。事实上我有沙眼，由于我平时注意练视力，所以没有多大影响。此外，眼病潜伏期，敏感点已有反应而视力未受影响，也有可能。这些道理与中医的凭脉不凭证、凭证不凭脉、脉证互参、四诊互参，有些近似。不止对眼疾如此，按摩医者对五官各组织的病时，都应同样注意考虑。(E)鼻病，压、揉鼻梁骨两侧及面部骨凸，一般有压痛反应（包括鼻咽管病），已发展到影响额窦、上颌骨者，上颌骨、额骨亦应有压痛反应。此外，检查面不妨再宽一点，颈部、背部、手部也可适当运用。我常发现腕部桡侧寸口一线可反应鼻病，颈侧淋巴亦然。(F)耳部周围一转，包括耳垂珠后面一片，耳门前缘，耳上头后骨上一团韧带，压、揉或揉拨痛，反应耳病或感冒。咬肌压、揉痛，亦反应感冒。此皆修文同志所发现。修文同志又强调耳上望线（包指耳上头后部一团韧带）对上焦热性病的反应与治疗作用。对此，我均表同意。此外，据我的经验，耳垂珠后面一片，为反应咽喉病、腮腺病、颈背风湿。耳上头后一团韧带及附近骨区，为反应偏头痛、偏头风湿、腮腺炎。耳后缝为反应耳病、胆病、血压病，咬肌及其附近为反应牙齿病、面神经痛、腮腺病。耳上头再上约五分许起，向额角横行，经太阳、丝竹空上方止于额角外侧，有一横线，压揉痠胀，有向内钻感，反应头昏、头痛、偏头痛、失眠、多梦、感冒、偏头风湿等，为经我多次试验不误。太阳连丝竹空陷凹，反应感冒、偏头痛、眼疾。治疗时，修文同志大按太阳，区视甚宽，实际上包括了太阳、丝竹空、耳上头后韧带、耳上横线、Ⓖ于颞部等处确诊了感冒以后，再揉拿肩大肌（肩部肌肉），如无有奇痛，则感冒必好一日，甚至可能是成年累月的感冒。然而此处也反应肩、背、颈风湿。肩关节前缘痠痛处压揉痛，反应感冒及肩关风湿。肩关节附近共有九个反应点，反应肩关节或肺部病。Ⓗ左右锁骨下方各有一凹槽，凹槽内侧端与胸骨上端相连处的韧带，及邻近的天突穴骨上（锁骨连合处，胸骨上端切迹）韧带揉拨方痛反应感冒、咳嗽。此凹槽外侧端肌肉揉拨痠痛难受，反应肺部疾病。腋下两肋缝间（胁堂）压揉有难受的向内钻的酸痛感，反应肺部病，极为敏感。两乳上方压揉痛，亦反应肺部病，左侧并可能反应心脏病。据修文同志经验，心脏病揉拨左胸部心区，心脏有跳得要落了的感觉，胸骨

訂号：71—104 貨号：37—241（文化71.12）

正中一线，以两乳联线中点（膻中）为重点，揉拨痛而难受，反应肺部诸病，宗气不足，易反应心脏病，胸胁背脊病（胸肋膜炎、背脊炎症、胸肋背脊风湿、挫伤）、寒痛。揉拨胸骨两侧与肋骨接头处的软带节痛，所反应的病与中线同，某些病例比较中线更为敏感。据黄子青最常用的经验，胸歧骨（胸骨下、心窝两侧骨）上有细软带揉拨节痛，如一颗钉子往里凸然，反应肝、胆、脾、胃、肾、胰、十二指肠病，据我试验有相当可靠性，并反应肺及胁、肋本身病。左、右胁肋肝、胆、胃、脾、胰范围，各对内部位置相应的器官病，都有一些反应作用。又反应胁肋本身病。腋窝内沿腋前膺处有一肌肤压、揉痛，可反应肝胆病。以上胸、胁、腋、背反应点，既反应相应的内脏病，又可反应胸腔（胸骨、肋骨、胸膜肋膜、背、脊、乳等）本身有关的病，故需排除了外腔的病，才能肯定是反应内脏的病。① 背脊部可分四段检查。第一段颈椎及其两侧，其检查法已略见上述，主查脑、面、目、口、鼻、咽喉、心、肺、腺、甲状腺等头颈器官病与心脏的病，呼吸道病，头颈风湿等。第二段从肩起至平肩胛骨下缘止，为肩胛段。第三段从平肩胛下沿起至腰一椎止，主要检查和消化系统病，故名消化段。第三段从腰至骶，为腰骶段。这里先谈肩胛段。肩胛段又可分为肩部、肩胛上沿以上、肩胛骨、肩胛内侧与脊柱相夹的板筋部，作为四部分进行检查。关于肩部的检查，已见前。又，压揉肩井有酸胀难受感，可反应风湿及肺部疾病或气虚。肩胛上沿以上，即肩部的后下方，从大椎起，依次由里至外压揉肩胛上缘沿以上的软部（肌肉），用力方向是从上往肩胛骨上沿压揉。如有酸胀痛感，反应呼吸系统疾病，如感冒、肺结核、支气管炎、哮喘等。此一线上有结核点，但压揉结核点痛，不一定是结核病，我发现一些病例就不是结核病而是感冒。关于肩胛骨的检查点，黄万青常用中线下部微凹处，其处有细筋，揉拨如有痛，即为病理反应。但她未说明是反应什么部位的病。张文同志最初发现反应感冒甚为敏感，经我历年试用属实。张文同志后来又发现左边反应胃病，右边反应肝胆病。经我临床试验，有符合的有不符合的。另据有关资料及我在临床中试验，以此处为主点，整个肩胛骨中线，两边边沿中点，还有另外的点，反应肩臂风湿甚为敏感。此外，亦可反应肺部病、胸部病（包括乳部病）、颈部病、咽喉病等。肩胛内侧与脊柱相夹的板筋部位，用拨拿与压揉拨法检查，所反应的病更甚多。包括感冒、肺部病、颈淋巴结核、甲状腺炎症等颈部病；咽喉病，胞胀、胀闷、胃部病，乳腺炎、胸胁膜炎、胸肋风湿等胸部病，还在一定程度上反应心、肝、脾、肾病，甚至反应腹股沟病、眼病、中暑等等。所以在治疗时，从这一块的浅深几层做文章的方法甚多。诸如拿寒头子，拿内拨圆痰，拨半毛痧（加胸部），拨板筋法，刮痧（加肩胛下部位），拿乳腺炎，拿胞胀性速射肩臂风湿，五趾穴用于肺胃肝脾肾，大椎及其周围拨出血性火罐，重揉拨治背部风湿及全身

訂号：71—104 賃号：37—241（文化71.12）

发冷（主要是上半身）等。③再说背脊消化段。此段也有几对脊神经（肋间神经），故和肩胛段一样，可反应前胸、胁肋病。此段的下部，从植物神经关系看，与肾上腺每有相当关联。但是，我主要用以查消化系统的胰、肝、胆、脾、胃、肠的病。检查时，揉拨此段脊柱两旁的肌肤肉，如胰、肝、胆、胃、肠等内中之一有病，必有痠、胀、痛等难受感（对肠的反应稍差一些）。从经络穴位讲，这一线属于膀胱经的内侧线，有胰俞、肝俞、胆俞、脾俞、胃俞诸穴，故可反应相应内脏的病。但是，又有部分病例是按八胰、九肝、十胆、十一脾、十二胃的穴位顺序挨次反应相应内脏的病，而大多数病例则只要其中一脏有病，这一段都有压痛反应。膀胱经在此段，还有外侧第二线，有魂门、阳纲、意舍、胃仓诸穴，我以为其实是内侧线及其穴位的辅助线、辅助穴位，故仅用作辅助检查。来将线反应每较敏感，但不如揉拨肌肤肉方便，故每只作为辅助检查。从神经学讲，此一线所刺激到的仍是躯干神经而非内脏神经，然而事实与这一段相邻的内脏神经相通连，通过交感神经纤维而与交通支、交感神经链、交感神经腹腔神经节、并联系肠系膜神经节，与消化系统许多器官相联系。故能反应有关病变。此外，每常用此段查背、脊、胸肋本身病变（包括风湿、老伤等）。由于目属肝，每用肝俞及其附近（如肝俞上五分有眼明等）作目疾的辅助检查点。肝主筋、胆经偏行于身侧，故筋腱痛、半边头痛、麻痹、半边身子的病，于肝、胆、脾俞穴，往往可查到反应。新穴疼痛穴，平胃俞，在胃仓旁二寸，对反应胃、十二指肠疼痛，有一定作用。检查时，手到胃俞以后，顺手外移就行了。ⓚ、腰骶段，我在检查时腰部用得较多，并多结合别人的经验。腰椎关节：在关节一侧的椎间隙偏脊柱中线约一横指处，一般有固定压痛点，并多向同侧臀部和下肢放射。少数病例无明显的固定椎旁压痛点，但有敏感区。用拳捶击，同侧下肢同样有放射痛。慢性棘突间韧带损伤：脊柱正中某棘突或棘间有压痛和脊柱前屈或后伸痛。慢性腰肌损伤：骶棘肌的下部或腰肌的上下附着部，一侧或双侧肌紧张、压痛和前屈、侧屈痛，有的在软组织可摸到肿块或硬结。非外伤性的腰肌劳伤，合併腰肌筋膜炎症者，有较大范围的肌肉紧张和压痛，明显的腰部自觉痠痛。单纯性劳伤者：局部有明显压痛。急性腰扭伤：局部压痛点常在腰四、五椎或腰五椎与骶一椎之间的间隙处。同时有肌肉损伤者，压痛部位较广。腰肌麻痹者，正压或侧压腰部腰肌肉，均无任何痠胀痛感。肾虚患者，压挤腰部腰之内两侧（腰眼）多为难受的痠胀感而不是奇痛。支配下肢的坐骨神经与股神经，故检查与治疗下肢病变，多从腰部起，一沿骶髂边沿、腿沟、腿内侧而下，一沿坐骨两边、腿后侧中线而下，发现感觉反应点。据个人经验，对凝闷、麻木、瘫痪、风湿尤为显著。对特别瘦弱的人，按拨胸椎、腰椎两侧夹脊的细麻麻感沿脊柱而下直达于足。挤拨骶椎两侧胸中，麻感亦常于直到于

訂号：71—104 實号：37—241（文化71.12）

足(对体壮者要有此感觉,则费力得多)。截瘫:下肢损伤病人恢复期,揉拨腹股、坐骨神经,痛得特别利害。肾病,腹三角区有扣痛。盆腔器官如妇科病之类的慢性病,压、揉腹股沟有疼痛感。小肠俞、大肠俞对肠病的压痛反应,似不很敏感。痞根(第一腰椎下旁3.5寸处,手三焦俞)处,对肝脾肿大确有较敏感的压痛反应,屡试不误。对肠病、腹痛无有反应。肾主骨,开窍于耳,肾俞及其附近,对骨病、耳病,应有所反应。骶椎部有交感与副交感神经,通过骨盆神经丛支配盆腔器官。但发现的按摩检查敏感点内缺少,有待于进一步发现。(工)揉拨腹股沟、耻骨与耻骨联合部上的筋部、会阴部,如有疼痛,反应男女泌尿系统或生殖系统病变。这是将以同来的重要发现,补充了从小腹部、腰骶部、下肢部查泌尿、生殖系统疾病的很大不足。并具有重要治疗意义。据我的经验,耻骨联合部下方,外生殖器周围骨区筋带,均反应甚为敏感,可补腹股沟、耻骨区及会阴之不足。此外,腹股沟揉拨痛,多可反应下肢病,会阴部揉拨感觉异常,多可反应肛门病。Ⓜ下肢本身病变,可从腰骶、腹股沟找反应点,已如上述。[redacted]截、放股动脉查热感,以了解下肢瘫痪麻木情况,多已见前。此外,下肢瘫痪麻木、酸困,全下肢都可找到感觉反应点。其最显著者,大腿内侧揉拨痛反应大腿瘫痪、酸困很敏感。据费子青经验,膝上外侧股骨头(股骨下头端上外侧凹处)细筋部位名"上髎"穴,反应自膝至足的瘫痪酸困。承山部位(费氏叫做上七寸下七寸）反应由膝腹内髋关节至足的整个下肢气血情况，包括股直、缝内、股内、长收肌等。小腿前方胫骨外侧足三里一段肌肤，亦可反应下肢气血情况。⑪下肢对脏腑疾病的间接反应点亦甚多，足根皮甚厚，故足根穴一般不适宜用于按摩检查，针灸穴位我只用了一部分作按摩检查之用。黄子青氏以血海区作为生殖系统病变的敏感反应点。仲文同志发现此处能反应男女泌尿生殖系统疾病。据我的经验，以血海区为起点，沿大腿内侧中线而上直至腿根，均可对泌尿生殖病有压痛反应。此外，血海区一大片，对寄生虫病，湿疹、血疹之类的"血热病"，均可有反应。同时相对揉拨血海区及大腿外侧的对应区，还反应内脏出血、神经性痉挛。膝下，胫骨嵴外侧肌肤内上，自三里半至三里、阑尾至上巨虚一大段，反应胃肠病变甚为敏感，我把它叫做"下肢胃肠段"。此段上部的稍外侧，腓骨小头内下侧包括阳陵泉、胆囊点、陵下诸穴，对检查胆病、偏头痛，有一定的反应作用。陵下对耳病有些反应力，足益聪则作用很差。三阴交直下抵内踝一线，据我的经验，对肝病、生殖病有一定感觉反应。拔揉照海，一些病例的大便秘结、阴囊有压痛反应。揉按"分筋"穴，压揉外踝下前方包括跗骨奇痛，亦可反感胃、气血不足。揉按外踝前方适当处。拍揉公孙处细筋，对消化、生殖病，有一定感觉反应。压揉太冲，对肝病有一定敏感反应。压揉"仙三清"（解溪穴上两横指、胫骨外沿），对头晕、嗜睡很有一定感

訂号：71—104 貨号：37—241（文化71.12）

觉反应。(O).查上肢本身的病变，主要应根据上肢的肌肉、韧带、神经、血管联络情况进行。所以颈、肩、肩胛、前胸、肩关节周围一圈、肘关节周围一圈、腕关节周围一圈、掌背、上臂中点部位、前臂中点部位，都是检查要点。据我们经验，对这些地方的肌束、韧带、麻筋、血管，应逐一揉拨，寻找痛、胀、酸、麻不麻、热不热、无知觉等异常感觉反应点和变形点，以便治疗。不可遗漏。以急性挫伤为例，明明腕部挫伤，必须查肘部甚至肩部、颈部是否有压痛点。否则治疗起来效果不如理想。陈旧性损伤关屈僵者，颈、肩背、前胸都可能找到反应点。(P).上肢对人体其他部位的间接感觉反应点甚多，这里只举我用之有效的偏头点(前臂肘弯下约三横指、桡骨桡侧、腋膈肉边缘)揉拨，痛反应上半身疾症，似有一定敏感性。少商反应异常，捏住，痛胀感可达肩部。腕横纹后，中医摸脉的尺关寸部位揉拨痛，反应包括肾在内的呼吸系统病变甚为敏感。曲池也有反应，要差得多。腕后两筋间内外关区同时压揉，痛可反应心、肝、肺、胃、脾、肾、胆、前胸、后背、肩、颈、偏头部的病。腕后尺侧的神门、通里、灵道一线，解文同志用以调整心脏，甚有效。用于检查，我发现此压揉痛可一定程度上反应头晕、头痛、失眠、心悸。新针法的手穴，不仅有治疗作用，亦可用以检查。我所常用者有眼点(拇指尺侧指关节处)、咽喉点(手背第三指指掌关节尺侧处)、心点(掌面中指远端关节处)、胸痛点(拇指桡侧指关节处)、肝点(食指掌面第二指关节处)、肾点(小指掌面远端关节处)、腰腿点(手背腕横纹前1.5寸,第二伸指肌腱桡侧及第四伸指肌腱尺侧处,共四点)等。合谷、精威二穴(近腕腱点)、十指甲后,均神经敏感处,压、揉或掐揉,可测昏迷程度。

㈣深入体内检查——有些病,从体表检查还不够的实,需要深入体内检查。不过一般按摩医生和中医是不作这种检查的。但是西医深入体内检查扪某些器官的形状硬度、压痛,是可以归入按摩手法一类的,故亦写到于此。

[1]、伸指入口腔内扪查牙龈肿大、化脓情况,这是一般都可以作到的。

[2]、手术探查,打开腔体扪查内部器官的形状、硬度,这是外科手术范围内的了。

[3]、妇科检查,从阴道口伸手进入体内查阴道、子宫、子宫附件的位置、形状等。

[4]、从肛门伸入指头查肛门、直肠、前列腺等的病变。Ⓐ、从直肠部位用手指可摸到前列腺的大小和形状,前列腺如增大,可摸到增大的前列腺和二侧叶之间的中央沟消失,于此处作前列腺按摩,可使腺液从外阴排出来,以查腺液的情况。Ⓑ对于脱出肛门外的内痔,可用指头触摸,或用指将大肠头翻出检查。Ⓒ、结肠和直肠息肉,手指可触着一团形滑润和稍具活动性的肿块。Ⓓ、直肠癌,可于直肠壁上摸到硬的肿块,其表面凹凸不平,象一朵菜花,或者摸到一个溃疡,其边缘不齐、坚硬且隆起,肠腔常有窄狭。退出手指时,在指套上有血、脓和粘液沾染。Ⓔ

訂号:71—104 貨号:37—241(文化71.12)

在阑尾炎时，于直肠右上方有触痛，腹膜炎时更明显，脓肿形成时，可触及痛性包块。(壬)、其他：可触及肠套叠之套入肠管前端，也可触及直肠或乙状结肠的肿瘤，还可触及直肠外的腹腔内包块。有腹膜炎存在时，直肠前壁可有明显压痛。

(十四)、认识不可能一次完成，按摩查病也是如此，因种种原因，可能使第一次检查有差误或不全面。而在按摩进行中，由于内外因素的不断变化，病情也不断变化，必须不断检查了解新的情况。因此，按摩检查与按摩治病需要不断地随时随处结合进行。我把这个叫做"火力侦察"。

[一]、对一个新病员作第一次诊治时，最好作一次全身按摩，也就是作一次全身性的火力侦察，以便全面掌握病情，安排治疗计划。对各种慢性病人尤其需要如此。这在临床上是有很多现实经验教训的。听病人口述一种病，或检查发现一两个反应点，就作出判断，进行治疗，搞了半天，费力不少，也许是误诊，治疗无效或效差。也许并无误诊，但只知其一不知其二，头痛好了，脚痛又发了，再来很被动。反之，则效果好而迅速得多。

[二]、对一些急性病，一边按摩治疗，一边查反应。不必问病人，只要反应减轻，病多必也减轻，反应消失，病多必已消失。对一般慢性病人，一次按摩后，或下次按摩进行之初，都应通过向病人询自觉症状、查反应点，以了解效果。减轻肯定是搞对了，加重，

也许是没摸对，也许是摸对了，是示此不可避免的反复。不减不加，无任何反应，可能是没摸对，也可能是摸对了，病太顽固，一两次难以见显效。也可能还有一种情况，即减轻是假象，明减暗增。不论我们按摩进到几次，都要作多方面的复查，具体分析。我同意这样一种意见：在大多数情况下，不论何种病，按摩治疗一次，多少总该有些减轻，否则是方法或手法有问题。然而，不能一概而论，自己一切和病人都是不对的。减轻与好转之间，不能全部划等号。

在结合按摩治疗过程中不断反复检查，可能不断发现新的反应点和新的反应情况，这对诊断、治疗、总结、提高、发展都有好处。与作战中不断了解敌情、敌我情况的变化，不断提高战略战术，是一样的。这体现医与病人的充分合作。

以上列举了按摩查病的十几个重要方面。第一个方面（查直接反应点）实际上见于各方面十四个方面，各方面十四个方面，都会有直接反应点和间接反应点。检查的时间：包括治疗前检查和治疗进行中反复检查。检查的部位，包括深入体内检查和体表检查。体内、体表检查，包括：查病灶、查病灶附近、查远处反应点。检查时所接触的组织，包括皮、肉、筋、关节、韧带、肠、淋巴结、体液、腹部内脏、神经、血管、经络穴位等。检查的内容，包括温度、湿度、硬度、弹性、韧性、张力、软硬松紧、厚薄、粘度、肥瘦、深浅、位置、声响、跳动的幅度与状态及强弱、形状、密度及神经的反射力等。检查的

訂号：71—104 貨号：37—241（文化71.12）

手法包括摸、扪、压、截拟、压、揉、推拨、抽、揣拨、捏、提弹、提扯、叩、击、拍打、活动关节、鼓气等。

6.关于如何找间接反应点——反应点，以间接反应点的情况为最重要。前述十四项中，已分别有所说明，这里再加以概述。

(一)关于间接反应点反应的内容——目前我们主要是查异常感觉反应，特别是压痛。其实还应像有神经反射力，变形点，变温点，湿度、温度、硬度、异常血脉搏变化等。

(二)从这些方面去找按摩检查的间接反应点。

〔I〕根据病人主诉的自觉症状部位及其附近去找。这种部位，可能只有直接反应点，也可能有间接反应点。要注的病状，查个在哪里。

〔II〕按照神经的路线去找。

〔III〕按照体液循环的线路去找——例如，脉搏对全身各部位的反应作用，可以利用。淋巴线路常成为某些病的转移线路，可资探查。

〔IV〕按照针灸循行路线（即体表经络路线）去找。

〔V〕从俞、募、郄穴、八会穴之类去找——具体内容，可参阅"经络综合疗法"与有关古典针灸书籍。这些穴位本来各属一经，但不属该经所属及所络内脏和该经体表循行路线的限制，即可反应和治疗其他组织的病。例如：膻中本属任脉，却可是心包募穴和气会穴，章门本属肝经，却可是脾募穴和脏会穴，背部膀胱经俞穴，都可反映许多不同内脏的病，不限于膀胱肾及膀胱经循行所过之处。

〔四〕按照藏象学说去找——例如：肺主皮毛，肾主骨，心主血，肝主筋，脾主肌肉。那么从皮病、骨病、血病、筋病、肌肉病，就分别从肺、肾、心、肝、脾的主要反应部位去找反应点。我以为穴位的特异性的规律是多种多样的，有从属于特殊路线（即有经络循行路线）的，有从属于神经的，有从属于俞、募穴、八会穴之类的，有从属于耳、鼻、面、头皮、手、足穴之类的，有从属于某系统的，还可能有从属于其它的。因为如前所述，人体有多个已知、未知的循环系统，简单地以旧有的经络循行路线去解释所有的穴位特异性。而穴位特异性正是我们检查和治疗要加以利用的。

〔五〕从耳穴、鼻穴、面穴、头皮穴、手穴……之类的穴位特异性去找。

〔六〕从对称部位去找——例如，胸部的病可从背部去找反应点，背部的病可从胸部去找反应点，头颈部的病可在四肢末梢去找反应点，四肢的病可在头颈部去找反应点，左手与右手、左足与右足互为反应，手与足互为反应。

〔七〕从结构直接相联接的组织去找——如颈部上连头下连躯干、内脏，胸部的上肢肌和肩胛连上肢，腰骶连下肢（通过关节连接上下），从而可以去找所联通的组织的体表反应点。又如肝胆相连，十二指肠、胰管、胆管相连，治疗和检查都应依此。连接与邻近不同，邻近的组织不一定都有连接关系。

訂号：71—104 貨号：37—241（文化71.12）

〔三〕从其他特殊经验反应点去找——如消炎点、结核点、血压点、骨脚背中线下部取四处等。反应病多的部位甚多，因为常不能对其反应部位作出全面说明，但经验证明有效。这种反应点很多，常在不断发现中，有的也只反应一处的病，但其反应机理也说不清楚，都是凭经验证明有效得来，可能作出完满解释。

〔四〕从效果方面去检查——实践是检验真理的根本方法。找到的反应点是否正确，是否真的反那个部位的那个病，只有通过治疗实践来证明。新的反应点，也必需通过治疗实践才能准确发现。就按摩来说：一方面，检查所得的反应点也就是治疗必用的有效部位，如用于治疗无效，则反应点也就不可靠。另一方面，从反应点查出了病，据之以拟定治疗方案，如果照此方案治疗无效，证明所反应的不是那个病位。一般说来，发现异常反应点，只要反应真正"异常"，必然是有病，但到底是什么部位的病，还需要多研究，并从实践中予以检验。此外，从治疗实践中，还可因有意识的研究或偶然的机会，发现新的反应点和治疗点。

* * * *

以上，从各方面啰啰嗦嗦谈了关于按摩的作用，文字拖沓，有待于修改。由于缺乏医药知识，在一些常识性问题上也可能有错误。政治水平低，一些具体论断，也可能有错误。但总的说来，是企图用学习毛主席著作的心得，对按摩学、对医学提出一些新的看法、新的研究方向。大胆的打开前所报之新，在辩证唯物主义之策。这个方向我永远要坚持。至于所提到的问题，是世界医学中的新问题，我只能起抛砖引玉的作用。

漫谈"通路法"

"通路法"在恃义同志的按摩技术中，占有特殊重要地位，是他加以特别强调的主要特点之一。而"通路法"的提出，并作如此广泛的运用，对按摩技术的发展的确具有重要意义，但尚为一般习惯于点穴法者所不了解。因此，我认为有专门谈一谈的必要。

(一)通路法的提出过程和它的主要特点

"通路法"是以许多临床实践为基础，以唯物辩证法为指导提出的。对前人的经验有所继承，有所扬弃，也有所发展。

1. 以病灶为重点的大面积按摩——按摩刺激人体面积的宽窄，据我所见，大约可分两派：一是点穴法，只刺激穴位，所谓"一指代针"，或者作小面积按摩，面积仍较小，并均以按摩感循行路线为主，远部位穴为多。这两种按摩法通用于全国，用的人最多。另外一派是成都的黄子富，根据其师父的秘传，对一般的病（特别是慢性病）都是用全身按摩法，全身体表面之七八九十的面积都要摸到，于重点部位和重点穴位多反复几遍。其所取的重点，只少数是

訂号：71—104 貨号：37—241(文化71.12)

按旧有附条外上穴位取穴，其余大部分是用的师传和自己摸索而得的经验部位与穴位。黄乃青这一派，由于其治疗范围远比其他各派广泛，内外科兼治，内科病的品种尤其多。许多被列为按摩禁忌症与不适应症，都被一一攻破，而且对一般病的疗效都稳定而显著。因而在成都按摩界中，占压倒的优势。我和怀义同志，对各派按摩都进行了尝试，认为比较起来，以黄乃青一派的办法为较好。但是，怀义同志以此为基础，进行了深入的钻研，并本着实践出真知的原则，在自己身上及其他病员身上作了反复的试验得出结论：人体是一个有机的整体，各部分互相依存，互相制约，人体的健康，靠有关组织共同的积极性来维持。对于疾病，特别是慢性病、较复杂、较顽固的病，最好是发动有关组织的积极性，共同去抵抗，才能奏效更快更好。所以黄氏的按摩，优于点穴法，即大面积刺激优于小部位的刺激。但是黄氏的面积又太大，大到全身面积的百分之八九十，花的时间就不能不多：按摩一人次，通常得半小时。为此，有必要加以改进。有针对性地根据不同的病种、病位，选择关系最密切的部分大面积部位，进行按摩。这种大面积部位的选择，具体如何确定呢？怀义同志根据对黄氏的经验的细心观察，结合自己临床上的体会，以病灶为基点，在病灶附近进行大面积按摩。病灶附近的大面积组织，一般说来，对病灶的关系最密切，最直接，既可加强对疾病的协同作战力量，又可打通直接病灶区和排泄废物的通路。以此为基础，结合重点按摩，自然奏效快而好。这便是"通路法"的初步实践经验。

2. 从近心端开始，止于病灶附近的适当部位的大面积按摩及从远心端向近心端推送——以病灶为基点，在病灶附近进行大面积的按摩，则要选从病灶附近的哪一方按摩起，又止于何处。有针对方向性的选择，必须进一步落实。修文同志从治疗踝扭挫伤肿痛的大量临床实践中，总结了经验教训，发现：从近心端开始进行按摩至病灶附近的适当部位止，以打通来回通路。然后从远心端的病灶附近适当部位向近心端推送，以加强静脉回流，则肿痛等炎症病状都消失得快。若用相反的办法，则虽按摩虽肿，红热痛机能障碍等都难以解决。所谓"止于病灶前的适当部位"，是根据具体情况决定的。新伤止于病灶前，从远心端向近心端推送而从病灶前起，或加病灶侧求之，都不能按摩病灶；而陈旧性损伤，则可以而且必须按摩病灶及病灶周围，以更直接地解决病灶的问题。以后，修文同志又将这一原则用于治小面积烧烫伤及疔疮、臁疮、丹毒等各种疮疡皮肤病，均获良效。治内科病，也基本上是照此原则，加以变通。例如，也是从近心端开始进行大面积按摩，依消化道通道的方向进行按摩，对腹部病灶的按摩用力不能过重等。1970年我们在成都重建，总结到这个经验并具体地观察了修文同志的临

訂号：71—104 貨号：37—241(文化71.12)

床。我认为这是临文同志的一个重要发现，建议定名为"通路法"而不用活血化瘀之类的名词。因为其作用非活血化瘀所能概括。它作用的对象是大面积的神经、经络、血管、淋巴、组织液、皮肤、肌肉、韧带、内脏；加强了有关组织活力，打通了有关通路。营养物质和抗病能力迅速到达病区，病理产物和代谢废物迅速从病区排除。不通则成病，以通作为去病的主要手段，关键在一个"通"字。有人说，这种方法，叫做气血疗法，不叫按摩。我们认为那种说法是可笑的。中医的气、血二字包括甚宽，几乎概括了人体所有的机能。因此，也可以说这种办法是作用于气血的，使气血旺盛而且畅通，自然病除。然而，作用于气血的办法很多，中医的药物疗法，也以补气补血理气行血为主要手段，针灸也是调整气血的。古书记载明某经多气而少血，某经多血少气，某经气血俱多，其意即在于各经与气血的关系与作用。那么，是不是可以把这些中医药疗法、针灸疗法通统取消原名而改叫做气血疗法呢？显然不能。我们这个通路法，不是其它什么通路法，而是通过按摩手法进行的通路法，当然仍是按摩。其所以以为不是按摩的原因，只不过是习惯于点穴法、小筋法的人，看到大面积按摩，就有点少所见而多所怪罢了。

这个以病灶为基点、从近心端开始的大面积按摩，在实践中又不断有所发展，现在可大体归纳补充如下：

㈡近心端，不仅指近心脏一端，也指近中枢神经一端。根据修义同志的手法，治四肢的病，近心脏一端与近中枢神经一端是一致的，治头部的病从颈部起，一方面是因为颈部在近心脏一端，另一方面是因为颈部连通全身，刺激它，便于调动其它部位积极因素帮助头部；而治胸腹腔的病也用颈部起，则主要因为颈部是近中枢神经一端。因此，我以为指明近心端包括近中枢神经一端是重要的。

㈢近心端的部位也很宽，到底具体从什么地方起？我以为是根据病情需要、生理解剖位置、人体形态自然区划三者决定的。其中关键的是病情需要。例如修义同志治前臂的病，通常从肩关节以下起，加臂的神经，这就有生理解剖位置和形态自然区分两种因素了。而治上肢陈旧性损伤夹风湿，就要从肩胛起了，因为上肢的陈旧性损伤夹风湿，多影响及肩胛部。我则主张一般上肢的病都从颈、肩、肩胛、前胸起，主要是根据生理解剖关系，然而三者都实际上以病情为依归。修义同志治腹腔器官病，也是从颈、前胸起，明显地体现根据生理解剖关系和形态自然区分，但也是病情的需要。修义同志治足踝部的小腿肿，一般限于膝以下，而疮毒、溃疡之类，则必需上至腿根，以免毒聚于腿部而致再发。有临床经验作根据，也有充分的道理上的根据，因为通得更远更宽些，调整各部的能力就更强些。

㈣如上所述，通路法"通"的对象很多，不限于

订号：71—104 货号：37—241(文化71.12)

血循。管道组织的通，是其中重要的一项。怀文同志正确地指出了对血管的按摩有个方向问题。我们认为对所有的管道组织，都有个按摩的方向题，多数情况下，是加强流通排泄，故向其排出方向推送，这一点，我们并无异议。个别情况下，如腹泻，要迟滞其排出，我们认为应向相反的方向推送，此点尚有争论。然而我们仍认为怀文同志在主要方面是对的，因为"通"是事物的主导方面。

四、以病灶为基点进行大面积按摩，是说以病灶作为考虑问题的基点，并不是一定要从病灶附近开始进行按摩，从远心端开始的按摩，一般都是从离病灶有相当距离的地方开始的。同时，以病灶为中心的周围一片，固然是按摩的重点，我们认为重点却不限于以病灶为中心的周围一片。怀文同志也有以远部取穴（部位）作为重点的时候，我本之将对应部位也列为重点。例胸部病甚取背部为重点，背部病甚取胸部为重点，左肢病甚取右肢为重点，甚至从右肢开始，对右肢病亦然。因为我们认为，事物不是绝对的，总有一般与个别特殊的区别。在某种情况下，病区正因为力量十分薄弱才生病，所以需要先加强对病区有特殊支援作用的部位，才有可能调，有助于通。报上介绍治疗偏瘫病人，先从健侧着手去加强患侧，就是这个道理，对一般虚弱太甚的患者，应先健脾胃，也是这个道理。不过，这已不单纯是一个通路法问题了，而牵涉到通路法与加强基本机能的关系问题。而通加强基本机能的本身，也又有一个从近心端开始的必要性。所以，总的说来，以病灶为基点，从近心端开始进行大面积按摩，作为通路法的通用原则是对的。至于基点与大面积的关系，通路法与加强基本机能（即前面提的人体内部的各种积极性）的关系，后面还要专门谈。

3、各个系统都有通路法——通路法最初的提出与有意识运用，主要是针对血液循环系统，其次是神经。以后经过实践，才同时认识并加以总结，各部位各系统都有通路法。以体表按摩部位分，有头颈部通路法、胸部通路法、腹部通路法、背腰部通路法、下肢通路法、上肢通路法及全身通路法。以组织系统分，则该有体液循环系统通路法、神经系统通路法、经络路线通路法、消化系统通路法、呼吸系统通路法、排泄系统通路法、生殖系统通路法，及沿上、下肢施以的通路法等。各组织系统通路法，必须用部位通路法，但比部位通路法复杂。要加强一个组织系统的通路，往往是只用一个部位的通路法不能解决问题，常常是几个部位通路法联用，还须要加上基点手法。所以各系统的通路法，是综合性通路法。大体言之，沿上肢施以的通路法，应包括头颈、前胸、后背的患侧、全患肢及对应肢的有关基点；沿下肢施以的通路法，应包括腰骶、腹股沟处的患侧、全患肢及对应肢的有关基点。呼吸系统通路法，应包括头颈、前胸、后背及上肢的基点反应区；消化系

訂号：71—104 賣号：37—241(文化71.12)

统的通路法，应包括颈、胸、腹、以消化腺为重点的背腰骶、内关区与三里区（下肢胃肠段）等四肢主要反应区；泌尿生殖系统的通路法，应包括腰骶、腹、腹股沟、血海区等；头颈部和五官的通路法，应包括头颈及胸、背、四肢的有关重点反应区。可参看前述有关治疗部分及按摩治病法中如何找反应点的部分。在这方面，我和怀文同志大部分意见相同，个别具体作法上有出入。

依体表部位划分的通路法，已详见中编，此不赘。我有个较简单的看法：将人体体表分成头颈部、胸部、腹部、背腰骶部、上肢部、下肢部等六部分，对每一部分都不搞重点按摩，而是用较轻（不能太轻）的手法（以大揉大搓为多）对其全部区域进行有顺序的（从近心端开始）普遍性的按摩，注意死角与转弯部位也不要遗漏，就叫部位通路法，即怀文同志在中篇所常常提到的通路法。这种通路法，用的力不重，不刺激压痛点，因而一般也不痛，但也要有一定程度的"透"。重，不一定就"透"了；轻，也可以"透"。这是需要用巧力的"透"的标准，我是用的黄万青的。对躯干四肢（包括颈部、臀部），要拨动里层的肌腱、韧带，（头皮部内无肌腱、韧带者不在内，只搓揉就行了。）腹部要使腹壁及腹腔内脏有一定程度的波动，关节要有些活动。这种通路法是不同于依组织系统分的通路法的，其差别已如上述。它的内容要简单得多。

部位通路法也好，各组织系统通路法也好，总的说来，都可叫做通经络，因为如前文所述，经络可概括一切通道，包括通神经，通针感路线，通血脉，通内外分泌腺体，通皮肤、肌肉、骨骼、关节、韧带、内脏，通各种具有特效的穴位与有关部位的特殊联系通路。

4. 通路法与重点按摩的有机联系——袁壮为

(一) 分组织系统的通路法与分体表部位的通路法之间的有机联系。——分组织系统的通路法，必须运用分体表部位的通路法。

(二) 大面积按摩与重点按摩的有机联系——傅义同志提示在三种情况下运用大面积按摩。一是在整个按摩开始时，以大面积按摩先打通通路，二是在重点刺激压痛点前，先以大面积按摩缓痛，三是在按摩进行中，大面积按摩与重点按摩相间进行，不断打通大面积的通路，又不断刺激重点，反复循环，相互为用，最后并以大面积按摩收尾，以再加接通已加强了的各有关组织的机能的联系，并使受刺激过的组织得到休息，完成新的平衡。傅义同志并归纳出了一个公式：通路法→重点按摩→通路法→重点按摩……通路法或以为，这些都是他们宝贵的经验，很科学的办法。对待病灶区及病灶区附近的大面积内的重点，应该用这个公式对待远离病灶区的有特效的刺激重点，其实也该用这个公式。因为[illegible]是远离病灶区的刺激重点，如果它

訂号：71—104 資号：37—241(文化71.12)

也是压痛点，也就有以大面积按摩减痛的必要性。如果它不是压痛点，大面积按摩也可加强它的功能。所以我是很同意这个公式的。只不过自己体力不能耐久，替别人按摩时，有时略去了不少大面积按摩的单独运用，而是与重点按摩同时进行。这就属于增加压痛点的疼痛感。

附带说明一句：搓了当也是同时进行的（但并非点穴法），修文同志正是对之作了改进。

(三)、大面积按摩与重点按摩的先后次序的灵活性。——修文同志对公式的运用也不是一成不变的，遇到胃痉挛与急性剧痛，需要急救，则不是先搓遍站法，而是先指重点刺激，进行急救，然后依公式以善后。表现了必要的灵活性。

在这里，我要补充一点：对某些急性病急救奏效后，必须再按摩相当长一段时间，才能全部解决问题。比如，按摩使胆痛蛔虫病人止痛或使蛔虫退出胆道后，并未完结，尚须解决：(A)、使如蛔虫死于胆内，要消除成为胆结石病的可能性。(B)、即使蛔虫全部退出胆管，也还要解决肠内酸碱度，并使蛔虫不安、胆管在十二指肠开口处的开关不严使蛔虫易于钻入、及为什么蛔虫多等问题（按摩而外，有的还要采取预防及去虫之类的措施）。

5. 通与不通的辩证统一。——通是事物的主导方面。

(一)、人体各组织细胞无时无刻不在运动发展中，新陈代谢，进行不已。所以必须通。另外，在运动、代谢的进行过程中，也必须一定的停留时间，一定形式存在的稳定性，以使有时间供消化、吸收、转化、运输、更新排旧，得以完成。这也可以叫做"不通"。但是，这种不通，只是暂时的，而且是相对的。不通是为了通，不通的表现形式中在时时起着通的变化。所以通才是绝对的，主导的。亦即动是绝对的，主导的。静是相对的，服务于动的。

三、通，有一定的限度，过于通，也就会成病。例如拉肚子，神经过敏，不是过于通了吗？病症，转移的通路过于通了，也会转移得更快吧？但是，人体各脏器、各种因素，是互相依存又互相制约的。某方面之所以过于通，与对它起抑制作用的因素的功能过弱或抑制它的通路不通有关。通路不通，当然需要打通；功能过弱，需要加强。加强的目的在于增加"通"的本钱。总之是以解除抑制它的因素的有力的通，去抑制这一因素的过于通。造成过于通，也可由于另一种原因，即毛病不出在抑制它的因素方面，而是由于支援它的力量过强。支援它的力量为什么过强，或者是由于第三种因素抑制力量不足，需要用上述的同一原理去解决；或者由于旁边的其它通路受阻，于是就集中于此一通路，使它支援的组织单独接受了全部支援，以致形成过于通。解决之法，乃在打通上游受阻的其它通路以分流之。也许过于通的原因还有该组织自身主动性的原因

訂号：71—104 貨号：37—241（文化71.12）

如，有过于兴奋的因素存在，解决之法仍不外乎三种：一是打通排泄这种过于兴奋的因素及其后果的通路；二是加强抑制它的因素与打通抑制力量到达抑制点的通路；三是更兴奋之，使其超过极限而自行转化为抑制，即以"更强的通"解其"过于的通"。总之，办法都离不得一个"通"字。再举几件治病为例：治腹泻的按摩办法：一是加强有关功能与有关通路以消灭病菌；二是加强抑制胃肠蠕动的能力和使这种能力到达胃肠的通路，或给胃肠神经、胃肠本身以强刺激，使其自行转入抑制，均用以消除胃肠蠕动过速；三是加强肠对水分的回收能力和回收运转的通路，以减少大便中水分的排出；四是加强小便的排泄，使其对水分的要求量增加，以间接加强对水分的吸收。又如治大脑兴奋过甚导致的失眠的按摩办法：一是给过于兴奋的神经以强刺激，使其自行由兴奋转入抑制；二是从有关大部位着手（有人单用腹部、背部，有人兼用头颈胸腹背，也有人用足部等），以加强有关组织的功能和其到达大脑的通路，以反过来抑制过于兴奋的大脑，或者由于加强了有关通路而使大脑的兴奋性起到外泄的作用。至于由精神因素而引起的兴奋失眠，治之之法在于解决思想问题，也就是"通"思想。中医将失眠列为肾虚，补肾的作用，我以为即在于加强有关机能和打通有关通路。在这里，我附带说一句，中医处方常用引经药，引经药的作用即在于通。如头部用川芎。④建关来再说：一、二两项原则不但适用于对大脑的兴奋过甚的治疗，也适用于对其他局部神经的过于兴奋和过敏再说治癌症，我们认为也舍不得一个"加强"和"打通"，加强了未受害的部位，才能救防其也受害，并从而有更多的力量去支援病灶区去克服疾病。加强了有关通路，才好更有力地通行无阻的去支援。关于转移的通路问题，一种顾虑是按摩时不要去加强它。我还有另一种顾虑是：那个通路就可成为癌细胞转移的通路，为什么我们不能利用为打击癌细胞的通路呢！总之，对可转移的病不是不能适用通"的问题，而是如何适用的问题。我这样说，不仅是一般从辩证法的道理上讲，而是也有事实作根据的。其一，我说去按摩治过癌症，但从临床上适用上述原则治癌症是有一定疗效的。其二：凡湿也有去转移的，许文同志总结出治可转移的凡湿病的经验是先加强内脏脏器要害部门的功能与有关通路，暂不治的肢病区，以保护要害和加强基本力量，一定时间后再加按摩的肢病灶区，门内脏与胸的已加强了的基本力量通过加强了的通路去战胜的肢病灶，取得良好效果。

④关于以"不通"去求"得通"——Ⓐ矛盾有两个方面，让战胜疾病的力量"加强"了和"通"了，疾病危害人体的力量就被削弱了，危害人体的通路也就不通了。以至于最后获得大一方面的通就保另方面不通。通是主要方面。Ⓑ动脉截压法，先用截，是先制造成

訂号：71—104 貨号：37—241(文化71.12)

一定程度的"不通"，使動脉血液阻积于上，然后一放，让阻积的血液向下冲激。这种"不通"是为了更大的"通"作准备。ⓒ在某种不得已的情况下，需要用外科手术割断或截除一部份组织。割断或截除处就"不通"了，牺牲了小部份的"通"。这是以小部份的"不通"来保证大部份的通。ⓓ用放血性火罐和割法，造成人工创伤，治多种病。用挑法挑断淋巴管类红线向前发展的通路。两者都是用的"不通"的办法。前者的不通，是一种刺激手段，用以调动全身有关积极因素和打通或加强有关通路。后者是以不通阻塞疾病发展的通路，从而从客观上保障了有关组织和通路的正常。在这两种情况下，不通是为通服务的。故通仍是主导方面。挑痔、截根、挑羊毛疹、截断毒蛇咬伤的伤口等等，都是这两种方法的运用。

6. 通路法与加强人体内部积极因素的关系——

——我认为，调动人体内部积极因素是各次医疗技术共同的主要的关键性的原则。而加强人体内部积极因素与通路法则是构成调动人体内部积极因素的两大要素。加强人体内部积极因素，即加强有关器官的功能，这是增援。不增援，则无充分的战斗力（积极因素）可供调到战场（病灶区）运用。通路法，包括各器官功能（积极因素）相互依存的联结通路和这些兵力（各有关器官的共同积极性）到达战场（病灶区）的交通线的打通或加强。没有它，则各种兵力的协同配合作用成问题，甚至增援的本身也成了问题。或者是能增强兵力不能（或不能充分）到达此处发挥作用。所以两者是相辅相成的，缺一不可的。

当然，两者的重要性也不是相等的。一般说来，恢复与加强有关器官功能的积极性，是更为根本性的问题。因为，有了有关器官功能的积极性，通路上才有兵力通行，或者才有足够的兵力通行。否则，倘把那个通路打通了或加宽了，也用处不大。而且，还应该指出："通路"的本身，就是由有关器官构成的。"通路"的交通联络功能，本来就是有关器官功能积极性的表现形式之一。没有有关器官功能的积极性，所谓"通路"也就不可能存在。"通路"的能力，可由一个器官的功能构成，可由一个系统的多个器官的功能构成，也可由几个系统的功能构成。按摩所用的通路法所要依附的通路，一般都是由几个系统的若干器官构成的通路。人体的每个器官，甚至每个细胞都必然有来去可以通行的通路和通行功能，否则它就不可能成为人体的有机的组成部分，它也不可能继续生存下去。同一系统的各个器官，以其功能服务于同一目的而成为一个系统，其共同的功能中必然包括通路一项。例如食道、胃、胆、胰、肠、肝共同构成消化系统，具有各自不同的消化功能的同时，也就必然具有若干通路和通路功能。中枢神经与周围神经的若干组成部分，共同构成神经系统，而神经通路的传入、传出、执行功能，本来就是神经系统的主要功能之一。心血管系统更为

訂号：71—104 貨号：37—241（文化71.12）

实云，血液循环的通行功能就是它的主要功能。至于由几个系统构成的通路，如前文所述，经络通路就包括了全身各系统功能构成的所有通路，体液循环通路，由包括人血管系统、淋巴系统、内外分泌腺体等的通路功能共同构成。按摩、推拿体表区积极效应，神经、血循、淋巴、汗腺、皮脂腺等的通路和通路功能，成为必然的也是不可避免的起码的针对对象。所以，恢复和加强有关器官功能的积极性，应包括两种功能积极性。一种是各器官的先天的特异性的功能，如不同感觉器官的感觉功能；不同腺体分泌不同腺液的功能；肠的吸收功能；肝的转化功能；肾的过滤功能；……等等。另一种就是各种不同通路的不同通路功能。所以，我们说"恢复和加强有关器官功能的积极性"应该可以包括通路法，而通路法三字却包括不了"恢复和加强有关器官功能的积极性"。通路功能是包括在"人体内部积极因素"以内的。

但是，这仍然不能忽视通路功能的重要性，和提出通路法的重要意义。因为：

㈠所谓"通路"，不仅是治病时用以供有关器官功能的积极性到达病区帮助战胜疾病的通道，也是正常器官彼此互相制约、互相依存的通道。人体不是单细胞动物，各细胞、各器官不能离开其他细胞、其他器官而单独生存下去，必须有互相联系的通道。所以"通路"乃是各器官存在的必要条件，也就各器官先天特异功能得以继续存在和发挥其应作用的必要条件。一个器官所联系的血管不止一个，因而通路也就不止一条，各有各的作用。而且还有备用通路，以备在某个同性质的通路在不通时起代偿作用。这些通路被切断或损伤，有所阻滞，有所郁积，就会不通或欠通。其后果是：Ⓐ先天的特异性功能必须依靠后天供给营养。如果营养该器官的来路不通，则该器官逐渐萎缩死亡。如果只是欠通，以欠通的程度不同，而产生不同的影响。在这种情况下，使这个器官的功能制约的其他器官，就带来不同程度的亢进，而使这个器官的功能支持的其他器官，就易于不同程度的被削弱乃至损坏。Ⓑ如果需要通过该器官进行转运或转化的物质进入该器官的来路不通或欠通，则其下游有关组织必然因得不到需要的物质而受到影响。其影响的大小决定于不通的程度。其影响面的宽窄，决定于该器官所转运或转化的物质对全身的作用面的宽窄，有时可产生全身性的影响，造成全身性的功能混乱。此外，如果这个不通或欠通的过程一久，该器官本身的转运转化功能会发生失用性的削弱或完全消失。Ⓒ如果需要通过该器官进行转运或转化的物质进入该器官后从该器官出去的去路不通，其对下游的影响，与来路不通相同。而由于有来无去或来多去少，来的物质积累于该器官中过多，会造成对该器官的质与功能的损害。Ⓓ如果该器官的功能支持其他器官的支持线路不通或欠通，则被支持的器官的器质与功能会

訂号：71—104 貨号：37—241(文化71.12)

受到损害，而这种支持功能的本身，久而久之也会受到损害。Ⓔ如果该器官的功能制约其它器官的制约路线不通或欠通，则被制约的器官功能发生亢进，久而也可引起器质性的改变。这种制约功能的本身，久而久之也会受到损害。至于支持和制约的通路不通或欠通所造成的后果的大小、宽、窄，亦决定于不通的程度与支持和制约作用对全身影响的大小。Ⓕ如果需要该器官排出或解毒的毒物与代谢废物的来路不通，则引起上游中毒乃至全身中毒。去路不通，亦引起上游中毒、该器官本身中毒，乃至全身中毒。如果该器官本身的代谢产物的去路不通，也引起本身的中毒，甚至出现多方面的反应。中毒的严重性与影响面的宽窄，决定于不通的程度、毒物或代谢废物的性质、中毒器官的重要程度。

Ⓖ上面都是说的由于不通或欠通必然成病，并引起一系列的连锁反应。这应指出"通路"的另一方面的毛病，也可能成病，即过于通，没有一定的停留时间或没有某种程度的停留，致使来不及消化吸收（如胃肠）、转化（如肝）、交换（如肺、心、血管）、回收（如肾），一泻而出的或一泻无余，当然也可导致有关器官乃至全身性的质与功能受损害。至于过于通的产生及解决之法，亦与"通"密切不可分，前面已经说了。

㊂再从病因与病理方面看，我们认为一切病的形成都是由于不通，但是，既已成病，则必然都有不通的情况存在，而这种不通的情况会反过来加

是后有的病或形成新的疾病，不外乎由精神因素、物理、化学因素、生物因素造成的。其结果都将造成对有关的器官的器质、功能、通路的损害。器质性的损害必然同时有功能的损害，功能受损的同时虽不一定器质也受损，但从辩证法的角度看，二者并有不可逾越的界限，功能性的损害，久而久之也会引起器质损害。而通路作用的损害，一般是与这两种并存的。Ⓐ精神因素造成的病，本身就是由于思想"不通"。按照中医的理论，七情过度造成的后果，气虚、气散、气消，是功能性的损害，气结、气乱、气缓、气下、气闭塞、气逆，则是通路中通行情况的不正常。这里应该补充说明的是，通路的不正常情况[redacted]应该包括不通、欠通、逆而不顺（反流）、速度快慢不当、流量（通行量）多少不当等，而不单纯是一个不通与欠通。Ⓑ物理性的损害：如高温、严寒、金疮、跌打、强光、大声的损伤、辐射、触电、高低气压等的后果，就包括组织损坏或坏死、器官机能障碍、有关通路作用阻隔或其他恶性变化等三个方面。如冻伤、烧伤、切伤、挖伤、跌打损伤、拉纤维伤等引起组织损伤和坏死，被损伤的部位发生红肿的部位，必然伴随不通或不畅通，是明显的。高温作用于全身先是兴奋过甚成为"过于通"，然后转入抑制，成为欠通或不通。触电除损伤组织外，有意识丧失、呼吸麻痹，即神经与呼吸功能损害，神经与呼吸的通路当然也形成问题了。潜水由压力高的环境到压力正常或压力低的环境，致使溶解

20×25=500　　第528頁

訂号：71—104 貨号：37—241(文化71.12)

于血液中的气体游离出来，阻塞血管，严重时可致死亡。这是"不通"为患了。低气压引起缺氧，首先就是通路中氧的流量不足，由此引起的适应性反应是呼吸和循环通路中的流通速度加快，加快后仍氧气供应不足，终至造成各系统、各个器官机能障碍。各通路及流通物质是必削弱的。所以这里应该补充指出：通路情况的正常与否，和外界对呼吸与消化供应的物质正常与否密切关联。同各个器官功能正常与否与外界供应的营养物质是否正常密切关联，是一样的。④化学性损害，一类是强酸、强碱造成机体损伤，与通路的关系前面已谈过。另一种是外生性毒物或内生性毒物引起机体中毒反应，如呼吸衰竭、循环衰竭、脑水肿、肾衰、休克等，出现这些功能症状的同时，也必然存在通路方面的症状，是非常明显的。⑤生物性病原，包括各种细菌、病毒和各种寄生虫（肠寄生虫、血吸虫、皮肤寄生虫、淋巴丝虫、疟原虫等）这些病原给人体造成的损害及损害过程中的反应是多种多样的。总的说来是损害组织、损害器官功能和通路的正常作用。单就对通路的正常作用而言：可使通路不通或欠通，如使某些组织坏死，某些组织瘢痕肿大；可使通行速度过快，如呼吸、血循加快，腹泻、尿频；可使流通方向混乱（逆流），如呕吐；可使流通量减少，如营养不良；可使流通物质成分异常，如贫血、白血病增多……。造成这些损害的原因，一是由于生物性病原对营养的消耗，一是生物性病原体以某些毒物毒害机体，正如化学毒物一样。

㈢再从治疗方面看。Ⓐ不论实证虚证，通路法都有重要的作用。在全身大部分的官功能健全的情况下，局部瘀积不通，主要是打通有关去路以消瘀化积；局部抵抗不了细菌病毒之类的侵害，主要是加强有关通路，输送杀灭细菌病毒的细胞去帮助消灭病敌；局部有所损伤，主要是加强有关通路，输送有关物质去帮助抗感染、恢复组织，同时也存在去瘀消肿止痛的必要；局部中毒，主要是加强有关通路使其排毒，或输送有关物质使其解毒；局部气结、气乱、气逆，主要是加强有关通路，使其气顺着正规的通道有次序的运行，而且结、乱、逆必须有所阻滞才会形成，通其阻滞则去其病因；有些局部通行过快的病，如肠炎、痢疾等致腹泻，也主要是加强有关通路，以支援其消灭杀菌。在这些情况下虽然也同样存在加强有关的官功能积极性的问题，然而通路法在治疗方法中占了主要地位。至于身体虚弱的人，即体内很多重要的官的功能太弱的人，也患了这些病，除了也需要用通路法去解决上述有关问题外，还要着重考虑加强有关的官功能积极性以固本培元，在某些情况下，甚至要首先着重考虑固本培元，是加强有关通路去消灭病敌。若既无损伤瘀积，也非细菌病毒感染或中毒，仅仅是有关的功能不良所造成虚弱，则尤其是应以调

订号：72—67 货号：37—241（文化72.9）

整有关器官的功为主要治疗方法，通路法处于辅助的地位。但是，即使如此，也不能忽视通路法在治虚证方面的重要性和必要性。人体的上皮组织、结缔组织、肌肉组织、神经组织和这些组织所构成的各种器官及其功能，是得自先天性的遗传，那些先天性的遗传，又由若干万年的进化形成，非人工一朝一夕所能创造。但人们可以了解、掌握和运用其生长、活动规律，作出调整，所以医疗、保健工作得以发挥作用。那么对各器官的功能过弱(虚)、过强(亢)如何调整呢？我想不外两种两种办法。一种办法是给该器官以某种适当的刺激，改变其细胞的活力，以加强或抑制其先天功能；第二种办法是调整与之相联系的各通路的流通联络情况，即调整该器官与有关器官的依存、制约、循环、交换状况。这两种办法对该器官来说，前者是抓内因，后者是抓外因。内因是根据，外因也是必要条件，在具体治疗与保健中，两个办法都要用，在不同的情况下容许有所偏重，但不能只要一样。无论针对过虚或过强，都是如此。单就虚证而言：局部虚，其病因，一种可能是由于某种有害因素直接损害了该局部的功能，而又不能自行恢复，那只除了直接加强它自身的功能而外，还要加强有关器官和有关通路去支援它。一种可能是有害因素损害了另外的器官，然后通过一定通路转移并影响于该局部，那只除了直接加强该局部的抵抗力而外，还要截断或抑制侵害的通路和加强支援的通路。再就是根治原发病灶。
一种可能是支援该局部的通路不通，使其营养不
足，或所得到的协同作用不够，因而显得功能弱，那
么主要的办法就是打通或加强支援的通路。如果
问题不在支援的通路不通，而在于支援者的功能
首先出了问题或也出了问题，那么就要设法解决
支援者的问题。一种可能是下游受该局部支援的
的器官出了毛病，消耗量太大，以致要该局部
供应的太多，结果而通过该通路形成功能性虚弱，
那么除了加强恢复该局部的自身功能外，应根治被
它支援的器官的病，减少通路中的流通量，适当抑
制通路作用。一种可能是对该局部的功能起抑制
作用的另一器官功能过旺，因而抑制了它的功能的
发挥，那么解决的办法除了根除起抑制作用的器
官的功能过旺情况和加强该局部的抵抗力外，还
应适当削弱抑制该局部的抑制通路，加强泄洪通路。
一种可能是受该局部功能抑制的器官功能亢
进，不接受它的抑制，因而显现不出它的抑制功能，甚
至反过来抑制它，以致削弱了它的功能，或者它虽
常能起抑制作用，而消耗功能的量过大，久之由被削
弱成虚。那么解决的办法，除根治被抑制器官的功
能亢进和加强该局部本身的功能外，还应恢复
抑制通路的正常流通以善后，并广泛加强有关
通路以助力。一种情况是该局部的上下游通路
的开关失灵，开了不能关或关了不能开。上游通路的

订号：72—67 货号：37—241（文化72.9）

开关失灵，如开而不能关，则供给局部瘀积过多，功能受损。如关而不能开，则供给局部得不到营养和支援，功能亦受损。如通往下游的开关失灵，则情况相反。开而不能关，则一泻无余，供给局部得到的营养和支援尚未起到应有的作用，该局部的功能及其产物没有储备的余地。关而不能开，则同样使该局部瘀积过，功能受损。解决的办法是修复开关，并注意恢复该局部本身正常功能以善后。这都是问题出在通路本身，影响了有关局部的功能。通路本身的问题，除开关以外，通路的其它性能如韧性、弹性，扩张与收缩力、吸收、转化力、化学能力不正常及破损、切断，均可影响有关器官的功能。通路本身的作用也是复杂的，并不是只供一些物质流过去就行了。人身上的通路是有机体构成的，与橡皮管子、铁管子不同。以上列举了造成局部虚证的七、八种可能性，不过时间都要久一点才会对有关器官的功能造成不能自行恢复的损害。所以中医说久病则虚是对的。不解释虚的形成和解释治疗的原则，都解释得简单和片面了一点。说相生与不能相克，母子相生的关系是成呆板关系，甲生乙、乙却不生甲，发生生克的器官又显得很少，单一化，都是不符合唯物辩证法的。话说回来，如上所述，不论哪种情况造成的局部虚证的解决，都与通路法不可分。至于不是局部虚而是全身虚，与通路法的关系又如何呢？其实也是一样的。第一、全身是局部构成的，多几个主要的局部虚，就会构成全身虚弱时，一个主要局部拖得太久了，也会牵连影响许多局部而成为全身虚。所以解决全身虚，就要解决有关局部的虚。就[illegible]运用上面的原则。正因为虚的局部不止一个，需要加强其功能和调整其有关的通路有就更多，在运用通路法时，按摩的面就更宽了。第二、要有主、次、先、后、缓、急。虚的局部多了，就要首先抓重点。重点有两种，一是造成虚的总发源处，或主要起作用处；二是补充虚的总来源处或关键部位。关于后者，一般抓消化系统的消化、吸收、转化。因为一切的官能的营养，都从食物中吸收。脾胃为后天之本。其次，中医以肾为先天之本，所谓的其修养功也是常常着重抓的。这些着重抓的局部，当然也运用上述原则。 (B)、从具体的按摩操作看，刺激已有那么宽，必然同时既作用于各有关的官能，又作用于有关通路，不可能只作用于其中一种。当然也容许有所偏重。如着重加强静脉血的回流，其使的静脉，同时作用于心肺等有关的官的功能，着重加强消化吸收的分泌、或感觉功能，同时作用有关通路。

由于上述理由，所以我们认为加强有关的官能的积极性与通路法应并重。加强有关的官能积极的意义还更广泛些。反对只提通路法，以通路法代替一切。但仍然认为通路法很重要，意义同志明确地提出通路法的意义是重大的。意义回忆同时局只注重了通路法，其实际是包括了按摩的。

订号：72—67 货号：37—241（文化72.9）

7. 关于通路和通路的几个其他主要问题——以下这几个问题,前面已有涉及。由于是我在研究中提出的,对上篇中篇中关于这些问题的看法,已有所发展变化,故再谈一谈。

(一)注意通路与通路之间的联络复杂关系

(1)联接同一的官上、下、左、右、前、后的通路不止一条,可能有很多条,有的作用相同,有的作用可能近似,有的作用互相衔接,有的作用可能恰恰相反。对作用相反的,有时需要同时刺激,以起"调"的作用,有时则不必要,需要加以选择。

(2)神经、淋巴线、血液循环三种通路牵涉的方面最宽,所以应用得最多。但人体的通路,决不限于此三者;

(3)若干小的短的通路,互相连接,才能构成一个通路系统,才能共同完成一项通路任务。只靠其中一段或一条是不行的。如血液通路、消化通路、泌尿通路、神经通路……等等,都是如此。全身,以经络来概括,构成一个全面的完整的通路网。至于具体按摩操作取若干长若干宽,视需要而定。

(二)注意通路的功能是多种多样的——因为人体的通路不是一个机械管子,只要有东西在内流通就行。它有多种多样的作用。特别是构成一个系统的通路系统,性能更复杂。以消化通路为例,它有韧性、弹性、扩张力、收缩力、蠕动,能分泌液体,能流通,能在一定时间内储留,能消化,能吸收,能运输,能替代能互换……等等。实际上，这已包括了有关器官的功能。这也证明通路功能与有关器官的先天特异功能根本性的不可分。

③注意通路中通过的东西是多种多样的——有液体、有气体、有固体、有混合物、有化合物、有无机物、有有机物、有生物、有热、有生理电、有声波、有其它可传导的功能、有营养物质、有缓和剂或媒介性的物质、有不能吸收的多余物质、有代谢废物、有其它对人体不但无益而且有害的物质。这些东西还可能有不同的形状、不同的传导性能或渗透力。必须根据这些情况考虑应不应该通，如何通，使其通向何处。

④注意所谓通路中的不正常情况有很多种——有不通、有欠通、有过于通、有倒转通（逆行），有太快或太慢，流量过多或过少。或者通行道路混乱（倒流，或流入其他不该流入的道路，或几条通路纠缠不清）彼此干扰。或者流通的物质的成分不正常。因此，只讲不通或欠通是不全面的。前面有些地方提到的"不通"或"欠通"，实际上是包括了所有这些不正常情况的，只是由于习惯，才沿用了不全面的"不通"、"欠通"两个词。

单就不通和欠通而言，日常遇到的，以欠通居多，完全不通的是少数。即或其中有完全不通的，也还另有可通的路起一定代偿作用。否则，完全不通一久了，必致有关组织坏死。

订号：72—67 货号：37—241（文化72.9）

㊄注意影响通路功能的有关方面的因素——可能由于该通路本身的问题，可能由于该通路上、下、左、右、前、后有关的其他通路的问题，可能由于有关的器官的功能的问题。而临床上常常是三者同时存在并互为影响的，只是哪方面更突出一点而已。

㊅注意通路中通过的物质的作用也是多种多样的——对有关的器官和有关通路起营养作用、协同作用、支援作用、制约作用、媒介作用、缓冲作用、解毒作用、毒害或损伤作用、冲激作用、阻滞作用……如此等等，各有不同。

㊆因此通路法所包括的内容是很丰富而复杂的，非"打通"或"加强"两个词所能全部包括。用"调整"两字，可能较为恰当。前面有些地方提到的"打通"、"加强"也只是习惯性的代用语，其实际涵义已不只"打通"、"加强"。此外，还应说明：

(1)所用的按摩手法不但也是多种多样的，摇、捋、压、揉、搓、拔、推、活动关节、截、拉等用得多些，但亦决不止于这几种。几乎所有的手法都对通路法有一定的用处。

(2)作用的对象不止于一条、一种通路，可包括几个系统的有关通路，还有有关的器官。通路法是与加强有关的器官的功能同时并存的，但可以有所偏重。偏重于某条、某种、某系统、某几段通路，偏重于通路法，偏重于加强有关的器官的功能，均依具体情况而定。

(四)作用的目的：对通路本身而言，有加强，有削弱，有阻截，有解结，有理乱，有增减流量，有改善流通成分，有恢复或改善通路自身的理化性能与吸收运化功能；有调节通路与通路之间的衔接关系、协同关系或制约关系；有调整通路与有关的官之间的联系；有修复通路自身的损伤，有修缮。总之，是改善通路的情况，以便于调整全身有关功能，抗御疾病，修复损伤组织，以恢复和保持健康。

(五)其策略：有以顺求通，有以逆求通（如吐闭），有以通求通，有以促有害的通不通来保卫正常的通，有以通抑制有害的通然后归于正常的通的加强，有以暂时的不通求得更大的通，有以局部的不通保证绝大部分的通，有以流通物的成分暂时的异常改变求得有关功能的改善、战胜病邪，然后成分再归于正常；有着重以通改善的官功能，有着重以改善的官功能求通，有直接着重抓本通路以解决本通路的问题，有着重抓其他有关通路、有关的官、有关穴位而本通路的问题即得以解决，有从近处着手，也有从远处着手……总之，通路法具体作法是多种多样的，花样很多。前述修义同志的经络，仍然是基本经络，是极为宝贵的经络，在此基础加以发挥，有待于众多的人的努力。

(二)“通路法”的提出的重要意义

关于通路和通路法的重要性，前面已经附带谈了，这里再明确地提出“通路法”的重要意义。

订号: 72—67 货号: 37—241 (文化72.9)

通路法的一些内容，在西医、中医、针灸、按摩，是早就有了的。中医内、外、骨科在这方面还相当丰富。但是从来没有我们现在所说的"通路法"这样简明的、亮、具有更高的概括性，临床运用和理论探索也没有这样广泛。将又在这项工作方面所打下的实践和探索的基础，是具有创新意义的。

1、中医从无数的临床经验中总结治病八法——汗、吐、下、清、温、消、补、和，是非常宝贵的，通用于中医内、外、骨、针灸、按摩各科。其中，汗、吐、下、清四者，都是加强或打通有关通路为主，包括汗腺排泄通路，食道上涌通路，肠道排便通路，清瘀化积通路。温法，回阳救逆、温中散寒、温经散寒、通络，包括加强有关器官功能，也实际上包括调整有关通路。清热法，清热降火、清热解毒、清热凉血、滋阴清热、清热燥湿、清热生津、清热祛暑，事实也包括加强有关器官的功能和协同作用，调整有关通路，以降热、消炎、解毒、退下热、热性便秘、平热喘、止热痢、除热性感冒、抑制或杀伤细菌、病毒、解毒等。补法，在于恢复、加强有关功能，事实上包括有关器官的功能和有关通路的功能两者。因为虚证，主要表现为有关器官的功能减弱的，同时一般也就有通路功能削弱或因而病态通路功能加强的情况存在。补气、补血、补阴、补阳，所补的对象不同，原则相同，以加强有关器官功能及协同功能为主，也调整有关通路功能；例如便溏、月经量少、口干咽燥、盗汗、遗精、尿数……等等，都不能不与通路有一定关系和法，具有疏通、协调、调节的表里疏通，明里地与通路法不可分。所谓肝气郁结不舒，引起胃脘、胸胁、月经、精神等方面的症状，需要疏通肝气是其一例。至于邪在半表半里，造成表里不和，也就需要加强驱邪的功能和通路，畅通表里联系通路，以求得表里协调。大概而论，凡器官与器官之间、各系统相互之间，其功能之所以不协调，不外乎：强、弱异常、联系通路受阻、理化性或生物性病原为害。治之之法，也只有调整有关器官、组织系统功能和通路功能。　以上八法总而言之，不出于调整有关器官、组织功能和和有关通路功能。

作为八法的具体运用还有其他很多具体方法，均不外调整有关器官、系统、组织的功能和有关通路的功能。其中如利尿、祛痰、理气、行血、吐法（放血疗法又叫发血汗）、嚏法、消痞、化积、提脓、拔云血性大罐、气功通大、小周天、按摩的弹经拨络、通经活络、活血化瘀……等等，都属于通路法并与兼的作用，也是调整有关器官功能和有关经络的通路。拔瘀血性大罐、挑法、截根法、割治法等人为创伤疗法，也是以局部的暂时"不通"作为一种刺激，引起对有关器官功能、有关通路功能的调整。

根据以上论述，我们认为可以得出以下三点结论。

㈠中医的治病八法，可以概括为调整有关器官、系统、组织及有关通路的功能两点，两点又不可

订号：72—67 货号：37—241（文化72.9）

的。前者是根本性的，后者是不可缺少的。两者是同时存在的，相辅而行的。

（二）、中医的治病八法及有关方法，具有丰富的实践经验，与具体方法相对而言，也具有相当高的概括性。因此，不能因为我们提出了调整有关的器官、系统、组织的功能和调整有关通路的功能，而轻视八法的重要性。我们仍然应很好的继承、发挥八法的有关经验。

（三）、但是，我们也不应得出相反的结论，以为调整有关的器官、系统、组织的功能和调整有关通路的功能，是"古已有之"，不必"标新立异"另外提出。我们提出这两点，不是根据于对旧有的八法作简单的概括，而是既考虑了传统的八法，又以现代解剖、生理、病理学、临床经验（特别是"针刺"的经验）和自己新的实践经验为依据，用唯物辩证法加以探讨（特别是用毛主席的二论）所作出的概括性结论。虽则在一些具体知识、个别论点上有错误或缺陷，但总的结论是不错的。用此结论，回过来研究前人的经验，指导新的实践，就可纲举目张，举一反三，从多种多样的经验中，千变万化的方法中，理出头绪，认清路子，略去烦琐，避免眼花缭乱，使原有的八法，更好的发挥作用，并去粗取精、去伪存真、推陈出新，去谬误、集精粹，创造九法、十法……及更多的新办法。这不是简单的继承或凑合，而是一种飞跃。正如前面几篇文章所指出的，旧有的中、西医医学中，在对待调整有关的官、系统、组织的功能和调整有关通路的功能以调动人体内部积极因素去防御和战胜疾病这一问题上，均有各自不同的唯心主义和机械唯物主义，而且影响很深。不经过艰苦的实践和战斗，是不能加以肃清，以开拓祖国新医学的广阔发展的。

2、由于我们着重研究的是按摩，因此应将通路法与调整有关的官、系统、组织功能同按摩界的一些传统说法作个比较。

按摩界的传统，仍以汗、吐、下、消、温、清、补、和等八法为依据。发汗法、通便法、消积散瘀去胀法、去温去寒法、清热法、补法、调(和)法等运用较多。弹络拨结，是指的按摩手法，不是治病大法。活血化瘀、通经活络、通经活血，都属于"消法"(消也有补的作用)。吐法，用之者较少，仅见于"厘正按摩要术"和"脏腑图点穴法"。后者只用于去痰擦喉、刮痧法，并很少见用，只看到介绍一种压刺承穴解决痰涎壅留的办法。汗、吐、通便、刮痧、消法，以及清法多列入泻法。因此，有人总归为补、泻、调(不补不泻又起调和或调整作用)三大法。

㈠何者为补？何者为泻？有过不少争论，结论仍甚含混。轻为补，重为泻，向右转为补，向左转为泻，逆经为补，顺经为泻，如此等等，都有一些道理，都有机械唯物论的毛病。轻刺激可使兴奋低下，有补之用。重刺激可使由兴奋转入抑制状态，有泻之用。但不能一概而论。轻重到底用多少力才合适，也难以有一成不变的标准。麻痹者不用较重的刺激，根本不

订号：72—67 货号：37—241（文化72.9）

起什么作用。这些得到什么补不补。通常以为对老年人宜轻，殊不知老年人一般反应迟钝，太轻的刺激不起作用，很多时候，对年轻人的重刺激手法，用在老年人身上，只起轻刺激的作用。浅部组织，较轻的手法，即可获得相当的刺激量，而深部组织，轻手法就不可能刺激到，起什么作用。压痛点（区）主要的敏感反应点，用较轻的手法即可获得反应，而非敏感反应点（区），较轻手法就反应甚小。治幼儿病，不论补泻，手法都比对成年人轻。再说补泻与手法的进行方位置的确有关系，但不一定千篇一律的右转补、左转泻逆经补、顺经泻。应该是：顺管道组织内容物排出方向推送、旋摩搓为泻，而反其方向则为补。管道排出方向向左或顺经，则按摩手法左转、顺经为泻，反之为补。若管道组织排出方向向右或逆经，则按摩手法右转、逆经为泻，反之为补。至于非管道组织的许多敏感反应点（区），事实上是给以一定刺激量即起调节作用，可补可泻，不存在左转右转的问题。与刺激量的轻重和刺激时间的长短，倒的确有一定的关系，但也不是呆板的。只有单从经络循行路线那个角度来考虑，可以承认有顺经泻、逆经补的事实。还应指出：补、泻与顺逆有辨证的关系，对管道与经络路线都是如此。动脉截压法，是一逆也泻，对胃肠道，一般的顺也补（加强胃肠功能）。此外，还有随呼吸定补泻的。以为呼气时真气下沉，随手按下为补；吸气时，真气上升，随手压下为泻。这种说法，也有无病。呼气，是排除废气，其本身似应属于泻，吸气是吸入新鲜空气，其本身似应属于补。呼气为下降，吸气为上升，对习惯于气功者，的确如此，对一般人就不一定如此。呼吸活动，可引起肺膈胸胁腹腔的活动，影响血液的流动，并使内脏受到一定程度的挤压和起回弹作用，是事实。呼气时，减少了压力，有关器官松弛缓和，而手压下，而手活动其组织，但也有舒缓的作用。吸气时，增加了压力，有关器官紧张，较不易压下，相对用力可较而有痛，但也可一定程度活动其组织这些情况，我们肯定是应该利用的，其结果如补或泻，就不那么绝对。而且这些情况，对四肢、背部、头颈等处，没有多大影响。据我所见，一般针灸、按摩医生不分做呼吸是补泻，效果很好。

　　述后指示，如果我们可以把补理解为加强有关器官、有关通路的功能、增进营养，而把泻理解为加强对病原、病理产物、体内多余物质的排除的话，那么补泻是不可分的，是同时存在的，是并用的，可以说，无补不成泻，无泻不成补。Ⓐ矛盾的两个方面，相反相成，对立统一，要抑制某种功能，必然加强对其起抑制作用的另一种功能；要排除某种东西，就必须加强有关排出通路的功能，这是要泻非补不可。人体有关器官是互相联系的，新陈代谢是不可停止的，要加强有关器官、系统、组织通路的功能、增进营养，必须加强流动、排除代谢废物，这是要补非有泻不可。脾胃虚弱的人，要加强脾胃功能，

订号：72—67 货号：37—241（文化72.9）

是补。同时，这种人往往易于伤食、伤水，要及时帮助其排除，是泻。这是虚症兼用补泻的例子之一。身体强壮、基础好的人生病，主要是排除病原。但是，既然身体强壮、基础好，为什么生病呢？一定是全身虽绝大部分强壮，而某一局部却抵抗不了病原的侵袭，那吗，这一局部仍需要得到支援与加强。这是实症兼用泻、补的例子之一。Ⓑ、如前所述，刺激某些部位，本来就兼具补、泻两种调整作用，不可能是单一的。Ⓒ、如此说来，是否在任何时候补、泻都是均等的呢？那也不是。矛盾的两方面，总有主次。从根本上讲，补是主导方面，是最根本的，而泻是次要方面，但也是不可缺乏的方面。因为，加强主观战斗力，加强内部积因素，在任何时候，总是根本的主导的。从针对具体病情、具体的人作具体运用讲，则在一定的情况下，一定的阶段，补、泻容许有所偏重。如对虚人，首先着重补其全身主要的先后天基本功能，以建立斗争的坚实、巩固的根据地。对体实的人，由于其总根据地已较巩固，只着重加强对病位局部的支援与局部本身的战斗力及排除病原逐出的制敌。对危急病人的抢救，可能是迅速加强某种生命性的官能功能（如心肺功能），也可能是迅速帮助排除某种病原，视情况而定。但都同时有补、有泻。可有所偏重，却不能有所偏废；扶正以驱邪，或驱邪以扶正。都有扶正，都有驱邪。扶正是根本，驱邪也必不可少。着重扶正的阶段，对邪的斗争也并未停止。着重驱邪的阶段，也不能单纯依靠外力去驱邪，把正放在一边不理睬，至少得通过机体的"正"作为内因起作用，才能驱得了邪。同时，驱邪的过程，又是"正"不断增长的过程。

这里还要指出两点：Ⓐ补泻二字，不应简单地落实到补药泻药上。补药泻药的作用是相当复杂的，补药也可以有泻的作用；泻药也可以有补的作用，特别是中药是如此。[redacted]一方面是由于药性不是单一的，另一方面是由于病情和个体差异性是多样化的。津液枯少性质的便秘，可用芝麻通便，芝麻也是补药，还可另用某些补[redacted]药，使其肠道多生津液以解除便秘。大黄是泻药，只要用法(炮制与用量)恰当，也可作为苦补健胃剂和收敛止泻剂(大黄既含鞣酸也含泻素)。小儿疳积，一般是虚证，但也需要通过化积，故常见中医处方于健胃药外，有驱虫通便消积药，这些是随便举的例子，类似的尚多。[redacted]也还有另外一些例子证明，如果用药与病情不合，则补药不仅不能加强某些器官的功能，反而成为某些器官的负担，或抑制某些器官的功能，阻塞某些正常通路，补充不了营养却成为多余或损害营养。"泻药"不能驱邪，反而使邪内陷或加重(泻药包括吐下消各种药)。这就是说补药的效果，可补，可泻，可无补于正常功能，乃至损害正常功能；泻药可泻，可补，可无助于驱邪，乃至加深邪的危害。所以补和泻，应该是指的对一个阶段的效果来说，即对一个阶段的治疗效果来说，而不是指的某一时

订号：72—67 货号：37—241 (文化72.9)

药，若干药物（也可能是一味）成为达到一个战役（阶段）补或泻的效果要求的工具，而不效果要求的本身。若干战役组合共同完成调动内部积极因素消灭病敌的战略目的。同样的道理，在按摩来讲，补泻二字也不应简单地落实在某个手法上。关于这一点，前面已有论述⑬。将补和泻作为阶段性的战役效果要求看待而不是作为简单的手法看待，这就可以围绕这两个效果要求，灵活地想出许多符合唯物辩证法的科学手法，而不会机械唯物论地见虚就补，见实就泻，就可不为成法所限制，创造许多新手法。更可纠正有主温补、有主攻下、有补脾胃，有主滋阴之偏，结束几百年来的聚讼。

这样，我们可以再进一步研究补、泻与调整有关器官、系统、组织的功能和通路法的关系和对两种提法作个比较。补或泻的效果是怎样获得的？它只有通过调整有关器官、系统、组织的功能和有关通路的功能才可能获得。也就是只有通过调动内部积极因素的两大法才能获得。从提法上讲，调整有关器官、系统、组织的功能和有关通路的功能，比补泻二字，概念更为清晰明确、准确，更与生理解剖病理相适应，更与防病治病的整个战略部署的一贯性相适应，也就更富于唯物辩证法的科学性。易于抓住纲，少发生误解，并便于灵活运用。

我这样讲，并不是否认补泻效果的客观存在，那是没有常识的人的说法。我也主张批判地吸收前应用补泻的经验教训，作为一笔宝贵财产。但是，我主张补泻作为阶段性效果要求而存在。调整有关的官、系统、组织的功能和通路法，才是贯通性的纲领，才能御依纠正温补、汲下、解表、涤阴各派之偏。

(二)"调法"本是一个相当笼统的概念。为什么需要"调"？不外乎有所阻滞，经气不能交通，或强弱失常，失去应有的平衡，或某种恶性刺激，引起功能通路的混乱。如何"调"？仍不外乎调整有关的官、系统、组织的功能和通路功能。"调整"包括加强或抑制，去其阻滞，清其混乱。

(三)"温法"和"清热法"，是包括传统文间在内都比较强调的提法，具体用于按摩，也有所效佳。但是，在我看来，也不过是调整有关的官、系统、组织的功能和通路功能的两个具体方法而已。而且不要过于简单地理解为去寒、清热。Ⓐ凡对机体进行磨擦，或使机体作某些运动，都可产生热能，从而可使寒冷的感觉消失，而且由于促使体液循环加速、有关部分松软，物质代谢提高、生物氧化过程加强，神经兴奋性降低，有助于淋巴、静脉、渗出、毒、菌、吸收和排泄病理产物与废物，促成损伤组织再生和愈合、软化变硬的组织。那么清热呢？也不过是指两方面的作用。即通过一定的刺激，使机体加强散热以降温，和加强机体消灭病菌、清除造发热发烧的病原及其后果。所以说温法与清热法都是通过

订号：72—67 货号：37—241（文化72.9）

调整有关的官、系统、组织功能和通路功能而取得的。而且其产生的效果，表面看来是不同，其很多实际作用实际是相同的。③、当然，我也不认为温法与清热法是一回事，特别是体现在中医用药方面，有很大的差异，注意和掌握那种差异，非常重要。因为，不同的病、不同的人，虽则调动内部积极因素去战胜疾病的原则是相同的，调整哪些的官、系统、组织的功能和哪些功能以收异途同归或异途异归之效，则是不同的。否则，岂不成了千篇一律了。但是，这种不同，决定于从多方面的综合考虑、综合处理，而不是简单地以某一味药、某一按摩部位或按摩手法定"温"或"清"。所以，中医不单讲药，要理药、方、法的备辨证考虑。同样，按摩不能单讲部位、手法，要将理部位、手法、组合、步骤，数备辨证考虑。作用于人体的某些部位的一些手法所起的作用，实际上是一种调整作用，可补可泻可温可清，而不是仅仅其中某一种。例如感冒清热法与上、中、下焦清热法，就必不相仅只能清热不能去寒，实践证明，也是可以去寒的。而且，寒热的根源，还不能仅仅靠这几个手法，必须有更多的综合考虑。

④"通经活络"这个提法中的经络，如单指针感路线范围是太窄了，如按我在前面一篇文章所解释的内容，则可包括"通路法"的作用对象。但"通""活"两字，仍难以全面概括"通路法"的内容和作用。因为"通路法"包括加强、抑制、逆用、顺用等多种调节作用，并

和调整有关的官、系统、组织的功能密切关联，不单纯是一个"通""活"。同样，"活血化瘀"这种提法，也远不如通络法全面。通络法的对象不止"血"，其方法不止"活"，其效果也不止"化瘀"。当然，如果把"通经活络"和"活血化瘀"仅作为"通络法"的具体内容之一，是可以用的。

(五)"痛者不通，通者不痛"。成都名按摩医生黄方晋常常强调，广泛运用于诸病。我们经常相似和重视，也在以常相似和重视作为按摩诊病、治病的重点加以考虑。近年来对针刺、按摩用于手术镇痛的原理讨论，也有人提出通与不通的斗争，我也认为是有道理的。但是，痛者固然由于不通，不通之危害却不止于痛；"通"固然可以止痛，通的作用却不止于止痛。否则把"通"字的意义和作用狭隘化了。有所阻滞瘀积则不通，有所损伤、切断则不通，有所混乱、颠倒则不通。人体各部相依相存，周流循环。不通，则失其依存制约、断其循环交换。小处不通则局部病，大处不通则全身病。病的后果、症状多种多样，红肿热痛、机能障碍、先天功能失常乃至消失，组织坏死，岂止痛而已。还应指出，不通可以成病，欠通、过通、乱通等种种不正常的通，都可成病。应用通络法不但可以去其阻滞瘀积，修复损伤、切断，理清混乱，纠正颠倒，而可调整过与不及，使依存制约、循环交换归于正常，病安得不愈。当然，这里说的通络法，须是与调整有关的官、系统组织功能同时进行的，才会有这么好效果。本来不通的产生与症状的形成，就总是与有关的官、系统、组织的功能不可分，治疗起来，也就必不可分。

3、以上讲提出"通路法"的重要性，也同时讲了调整有关的官、系统、组织功能的重要性。因为两者是不可分的，也是不应分开来讲的。不过单就通路法而言，我还愿意指出下列三点。

(一)、通路法的提出，是接受了前人的实践经验，又以新的实践经验为基础的。特别是修文同志的家长实践经验，促成了诞生。反过来用于实践，大白积返仍端……等等，立地见效，效果优良。超过一些老名按摩医生，破除了一些迷雾。

(二)、通路法的内容，在唯物辩证法的指导下，得到充实、发展、提高。使其与调整有关的官、系统、组织功能的关系明确起来，使吐咳下滑……诸法有了个纲，补泻调法也就更清楚。有利于纠正医学史上古亦合做的偏缺。

(三)、通路法的提出，对调整有关的官、系统、组织的功能，是一个有力的补充，对调动内部积极因素防治疾病，是一个具体的、重要的充实。

修传教 1972年11月2日于誉城。

保健按摩口訣 ——按摩技术資料之一——

(一)概說

保健按摩法(註一)，保健為革命，一日兩三次，早午晚施行(註二)，久久勿懈怠，疾病自难侵(註三)。全身洗乾澡，要穴酌另增(註四)，因病添手法，加強目的性(註五)。

註釋：(一)原由人民体育出版社出版济南谷岱峰编《保健按摩》一书，许多人用来防病、治病，收到相当效果。谷岱峰的办法，实际上是《床上八段錦》《内功养生法》的简化，忽略了一些重要东西，故效果还不够理想。这里是参照《保健按摩法》、《床上八段錦》《内功养生法》及武术家保健诸法、现代解剖生理学，加以编写成这个口訣，供参考、記忆、运用，特别宜于体弱不能作剧烈运动者，一般人也适用于无病保健、有病治病。

(二)每日早起前、中午休息、晚睡前各作一次，因工作安排不开者，早晚各作一次。

(三)此法要求長期坚持，短时间不能見大效。

(四)全身表皮乾搓乾擦，可以保持汗腺皮脂腺暢通，加強皮肤肌肉对细菌、病毒的抵抗力。除皮肤病、疮毒部位而外皆可搓擦，但只这样还不够，必须针对具体情况，酌另增加重要部位、穴位。

(五)不同的病，增用不同的手法。

(二)准备

闭目(註一)向東坐(註二)，宁心以养神(註三)，哈气三五口，吐故以納新(註四)，坐处勿当风，莫使感冒侵。

註釋(一)半闭目，这是古法，大约为了少分心。

(二)向東坐，有向太阳的意思，也有人解释与地磁方向有关。可根据具体情况处理。

(三)作保健按摩时，要求用心专一于此事，效果才好。

(四)作胸式呼吸3—5次，口吐鼻吸。

(三)上肢部(註一)

掌面並掌背，搓擦温热生(註二)，再搓全上肢，一十六遍停(註三)。内側向上引，外側向下行，为了消肿脹，一律向上行(註四)。若加揉捏搽，作用透更深(註五)。

註釋(一)保健按摩从上肢开始，是先使上肢灵活，才好用手摩全身。

①

（二）先将手背手掌搓热，是为了不用冷手摩金分，如係热天可省去这道手续。

（三）十六遍，只是一个大概数字，不一定那么死板，後同。

（四）凝肉、疮毒、烧烫伤、血行不畅等造成的肿胀，都只能向上推，向下推就会推愈肿。伤部不能按摩，只从伤侧伤前推起。

（五）揉捏拨才能深透肌肉。肿胀、凝肉、风湿，都要加，效果才好，揉捏拨与推搓反复进行。

（四）頸部

頸項通大脑，向下連全身，（不）論何种病，此处应先行（註一），重拨頸側筋，揉动医风、明（註二），捏合手全後項（註三）臂丛治諸病（註四）。

註釈（一）頸項為高級中枢与全身内外联系和十四经上連头部下連全身的通道，故非常重要，宜先拨动周围一轉内部的筋為主。

（二）頸側筋，指頸側粗而硬的筋，为検查与防治忐冒的緊要处。医风在耳垂珠后窩中，隔一粗筋的后脑中，即為医明，忐冒、头昏痛、失眠、耳目鼻病，此两处為反应点与防治点。

（三）合手捏后項两側，自上而下，防治忐冒、头昏痛失眠、耳目疾上肢心肺諸病，血压不正，虚损，宜多几遍。

（四）臂丛神経在頸圈骨上窩中，胸鎖乳突肌后脚后面一股硬筋上，主治諸般百病。

（五）面部

双手猫洗脸，路径要分明，从額傍鼻下，週向耳上行，順手还額上，週环不要停（註）

註釈，大约也是十六七遍。

（六）目鼻区

双手开天门（註一），日月两边分（註二）再推眉棱骨，大揉太阳精（註三），彈拨眉中筋（註四），揉拨眼眶匀（註五），順手揉鼻側，睛明迎香擒（註六）如此作数遍，效力始能深，热手温双目（註七），开目左右瞬，一瞬一回正，各作六次停（註八）或添上下視，酌情以人施行（註九）。

註釈（一），双手中指从額中往頂心上下錯推，清醒头目

（二），双手三、四指从額中往两边額角分推，清醒头目，防治

②

头目鼻病

（三）用掌根外侧、以太阳穴为中心、揉包括耳上部在内的周围一大片、对目鼻头耳面均有重要作用。

（四）眉中筋、起自眉头、横行至眉中、然後向额角斜行、上于顶角、为析查角防治神经官能症及目疾的重要部位。

（五）眼眶周围一轉都有細筋𠄌、可用指甲輕拨、以防治目疾。内上角一处、揉之酸脹、久揉則目脹思睡、主治失眠。下眶中部有个小缺、揉之痠脹特甚、主治目疾。

（六）鼻侧用揉不用搓。

（七）闭目以搓热的双手温双目、热症不宜用。

（八）向左轉眼珠、再向正中看、再向左轉、如此五六次、再向右轉。

（九）向上下轉眼珠、加了更好、不加也行。

（七）头发及头部

搔发十二次、勿逆只許順、搔毕再重抓、方向一般行（註一）虛实皆可用、护发头脑清、若治头昏痛、重搓效更胜（註二）

註釈（一）从头顶部向四方順着头发的長势搔发根、一般不宜倒搔、搔毕再抓、抓的方向相同、只抓一次、但高血压、头昏脹、可多抓、重抓、后头部至后頸窩、尤应多抓。

（二）头昏痛、重搓揉擦效果更好、此系专用手法。

（八）耳部

耳周齐揉拨、不可遺一分（註一）耳壳全部搓、影响及全身（註二）上提复下墜（註三）、闭音又开音（註四）、左右鳴天鼓、二十四度闻（註五）

註釈（一）耳周包括耳门前縫、耳上一团細筋、耳上横綫、耳後縫、耳垂珠后窩、不仅防治耳病、对目、头、肝胆及志皆有作用。

（二）揉耳壳、对全身有影响、冬季又可防耳凍。

（三）上提耳尖、下扯耳垂珠各一二下。

（四）用个指头鉗耳眼、舒开再鉗、如此三四次。

（五）掌根按住耳眼、个中指相交彈打脑后、耳中可听到敲鼓声。

（九）口腔部

叩齒三十六、闭齒又闭背（註一）、用劲皆咬牙、护齒此最灵（註二）天堂、内外齒龈、舌力攪摩匀、活血又化瘀、口腔病不生（註三）鼓漱未唾涎、举臂三吞津（註四）

註釈（一）上下牙齿互相敲打、勿太重、三十六是大概数、可到四五十。

（二）保护牙齿、只靠刷牙与叩齿、都不够、解大小便及用劲、都咬緊牙、效果极好、到老牙健。

（三）要尽力用舌把上顎、舌下、上下牙齿腔内、上下牙齿腔外与唇内頰内，都攪摩到，使舌上下顎膛、上下齿齦的内外，頰内、唇内不致瘀血行滞，唾腺暢通，並冲刷口腔病物。

（四）吞津时吞臂，气易下流，唾液具有攪拌食物、分解淀粉、殺菌消毒，冲洗口腔等作用。如唾液中含有结核菌及病毒的病人，不宜吞。

（十）背部

反手揉腰眼、二三百次行、双手再横擦、命门百次温（註一）、然後擦中线、尾骨至背心。反手再揉拨、脊側两肉埂（註二）滑舒肩大肌、左右数次行。

註釈（一）腰眼、软腰两側陷中，用腕背压揉。命门、正中对肚臍，在腰二椎下，动作是双手又連横搓腰部。

（二）揉拨脊柱两側的肉埂埂，适治内脏及背腰諸病。

（十一）胸腹部

胸腹内脏多，部位宜分明，胸内肺与心、食道穿膈行、右肋腔内肝与胆，左肋腔内胃脾存、十二指腸右上腹，胆管胰头相連生、一般胃在左上腹、胰体多被胃遮孔、臍連肝膀腹动脉，臍周围是小腸存、大腸起自右下腹、小腹周围框状形，小腹中部略下处，子宫及其附件存，肾脏位在腰三角，膀胱耻骨后上存。腿沟夫联组织多，泌尿生殖下肢循。

1.通用于沐浴法——鎖下至腿根、斜线交叉行、约共二十遍、搓热以為准。

2.胸肋心肺保健——揉拨胸中线、开胸两边分、鎖骨下凹槽揉拨两边行，大搓全胸肋，胸肋膜炎尽（註一）

3.腹部消化系统通用法——双手舒帶脉（註二）三指压阑门（註三）、揉了小腹揉臍部、右、左上腹分揉准（註四）、肝胆脾胃依次揉、活血去瘀以生新（註五）

4.泌尿、生殖及其他通用法——双手透点全腹部、中线压揉不可忽、中线近側很重要，再揉腿沟与耻骨。（註六）

以上の点伎选择，用与不用因人设（註七）

註釈（一）肺结核吐血期、禁用胸部大搓大揉、心脏病較重者，心区

⑭

忌按摩。

（二）、带脉筋、指軟腰部肌肉。

（三）、阑门在脐上、平左右肋下边沿，在其联綫中点、内有腹动脉、横結腸、小腸。

（四）、如有胃腸潰瘍病、潰瘍区忌重揉、左上腹為胃区、右上腹為十二指腸区、宜分别揉、各揉100轉以上。小腹一般順时針方向、腹瀉反时針方向。上腹相反。

（五）、肝胆脾及胃的大部在肋腔内、宜沿肋腔边緣向内扣揉、從右肋弓至左肋弓依次进行，胰在胃後、重压揉胃即行、胰腺炎不宜刺激胰本部。

（六）、点压宜深透、用双手三指点、潰瘍区不宜重点压。全腹点压外、中綫和中綫两边近側是重点压，还要加揉法。腿沟与恥骨、皆有细筋，宜撥动。這些手法对泌尿、生殖系统病及消化不良腹瀉、都有良好作用。

（七）、手法比較多、一般人不必都用上、可根据本人具体情况选用一部份，无病的人、只用干沐浴法也就行了。

（十二）調气、活腰

調气再守神（註一）默想气运行（註二）吞津又三次（註三）托腰半轉身、左右各数次、双目往后盯（註四）、托天单双拳（註五）低头搬足頞（註六）。

註釋、（一）、經过前面一段时间的按摩、已有相当运动量，故需再一次調正呼吸和供心专一。

（二）、默想气从胸腹直下会阴轉尾部、背脊、后脑、前頂再至鼻部、这是气功的生理电流通途径、可試作、不願作亦可不作。

（三）、此时如有口水、仿照前面办法、分三次吞下去。

（四）、用腕部托衬在腰部、半轉身往后看、几次即可。

（五）、手掌向上作托物状、先单手左右操作，再双手同时向上托並向下輕压頂部、各数次即可。

（六）、坐于床上、足打伸、双手搬足尖十次左右、对腰及上下肢关节軟紧、均有鍛鍊作用。

（十三）下肢部

搓擦全下肢，十六七次行（註一）揉捏上下走（註二），抱推下上行（註三）血海与陽陵、三里並三阴、再加湧泉穴、揉拨百次行。（註四）

註釋、（一）即全下肢干沐浴法。

（二）下肢肉厚，用自上而下、自下而上的揉捏法才能深透。

（三）双手抱住往上抱推、专用于消各种下肢肿脹、参看上肢部的註釋、无相应症状者、可以不用。

（四）血海区包括膝上腿内側中部一大片、对生殖、泌尿、血循均有影响、对湿疹、下肢瘫痪亦有一定作用、阳陵泉区、包括膝下外侧腓骨小头前下一大片、对偏头痛、胆病、下肢病、有一定作用。足三里、包括膝下三横指起的胫骨外侧一线約五横指長一段、上对胃、腸、阑尾及下肢、均有重要作用。三陰交区、包括内踝上胫骨后一线約四横指長一段、对肝、脾、腎諸經均有作用、均用揉拔法。涌泉穴即足掌心、影响腎經、並可上达头頂、用搓法。以上五处、為有名的保健穴。

(十四)、結尾

起床略散步、踊足抖全身（註）

註釋：以上各法、皆在床上作。完後、下床略散步、再以全身重心移于一隻腳、輕輕抖动全身、左右腳換着做、患脏下垂者禁用。

以上各法、如因时间不夠、不能全作、可酌情減少。

金堂百货公司医务小组编印
1972年8月

(6)

触诊资料表汇

(一) 某些神经系统反射临床检查法

反射名称		检查方法	反应	反射弧中枢所在地
瞳孔反射		光照眼睛	瞳孔缩小	中脑
角膜〃〃		轻触角膜	眼睑闭合	延脑
肌腱反射	肱二头肌反射	叩击肱二头肌腱	手屈曲，肘关屈曲	脊髓颈第5~6节段
	膝〃〃	〃〃股四〃〃〃	小腿伸直	〃〃腰〃3~4〃〃
	跟腱反射	〃〃跟腱	足向跖侧屈曲	〃〃骶〃1~2〃〃
腹壁反射	脐上	擦划脐以上腹部皮肤	腹上部肌肉收缩	〃〃胸〃7~8〃〃
	平脐	〃〃〃水平〃〃〃	〃中〃〃〃〃	〃〃〃〃9~10〃〃
	脐下	〃〃〃以下〃〃〃	〃下〃〃〃〃	〃〃〃〃11~12〃〃
提睾反射		〃〃大腿内侧〃〃	睾丸向上提	〃〃腰〃1~2〃〃
足跖反射		〃〃足跖皮肤	五趾屈曲	〃〃〃5~骶1〃〃

(二) 内脏病时的牵涉痛区图（扎哈林—海德氏二氏带）

C—颈
D—胸
L—腰
S—骶

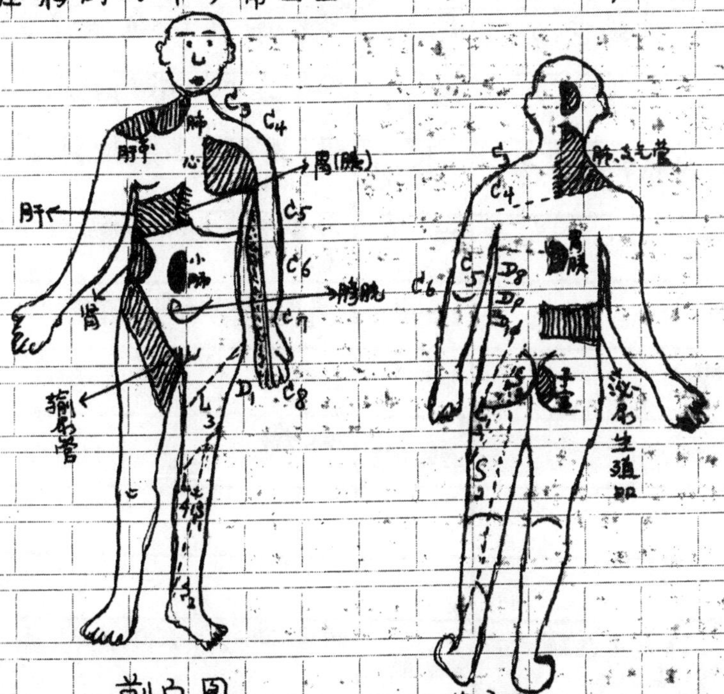

前面图　　背面图

(三) 阑尾压痛点

1、两髂前上棘连线的右中1/3交界处，即阑尾根部投影处，又名兰兹氏点。

2、右侧髂前上棘和脐连线的中下1/3交界处，又名马克本氏点。

或云：一般均在髂前上棘与脐连线的中、外1/3交界处。妇女妊娠期压痛点随妊娠月份增长而随同上升。

3、阑尾穿孔性腹膜炎，常在发病24小时以后发生，右下腹压痛范围扩大，有反跳痛及肌紧张。若腹膜炎侵犯整个腹腔，则出现全腹疼痛与压痛、反跳痛、肌紧张，体温明显增高。

4、阑尾周围脓肿，多在发病2~3天发生，右下腹有肿块、压痛、体温增高。

脊柱正中一线触诊及主治穴位

触诊部位	穴名	主治
第一、二颈椎间，入发五分	哑门穴	脑性瘫痪、头痛、癫痫、精神病、聋哑.
第七颈椎与第一胸椎间	大椎穴	一切热性病、感冒、疟疾、咳嗽、背痛、支气管炎、哮喘、癫痫、精神病、血液病.
第一、二胸椎棘突间	陶道	疟疾、头痛、项背强痛、癫痫、精神病.
第二、三〃〃〃〃凹陷处	无名	精神病.
〃三、四〃〃〃〃	身柱	腰背痛、精神病、小儿癫痫
〃四、五〃〃〃〃〃〃	巨阙俞	支气管炎、哮喘、心脏病、神经衰弱、肋间神经痛.
〃五、六〃〃〃〃	神道	神经衰弱、背痛、咳嗽、肋间神经痛、疟疾.
〃六、七〃〃〃〃	灵台	哮喘、支气管炎、腰背痛、胃痛.
〃七、八〃〃〃〃	至阳	肝炎、胆囊炎、胃痛、肋间神经痛、腰背痛.
〃八、九〃〃〃〃〃〃	八椎下	疟疾
〃九、十〃〃〃〃	筋缩	肝胆病、腰背痛、胃痛、神经衰弱、癫痫.
〃十、十一〃〃〃〃	中枢	腰背痛、胃痛、食欲不振、视力减退、黄疸
〃十一、十二〃〃〃〃	脊中	癫痫、黄疸、腹泻、小儿脱肛、痔.
胸十二椎下		
第1～2腰椎棘突间	悬枢	腰背痛、消化不良、肠炎腹泻
第2～3〃〃〃〃〃	命门	腰痛、头痛、耳鸣、遗尿、遗精、阳萎、白带、子宫内膜炎、肠炎
第3～4腰椎棘突间	下极俞	腰部疼痛、腹痛、膀胱炎、痔.
第4～5〃〃〃〃〃	阳关	腰骶部疼痛、下肢麻痹、瘫痪、月经不调、遗精、阳萎、肠炎腹泻.
腰5椎下	十七椎下	腰腿痛、下肢麻痹、痛经等.
骶1椎〃		
〃2〃〃	腰奇	癫痫.
〃3〃〃		
〃4〃〃		
〃5〃与尾骨连接处在骶管裂孔中	腰俞	腰骶部痛、下肢麻痹瘫痪、月经不调、痔、脱肛.
尾骨端下5分	长强	腰背痛、痔、脱肛、便血.

夹脊穴的部位与主证（夹脊中线两侧各5分）

部位	穴名	主证
第一颈椎两侧（平棘突或棘突下）	一颈椎	神经衰弱、失眠、头痛、枕大神经痛、脑炎后遗症、癔病、癫痫、精神分裂症
〃二〃〃〃〃（〃〃〃〃〃〃〃）	二〃〃	头痛、颈项强痛
〃三〃〃〃〃（〃〃〃〃〃〃〃）	三〃〃	口腔炎、口腔溃疡
〃四〃〃〃〃（〃〃〃〃〃〃〃）	四〃〃	甲状腺机能亢进、角膜炎、结膜炎、近视、远视、散光
〃五〃〃〃〃（〃〃〃〃〃〃〃）	五〃〃	咽喉痛、声音嘶哑、失音
〃六〃〃〃〃（〃〃〃〃〃〃〃）	六〃〃	鼻炎、副鼻窦炎、嗅觉迟钝。高血压、咽喉炎
〃七〃〃〃〃（1.平第7颈椎两侧 2.第七颈椎下两侧）	1.七颈椎穴 2.定喘穴	①急慢性扁桃体炎、喉炎。②支气管炎、感冒、发热、扁桃体炎、哮喘、肺结核、高血压、癫痫、癔病、神经分裂。
第一胸椎棘突下旁开5分		全身关节痛、骨结核、发热、疟疾、肢体麻木。
第二胸〃〃〃〃两侧		感冒、全身游走性疼痛、肩胛痛、疟疾。
〃三〃〃〃〃〃〃〃	肺热穴	肺炎、支气管炎、哮喘、咳、肺结核、胸痛及肺与支气管炎症。
〃四〃〃〃〃〃〃〃	胃热穴	胃炎、胃溃疡、胃痛、胸痛、胸闷、咳、喘、不思饮食、失眠。
〃五〃〃〃〃〃〃〃	肝热穴（中喘）	1.心血管病——心律不齐、心慌心跳。2.神经系统——癔病、神经分裂症。3.肝炎、胆囊炎。4.急性乳腺炎、口腔炎。5.盗汗、冷汗。5.哮喘、支气管炎、背痛、胸痛。
〃六〃〃〃〃〃〃〃	脾热穴	1.脾肿大，消化不良、[illegible]胰腺炎。2.脱发、头发脱落或脱屑。3.[illegible]
〃七〃〃〃〃〃〃〃	肾热穴	1.肾炎、膀胱炎、前列腺炎、泌尿系感染。2.血液病的出血或出血性疾病。3.皮肤病的湿疹、荨麻疹、皮肤搔痒及牛皮癣。4.呃逆。
〃八〃〃〃〃〃〃〃		皮肤病、如牛皮癣、手癣、脚癣。食道狭窄。
〃九〃〃〃〃〃〃〃		①、肝炎。②、头痛、头晕、失眠、肋间神经痛。③、糖尿病、外生殖器病。④、甲状腺机能亢进。⑤胰病。
〃十〃〃〃〃〃〃〃		①、肝炎、胆囊炎、黄疸。②、遗尿。③头痛、坐骨神经痛。
〃十一〃〃〃〃〃〃〃		①、脾肿大、胆囊炎、神经痛、慢性消化不良、腹泻。②、子宫脱垂、脱肛。③、神经衰弱的癔病、精神分裂症。
〃十二〃〃〃〃〃〃		肠炎、胃痛、痉挛病、慢性消化不良（急性亦可）。
第一腰椎〃〃〃〃〃		浮肿、尿闭或失禁。
〃二〃〃〃〃〃〃 或第二、三腰椎两侧	肾俞	①、泌尿生殖系统病的肾炎、膀胱炎、前列腺炎、阳萎、遗精、早泄、阴囊湿疹、妇科病。②、神经衰弱的失眠、多梦、耳鸣、耳聋。③、腰腿痛、下肢瘫痪。
第四五腰椎两侧		直肠肛门病、痔疮、脱肛、便秘、腹泻、肠炎、痢疾、坐骨神经痛。
骶椎两侧		骶髂关节炎、腰骶痛、坐骨神经痛、腰腿痛、下肢瘫痪。
尾椎两侧		脱肛、痔疮、会阴痛、小腹痛。

京.37—241（文化71.8）

夹脊5分穴位补

触诊位置	穴名	主证
第一骶后孔中	上髎	睾丸炎、附件炎、月经不调、小便不利、泌尿生殖系疾病 下肢痛、坐骨神经痛
〃二〃〃〃〃	次〃	痔 神经衰弱
〃三〃〃〃〃	中〃	
〃四〃〃〃〃	下〃	
尾骨下端两旁，距正中线约5分处	会阳	经期腹痛、白带过多、阳萎、 腹泻、 痔。

夹脊一寸穴位

触诊位置	穴名	主证
大椎穴上2寸，旁开一寸	上百劳	咳嗽、落枕、项部扭伤、产后身痛。
大椎穴旁开1寸处	喘息	喘息 荨麻疹

夹脊一寸三分穴位

触诊部位	穴名	主证
大椎穴旁开1.3寸	下百劳	背痛、落枕、淋巴结肿、肺结核、支气管炎、咽喉炎。
哑门旁开1.3寸入后发际5分凹陷处	天柱	后头痛、颈项强痛、 神经衰弱、癔症。

[illegible]：87—241（文化71.8）

脊柱正中线旁开一寸五夹脊肌腹上穴位部位与主证

部位	穴名	主证
后项大筋两外侧平耳垂、入发	风池穴	头痛、偏头痛、眼科病。 鼻炎、感冒、中风、偏瘫、耳聋、耳鸣、头痛、偏头痛、眼病。
第二颈椎两侧1.5寸，或云1.3寸，平哑门，入发5分	天柱穴	后头痛为主的头痛、颈项强直痛、落枕、咽喉炎、神经衰弱、癔病。
平大椎旁开1.5寸	外定喘	哮喘、支气管炎。
第一、二胸椎间旁开1.5寸	大杼	肢体麻木、关节炎、骨结核。 肩背痛、落枕、支气管炎、肺炎、胸膜炎。
第二、三胸椎间旁开1.5寸	风门	感冒、流感、支气管炎、 荨麻疹。
第六、七胸椎间〃〃1.5寸	督俞	胆囊、头昏神经衰弱腹痛。 心内膜炎、肠鸣、腹痛、呃逆
〃七、八〃〃〃〃〃〃	膈俞	各种慢性出血病、咯血、呃逆、神经性呕吐、皮肤搔痒、荨麻疹
〃八、九〃〃〃〃〃〃	胰俞	糖尿病、肋间神经痛、胸膜炎、支气管炎。
〃九、十〃〃〃〃〃〃	肝俞	肝胆病、眼病、高血压。 胃病、神经衰弱，肋间神经痛。
〃十、十一〃〃〃〃〃〃	胆俞	胆囊炎、坐骨神经痛、风湿性关节炎、 肝炎。
〃十一、十二〃〃〃〃〃〃	脾俞	胃肠、胰腺疾病、血液病、胃炎、胰腺炎。 肝炎、水肿、荨麻疹、慢性出血病、肢体无力等。
第十二胸椎、第一腰椎间旁开1.5寸	胃俞	消化系统疾病，如胃炎、胃痉挛、胃下垂、消化不良等。 肝炎。
第一、二腰椎间旁开1.5寸	三焦俞	腹水、水肿、腹泻、 胃痛、消化不良、肠炎、肾炎、神经衰弱、腰痛、遗尿等。
〃二、三〃〃〃〃〃〃	肾俞	腰痛、耳鸣、遗尿、遗精、阳痿、失眠、肾炎、神经衰弱。 肾炎、月经不调、慢性盆腔炎。
〃三、四〃〃〃〃〃〃	气海俞	腰痛、痔疮。
〃四、五〃〃〃〃〃〃	大肠俞	肠炎、便秘、痢疾。 肛门疾患、腰痛。
[illegible]	[illegible]	[illegible]
第五腰椎与第一骶椎间旁1.5寸	关元俞	腰痛、肠炎、膀胱炎、附件炎等疾患。
第一骶椎下旁开1.5寸，平第一骶椎孔，当髂后上棘内缘与骶骨间凹陷处	小肠俞	痢、肠结核、遗尿、尿频、泌尿系统病、遗精、盆腔炎、肠炎、便秘、坐骨神经痛、腰痛。
第一骶椎下平第二骶骨孔旁开1.5寸	膀胱俞	膀胱炎、遗尿、泌尿系病、月经失调、腹泻、便秘、腰骶痛、坐骨神经痛。
第三骶椎下平第四骶骨孔旁开1.5寸	白环俞	坐骨神经痛、骶神经痛、子宫内膜炎等。
第三、四颈椎间旁开1.5寸	新识	颈项强、咽喉痛、后头痛、肩背痛。
正对风池，在第四颈椎横突尖端，后发际下1.5寸	新设	后头痛、落枕、项部扭伤、咳嗽、呃逆。

20×25=500　　第　頁

賓号：37—241（文化71.8）

夹脊二寸、二寸三穴位

触诊位置	穴名	主证
大椎穴旁开2寸	肩中俞	肩背痛、落枕、支气管炎、哮喘。
大椎穴〃〃2.3寸	[illegible]	中风、半身麻痹。

夹脊三寸穴位

触诊位置	穴名	主证
一椎下旁开3寸	肩外俞	肩胛痛
二〃〃〃〃〃〃	附分	肩颈强痛。肋间神经痛。肘臂麻木。
三〃〃〃〃〃〃	魄户	肺结核、支气管炎、哮喘、胸膜炎。肩胛痛。呕吐。
四〃〃〃〃〃〃	膏肓	肺结核、支气管炎、胸膜炎。神经衰弱久病体弱
五〃〃〃〃〃〃	神堂	心脏病。支气管炎、哮喘。肩背痛。
六〃〃〃〃〃〃	譩譆	心包炎、神经痛(肋间)。呃逆、呕吐、眩晕。哮喘。
七〃〃〃〃〃〃	膈关	肋间神经痛。呃逆、呕吐。脊背强痛
八〃〃〃〃〃〃	胰关	胰病。
九〃〃〃〃〃〃	魂门	胸膜炎、心内膜炎。胃痛、胃痛、消化不良、肝病
十〃〃〃〃〃〃	阳纲	腹泻、腹痛、肠鸣、黄疸、
十一〃〃〃〃〃〃	意舍	腹胀、呕吐、消化不良、肝病。背痛
十二〃〃〃〃〃〃	胃仓	腹胀、呕吐、便秘、胃痛。脊背痛、
十三〃〃〃〃〃〃	肓门	肝脾肿大、上腹痛、便秘。乳腺炎。
十四〃〃〃〃〃〃	志室	遗精、阳痿、小便不利。水肿。腰脊强痛。
十五〃〃〃〃〃〃		
十六〃〃〃〃〃〃	胞肓	淋病、腰痛。
十七〃〃〃〃〃〃		
十八〃〃〃〃〃〃		

十九椎下（第二骶椎下）旁开3寸	胞肓	肺炎．膀胱．尿潴留． 腰背痛．
二十椎下旁开三寸		
二十一椎下（骶4椎下）旁开3寸	秩边	膀胱炎、痔． 下肢痛．坐骨神经痛、下肢瘫痪麻木．
二十二椎下旁开三寸		
长强旁开三寸		

夹脊3.5寸～4.0寸穴位

触诊位置	穴名	主治
悬枢旁开3.5寸（即13椎下旁开3.5寸	痞根	肝脾肿大，胃炎．肠炎． 腰痛．
约20椎下，旁开3.5寸（以大转子与坐骨结节联线为底边，向上画一等边三角形，顶点是穴	臀中	坐骨神经痛．偏瘫．小儿麻痹后遗症．足癣． 荨麻疹．
股骨大转子高点—髂前上棘联线之中点	新建	[illegible] 髋关节炎．股神经炎．
大椎穴旁开3.5寸	结核	肺结核及其他结核．

肩胛内侧八华穴

以两乳连线的1/4作等边三角形，顶点置大椎，底边成水平，两底角是2穴。再以顶角置底边中点，如法依次再取3次底角穴，共得8穴。

主治：哮喘．支气管炎．肺结核． 虚弱羸瘦．盗汗． 关节疼痛．

针0.5～1寸，按摩可以拿揉法。

貿字：37-241（文化71.8）